健康・栄養科学シリーズ

臨床医学

人体の構造と機能及び疾病の成り立ち

改訂 第2版

監修　国立研究開発法人 **医薬基盤・健康・栄養研究所**

編集　**羽生大記／河手久弥**

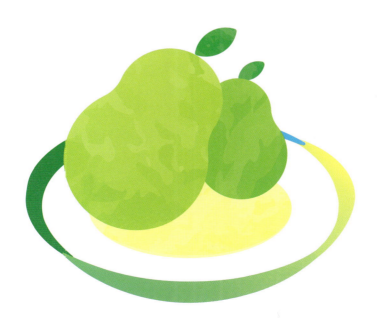

南江堂

● 編　　集

羽生　大記	大阪公立大学大学院生活科学研究科教授
河手　久弥	中村学園大学栄養科学部教授

● 執筆者一覧（執筆順）

濱田　　俊	福岡女子大学国際文理学部教授
置村　康彦	神戸女子大学家政学部教授
金子　健彦	和洋女子大学学長
中島　　啓	日本女子大学家政学部教授
山下　美保	ノートルダム清心女子大学人間生活学部准教授
羽生　大記	大阪公立大学大学院生活科学研究科教授
内田　耕一	セントヒル病院消化器内科部長
松本　晃裕	十文字学園女子大学人間生活学部教授
中村　敏子	深江クリニック院長
河手　久弥	中村学園大学栄養科学部教授
都筑　馨介	文教大学健康栄養学部教授
森田　純仁	大妻女子大学家政学部教授
前原佳代子	畿央大学健康科学部教授
松田　久雄	樫本病院
樋園　和仁	別府大学食物栄養科学部教授
小林　　靖	前関東学院大学栄養学部教授
三浦公志郎	北九州宗像中央病院

"健康・栄養科学シリーズ" 監修のことば

　国民栄養に関する指導の統一と徹底を図ることを目的とし，栄養士の身分とその業務が国家的に定められたのは，1945（昭和20）年の栄養士規則と私立栄養士養成所指定規則公布に遡る．当時の養成施設は14校であり，卒業生は全員栄養士として認められた．その後1947（昭和22）年の栄養士法公布を経て，管理栄養士制度が1962（昭和37）年に設けられた．そして，2000（平成12）年4月の栄養士法改正で，管理栄養士は医療専門職の国家資格として定められた．管理栄養士とは，厚生労働大臣の免許を受けて，傷病者に対する療養のために必要な栄養指導，個人の身体の状況，栄養状態等に応じた健康の保持増進のための栄養指導，並びに特定多数人に対して継続的に食事を供給する施設における利用者の身体の状況，栄養状態，利用の状況等に応じた特別の配慮を必要とする給食管理，及びこれらの施設に対する栄養改善上必要な指導等を行うことを業とする者と定義されている．栄養士制度の開始当初と異なり，国民の健康課題も食糧不足による低栄養から，2型糖尿病や脂質異常症をはじめとした生活習慣病へと移行した．また少子高齢社会による様々な社会的課題が生じており，管理栄養士に求められる知識や技術の高度化が必須である．

　本"健康・栄養科学シリーズ"は，このような背景に沿い，国立健康・栄養研究所の監修として，元理事長 田中平三先生のもとに立ち上げられた．そして国家試験出題基準準拠の教科書として，管理栄養士養成教育に大きな役割を果たし，好評と信頼に応え改訂を重ねてきた．

　管理栄養士国家試験出題基準は2023（令和5）年1月，学術の進歩やこの間の法制度の改正と導入に対応し，「管理栄養士としての第一歩を踏み出し，その職務を果たすのに必要な基本的知識及び技能」を問うものとして内容を精査した改定がなされた．そこで本シリーズもこれまでの改訂に重ねて改定国家試験出題基準準拠を継続するかたちで順次改訂しているところである．各科目の重要事項を押さえた教科書，国家試験受験対策書，さらに免許取得後の座右の書として最良の図書であると確信し，推奨する．尚，本シリーズの特徴である，①出題基準の大項目，中項目，小項目のすべてを網羅する，②最適の編集者と執筆者を厳選する，③出題基準項目のうち重要事項は充実させる，④最新情報に即応する，という従来の編集方針は，引き続き踏襲した．

　管理栄養士を目指す皆さんが，本シリーズを活用して管理栄養士国家資格を取得し，実践現場における様々な栄養ニーズに応えるべく研鑽を積み，保健・医療専門職としての知識を生かし，国民のQOL（生活の質，人生の質）の保持増進に貢献することを祈念する．

2024年2月

国立研究開発法人 医薬基盤・健康・栄養研究所
理事　瀧本　秀美

改訂第2版の序

　本書『臨床医学—人体の構造と機能及び疾病の成り立ち』が，2019年に初版が発行されて以降，管理栄養士国家試験合格を目指す人を中心に多くの方々にご利用いただきましたことは，われわれ編集者一同にとって大きな喜びです．今回，初版発行より5年が経過したことに加えて，「管理栄養士国家試験出題基準（ガイドライン）」が改定されるのを機に，第2版を発行するに至りました．第2版を作成するにあたり，実際に本書の初版を採用していただいた先生方から，改善すべき点について多くのご意見をいただき，できるだけそれらを反映する形で編集を進めて参りました．

　第2版の構成は初版と同様に，国家試験出題基準における「人体の構造と機能及び疾病の成り立ち」の大項目6から20をカバーしており，各章および記載項目の並びも，出題基準の大項目，中項目，小項目にほぼ一致しているため，読者が国家試験の勉強を進めやすい章立てになっています．また，記載項目ごとに「記述型見出し」を付けることや，過去の管理栄養士国家試験でよく出題されている項目に「頻出」の印を付けることで，効率よく勉強ができるような仕組みを取り入れています．

　各章末には，その分野において，過去の管理栄養士国家試験で出題された問題を一問一答形式でまとめており，巻末にはその問題の解説を掲載しています．各章で学んだ知識の定着や確認に活用してもらいたいと考えております．

　また，第2版では，「他分野への橋わたし」という項目を新たに設けています．「人体の構造と機能及び疾病の成り立ち」で学ぶ内容は，他の分野（基礎栄養学，応用栄養学，臨床栄養学など）と重複する点が少なくありません．この分野「人体の構造と機能及び疾病の成り立ち」で出てきた語句の中で，他の分野においても国家試験で出題されているものに関して，欄外に「他分野への橋わたし」として説明を加えました．読者には，本書で学んだ知識を横（他分野）にも広げて，包括的に理解してもらいたいという意図で作成しております．さらに，今回の国家試験出題基準の改定では，英語用語の理解を確認する問題の導入が勧められているため，第2版では疾患名等の英語名も記載しております．

　超高齢社会が進む中で，健康寿命延伸のためには，多職種連携による栄養管理の重要性がますます高まり，管理栄養士の活躍の場はさらに広がることが予想されます．個人や集団の栄養管理においては，栄養学的知識だけでなく，病態や治療などの臨床医学的知識もさらに深いものが要求されます．国家試験の勉強において本書を活用していく中で臨床医学的知識が深まり，ここで得られた知識が，管理栄養士として現場で働く際の土台となることを期待しています．

　本書は，この1冊で臨床医学の大部分を網羅しておりますので，経済的で持ち運びにも便利です．本書が，管理栄養士国家試験受験者の道標となるだけでなく，管理栄養士（あるいは他のメディカルスタッフ）として現場で働く人にとっても，臨床医学に関する知識を深める際に役立つ1冊になれば幸いです．

　最後に，第2版の発行にあたり，ご多忙の中執筆を担当していただいた先生方，編集を担当された南江堂の皆様に厚く御礼申し上げます．

2024年9月

編集者を代表して
河手久弥

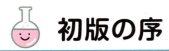

初版の序

　本書『臨床医学――人体の構造と機能及び疾病の成り立ち』は，2019年3月に改定，公表された「管理栄養士国家試験出題基準（ガイドライン）」のうち，「人体の構造と機能及び疾病の成り立ち」の大項目6から20までの内容を修得するための教科書です．私が医学部から移り管理栄養士養成課程の教員となって以来，授業を担当している「解剖生理学」と「病態生理学」，すなわち国家試験出題基準の「人体の構造と機能及び疾病の成り立ち」の大項目6から20までの内容を講義する際，こんな教科書があればいいだろうな，という想いがありました．今回本書を編集させていただく機会を得て，長年思い描いてきた教科書作りを試みることができました．私の考える理想の教科書として，本書は以下に挙げるいくつかの特長を持っています．

　まず第1に，大学生活の集大成として受ける国家試験対策に役立つことを企図しました．各章の並び順と記載項目は，国家試験出題基準の大項目，中項目，小項目にほぼ完全に一致していますので，授業で習う項目が，国家試験ではどこに位置付けられているのかがはっきり分かります．国家試験出題基準の小項目ごとに，簡潔な"記述型見出し"を付け，この小項目で理解するべき事柄も明示しました．また，過去の国家試験によく出題されている小項目には，"頻出"のマークを付けて，重要であることを示しました．試験直前の追い込みの時期なら，この"記述型見出し"を通読するだけでも，要点整理ができると思います．本書は，病気のメカニズムを学ぶ「病態生理学」の内容を主に扱っていますが，各大項目の最初の部分に健常人の「解剖生理学」を簡潔にまとめており，この本1冊で，「解剖生理学」と「病態生理学」の両方を復習できるようになっています．章末には，最近の国家試験で出題された当該分野の問題を単文形式にして載せていますので，実際の国家試験ではどのように問われたのか，を確認できます．

　第2に，本書の分担執筆は，全て管理栄養士養成課程で教鞭をとっておられる医師の方々にお願いしました．管理栄養士養成課程で修得すべき必要事項を熟知され，それぞれの分野の専門医でもいらっしゃるので，図や表を多く用いて大変分かりやすく解説していただけました．また，わが国の臨床現場における最新の診断法や高度な治療に関しても，用語解説やコラムを通じて学ぶことができるように執筆いただきました．単なる理論や知識の習得に留まらず，実際の病院や臨床現場での応用を視野に入れて学んでいただけるように工夫しました．自分の学生時代を振り返ってみると，授業の内容が実際の患者さんの診療にどのように結びつくのかが分かると，眠気が吹き飛んで，俄然気合が入ったことを思い出します．

　この2つのコンセプトによって，本書は教科書であるとともに，頼りになる管理栄養士国家試験対策本でもあり，さらには病院実習に携帯した際や，卒後臨床現場に立ってからの復習用に役立つ臨床医学への手引書であることも目指しています．

　編集者の役得（？）で，読者のみなさんより一足先に本書を通読させていただくと，自分の専門外の領域に関して，まさに"目からうろこが落ちる"記述の連続で，私自身大変勉強になりました．本書は，卒業後年数を経た医療従事者の皆様の"自己啓発書"としても有用なのではないか，とひそかに期待しています．

　本書が，学生の皆さん，医療従事者の方々のお役に立つことを願っています．

2019年9月

編集者を代表して
羽生大記

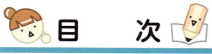

第1章 加齢・疾患に伴う変化
……………………濱田　俊　1

- **A 加齢に伴う変化** 2
  - ① 分子レベルの変化 2
  - ② 器官レベルの変化 3
- **B 疾患に伴う変化** 5
  - ① 萎縮と肥大 5
  - ② 変性 6
  - ③ 壊死とアポトーシス 6
  - ④ 再生と化生 8
  - ⑤ 炎症と創傷治癒 8
  - ⑥ 腫瘍 13
- **C 個体の死** 17
  - ① 心臓死 17
  - ② 脳死 17
  - ③ 植物状態 19
- ●練習問題 20

第2章 疾患診断の概要
……………………置村康彦　21

- **A 問診と診察** 22
  - ① 問診（医療面接） 22
  - ② 身体診察 23
- **B 主な症候** 23
  - ① バイタルサイン 23
  - ② 全身症候 25
  - ③ その他の症候・病態 30
- **C 臨床検査** 39
  - ① 種類と特性 39
  - ② 基準値の考え方 39
  - ③ 一般臨床検査 39
  - ④ 血液学検査 40
  - ⑤ 生化学検査 41
  - ⑥ 免疫学検査 47
  - ⑦ 微生物学検査 48
  - ⑧ 生理機能検査 50
  - ⑨ 画像検査 52
- ●練習問題 54

第3章 疾患治療の概要
……………………金子健彦　55

- **A 種類と特徴** 56
  - ① 原因療法，対症療法 56
  - ② 保存療法，根治療法 56
- **B 治療計画・実施・評価** 57
  - ① 治療の適応・選択 57
  - ② 実施 58
  - ③ モニタリング 58
  - ④ 評価 58
- **C 治療の方法** 59
  - ① 栄養・食事療法 59
  - ② 運動療法 60
  - ③ 薬物療法 61
  - ④ 手術療法 63
  - ⑤ 輸液，輸血，血液浄化 64
  - ⑥ 臓器・組織移植，人工臓器 67
  - ⑦ 放射線治療 68
  - ⑧ リハビリテーション 69
  - ⑨ 再生医療 69
  - ⑩ 救急救命治療とクリティカルケア 70
  - ⑪ 緩和医療 70
  - ⑫ 代替医療 71
  - ⑬ 終末期医療（ターミナルケア） 71
  - ⑭ 尊厳死 71
- ●練習問題 73

第4章 栄養障害と代謝疾患
……………… 75

- **A 栄養・代謝に関する基礎知識** ……中島　啓 76
- **B 栄養障害** 77
  - ① 飢餓 77
  - ② たんぱく質・エネルギー栄養障害（PEM），栄養失調症 79
  - ③ 悪液質（カヘキシア） 80
  - ④ ビタミン欠乏症・過剰症 82
  - ⑤ ミネラル欠乏症・過剰症 84
- **C 肥満と代謝疾患** 85
  - ① 肥満，メタボリックシンドローム 85
  - ② 糖尿病 90
  - ③ 脂質異常症 97
  - ④ 高尿酸血症，痛風 104

D 先天性代謝異常症 ……………… 山下美保 107
① アミノ酸代謝異常 ……………………………… 107
② 糖代謝異常 ……………………………………… 109
③ その他の先天性代謝異常 …………………… 112
● 練習問題 ………………………………………… 113

第5章 消化器系
115

A 消化管の構造と機能 ……………… 羽生大記 116
① 口腔・咽頭・食道の構造と機能 ……………… 116
② 腹部消化管の構造と機能 …………………… 116
B 消化管疾患の成因・病態・診断・治療
119
① 口内炎，舌炎 …………………………………… 119
② 胃食道逆流症 …………………………………… 120
③ 胃潰瘍，十二指腸潰瘍 ……………………… 121
④ たんぱく漏出性胃腸症 ……………………… 122
⑤ 炎症性腸疾患 …………………………………… 122
⑥ 過敏性腸症候群 ………………………………… 125
⑦ 便秘 ……………………………………………… 125
⑧ 腸閉塞（イレウス） ………………………… 127
⑨ 食道がん ………………………………………… 129
⑩ 胃がん …………………………………………… 130
⑪ 大腸がん ………………………………………… 132
C 肝・胆・膵の構造と機能 ………………… 133
① 肝臓・胆嚢・膵臓の構造と機能 …………… 133
D 肝・胆・膵疾患の成因・病態・診断・治療
……………… 内田耕一 135
① 肝炎 ……………………………………………… 135
② 肝硬変 …………………………………………… 137
③ 脂肪肝，NAFLD・NASH ……………………… 140
④ 胆石症，胆嚢炎 ……………………………… 141
⑤ 膵炎 ……………………………………………… 142
⑥ 肝臓がん ………………………………………… 145
⑦ 膵臓がん ………………………………………… 146
● 練習問題 ………………………………………… 148

第6章 循環器系
……………… 松本晃裕 149

A 循環器系の構造と機能 ………………… 150
① 心臓 ……………………………………………… 150
② 心臓の弁 ………………………………………… 151
③ 冠循環 …………………………………………… 151
④ 心臓壁 …………………………………………… 151
⑤ 心筋 ……………………………………………… 152
⑥ 特殊心筋 ………………………………………… 152
⑦ 心拍出量 ………………………………………… 153
⑧ 血圧 ……………………………………………… 153

⑨ 血圧の調節機構 ………………………………… 153
B 循環器疾患の成因・病態・診断・治療
155
① 虚血，充血，うっ血 ………………………… 155
② 血栓，塞栓 ……………………………………… 156
③ 動脈硬化 ………………………………………… 157
④ 高血圧症 ………………………………………… 157
⑤ 虚血性心疾患 …………………………………… 161
⑥ 不整脈 …………………………………………… 166
⑦ 肺塞栓症 ………………………………………… 169
⑧ 心不全 …………………………………………… 170
⑨ 脳卒中 …………………………………………… 173
● 練習問題 ………………………………………… 178

第7章 腎・尿路系
……………… 中村敏子 179

A 腎・尿路系の構造と機能 ………………… 180
① 腎臓の構造 ……………………………………… 180
② 腎臓の機能 ……………………………………… 182
③ 尿路の構造と機能 …………………………… 186
④ 症候や検査 ……………………………………… 186
B 腎・尿路疾患の成因・病態・診断・治療
188
① 急性糸球体腎炎 ………………………………… 188
② ネフローゼ症候群 …………………………… 188
③ 急性腎障害 ……………………………………… 190
④ 慢性腎臓病，慢性腎不全，糖尿病性腎症，
慢性糸球体腎炎，腎硬化症，尿路結石症 … 191
⑤ 血液透析，腹膜透析 ………………………… 199
● 練習問題 ………………………………………… 204

第8章 内分泌系
……………… 河手久弥 205

A 内分泌器官と分泌ホルモン ……………… 206
① ホルモンの種類 ………………………………… 206
② ホルモンの作用機構 ………………………… 207
③ ホルモン分泌の調節 ………………………… 208
B 内分泌疾患の成因・病態・診断・治療
209
① 下垂体の疾患 …………………………………… 209
② 甲状腺の疾患 …………………………………… 213
③ 副甲状腺（上皮小体）の疾患 ……………… 217
④ 副腎の疾患 ……………………………………… 218
● 練習問題 ………………………………………… 223

第**9**章 神経・精神系

都筑馨介 225

A 神経系の構造と機能 226
① 神経伝達物質 226
② 脳と脊髄の構造，脳神経と脊髄神経 227
③ 自律神経系 227
B 神経疾患の成因・病態・診断・治療 228
① 認知症 228
② パーキンソン病，パーキンソン症候群 231
③ 筋萎縮性側索硬化症 234
C 精神疾患の成因・病態・診断・治療 236
① 神経性やせ症（神経性食欲不振症） 236
② 神経性過食症（神経性大食症） 238
③ アルコール依存症 240
● 練習問題 243

第**10**章 呼吸器系

森田純仁 245

A 呼吸器系の構造と機能 246
① 呼吸器系の構造 246
② 呼吸器系の機能 247
③ 動脈血ガス分析とパルスオキシメータによる
呼吸状態の評価 248
④ スパイロメータによる呼吸機能の評価 250
B 呼吸器疾患の成因・病態・診断・治療 251
① 慢性閉塞性肺疾患 251
② 気管支喘息 256
③ 肺炎 259
④ 肺がん 261
● 練習問題 264

第**11**章 運動器（筋・骨格）系

河手久弥 265

A 運動器系の構造と機能 266
① 骨 266
② 関節 267
③ 筋肉（骨格筋） 267
B 運動器疾患の成因・病態・診断・治療 268
① 骨粗鬆症 268
② 骨軟化症，くる病 271
③ 変形性関節症 272
④ 関節リウマチ 273
⑤ フレイル（虚弱） 274
⑥ サルコペニア 275
⑦ ロコモティブシンドローム 277
● 練習問題 279

第**12**章 生殖器系

281

A 生殖器系の構造と機能 282
① 女性生殖器系の構造と機能 前原佳代子 282
② 女性の性周期 283
③ 男性生殖器系の構造と機能 松田久雄 284
B 妊娠と分娩・妊娠合併症 前原佳代子 286
① 生殖，発生 286
② 妊娠高血圧症候群 286
③ 妊娠糖尿病 288
④ 妊娠悪阻 291
C 女性生殖器疾患の成因・病態・診断・治療
292
① 子宮筋腫 292
② 子宮内膜症 293
③ 更年期障害 295
④ 子宮頸がん 296
⑤ 子宮体がん（子宮内膜がん） 298
⑥ 乳がん 299
D 男性生殖器疾患の成因・病態・診断・治療
松田久雄 300
① 前立腺肥大症 300
② 男性の性機能低下 302
③ 前立腺がん 304
● 練習問題 307

第**13**章 血液・凝固系

樋園和仁 309

A 血液・凝固系の構造と機能 310
① 血液の成分 310
② 白血球 310
③ 赤血球 310
④ 血小板，凝固因子と止血 311
⑤ 造血器 312
⑥ 血漿 312
B 血液系疾患の成因・病態・診断・治療 312
① 貧血 312
② 出血性疾患 320
③ 白血球系疾患 323
④ 成人T細胞白血病・リンパ腫 327
⑤ 多発性骨髄腫 328
● 練習問題 329

第14章 免疫・アレルギー

小林　靖　331

A　免疫系の構造と機能　332
1 免疫とは　332
2 自然免疫　332
3 獲得免疫　333

B　免疫・アレルギー疾患の成因・病態・診断・治療　335
1 アレルギー反応　335
2 アレルギー疾患　336
3 膠原病，自己免疫疾患　340
4 免疫不全　343
● 練習問題　344

第15章 感染症

三浦公志郎　345

A　感染症の成因・病態・診断・治療　346
1 病原体　346
2 感染症の成立　348
3 人獣共通感染症　351
4 性行為感染症　351
5 日和見感染と院内感染　352
6 新興感染症，再興感染症　353
7 感染症各論　353
8 化学療法（抗菌薬，抗生物質）　357
9 薬剤耐性　359
● 練習問題　360

参考図書　361

練習問題解答　362

索　引　372

コラム

2つの酸素飽和度　置村康彦　31
超低エネルギー食（very low calorie diet, VLCD）
　中島　啓　89
BS（blood sugar，血糖）という表現は適切でない
　97
医療でいう"空腹時"とは？　100
胃切除後症候群　羽生大記　132
肝硬変と食道静脈瘤　内田耕一　139
心タンポナーデ　松本晃裕　152
白衣高血圧と仮面高血圧　159
腎移植の現状　中村敏子　203
ポジティブフィードバック（正のフィードバック）
　河手久弥　209
甲状腺疾患とヨード制限食　217
妊娠後骨粗鬆症　278
凝固反応の血管内環境での変化　樋園和仁　322
化学療法剤の進歩　324
リンパ系腫瘍　327

腸内細菌叢　小林　靖　332
IL-17産生ヘルパーT細胞　334
制御性T細胞　334
腫瘍免疫　336
自然免疫系によるアレルギー発症のメカニズム
　337
突然発症したカキアレルギー　337
経皮感作，経口免疫寛容と食物アレルギー
　339
膠原病と自己免疫疾患　341
ノロウイルスの感染症は食中毒？
　三浦公志郎　350
HPVワクチン（子宮頸がんワクチン）
　351
風疹の流行と風疹ワクチン　355
新型コロナウイルス感染症とmRNAワクチン
　357

1 加齢・疾患に伴う変化

Key words

テロメア，萎縮，肥大，過形成，変性，壊死，アポトーシス，再生，化生，炎症，肉芽組織，腫瘍，浸潤，転移，がん腫，肉腫，がん遺伝子，がん抑制遺伝子，心臓死，脳死

この章で学ぶこと

- 加齢に伴って体を構成する分子にどのような変化が起こるのか理解する．
- 成人期以降，器官系にどのような加齢変化がみられるのか理解する．
- 細胞や組織に負荷や傷害（ストレス）が加わることで生じる変化を理解する（概略図参照）．
- 組織が傷害された後で，どのように修復されるのか理解する．
- 腫瘍が生じるしくみ，分類，良性腫瘍と悪性腫瘍の違いについて理解する．
- ヒトの死がどのように判定されているか理解する．

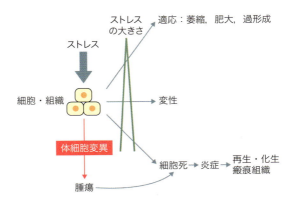

概略図 細胞や組織にストレスが加わることで生じる変化

細胞や組織にストレス（負荷や細胞を傷害するような要因）が加わると，その程度に応じて細胞や組織は適応，変性，細胞死といった反応を示す．ストレスが大きいと細胞死が起こる．細胞死は多くの場合，死細胞を除去し組織の修復を促す炎症という反応を引き起こす．細胞死により失われた部分は瘢痕組織により埋められるか，再生や化生により修復される．加齢やストレスにより，細胞のDNAに変異（体細胞変異）が蓄積することで腫瘍が発生する．

A 加齢に伴う変化

　加齢は正常な現象であるが，成人期以降にみられる加齢変化は，様々な疾病の素因となる．ここでは加齢に伴って細胞内で起こる分子レベルの変化と，成人期以降にみられる器官の構造や機能の変化について学ぶ．

1 分子レベルの変化

a DNA の変異

▶ 加齢に伴い，DNA に変異が蓄積する

　細胞内の DNA は細胞分裂の際に複製され，娘細胞*に受け継がれることで遺伝情報を伝える．DNA は，細胞内で起こる様々な化学反応や，外部からの放射線・紫外線，環境物質などにより常に損傷（DNA 鎖の切断や塩基の変化）を受ける．DNA の遺伝情報は細胞にとって極めて重要なため，DNA の損傷は複数のしくみにより修復されるが，完全ではない．このため，加齢に伴い，細胞の DNA に塩基配列の変化（**体細胞変異**）が蓄積する．体細胞変異の蓄積はがん化（☞本章 B-6 e）を引き起こすため，加齢に伴い，がんの発生率が増加する．また，体細胞変異の蓄積は，老化の一因であると考えられている．

> * **娘細胞**
> 細胞分裂により生じる 2 つの新しい細胞のこと．

b テロメアの短縮　　　　　　　　　　　　頻出

▶ テロメアは細胞分裂のたびに短くなり，限度に達すると細胞増殖は停止

　一部の細胞を除き，正常な細胞は分裂できる回数に上限がある．このため，加齢に伴って細胞の分裂回数が上限に達すると，細胞は増殖を止めてしまう．これを細胞老化という．細胞老化には，DNA 複製の特性と**テロメア**という染色体末端の領域が関わっている（**図 1-1**）．テロメアの DNA は，短い塩基配列の多数の繰り返しから構成されている．細胞分裂の際，DNA ポリメラーゼ*の性質により，真核生物の染色体 DNA は 2 本鎖の片側（3′末端側）は鋳型となる DNA 鎖よりも短く複製される．このため，細胞分裂を繰り返すと，染色体末端のテロメアは次第に短くなる．テロメアの短縮が限度に達すると細胞は分裂しなくなる．精子や卵子のように次世代に DNA を伝える細胞（生殖細胞）では，テロメアの長さを伸ばすテロメラーゼという酵素が働くため，次世代にテロメアの短縮した DNA が伝わることはない．

> * **DNA ポリメラーゼ**
> DNA の複製を行う酵素のこと．

c 酸化傷害

▶ 活性酸素種は生体分子に酸化傷害を及ぼす

　体を構成する核酸，たんぱく質，脂質などの生体分子は，呼吸やその他の原因により生じる**活性酸素種**（reactive oxygen species，ROS）*により，酸

> * **活性酸素種**
> 呼吸など生体内の酸化反応で酸素分子が使われるとき，酸素分子が不対電子を受け入れることで，数種類の化学反応性の高い分子（$\cdot O_2^-$, H_2O_2, $\cdot OH$）が生じる．これらをまとめて活性酸素種と呼んでいる．

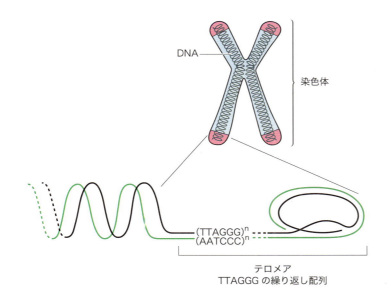

図1-1　テロメアの構造

テロメアとは，染色体の末端領域（染色体の赤で示した部分）のことで，ヒトの場合TTAGGGという配列が繰り返されたDNAを含んでいる．また，テロメアのDNAの末端はループ状になっている．

化傷害を受ける．細胞には酸化傷害を防ぐためのしくみが備わっているが，完全に防ぐことはできない．このため，加齢に伴い，細胞内に酸化傷害を受けた脂質とたんぱく質の複合体が集積し，褐色の色素（**リポフスチン**）として光学顕微鏡でもみえるようになる．リポフスチンは特に心筋細胞，神経細胞，肝細胞などでよく観察され，加齢だけでなく過去に受けた酸化傷害の指標にもなる．

DNAの酸化傷害は体細胞変異の誘因となる．

2 器官レベルの変化　　頻出

多くの組織や器官は，成人期以降，加齢に伴って縮小し機能も徐々に低下する（表1-1）．加齢に伴う変化は，遺伝的な要因や生活習慣の影響を受けるため，**個人差が大きい**．

- **神経系**：加齢に伴い，視床下部の飲水中枢の機能が低下するため，高齢者は血漿浸透圧が上昇しても口渇感を感じにくくなる．
- **運動器系**：骨量と骨格筋量の減少が生じる．女性の場合，骨量の減少は閉経時に急速に進む．筋肉量の減少が進むとサルコペニア（☞11章B-6）となる．関節では，関節軟骨の減少・変性がみられ，進行すると変形性関節症（☞11章B-3）になる．
- **消化器系**：咀嚼筋の筋力低下や歯の喪失などにより咀嚼機能が低下する．嚥下反射の惹起遅延や嚥下に関わる筋の筋力低下により誤嚥を起こしやす

表1-1 加齢に伴う器官の変化

	加齢に伴う主な変化
神経系	脳の萎縮 飲水中枢の機能低下 自律神経系の機能低下
運動器系	骨量の減少 骨格筋量の減少 関節軟骨の減少・変性
消化器系	歯の喪失 咀嚼・嚥下に関わる筋力低下 嚥下反射の惹起遅延 消化管平滑筋の減少 消化管粘膜の分泌・吸収機能の低下
心血管系	心筋組織の線維化 心予備能の減少 動脈壁の肥厚・硬化
腎・泌尿器系	ネフロンの減少 膀胱の線維化による拡張・収縮性の低下 尿道括約筋の筋力低下
呼吸器系	残気量の増大と肺活量の低下 動脈血酸素分圧の低下 気道粘膜上皮の線毛運動の低下 咳反射の減弱
内分泌系	【減少するホルモン】インスリン，成長ホルモン，甲状腺ホルモン（T_3），テストステロン，エストロゲンなど 【増加するホルモン】副甲状腺ホルモン（PTH）
感覚器系	水晶体の硬化・混濁 聴力低下

くなる．消化管平滑筋の萎縮と自律神経系の機能低下により消化管運動の減弱が起こる．また，消化管粘膜の分泌・吸収機能も低下する．一方，膵臓や肝臓などの実質器官の機能低下は比較的少ない．

・**心血管系**：心筋組織の線維化が進むため，心臓が硬くなり拡張しにくくなる．収縮能はあまり変化しないが，運動時など負荷が増えたときに対応する能力（予備能）が低下する．動脈では血管壁の肥厚と硬化が起こる．弾性動脈の硬化は，収縮期血圧の上昇，拡張期血圧の低下を招く．

・**腎・泌尿器系**：ネフロンが減少し，腎機能が低下する．膀胱は平滑筋の減少と線維化*により，収縮性が低下し，残尿が生じやすくなる．また，膀胱が膨張しにくくなるので容量が減少し，頻尿になりやすい．

・**呼吸器系**：肺胞の収縮性が低下し，残気量が増加する．このため，肺活量が減少する．動脈血酸素分圧は加齢により，ほぼ直線的に低下する．気道では，侵入した異物を排出するために重要な上皮の線毛運動が低下し，呼吸器感染症に罹患しやすくなる．咳反射が弱くなり，誤嚥の原因となる．

・**内分泌系**：多くのホルモンは分泌量が減少する．副甲状腺ホルモン（parathyroid hormone, PTH）の分泌は増加する．これは，カルシウムの摂取量低下や腸管でのカルシウム吸収能の低下に対する代償反応である．

・**感覚器系**：味・嗅覚も加齢により低下するが，視・聴覚の低下が大きい．

＊**線維化**
細胞間を埋めるものには無構造の基質と線維がある．線維の大部分は，コラーゲンが重合してできた膠原線維である．組織の線維が増加することを線維化といい，組織は硬くなる．

水晶体の硬化により老視*を，混濁により白内障を生じる．

*老視
一般的には老眼と呼ばれる．加齢に伴い，眼の焦点調節力が減退した状態．

B 疾患に伴う変化

けがや火傷をしたり，風邪をひいて喉が腫れたりしたときには組織や細胞にどのような変化が生じているのだろうか．

細胞や組織に傷害をもたらす要因には，物理的要因（熱や外力など），化学的要因（酸・アルカリ，毒など），生物学的要因（循環不全，アレルギー，感染など）がある．これらの要因（ストレスあるいは侵襲とも呼ばれる）が組織に加わると，その程度が弱い場合には細胞や組織は適応という現象により対応しようとする（☞本章 B-**1**）．しかし，ストレスの程度が強いと，細胞には病的な変化，細胞傷害が発生する．細胞傷害の最も深刻な事態は細胞死であるが（☞本章 B-**3**），死に至るほどではない可逆的な細胞傷害もある（☞本章 B-**2**）．組織で細胞死が起こると，死んだ細胞を除去し組織を再構築するために，炎症と呼ばれる反応が起こる（☞本章 B-**5**）．細胞死などで失われた細胞のあった場所は，再生あるいは化生により補われるか（☞本章 B-**4**），あるいは結合組織に置換される（☞本章 B-**5** ）．

1 萎縮と肥大　　　　　　　　　　　　　　　　　　　　頻出

組織や器官に加わるストレスや負荷が一定範囲内であれば，組織や器官は適応という現象により対応する．たとえば，栄養が不足した状況になると，身体は骨格筋の太さを減少させて対応する．一方，骨格筋に大きな外力がかかるようになると骨格筋は太くなることで対応する．いったん正常な大きさまで発達した組織や器官がストレスや負荷に対応して小さくなることを**萎縮**という．一方，大きくなる場合には，**肥大**と**過形成**がある．

a 萎　縮（atrophy）

▶ いったん正常な大きさに発達した組織・器官が適応により小さくなること

萎縮は，組織・器官を構成する細胞の大きさが減少すること，ないしは，細胞数が減少することで起こる．萎縮は，加齢や栄養不足，負荷の減少，細胞傷害など様々な要因で起こる．加齢に伴う萎縮は，**生理的萎縮**と呼ばれる．器官などは使用しないでいると萎縮することがあり，**廃用性萎縮**と呼ばれる．寝たきりの人で骨格筋が萎縮するのは廃用性萎縮である．骨格筋の萎縮は，筋と運動神経との接続が失われることでも起こり，**神経原性萎縮**（**神経性萎縮**）と呼ばれる．

b 肥　大 （hypertrophy）

▶ 細胞の大きさが増大して組織・器官が大きくなること

　肥大とは，**細胞の大きさが増大する**ことで組織や器官が大きくなることをいう．肥大が起こるとき，多くの場合，多少なりとも細胞数も増加する．このため，細胞数の増加も伴う肥大を特に広義の肥大と呼んでいる．一方，細胞数の増加を伴わない肥大は，狭義の肥大と呼ばれる．狭義の肥大は，心筋や骨格筋など，成熟後はほとんど細胞分裂しない組織・器官でみられる．

　また，外見上は器官が肥大しているようにみえるが，その器官を構成していた本来の細胞が増大したためではない場合がある．これは，進行性筋ジストロフィー*でみられる．筋線維の減少に伴い結合組織の増加が起こり，筋が肥大しているようにみえ，**仮性肥大**と呼ばれる．

*進行性筋ジストロフィー
骨格筋の筋線維の壊死が慢性に進行する遺伝性の筋疾患群.

c 過形成 （hyperplasia）

▶ 細胞数の増加によって組織・器官が大きくなること

　組織や器官を構成する細胞の大きさが変化せず，**細胞数が増加する**ことで組織や器官が大きくなることを**過形成**という．身近な例としては，皮膚への慢性的な刺激で起こる表皮の過形成がある（いわゆるタコ，ウオノメ）．過形成はホルモンによって起こることもある．妊娠やその他の原因によりエストロゲンが増加すると，乳腺や子宮内膜は過形成を起こす．

2 変　性 （degeneration）

▶ 細胞や組織に何らかの物質がたまったようにみえる変化

　組織や器官に加わるストレスや負荷が，適応では対処できないほど大きいが，細胞死に至るほどではないとき，**変性**という変化がみられることがある．変性とは，細胞内や細胞間に何らかの物質が蓄積したようにみえる状態である．変性は，傷害の原因が取り除かれると正常化することもある．

　変性は，蓄積する物質によって名称がつけられる．**脂肪変性**は，細胞内に中性脂肪が過剰に貯留した状態である．変性は，顕微鏡で観察したときの形態変化で判断するため，物質の正体があいまいな名称も使われている．**水腫（空胞）変性**は，細胞内に空胞状のものが蓄積し膨化した状態を示すが，この空胞は細胞小器官が膨化したものである．

3 壊死とアポトーシス

　組織や器官へのストレスや負荷が細胞の耐えられる限度を超えると，細胞は死に至る．細胞死は，その経過でみられる顕微鏡的な形態変化から，大きく**壊死**（ネクローシス）と**アポトーシス**に分類される（図1-2）．

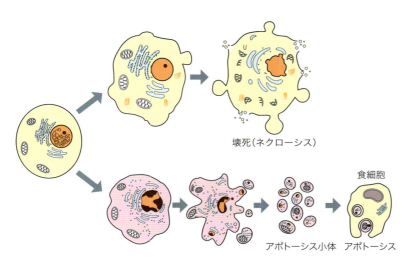

図1-2　壊死とアポトーシス

壊死では，細胞は腫大し，破裂する．アポトーシスでは，早期に核のクロマチンの凝集・断片化が起こる．やがて細胞質も断片化して，アポトーシス小体となり，食細胞や周囲の細胞に貪食される．

a 壊　死（necrosis）

▶ 細胞傷害は主に壊死をもたらす

　傷害要因により細胞が死ぬとき，多くは**壊死**の経過をたどる（図1-2上）．傷害要因により，細胞や細胞小器官の生体膜の機能が失われる．このため，主に細胞膜によって保たれていた細胞内の恒常性が維持できなくなる．また，リソソームなどの細胞小器官からは各種の分解酵素が流出する．細胞内環境の変化により，細胞のたんぱく質は変性*し，凝集する．あるいはたんぱく質分解酵素により分解される．たんぱく質の変性・凝集が主体となる壊死は，**凝固壊死**と呼ばれる．一方，脳のようにたんぱく質が少なく，脂質が多い組織では，たんぱく質の分解が優勢となり，**融解壊死**となる．

　壊死した細胞からは，細胞内容物やその分解物が周囲に放出され，本章B-5で述べる炎症を引き起こす．

＊**変性**
この変性は，生化学における変性であり，たんぱく質の立体構造が変化することを指す．

b アポトーシス（apoptosis）

▶ 生理的な細胞死でみられることが多く，速やかに処理される

　アポトーシスは，壊死とは異なる形態変化を伴う細胞死である（図1-2下）．アポトーシスでは，核のクロマチン*の凝集と断片化が先行し，初期には細胞小器官の変化は少ない．進行すると，細胞質も断片化されてアポトーシス小体となり，食細胞や近隣の細胞に貪食される．アポトーシスでは，細胞膜が破裂することなく死細胞が除去されるため，炎症を引き起こさない．

　アポトーシスは，生理的な役割をもつ様々な細胞死で認められる．発生過

＊**クロマチン**
染色質とも呼ばれる．DNAとたんぱく質からなる複合体．色素でよく染色されるため，この名称がついた．

程のある決まった時期に起こる細胞の死はプログラム細胞死と呼ばれるが，これはアポトーシスである．たとえば，胎児期の早期，ヒトの指の間には両生類のような水かきがあるが，発生が進むと，水かきを構成する細胞はアポトーシスにより消失する．一方で，疾病に伴って発生するアポトーシスもあり，慢性ウイルス性肝炎や神経変性疾患*などでみられる．

> **＊神経変性疾患**
> 神経細胞に変性が起こり，最終的には神経細胞死が起こる疾患の総称．パーキンソン病やアルツハイマー病も神経変性疾患である．

4 再生と化生 （regeneration and metaplasia）

> ▶ **失われた細胞は再生や化生により補われる**

　壊死により組織の欠損が生じると，以下で述べる炎症を経て修復される．修復の際，欠損部位が同じ細胞・組織で補われることを**再生**という．再生できる能力は細胞・組織ごとに異なっている．肝臓や皮膚などは再生能が高いが，中枢神経系や心筋組織などのようにほとんど再生しない組織もある．再生時に，ほぼ元通りに欠損した部位が埋められることもあるが，多くは炎症の結果生じる線維化を伴っている．

　欠損部位が，失われたものとは異なる細胞・組織で補われることもある．この現象は**化生**と呼ばれ，組織への持続的なストレスで生じることがある．たとえば，ヘリコバクター・ピロリの感染が主な原因である慢性胃炎では胃の上皮が腸の上皮に化生することがあり，**腸上皮化生**と呼ばれる．また，長期の喫煙による気管支粘膜の傷害では，多列線毛上皮から重層扁平上皮への**扁平上皮化生**がみられることがある．化生の原因となったストレスが持続すると，化生上皮からがんが発生することがある．

5 炎症と創傷治癒 （inflammation and wound healing）

a 炎症の徴候

> ▶ **壊死細胞や病原体を除去するための反応で，特徴的な徴候を伴う**

　壊死などの組織傷害が発生すると，身体には**炎症**という一連の特徴的な反応が起こる．打撲や虫刺されなどを経験した人であれば，患部が赤くなって（**発赤**），盛り上がり（**腫脹**），痛みを伴う（**疼痛**）ようになり，触ってみるとその場所の温度が高くなっていること（**発熱**）を感じることができたであろう．これらの炎症の症状，発赤，腫脹，疼痛，発熱は古くから知られており，**炎症の4徴候**（ケルスス（Celsus）の4徴候）と呼ばれる．炎症の起こった組織や器官は，機能も障害されることから（例：関節の炎症であれば動かせないなど），**機能障害**も炎症の徴候に含めることもある（炎症の5徴候）．

　炎症は，次に述べるように，血漿たんぱく質や白血球を傷害の起こった部位に誘導するための身体の防御反応である．その一方で，炎症に伴って活性化した白血球の活動は，体温を上昇させたり，周囲の正常な細胞や組織に傷害を起こすこともある．

表1-2 急性炎症と慢性炎症

	急性炎症	慢性炎症
持続期間	数日以内	数週～数年
発症の仕方	急激	潜行性あるいは急性炎症からの移行
炎症の徴候	強い	弱い
主な浸潤細胞	好中球，マクロファージ	リンパ球，マクロファージ
血管の変化	血管拡張 血管透過性の亢進	血管新生
線維化	－	＋

b 急性炎症と慢性炎症 (acute and chronic inflammation)

▶ 炎症は臨床経過から急性炎症と慢性炎症に分けられる

炎症には，急性炎症と慢性炎症がある（表1-2）。**急性炎症**は，急激に症状が現れ，短期間（数分～数日以内）に収束する炎症で，次項で述べるように，炎症部位での**血管拡張・透過性亢進**，**好中球**を主とした白血球の浸潤が特徴である。一方，**慢性炎症**は急性炎症より持続期間が長く（数週～数年），主に**リンパ球**とマクロファージの浸潤と**血管新生・線維化**が特徴である。

c 急性炎症が生じるしくみ

▶ 組織傷害や免疫応答により炎症メディエーターが放出され炎症が起こる

急性炎症は，以下のような段階を経て進行する。

①組織傷害により炎症メディエーターが放出される

壊死や外傷などの組織傷害が生じると，特定の細胞や血漿たんぱく質から炎症を引き起こす化学物質，**炎症メディエーター**が産生あるいは放出される。表1-3に代表的な炎症メディエーターとその作用をあげている。炎症メディエーターは組織傷害だけでなく，**免疫応答**によっても生じる。このため，免疫応答も炎症を引き起こす。

②炎症メディエーターが血管を拡張させ血管透過性が亢進する

炎症メディエーターが細動脈を拡張させ，局所の血流が増加する。この血流増加により，発赤と発熱が起こる。さらに，血管の内皮細胞*同士の接着が緩んで，血管から血漿たんぱく質を含んだ液が漏れ出てくる。これを**血管透過性の亢進**という。このため，炎症の起こっている組織では間質液*の貯留が起こり，腫脹が起こる。

③炎症メディエーターにより白血球が血管外に出て組織傷害の起こった場所に集まる

炎症メディエーターの作用で，内皮細胞の表面に白血球と結合するためのたんぱく質が出現する。このため，炎症部位では白血球が血管壁に結合し，血管内皮細胞の間隙を通って血管外に出てくる。炎症メディエーターのなか

＊内皮細胞
血管内腔を覆う単層で扁平な上皮細胞のこと。

＊間質液
組織で細胞と細胞との間を満たしている液体のこと。

表1-3 主な炎症メディエーター

炎症メディエーター	分子の性状	産生場所	炎症における主な作用
ヒスタミン	モノアミン	肥満細胞，好塩基球，血小板	血管拡張・透過性の亢進，内皮細胞間隙の拡張
プロスタグランジン	脂質	白血球，血小板，肥満細胞，内皮細胞	血管拡張・発痛
ロイコトリエン	脂質	白血球，血小板，肥満細胞，内皮細胞	血管透過性亢進，白血球走化性，内皮細胞への白血球接着，白血球活性化
血小板活性化因子（PAF）	脂質	白血球，内皮細胞	血管拡張・透過性の亢進，内皮細胞への白血球接着，白血球走化性
一酸化窒素（NO）	ガス	内皮細胞，マクロファージ	血管拡張
サイトカイン（TNF，IL-1，IFN など）	たんぱく質	マクロファージ，リンパ球，内皮細胞，肥満細胞	内皮細胞間隙の拡張，急性期反応・悪液質の惹起，線維芽細胞増殖・膠原線維産生
ケモカイン	たんぱく質	マクロファージ，リンパ球	白血球走化性，内皮細胞への白血球接着，白血球活性化
補体断片	たんぱく質	血漿中の補体が分解されて生じる	白血球走化性，内皮細胞への白血球接着，白血球活性化，肥満細胞からのヒスタミン放出
キニン	たんぱく質	血漿中の前駆体が分解されて生じる	血管拡張・透過性の亢進，発痛

PAF：platelet-activating factor，NO：nitric oxide，TNF：腫瘍壊死因子（tumor necrosis factor），
IL-1：インターロイキン-1（interleukin-1），IFN：インターフェロン-γ（interferon-γ）

には，産生部位に白血球を呼び寄せる**白血球走化性**をもつものがあるため，血管外へ出た白血球は炎症の起こった場所に集まってくる．炎症部位に集まる白血球の種類は組織の傷害が起こってからの時間や組織傷害の原因によって異なる．多くの場合，急性炎症の最初の24時間くらいまでは好中球が多いが，その後は単球・マクロファージが多くなる．

④白血球が活性化され，傷害を受けた組織や病原体などを除去し組織の修復が始まる

傷害部位に集まった白血球は炎症メディエーターにより活性化され，傷害を受けた組織や病原体を貪食し除去する．このとき，活性化白血球はリソソームの加水分解酵素や活性酸素種を大量に発生するため，周囲の正常組織が傷害される原因となる．欠損部位は再生により元通りに修復されることもあるが，欠損が大きいと，血管に富み線維芽細胞*の増殖を特徴とする**肉芽組織**が欠損部に形成される．増殖した線維芽細胞はコラーゲンを産生し，肉芽組織はやがて膠原線維*に富む硬い結合組織，**瘢痕組織**に変化し，欠損部を埋める．

* 線維芽細胞
結合組織を構成する主要な細胞．突起をもつ細長い細胞．結合組織の線維を構成するたんぱく質（コラーゲンやエラスチンなど）や基質（プロテオグリカンやヒアルロン酸など）を産生する．

* 膠原線維
線維芽細胞が分泌するコラーゲンが重合してできた線維．

d 慢性炎症（chronic inflammation）

▶ **活性化マクロファージによる組織の破壊と，組織修復が並行して進む**

組織傷害を起こす原因が排除できなかったり，組織の修復が妨げられて急性炎症が長引くと慢性炎症に移行する．また，急性炎症を経ることなく，最初から慢性炎症が起こることもある．これは，除去しにくい病原微生物（結核菌，ウイルスや真菌の一部）の感染，免疫反応が関わる疾病（自己免疫疾患，アレルギー疾患），持続的な有害物質への曝露などで起こる．

慢性炎症の部位には，マクロファージやリンパ球が集まる．マクロファー

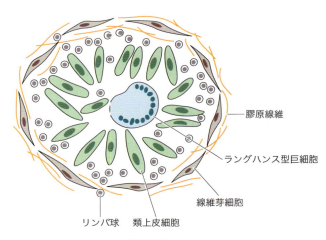

図1-3 肉芽腫

ジは壊死細胞や病原微生物，T細胞からのサイトカインなどにより活性化される．活性化したマクロファージは壊死細胞や病原微生物を貪食するだけでなく，活性酸素種やプロテアーゼなどを産生し周囲の組織を破壊する．その一方で，活性化マクロファージは血管新生や線維芽細胞の増殖・線維化を促す因子を分泌して組織修復を促す．このため，慢性炎症では組織の破壊と修復が並行して進む．

活性化マクロファージはT細胞も活性化する．活性化されたT細胞はマクロファージを活性化するサイトカインを分泌する．つまり，マクロファージとT細胞は相互に相手を活性化する．このため慢性炎症は増幅され長期化しやすい．

e 肉芽腫 (granuloma)

▶ **肉芽腫は，特殊な慢性炎症である**

慢性炎症には，**肉芽腫**という特徴的な構造を伴う場合がある（図1-3）．肉芽腫は結核菌や梅毒トレポネーマ*などの病原微生物や異物が原因となる慢性炎症で出現する．**サルコイドーシス***や**クローン（Crohn）病**（☞5章B-5❶）のように原因は不明だが肉芽腫ができる疾患もある．肉芽腫には，活性化したマクロファージが集まっている．マクロファージは活性化すると，細胞質が大型化・扁平化し，扁平上皮細胞に類似した形態となり，**類上皮細胞**と呼ばれる．また，マクロファージ同士が融合して多核の大型細胞（**ラングハンス（Langhans）型巨細胞***）が出現する．これらの活性化マクロファージの周囲にはリンパ球が集積している．また，線維芽細胞の増殖と線維化を伴う．

結核菌による肉芽腫は，組織像が他の原因で生じた肉芽腫とは異なっており，中心にチーズ（乾酪）状の壊死，**乾酪壊死**を伴うことが特徴である（乾酪性肉芽腫）．一方，結核菌以外の原因で形成される肉芽腫は乾酪壊死を伴わない非乾酪性肉芽腫である．

***梅毒トレポネーマ**
梅毒を引き起こす細菌．

***サルコイドーシス**
原因は不明だが，全身のいろいろな組織・器官に肉芽腫ができる疾患．

***ラングハンス型巨細胞**
ラングハンス巨細胞とも表記される．多核の大型細胞で，核は細胞質周辺領域に分布し，しばしば馬蹄状に分布する．

f 炎症の全身への影響

▶ **炎症性サイトカインは，急性期反応や悪液質などの全身症状を引き起こす**

　炎症の際に産生される炎症メディエーターは，局所だけでなく，全身に特有の反応を引き起こす．この反応には，炎症メディエーターのなかでも，主にインターロイキン-1（interleukin-1，IL-1），腫瘍壊死因子α（tumor necrosis factor-α，TNF-α），インターロイキン-6（interleukin-6，IL-6）といった**炎症性サイトカイン**が関与している．

　急性炎症に伴って生じる全身反応は**急性期反応**と呼ばれ，以下のような反応がみられる．

　発熱：IL-1 と TNF-α は視床下部におけるプロスタグランジンの産生を促進する．このプロスタグランジンが体温調節中枢に作用し，体温の設定温度を上昇させるため，発熱が起こる．

　白血球増多：炎症性サイトカインにより，骨髄に蓄えられている白血球が血液中に動員される．長期にわたる炎症では骨髄における白血球産生も増加する．炎症の原因により増加する白血球の種類に違いがあり，細菌感染症では好中球が，ウイルス感染症の多くではリンパ球が増加する．また，Ⅰ型アレルギーや寄生虫による炎症では好酸球が増加する．

　急性期たんぱく質の産生：炎症性サイトカインは肝臓に作用し，**C 反応性たんぱく質**（**CRP**）や血清アミロイド A など**急性期たんぱく質**の産生を促す．これらは炎症の指標として検査に用いられる．

　慢性炎症は，**悪液質**という病態を伴うことがある（☞4 章 B-**3**）．

g 創傷治癒

▶ **創傷は，炎症を伴った 4 つの段階を経て修復される**

　創傷とは，外力によって皮膚や皮膚に近い軟部組織に生じた損傷を指す．創傷は，組織傷害を伴うため炎症を生じ，その後に組織の修復が始まる．

　皮膚の損傷を例にとって，創傷治癒の過程を示したのが**図 1-4** である．

①止血相

　創傷により血液が血管外に流出すると，血小板の凝集と凝固因子の活性化が起こり，創傷部はフィブリン網*で埋められる．炎症メディエーターの産生・放出により，炎症が始まる．

②炎症相

　炎症の早期には好中球が，続いてマクロファージが創傷部に集まってきて，フィブリン網や死細胞などを貪食し除去する．

③増殖相

　炎症メディエーターを介して，血管の増生と線維芽細胞の増殖が盛んな肉芽組織が形成され，欠損部を埋める．

④成熟相

　肉芽組織の血管や線維芽細胞は次第に減少し，膠原線維に富む瘢痕組織が

＊フィブリン網
血液凝固反応の最終段階で生じたフィブリンは互いに重合し，さらに凝固因子の作用で架橋反応が起こり，網目状の構造を形成する．これをフィブリン網という．

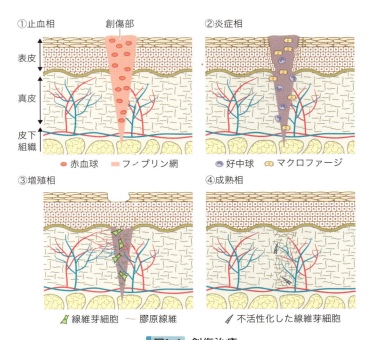

図1-4 創傷治癒

形成される．膠原線維の形成に伴って，創傷は収縮する．

　手術の際にできた創傷のように，壊死をほとんど伴わず，組織の欠損がない創傷では，肉芽組織の形成が少なく，瘢痕組織も最小限ですむ．このような創傷の治癒を**一次治癒**と呼ぶ．一方，組織の欠損が大きい場合や，感染などで大きな組織傷害を伴う場合は，多量の肉芽組織が形成され，瘢痕組織も大きくなる．このような創傷治癒を**二次治癒**と呼んでいる．

　創傷に，壊死した組織や異物が残存すると感染の原因となり治癒を遅らせ，瘢痕組織を増大させる．このため，創傷の治療では，創傷を洗浄し，異物や壊死組織が残っていれば**デブリドマン**[*]を行う．

＊デブリドマン
創傷部位の壊死した部分や異物・細菌などに汚染された部分を除去する外科的処置．

6 腫瘍（tumor）

a 腫瘍とは

▶ 腫瘍は，正常な増殖調節を失い，自律的に増殖する細胞集団である

　腫瘍とは，体細胞変異により，正常な細胞増殖の制御を受けなくなり，自律的に増殖するようになった細胞（腫瘍細胞）の集団である．腫瘍細胞は，体細胞変異を起こした1つの細胞から生じると考えられている．腫瘍細胞は，もととなった細胞（**発生母地**）の性質や特徴を残していることが多い．発生母地が同じであっても，腫瘍ごとにもとの性質を残す程度は異なっており，**分化度**と呼ばれる．もとの細胞の性質を多く残している腫瘍細胞は分化度が高いと表現される．反対に，もとの細胞の性質があまり残っていない腫瘍細

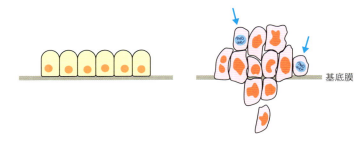

図1-5 上皮組織の異型性
(左) 正常な円柱上皮の模式図．基底膜上に規則正しく同じような形態の細胞が並んでいる．
(右)（左）の上皮から発生した腫瘍細胞．
個々の細胞および核の形態がいびつであり，細胞質に対し核の占める割合（核細胞質比）が大きくなっている（細胞異型）．細胞の配列が乱れ，単層だった上皮が重層化したり，一部は基底膜を突き破って上皮下に侵入している（構造異型）．悪性度の高い腫瘍では，細胞増殖が速いため，正常な組織ではあまりみられない細胞分裂像がしばしばみられる（矢印）．

胞は分化度が低いと表現される．分化度は腫瘍の悪性度の判断に重要である．
　分化度は，発生母地の細胞からどれだけ形態的に変化しているかという指標，**異型性**により判断される．異型性が高い腫瘍細胞は分化度が低いと判断される．異型性は，細胞自体の異型性（細胞異型）と細胞の配列・配置の異型性（構造異型）で判断される（図1-5）．

b 腫瘍の増殖

▶ **膨張性発育と浸潤性発育があり，後者ではしばしば転移が起こる**

　腫瘍が発生して正常組織のなかを成長するとき，腫瘍と正常組織の境界がはっきりしていて，正常組織を押しのけるように成長する腫瘍は，**膨張性（圧排性）発育**（図1-6）をすると表現される．一方，腫瘍組織と正常組織の境界で，1個ないし複数個の腫瘍細胞が周囲の正常組織へ散在性に侵入し増殖する腫瘍の成長は，**浸潤**あるいは**浸潤性発育**（図1-6）という．
　浸潤性発育を示す腫瘍細胞は，しばしばもとの腫瘍から離れてリンパや血液などで遠隔地に運ばれ，非連続性に成長する．これを**転移**という．リンパを介する転移を**リンパ行性転移**，血液を介する転移を**血行性転移**という．特殊な転移として，腫瘍細胞が体腔（胸腔や腹腔）のなかを散らばり，新しい転移巣を漿膜表面に散在性に形成する**播種**がある．

c 良性腫瘍と悪性腫瘍 (benign and malignant tumor)

▶ **悪性腫瘍は浸潤性発育・転移を示し，がん腫と肉腫に大別される**

　病理組織学＊的には，腫瘍のうち浸潤性発育のみられない腫瘍を**良性腫瘍**，浸潤性発育を伴っている腫瘍を**悪性腫瘍**としている．悪性腫瘍は，腫瘍の成長に伴って転移することが多く，宿主（患者）に死をもたらす可能性が高いため，臨床的にも悪性とみなされる．良性腫瘍は転移せず，ほとんどの場合，

＊**病理組織学**
疾病の原因や発症のしくみの解明，疾病診断を主に組織学的見地から行う学問分野のこと．

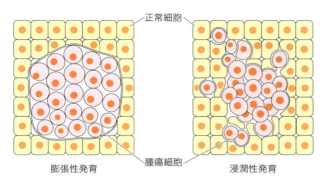

図1-6 膨張性発育と浸潤性発育

宿主の死をもたらさない．ただし，手術不能な場所にできた脳腫瘍のように，病理組織学的に良性であっても，宿主の死をもたらす場合もある．良性腫瘍に比べると，**悪性腫瘍の分化度は低い**．また，悪性腫瘍は良性腫瘍に比べて，**増殖速度が速い**ことが多い．

発生母地が上皮の悪性腫瘍を**がん腫**という．発生母地が上皮以外の悪性腫瘍は**肉腫**と呼ばれる．悪性腫瘍全体を総称して**がん**，あるいは**悪性新生物**と呼ぶ．がん腫は発生母地と推定される上皮に応じて分類され，**組織型**と呼ばれる．主な組織型には，腺がん，扁平上皮がん，移行上皮がんがある．また，発生母地と推定される細胞の名で呼ばれることもある（肝細胞がん，腎細胞がんなど）．肉腫も，発生母地と推定される組織や細胞に由来する名称が使用される（骨肉腫，平滑筋肉腫，脂肪肉腫など）．

d がんの全身に対する影響

> がんに伴って産生される物質は，悪液質を生じるとともに，腫瘍マーカーになる

がんは，しばしば**悪液質**（☞4章 B-3）を伴う．がんによる悪液質の発症には，がん細胞自体あるいはがん細胞の影響で宿主細胞が産生する炎症性サイトカインが関与している．

がんが産生する物質，あるいはがんに反応して宿主細胞が産生する物質で，がんの診断や治療効果の判定に利用されるものは**腫瘍マーカー**と呼ばれる．代表的な腫瘍マーカーには，**αフェトプロテイン**（α-fetoprotein, **AFP**）*や**前立腺特異抗原**（prostate-specific antigen, **PSA**）*がある．

*αフェトプロテイン（AFP）
胎児の肝臓や卵黄嚢でつくられるたんぱく質．成人ではほとんど産生されないが，肝細胞がんや生殖細胞由来の腫瘍で産生され，腫瘍マーカーとして利用される．

*前立腺特異抗原（PSA）
前立腺でつくられ，精液中に分泌されるたんぱく質．前立腺がんでは血漿中の濃度が上昇するため，腫瘍マーカーとして利用される．

表1-4 代表的ながん遺伝子・がん抑制遺伝子

	遺伝子名	産生するたんぱく質の働き	関係するがんの例など
がん遺伝子	K-ras	細胞増殖・細胞死抑制に関わる細胞内情報伝達経路で働く	変異たんぱく質ががん化を促進する 様々ながんの約30%で変異K-rasたんぱく質がみられる
	c-myc	様々な遺伝子の転写を調節する	様々ながんで過剰発現
	EGFR	細胞を増殖させる因子（EGF）の受容体	扁平上皮がんの80%，頭頸部がんの80%以上で過剰発現 過剰発現以外に，変異たんぱく質によるがん化促進もある
	Her2	EGFRに似たたんぱく質で細胞の増殖・分化などを調節する	乳がん，肺がん，卵巣がんの約30%で過剰発現
がん抑制遺伝子	p53	DNA損傷に対する細胞の応答を制御する	様々ながんの70%で機能喪失
	APC	細胞の増殖・分化などを調節する細胞内情報伝達経路を抑制する	大腸がんの70〜80%で機能喪失
	BRCA1	DNAが切断されたときの修復	乳がん，卵巣がん

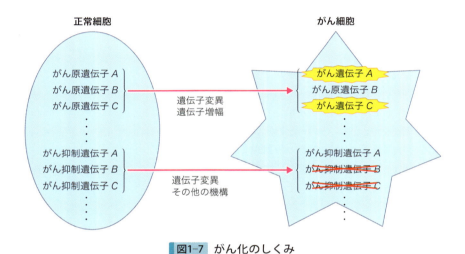

図1-7 がん化のしくみ

e がん化のしくみ

▶ がん原遺伝子ががん遺伝子に変化し，がん抑制遺伝子が機能を失ってがん化する

　体細胞変異により正常細胞はがん細胞に変わり，その過程は**がん化**と呼ばれる．がん化は，**がん遺伝子**の作用と**がん抑制遺伝子**の機能喪失により起こる（表1-4）．

　がん遺伝子は，細胞の増殖制御に関わるたんぱく質をコードする正常な遺伝子（がん原遺伝子）が変異することで生じる（図1-7）．がん遺伝子になると，がん原遺伝子がつくっていたたんぱく質を過剰発現したり，がん原遺伝子がつくっていたたんぱく質から構造の変化した変異たんぱく質を産生したりする．これらのがん遺伝子のつくり出すたんぱく質は細胞の異常な増殖を起こし，がん化の要因となる．

がん抑制遺伝子は正常細胞でいろいろな働きをしているが，大別すると，①細胞増殖の調節でブレーキの役割をするものと，②DNAの修復に関わるたんぱく質に分類される．①のたんぱく質の機能が体細胞変異などで失われると，細胞の増殖が制御できなくなり，異常な細胞増殖が起こる．一方，②のたんぱく質が機能を失うと，体細胞変異が起こりやすくなるため，間接的にがん化が促進される．

がん化には通常，複数のがん遺伝子の働きとがん抑制遺伝子の機能喪失が必要である．このような複数の遺伝子の変異は一挙に起こるのではなく，時間をかけて細胞に段階的に蓄積されると考えられている．変異が段階的に細胞に蓄積していく過程で，組胞も段階的に悪性度の高い腫瘍を形成するようになると考えられており，**多段階発がん**と呼ばれる．

がん化は体細胞変異の蓄積により起こるので，体細胞変異を誘発するような要因，たとえば放射線や紫外線のようにDNAを損傷するものは，がん化を促進する．炎症性腸疾患（☞5章B-**5**），慢性胃炎，慢性肝炎などの慢性炎症により，がんの発生リスクが高くなるが，その原因の1つとして慢性炎症に伴って発生する活性酸素種によるDNA損傷が考えられている．また，がん抑制遺伝子に遺伝的な変異があると，がんの発生リスクが非常に高くなる．がん抑制遺伝子 *APC* の片方の対立遺伝子に生まれつき機能喪失変異がある人では，50歳までに全員が大腸がんになる（家族性大腸腺腫症）．

C 個体の死

1 心臓死 (cardiac death)

▶ **心臓死は死の3徴候により判定される**

ヒトの死は，①心停止，②呼吸停止，③瞳孔散大と対光反射消失の**死の3徴候**が不可逆的に生じた時点で判定されてきた．近年では，以下に述べる**脳死**と区別するため，死の3徴候で判定される死を特に**心臓死**と呼んでいる．

現在，ヒトの死は心臓死あるいは脳死で判定されるが，脳死をヒトの死と判定することは，移植のための臓器提供者になるときにだけ行われている．

2 脳 死 (brain death) 頻出

▶ **脳死は脳全体の不可逆的な機能停止により判定される**

脳死とは，脳機能が不可逆的に停止した状態とされる．循環・呼吸中枢のある脳幹（中脳，橋，延髄）の不可逆的な機能停止（脳幹死）をもって脳死とする国もあるが，わが国では脳幹を含む脳全体の不可逆的な機能停止をもって脳死と判定する**全脳死**が採用されている．脳死になると，循環・呼吸

表1-5 法的脳死判定項目

項　目	確認方法	判　定
1. 深昏睡	顔面に対し疼痛刺激を与え，反応をみる	まったく顔をしかめないことを確認
2. 瞳孔の散大と固定	室内の通常の明るさで瞳孔径を測定する	左右の瞳孔径が4mm以上，刺激に対して変化しないことを確認
3. 脳幹反射の消失	ペンライトで瞳孔に光を照射する	瞳孔の動きがないことを確認（対光反射の消失）
	綿棒などで角膜を刺激する	まばたきしないことを確認（角膜反射の消失）
	顔面に疼痛刺激を加え，瞳孔の動きをみる	瞳孔が動かないことを確認（毛様脊髄反射の消失）
	頭を急速に左右一側に回転させる	眼球の動きがないことを確認（眼球頭反射の消失）
	氷水を外耳道に注入し眼球の動きをみる	眼球の動きがないことを確認（前庭反射の消失）
	吸引カテーテルなどで咽頭後壁を刺激して咽頭筋の収縮を観察する	咽頭筋の収縮がないことを確認（咽頭反射の消失）
	吸引カテーテルなどで気管，気管支粘膜を刺激，咳をするか観察する	咳がでないことを確認（咳反射の消失）
4. 平坦な脳波	標準感度および高感度の記録を30分以上連続で行う．顔面への疼痛刺激と名前を呼んで反応をみる	脳波が検出されないことを確認
5. 自発呼吸の停止	人工呼吸を停止し，動脈血二酸化炭素分圧を測定しながら，呼吸の有無を観察する	動脈血二酸化炭素分圧が60mmHg以上で無呼吸であることを確認
6. 6時間以上経過した後の同じ一連の検査（2回目）（ただし，生後12週～6歳未満の小児は24時間以上経過した後）	上記5種類の検査	第1回および第2回の判定ですべての項目が満たされた場合，法的脳死と判定する

判定除外例
①生後12週未満の者．
②急性薬物中毒により深昏睡および自発呼吸を消失した状態にあると認められる者．
③直腸温が32℃未満（6歳未満の者にあっては，35℃未満）の状態にある者．
④代謝性障害または内分泌性障害により深昏睡および自発呼吸を消失した状態にあると認められる者．
［脳死判定基準のマニュアル化に関する研究班：法的脳死判定マニュアルを参考に著者作成］

中枢が機能を失うため，心拍出量・血圧が低下し，自発呼吸は停止する．薬により心拍出量や血圧を維持し，人工呼吸器による呼吸管理を施しても，多くの場合，数日で心停止に至る．

　脳死判定は「臓器の移植に関する法律」（臓器移植法）に基づいて行われる．法的判定に先立ち，まず患者が脳死とされうる状態かどうかの判断が行われる．これは，画像診断などにより脳障害が確実に診断され，**深昏睡**＊と無呼吸を呈し，可能な限りの治療を行っても回復の可能性がまったくないと判断される症例に対して行われ，**表1-5**に示した法的脳死判定項目の1〜4を満たしているかどうかで判断される．

　脳死とされうる状態と判断され，臓器提供が行われることになると，臓器移植法に基づく脳死判定が行われる．脳死判定に必要な知識と経験をもち，移植とは無関係の医師2名以上が，**表1-5**の1〜5をすべて満たしていることを確認する．判定は6時間（6歳未満の小児の場合には24時間）以上の時間を空けて，2回行う．2回目の判定で脳死が確認されると，ヒトの死となる．

＊深昏睡
痛み刺激に対してまったく反応しない状態．

③ 植物状態 (vegetative state)

▶ 脳障害により意識障害が起こっているが, 脳幹の機能は保たれた状態

　植物状態は, 脳に損傷を受けて意識障害を起こしているが, 脳死とは異なり生命維持に必要な**脳幹の機能は残っている状態**である. したがって, 脳の障害が広がって脳幹に至れば脳死に移行することもある. 循環・呼吸中枢の機能は保たれているため, 生命維持に人工呼吸器を必要とせず, 適切な栄養管理と合併症予防ができれば, 長期 (数年以上) にわたり生存することができる.

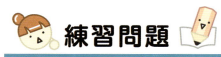

以下の問題について，正しいものには○，誤っているものには×をつけなさい．

Q1 心筋は，再生能力が高い．

Q2 高齢期では，胃酸分泌量が増加する．

Q3 糸球体ろ過量は，成人期より高齢期のほうが大きい．

Q4 体細胞のテロメアは，細胞分裂に伴って伸長する．

Q5 高齢期には，骨密度が低下する．

Q6 高齢期では，口渇感が鋭敏になる．

Q7 加齢に伴う臓器の萎縮を，廃用性萎縮という．

Q8 肥大は炎症の徴候に含まれる．

Q9 肉芽腫は，良性腫瘍である．

Q10 肉腫は，上皮性の悪性腫瘍である．

Q11 急性炎症では，血管の透過性は低下する．

Q12 慢性炎症でみられる浸潤細胞は，主に好中球である．

Q13 悪性腫瘍は，浸潤性に増殖する．

Q14 良性腫瘍は，悪性腫瘍に比べて細胞の分化度が低い．

Q15 心停止は，脳死の判定に含まれる．

Q16 自発呼吸の停止は，脳死の判定に含まれる．

2 疾患診断の概要

Key words

問診（医療面接），身体診察，バイタルサイン，意識障害，JCS，喀血，血痰，吐血，下血，黄疸，チアノーゼ，浮腫，脱水，ALT，AST，ビリルビン，C反応性たんぱく質，X線検査，CT検査，MRI検査，超音波検査

この章で学ぶこと

- 疾患診断の過程を理解する．
- 問診（医療面接）の内容について理解する．
- 身体診察について知る．
- バイタルサインについて理解する．
- 種々の症候，症状について理解する．
- 臨床検査の概要について知る．
- 一般検査，主な血液・生化学検査の意義について理解する．

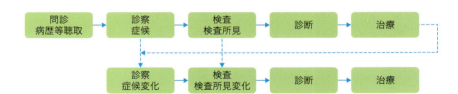

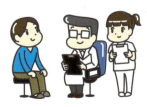

概略図　診察，診断の流れ

Ⓐ 問診と診察

1 問　診（医療面接）(medical interview)

　医療従事者が患者と話をして，患者の身体や精神に起こっていることを明らかにしようとする行為が**問診**である．問診という言葉には，患者に質問をし，必要な情報を取得するというニュアンスがある．最近は，必要な情報を取得するにとどまらず，患者と話をしながら意思の疎通を図り，良好な医療従事者-患者関係を構築し，治療への動機づけを高める行為として，問診でなく**医療面接**という言葉が使用されることも多くなってきた．

　診断，治療するにあたって，問診，診察は極めて重要であり，これだけで診断できることもある．問診，診察の結果は，診療録（一般にカルテと呼ばれている）に記載，保存される．その内容には次のものが含まれる．

a 主　訴 (chief complaint, CC)

▶ **患者の主な訴え，医療機関を受診するに至った動機，困っていること**

　主訴は，患者自身の言葉で記載することが望ましい．健診で問題点を指摘され，症状はないが受診に至ることもある．その際には，その旨を記載する．

b 現病歴 (history of present illness, HPI)

▶ **現在，問題となっている症状・状況を，時間を追って記録したもの**

　患者が受診するに至った問題が，いつ，どのように起こってきたかを時系列で記載したものである．特定の症状が出現して受診に至った場合，その症状は急に出現したのか，徐々に出現したのか，次第に増悪してきたのか，軽快しつつあるのか，軽快する時期があっても繰り返して出現するのかなど，発症様式，進展様式は診断にあたり重要な情報となる．受診前に，他の医療機関を受診している場合，治療内容，治療後の経過も確認する．

c 既往歴 (past medical history, PMH)

▶ **患者がこれまでにかかった病気や健康に関わる情報のまとめ**

　過去に罹患した疾患と現在の患者の訴えが関連している可能性もあるので，十分に確認する必要がある．また，罹患歴以外に，必要に応じて，出生時や幼少時の健康状態，予防接種歴，輸血歴，アレルギーの有無，常用薬の有無，たばこ・アルコールの摂取状況についても，同様に確認する．女性では，月経，妊娠，分娩についても確認する．

d 家族歴 （family history, FH）

▶ 患者の家族がかかった病気や，家族の健康状態に関する情報のまとめ

　家族がかかった疾患と現在の患者の訴えが関連することがある．死亡していれば死亡時の年齢，死因についても記載する．遺伝性の疾患が疑わしいときは，可能であれば数世代にわたる詳細な家系図を作成する．家系内で特定の疾患が頻発している場合であっても，必ずしも遺伝性であるとは限らない．たとえば，家系内で糖尿病が集積しているからといって，遺伝によると即断できない．家族の場合，同一環境で生活しており食習慣なども共通し，それらが発症に影響を及ぼしている可能性もある．

e 社会歴 （social history, SH）

▶ これまでの生活環境に関するまとめ

　生活環境や職業が，疾病発生に関連していることがある．生活環境として，住宅環境，日常習慣，経済状況など，職業として，職種，仕事内容，従事した期間などについて聴取する．また，海外渡航の有無についても確認する．

2 身体診察 （physical examination, PE）

　問診（医療面接）ができない救急疾患は別にして，通常，問診後，診察に移る．しかし，実際には，患者が診察室に入ってくるときから診察は始まっている．たとえば，脳血管障害による片麻痺や，パーキンソン（Parkinson）病の可能性に，特有の姿勢や歩行から，入室時に気づくことがある．患者の訴えを聴取しながら，話をするときの患者の発声，表情，話しぶりなどにも注意する．発声から構音障害に気づくことがある．表情，話しぶりから，うつ病などの精神面の状況に注意が向くこともある．

　身体診察では，見落としがないよう一定の順で行う．まず，バイタルサインと全身状態を観察し，その後，頭頸部，胸部，腹部，四肢へと移る．しかし，患者が重篤な症状を示している場合は，まず問題となっている部位の診察から開始し，後に他の部位の診察を行う．

　身体診察の基本的な方法に，視診，触診，打診，聴診，神経学的診察がある．これらの診察を通して得られた所見を**現症**といい，診療録に簡潔に記載する．

B 主な症候

1 バイタルサイン （vital signs）

　人間が生きていくうえで重要な機能が損なわれていないか確認するために

欠かせない基本的な徴候をいう．**血圧**，**脈拍**，**呼吸**，**体温**の４つをいうことが多いが，救急医療の場では，**意識レベル**も加えることが多い．

a 血 圧 （blood pressure, BP）

▶ バイタルサインとしては，ショック（循環不全）などによる低血圧が問題

　血液が血管壁に及ぼす血管内圧を**血圧**（☞ 6 章 A-**8**）といい，通常，動脈血圧を指す．心室が収縮するとき最高となり，拡張するとき最低となり，それぞれ収縮期血圧，拡張期血圧と呼ばれる．座位で，腕を心臓の高さにおいて，上腕部に血圧カフを巻いて，5 分程度の安静後に測定する．正常血圧は，収縮期血圧 120 mmHg 未満，かつ拡張期血圧 80 mmHg 未満であるが，バイタルサインの 1 つとして特に問題となるのは，低血圧である．平均動脈血圧（拡張期血圧＋（収縮期血圧－拡張期血圧）÷ 3）が 60 mmHg 以下になると，末梢に十分な血液を送ることができず，臓器の機能が低下する．

b 脈 拍 （pulse rate, PR）

▶ 動脈壁の動きを触知し，数とリズムを確認する

　心臓の拍動に伴う動脈の拍動を**脈拍**という．通常，橈骨動脈の拍動を人差し指，中指，薬指で触れ，15 秒間の拍動数を数える．その数を 4 倍し 1 分間の脈拍数を記載する．1 分間に 60～100 回が普通である．運動時や，精神的な興奮時に脈拍数は増加する．数だけでなく，リズムが一定であるか，時々拍動が触れなくなることがないかなど，不整脈の有無についても確認する．

c 呼 吸 （breathing / respiration）

▶ 呼吸の数とリズム，呼吸時の姿勢，状態を確認する

　通常，安静時には呼吸数は 1 分間に 14～20 回程度である．呼吸数だけでなく，リズムや深さにも注意する．健康な人は，安静時には，意識せずに規則正しく呼吸しているが，発熱や精神的不安などで呼吸数は増加する．

　意識障害患者では，呼吸リズムが乱れることがある．チェーン・ストークス（Cheyne-Stokes）呼吸は，小さい呼吸から 1 回換気量が漸増し大きな呼吸となった後，1 回換気量が漸減し，10～20 秒の呼吸停止が起こり，その後再び同様の周期を繰り返す呼吸である．中枢神経系が障害され，呼吸中枢の感受性が低下した場合や，脳の低酸素状態の際にみられる．クスマウル（Kussmaul）大呼吸は，糖尿病性ケトアシドーシスや尿毒症などでアシドーシスを補正するために生じた代償性の，速く深い規則正しい呼吸をいう．

　呼吸困難に関連する特有の姿勢として**起座**（**起坐**）**呼吸**がある．心不全患者では，臥位になると肺への血流が増加するが，左心不全があるため，肺うっ血が生じ呼吸困難が生じる．このため，患者は起座位をとったほうが楽で，起座位で呼吸している．これを起座呼吸という．気管支喘息や肺炎患者

他分野への橋わたし

血圧
自律神経による神経性調節，カテコールアミン，レニン-アンジオテンシン-アルドステロン系，バソプレシン，心房性ナトリウム利尿ペプチドによる体液性調節，CO_2，NOなどによる局所性の調節によって，血圧は調節されている．〈関連科目：解剖生理学〉

他分野への橋わたし

呼吸の調節
延髄にある中枢化学受容器は脳脊髄液のpHを感知し，大動脈弓や頸動脈洞にある末梢化学受容器は動脈血の酸素分圧を感知する．これらの情報は延髄にある呼吸中枢に送られる．呼吸中枢は，これらの変動に対応し，横隔神経や肋間神経を介して横隔膜や肋間筋の収縮を変化させ，呼吸回数や呼吸量を調節している．〈関連科目：解剖生理学〉

でも起座呼吸がみられるが，これは肺血流量の問題ではなく，気道分泌物の喀出が困難となるためと考えられている．

d 体 温（body temperature, BT）

▶ 体温は，測定部位・測定時刻により異なる

体温は，測定する部位で異なる．わが国では，腋窩（脇の下）で測定することが多い（**腋窩温**）．35℃後半から36℃前半であることが多い．口に体温計をくわえて測定する**口腔温**は，腋窩温に比べ1℃程度高くなる．**直腸温**は，さらに0.5℃程度高い．**体温には日内変動があり，早朝は低く，夕方には高くなる．**バイタルサインの異常として，高体温，低体温ともに注意が必要である．通常，腋窩温で37℃を超えるとき，発熱ありと判断している．口腔温で35℃未満のときは**低体温症**である．低体温症は寒冷気候の地域でなくとも，意識消失状態で水中にあった場合や，重症感染症などによるショック状態で発症することがある．

e 意 識（consciousness）

▶ 意識とは自分の今ある状態や，周囲の状況などを認識している状態

意識は，感覚，注意，認知，思考，判断，記憶などの精神活動全般が統合されて成立している．種々の中枢神経疾患（脳血管障害，脳炎，髄膜炎，脳腫瘍，外傷など）以外に，肝硬変，尿毒症，糖尿病による代謝障害や薬物中毒による大脳の機能低下は，意識に影響を及ぼす（意識レベルの判断に関しては，本章 B-2 e を参照）．

2 全身症候

a 発 熱（fever）

▶ 個人の日常的な正常値を超えた体温上昇を発熱という

個人の正常値は不明であることがほとんどであるので，通常，**腋窩温**で37℃を超えるとき，発熱ありと判断している．

視床下部には**体温調節中枢**があり，自律神経系を介して熱産生と放熱の調節を行っている．この体温調節中枢の体温セットポイントを超える体温になれば，皮膚血管の拡張や発汗が起こり，体温は低下する．しかし，セットポイントが通常より高めにリセットされれば，本来生じるべき皮膚血管の拡張や発汗が起こらなくなり，体温の上昇に至る．種々の感染症では炎症性サイトカインが上昇するが，インターロイキン-1（IL-1），インターロイキン-6（IL-6），腫瘍壊死因子α（TNF-α）などは**発熱物質**として作用し，セットポイントを高めにリセットする．

発熱の原因としては，細菌，ウイルスなどによる感染症が多いが，他に膠

表2-1	全身倦怠感をきたす疾患
精神疾患	うつ病，統合失調症など
感染症	細菌・ウイルス感染など
慢性疾患	慢性肝炎，慢性腎臓病，血液透析患者など
神経筋疾患	重症筋無力症，多発性硬化症など
内分泌代謝疾患	甲状腺機能低下症，アジソン病など
薬物依存症	アルコール依存症，薬物中毒
水・電解質異常	下痢・嘔吐，脱水，低ナトリウム血症など電解質異常
悪性腫瘍	種々の腫瘍

原病，悪性腫瘍，薬物の副作用によるものなどがある．急性の発熱は，感染症による可能性が高い．

b 全身倦怠感（general fatigue）

▶ 休息しても回復しない疲労感のこと

「だるい」と感じる自覚症状のことであり，「自発的な身体活動および精神活動の開始や持続が困難であること」と定義されうる．疲労感と同義と考えてよいが，筋力低下や眠気とは区別されるべき感覚である．健康人でも過度の活動を行えば倦怠感が生じるが，休息によって回復する．休息しても回復しないものが病的な倦怠感である．

うつ，不安神経症などの精神疾患において，倦怠感は一般的にみられる症状である．原因不明の慢性疲労患者の3/4以上が精神症状を有しているといわれている．肝不全，慢性腎臓病も倦怠感を起こす．血液透析患者の80%以上で倦怠感があるという．感染症でもしばしば出現する．栄養障害の症状の1つとして出現することもある（表2-1）．

c 体重減少・増加（weight loss / weight gain）

▶ 患者が意図しない体重減少や急激な体重増加の中には病的なものがある

食前・食後で体重が変化するのは当然のことであるが，成人では長い期間でみた場合，体重は比較的安定している．しかし，食事量を制限することなく，短期間で体重減少がある場合（たとえば，6〜12ヵ月間に5%以上の体重減少），重大な疾患が潜んでいることがある．その体重減少の原因として，悪性腫瘍，消化器疾患，慢性炎症・感染症，甲状腺機能亢進症や糖尿病などの代謝性疾患，精神疾患などがある．急激に生じた体重増加は，心不全など

表2-2 ショックの分類

低容量性ショック	出血，水分の血管外漏出，水分の体外喪失
心原性ショック	心筋収縮力の低下
感染性ショック	末梢血管抵抗の低下
アナフィラキシーショック	血管透過性亢進
神経原性ショック	交感神経活動低下

による水の排泄障害であることが多い．

d ショック（shock）

▶ ショックとは，末梢組織に十分な血流を送れない状態のこと

　急性循環障害のため，組織が低酸素状態となり障害を受けた状態をいう．この結果，各種臓器の機能障害が生じ，適切な治療を行わなければ死に至る．
　低容量性ショック，心原性ショック，感染性ショック，アナフィラキシーショック，神経原性ショックに分類される（表2-2）．低容量性ショックの代表は出血によるものである．他に下痢や嘔吐などによる体液量低下，感染症や薬剤に起因する血管透過性亢進の結果，低容量性ショックが生じる．心原性ショックは，心筋梗塞による心筋収縮障害や，心タンポナーデ（☞p.152コラム）による拡張障害などによる．感染症では，炎症性サイトカインや細菌由来のエンドトキシンの増加などにより，血管透過性亢進，心筋収縮力の低下などが出現する．初期の段階では高心拍出状態で，手足が温かいwarm shockといわれる状態であるが，適切な治療が施されないと心拍出量は低下する．アナフィラキシーショック（☞14章）は，抗原曝露後数分以内に発症するⅠ型アレルギーであり，喉頭浮腫や気管支収縮を起こし呼吸が困難となる．また，腸管壁などの血管透過性亢進のため，血管内容量が低下しショックに至る．神経原性ショックは，脊髄損傷などによる自律神経系失調のため，末梢血管が弛緩し，血圧が低下することにより生じる．

e 意識障害（consciousness disorder）

▶ 意識障害の判定にJapan Coma Scaleがよく使用されている

　自分の今ある状態や周囲の状況などを認識できており，外界からの刺激に対して反応できるとき，意識清明であるという．一方，周囲への注意が鈍り，対象を的確に認識できず，外部からの刺激に対して適切に反応できなくなった状態を**意識障害**という．
　意識障害は，意識清明度（意識レベル）の低下と意識内容の変化（意識変

表2-3　Japan Coma Scale（JCS）

Ⅰ．刺激しないでも覚醒している状態（1桁の点数で表現）
1．意識清明とはいえない
2．見当識障害がある
3．自分の名前・生年月日がいえない

Ⅱ．刺激すると覚醒する状態（2桁の点数で表現）
10．普通の呼びかけで容易に開眼する
20．大声で呼びかけたり，強く揺するなどで開眼する
30．痛み刺激を加えつつ，呼びかけを続けると辛うじて開眼する

Ⅲ．刺激しても覚醒しない状態（3桁の点数で表現）
100．痛みに対して払いのける動作をする
200．痛み刺激で手足を動かしたり，顔をしかめたりする
300．痛み刺激に対しまったく反応しない

注　R：Restlessness（不穏状態）
　　I：Incontinence（尿失禁）
　　A：Akinetic mutism（無動性無言症）または Apallic state（自発性喪失）
例：普通の呼びかけで容易に開眼するが，体動が激しく不穏である場合→ 10-R

容）に分けられる．意識清明度の低下とは外的な刺激に対する反応の低下で，**昏睡**（意識が消失し，刺激に対して反応しない），**昏迷**（強い刺激に対して反応する），**傾眠**（うとうと眠っているようにみえる状態であり，軽い刺激に対して反応するが，刺激がなくなると眠ってしまう）に分類される．わが国では，意識清明度の低下をより客観的に判定する手法として，**Japan Coma Scale（JCS）（表2-3）**がよく使用されている．

　意識変容には様々な種類がある．代表的な意識内容の変化であるせん妄では軽度の意識レベル低下とともに，周囲の刺激に注意を集中することができず，妄想や幻覚が出現することがあり，睡眠覚醒のリズムも障害されている．

f　不　穏（restlessness）

▶ **行動が過剰で落ち着きがない状態**

　行動が過剰で落ちつきがない状態をいう．JCSでは，意識清明度の低下に加えて注記する．

g　けいれん（convulsion）

▶ **急激に出現する筋肉の不随意的な収縮のこと**

　比較的大きな随意筋*に生じる急激な不随意収縮をいい，不随意筋*や小さい随意筋の収縮は含めない．大脳皮質の神経細胞の過剰放電によって生じるが，反復性で原因がはっきりしない神経細胞の放電であるてんかん以外に，脳血管障害，脳腫瘍，頭部外傷，変性疾患，代謝障害，中毒などが原因となりうる．

＊**随意筋，不随意筋**
自分の意志によって動かすことのできる筋肉のことを随意筋といい，自分の意志で動かすことのできない筋肉は不随意筋という．骨格筋は随意筋，心筋および平滑筋は不随意筋である．

h めまい（dizziness / vertigo）

▶ 内耳・脳幹・小脳の障害により，めまいが生じる

　患者が「めまい」があると訴えるとき，様々な状況をめまいとして表現していることがあるので，何を指すのかはっきりさせることが必要である．一般に，ふらふらする感じ（浮動性めまい，dizziness），周囲のものが動いたり，回転したりする感じ（回転性めまい，vertigo）を「めまい」という人が多いが，起立したときに気が遠くなる，いわゆる「立ちくらみ」を「めまい」と表現する人もいる．

　平衡感覚に関与する神経系である内耳の前庭器官，内耳神経，脳幹，小脳の障害により，めまいは生じる．内耳，内耳神経の障害によるめまいを**末梢性のめまい**，脳幹，小脳の障害によるめまいを**中枢性のめまい**という．回転性のめまいを伴う浮動性のめまいとしては，良性発作性頭位性めまい，前庭神経炎，メニエール（Ménière）病などがある．良性発作性頭位性めまいは最も多く，頭部を患側に傾けるか，上を向いたときに短時間（1分以内）のめまいが生じる．前庭神経炎では強い回転性めまいが持続する．メニエール病では，耳鳴り，難聴などの症状がめまい発作と一致して生じる．

　中枢性のめまいは，脳幹，小脳の出血または梗塞，炎症，腫瘍などで出現する．

i 脱　水（dehydration）

▶ 脱水は，水と塩分の減少割合によって，3つのタイプに分かれる

　体液量が低下したことをいう．水と塩分が必ずしも均等に失われるわけでなく，3つのタイプに分けられている．

　1つ目は，水に比べナトリウムが多く失われる低張性脱水である．**低張性脱水**では，低ナトリウム血症をきたし，水分が細胞外から細胞内に移動するので脳浮腫をきたしやすく，神経障害が出現しやすい．また，細胞外液（循環血液量）が減少するため，起立性低血圧や頻脈が出現する．

　2つ目は，ナトリウムに比べ水が多く失われる**高張性脱水**であり，高ナトリウム血症となっている．細胞外液が高浸透圧となるので，細胞内から細胞外に水の移動が生じる．その結果，循環血液量の低下による症状は少ないが，口渇感が強く，急性の場合には神経症状が出現することもある．

　3つ目は，水と塩分が均等に減少する**等張性脱水**である．細胞内外での水の移動はなく，細胞外液量の減少に伴い，起立性低血圧や倦怠感などの症状が出現するが，軽度である．

j 浮　腫（edema）

▶ 細胞外スペースが水分過剰となった状態

　間質液（細胞周囲に存在する液体）が増加した状態をいう．体重増加を伴

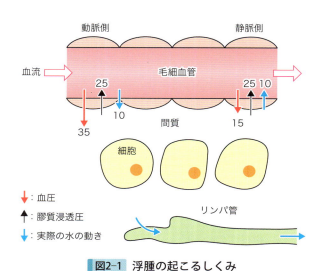

図2-1 浮腫の起こるしくみ
簡略化のため，間質膠質浸透圧は記載していない．

うことが多い．**毛細血管圧**による血管から水分を押し出す力，**血漿膠質浸透圧**と間質膠質浸透圧の差により生じる水分を血管内に引き込む力によって，間質液量は決定される（**図2-1**）．また，リンパ管の閉塞により間質液が貯留した場合にも浮腫が生じる．

3 その他の症候・病態

a チアノーゼ（cyanosis）（表2-4） 頻出

▶ **還元ヘモグロビンが増加し，皮膚や粘膜が青味がかってみえてくること**

血管内で酸素を結合していない**還元ヘモグロビン**が増加した場合，皮膚や粘膜が青味がかってみえてくる状態をいう．唇，爪，頬，耳介に現れやすい．**チアノーゼ**は，**中枢性チアノーゼ**と**末梢性チアノーゼ**に大別される．中枢性チアノーゼは，動脈血酸素分圧（PaO_2）の低下により起こる．PaO_2が低下すると，ヘモグロビンの酸素飽和度（SpO_2，ヘモグロビン全体に対する酸素が結合しているヘモグロビンの割合）が低下し，還元ヘモグロビンが増加する．毛細血管内で還元ヘモグロビンが血液1dL中4〜5gを超えた場合，チアノーゼとしてとらえられるとされている．還元ヘモグロビンの絶対量の増加によりチアノーゼが出現するので，ヘモグロビンが低下している貧血患者では出現しにくい．また，異常ヘモグロビン症でも生じる．

末梢性チアノーゼでは，動脈血酸素飽和度の低下はなく，毛細血管内血流速度低下から，組織への酸素移行が増大し，出現する．寒冷曝露による血管収縮は健常者でもみられる．

表2-4 チアノーゼの原因

中枢性チアノーゼ
動脈血酸素飽和度の低下
高地居住
肺機能障害
解剖学的シャント
ヘモグロビンの異常

末梢性チアノーゼ
心拍出量低下
寒冷曝露
動脈閉塞

> **コラム** 2つの酸素飽和度

酸素飽和度には2つある．SaO_2 は動脈血を採血して測定した酸素飽和度で，動脈血酸素飽和度という．SpO_2 はパルスオキシメータで測定した酸素飽和度で，経皮的酸素飽和度という．臨床では，患者の負担なく頻回測定できる SpO_2 がよく使用されている．

b 黄　疸 (jaundice) 〈頻出〉

▶ 組織にビリルビンが沈着し黄色変化をきたすこと

血液中の**ビリルビンが増加**した結果，皮膚や強膜（眼球の白眼の部分）などの組織にビリルビンが沈着し黄色変化をきたすことをいう．強膜は，弾性線維に富んでおりビリルビンとの親和性が高いため，**黄疸**の存在が確認しやすい．強膜に黄疸が認められれば，血清ビリルビン値は3 mg/dL 以上と考えられる．

c 発　疹 (rash / eruption)

▶ 皮膚に認められる様々な肉眼的変化をいい，疾患に特徴的なものもある

皮膚に出現する肉眼的変化をいう．どのような形態の病変が，どこに，どのような随伴症状を伴って存在するか確認する．斑は病変部に色調変化がある平坦な病変である．丘疹は盛り上がった充実性病変で，直径5 mm 未満である．結節は直径5 mm 以上で盛り上がった病変である．水疱は液体の貯まった盛り上がった境界明瞭な病変である．特徴的な形態，分布を示し，疾患診断に結びつくものとして，**蝶形紅斑**（図2-2），**ヘリオトロープ疹**＊（図2-3），**ゴットロン（Gottron）丘疹**＊（図2-4）などがある．

＊**蝶形紅斑**
鼻の中心に両側頬部に，蝶が翅を広げたかのようにみえる紅斑．全身性エリテマトーデス (systemic lupus erythematosus, SLE) の診断に有用である（☞ p.342）．

＊**ヘリオトロープ疹**
上眼瞼でみられる紫紅色の色調変化，腫脹であり，皮膚筋炎に特徴的である．

＊**ゴットロン丘疹**
手指関節伸側面にみられる盛り上がった紫紅色の丘疹．皮膚筋炎に特徴的である．

d 喀血・血痰 (hemoptysis / bloody sputum) 〈頻出〉

▶ 喀血（呼吸器由来）と吐血（消化管由来）の区別は重要である

気道からの出血によって血液が喀出される場合を**喀血**，血液の混じった痰が喀出される場合を**血痰**という．

喀血・血痰は，肺胞から声門に至るいずれの部位からの出血でも起こりうる．中サイズの気管支からの出血が多いとされている．肺結核や，ウイルス性気管支炎，細菌性気管支炎，慢性気管支炎の増悪によるものが多い．ほかに，肺がんなど腫瘍性のもの，血管炎や化学物質の吸入，熱傷による肺胞障害などに起因する．うっ血性心不全でも，肺毛細血管圧の増加により毛細血管が破綻し，ピンク色の泡状の痰が認められる．

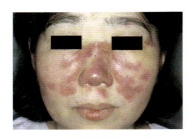

図2-2 全身性エリテマトーデスの臨床像（蝶形紅斑）

鼻背部から両頬にかけて，蝶が翅を広げたような浮腫性の紅斑が存在している．
［梅園悠子：シンプル皮膚科学，眞鍋求，梅林芳弘（編），南江堂，p.102，2014より許諾を得て転載］

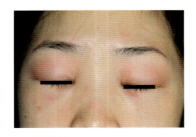

図2-3 皮膚筋炎の臨床像

上眼瞼に浮腫性の紫紅色斑（ヘリオトロープ疹）が存在している．
［梅園悠子：シンプル皮膚科学，眞鍋求，梅林芳弘（編），南江堂，p.105，2014より許諾を得て転載］

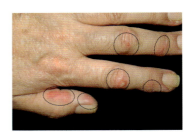

図2-4 皮膚筋炎の臨床像（ゴットロン丘疹）

指関節背面に紫紅色丘疹が集簇している（点線）．
［梅園悠子：シンプル皮膚科学，眞鍋求，梅林芳弘（編），南江堂，p.106，2014より許諾を得て転載］

e 頭 痛（headache）

▶ 頭痛はありふれたものであるが，他の疾患に伴う二次性頭痛もある

頭頸部の痛みを頭痛という．他の疾患に起因する二次性頭痛と，起因しない一次性頭痛に分類される．『国際頭痛分類（第3版）』によれば，一次性頭痛は，**片頭痛**，**緊張型頭痛**，**三叉神経・自律神経性頭痛**，その他の一次性頭痛疾患の4つにさらに分類される．

片頭痛は発作的に生じ，悪心・嘔吐のほか，光過敏，音過敏，浮遊感，視覚障害，感覚障害などの神経症状を伴うことが多い．発症時には日常生活が営めないような重症例も多い．緊張型頭痛は，両側の締めつけられるような痛みで，典型例では緩徐に進行し，何日にもわたって持続する．片頭痛にみられるような随伴症状はないか，あっても乏しい．

二次性頭痛の原因としては，髄膜炎，くも膜下出血をはじめとする頭蓋内出血，脳腫瘍，巨細胞性動脈炎，緑内障などがあげられる．

f 運動麻痺（motor paralysis）

▶ 自分の意志で筋肉を動かせない状態のこと．障害部位により症状が異なる

随意運動の機能障害のことをいう．大脳の運動野にある一次運動神経細胞の興奮により随意運動が開始される．一次運動細胞の軸索は内包を経て，延髄の錐体交叉で反対側に至り，さらに下降し対側の脊髄前角にある二次運動神経細胞にシナプス結合する．二次運動神経細胞の軸索は脊髄を出た後，筋に達し，神経筋接合部でシナプスを形成，筋の収縮を引き起こす．この経路のいずれかが障害された場合，運動麻痺が生じる．

身体の片側のみに運動麻痺が生じた場合，**片麻痺**という．内包近傍は脳出血が起こりやすい部位であり，それにより生じることが多い．四肢麻痺は両側上下肢の麻痺である．交叉性麻痺は片麻痺とその反対側の脳神経麻痺を伴

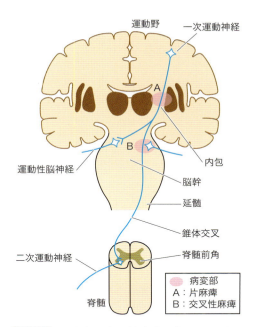

図2-5 片麻痺, 交叉性麻痺の起こるしくみ

うものであり, 脳幹病変が疑われる (図 2-5). 対麻痺は両側下肢の麻痺であり, 脊髄病変, 大脳中心前回正中部の病変を示唆する. 単麻痺は四肢のうち一肢の麻痺である.

また, 麻痺の程度により, 骨格筋の運動が完全に消失している完全麻痺と, そうでない不完全麻痺に分けられる.

g 腹 痛 (abdominal pain)

▶ 消化器疾患以外でも腹痛は生じる

腹痛は様々な原因で生じる (表 2-5). 必ずしも, 腹部臓器の障害に由来するものではないことに注意する必要がある. 痛みの部位 (図 2-6), 性状, 発症様式, 持続, 腹痛以外の症状の有無に注目して, 診断を絞っていく.

典型的な消化管に由来する腹痛は, 間欠性の痛みである. 小腸の閉塞では, 局在がはっきりせず, 間欠的な臍周囲の痛みであることが多い. 進行し腸管の緊張が低下すると, 間欠性でなくなることがある. 消化管が穿孔して消化液が漏れ出し, 腹膜に炎症が及んだとき, 持続的な腹痛が発生する. 特に, 酸性の胃液や, 消化酵素を大量に含む膵液の漏れは激しい痛みをもたらす. 糖尿病性ケトアシドーシスなど代謝性疾患や鉛中毒でも腹痛が生じる. ポルフィリン症や鉛中毒の痛みは, 腸閉塞時の痛みと区別が困難である.

慢性の腹痛では, 原因がはっきりしないことが多い. 原因として多いものは過敏性腸症候群である.

表2-5 腹痛の原因

1. 腹部からの疼痛	消化管の閉塞・捻転，血管の障害，胆管の閉塞，消化管の炎症（虫垂炎など），腹膜の炎症（腹膜炎，消化管穿孔など）
2. 腹部以外の臓器	心筋梗塞，心筋炎，心内膜炎，肺炎，肺塞栓，気胸，膿胸，精巣捻転など
3. 代謝性疾患	糖尿病性ケトアシドーシス，腎不全，ポルフィリン症など
4. 神経性	帯状疱疹，脊髄癆，神経根炎など
5. 中毒性	鉛中毒，クロゴケグモなどの虫による咬症など
6. その他	

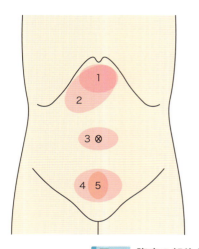

1 胃，十二指腸，膵疾患による心窩部痛
2 胆道・肝疾患による右上腹部痛
3 小腸，虫垂，遠位大腸による臍周囲の痛み
4 直腸による恥骨上の痛みや仙骨痛
5 大腸，膀胱，子宮による下腹部痛

図2-6 腹痛の部位と原因

h 悪 心 （nausea）

▶ 悪心とは，吐きそうになる，吐きたいという感覚のこと

嘔気と同義である．悪心は，しばしば，嘔吐の前に出現する．嘔吐自体は，脳幹により調節されており大脳皮質の関与はないが，悪心では特有の感覚の認識があり大脳皮質も関与している．

i 嘔 吐 （vomiting）

▶ 内耳・消化器・血液からの刺激が嘔吐中枢やCTZに加わり，嘔吐が生じる

腸管や胸腹壁筋の収縮により消化管内容物が口腔から圧出されることを嘔吐という．嘔吐が起こるときには，消化管の蠕動運動は反転し，口側に向か

う収縮が生じる．腹腔内圧は上昇し，胃噴門部は上方に移動する．このように嘔吐の発生には，多くの器官が協調して作動する必要があり，脳幹レベルで調節されている．

嘔吐に関わる中枢には，延髄の**嘔吐中枢**と第４脳室底にある**化学受容器引き金帯**（chemoreceptor trigger zone，**CTZ**）がある．嘔吐中枢の近傍には，呼吸中枢，血管運動中枢，前庭神経核などがある．嘔吐時には，これらの部位も刺激され，唾液分泌，徐脈，頻脈，めまいなどを伴うことが多い．

嘔吐を誘発する刺激として，内耳からの入力（乗り物酔いなど）や，消化管からの神経性入力などがある．また，血液中の嘔吐誘発物質（催吐性薬物，細菌毒素，尿毒症時の催吐物質など）は，CTZを直接刺激し，嘔吐を誘発する．ノロウイルスや黄色ブドウ球菌などの腸感染症では，嘔吐が起こりやすい．消化管の閉塞や胆嚢・膵臓や虫垂の炎症により，嘔吐が起こることがある．消化管の機能低下により食物残渣が停滞する状況でも嘔吐が生じることがある．

j 嚥下困難 （dysphagia）

▶ **口腔，咽頭，食道の異常により嚥下障害が生じる**

食物を，口腔から咽頭，食道を経て，胃に送り込む運動を嚥下というが，その運動が障害されている場合を**嚥下困難**（障害）という．嚥下には，口腔，咽頭，食道を構成する種々の筋肉や，それらを調節する脳神経などが関わっている．それらの機能障害によることが多いが，食道がんによるものなど腫瘍などによる管腔閉塞や，巨大甲状腺腫などによる外からの圧迫でも起こりうる．

嚥下障害では，２つの障害部位が考えられる．口腔・咽頭での嚥下障害は，脳血管障害，筋萎縮性側索硬化症などの神経筋疾患による口腔・咽頭筋の調節障害や，口腔・舌の腫瘍，炎症などによる．嚥下時の咳嗽は鼻腔への逆流や誤嚥を示しており，口腔や咽頭の嚥下障害の特徴である．

食道での嚥下障害は，食道がんや食道炎などの器質的疾患，アカラシアなどの機能的疾患，強皮症などの全身性疾患によるものがある．嚥下困難は胸部，頸部に限局し，食物が詰まった感じや嚥下痛がみられる．

k 食欲不振 （loss of appetite）

▶ **食欲不振の原因には様々なものがある**

食物を摂取したいという欲求が低下した状態をいう．精神的ストレス，過労，睡眠不足，妊娠などの生理的なものと病的なものに大別される．病的な食欲不振では，消化器疾患によることが多いが，それ以外に，循環器・呼吸器疾患，尿毒症，中枢神経疾患，感染症，内分泌疾患，精神疾患，悪性腫瘍でも引き起こされる．循環器・呼吸器疾患では低酸素血症，感染症では炎症性サイトカイン，悪性腫瘍では腫瘍が産生する食欲低下物質，抑うつ状態，

抗がん剤や麻薬性鎮痛薬の副作用が，食欲不振に影響していると考えられる．

l 便 秘 (constipation)

> ▶ 疾患に伴うもの以外に，排便習慣が確立できていないために生じるものが多い

　持続的に排便に困難を感じ，排便回数が少なく，排便しきっていないと感じられる状態をいう．『便通異常症ガイドライン2023─慢性便秘症』では，「本来排泄すべき糞便が大腸内に滞ることによる兎糞状便・硬便，排便回数の減少や，糞便を快適に排泄できないことによる過度な怒責，残便感，直腸肛門の閉塞感，排便困難感を認める状態」と定義されている（☞5章 B-7）．

　食物繊維や水分の摂取不足など食事の影響や，適切な排便習慣が確立できていないために生じることが多いが，疾患に関連するものもある．便秘が優位な過敏性腸症候群，甲状腺機能低下症，高カルシウム血症などの内分泌疾患，うつ病などの精神疾患，パーキンソン病，脊髄損傷など神経疾患，強皮症などが原因となっていることがある．また，カルシウム拮抗薬，抗うつ薬など薬物によるものもある．最近新たに発症した便秘の場合，大腸がんなどによる腸管狭窄による可能性があり，注意を要する．

m 下 痢 (diarrhea)

> ▶ 急性下痢は感染症により起こりやすい

　異常に水分の多い便や，固形でない便が頻度を増して排出されることを**下痢**という．経口摂取した水分や食物に由来する水分以外に，胃液，腸液，膵液など1日9Lの液体が腸管内に流入する．大部分は，小腸で吸収され，1Lが大腸に到達する．大腸で，さらに0.8L程度の水分が吸収され，残りが便に含まれ排泄される．大腸の通過時間が延びると，さらに便中水分量は減少する．このような機構が障害され，1日に200gを超える便がある場合，下痢となる．持続時間が2週間以内の場合を急性，2〜4週間を持続性，4週間以上の場合を慢性下痢という．

　急性下痢の大部分は，感染症によるものである．ウイルス，細菌で汚染された食物や水を摂取することにより発症する．微生物が消化管粘膜を障害する侵襲性下痢では，発熱，頭痛，筋肉痛などを伴うことが多い．便に白血球が存在するときは細菌性を，存在しないときはノロウイルスなどのウイルス性を考える．侵襲性下痢でないとき，毒素原性の下痢の可能性を疑う（**図2-7**）．

　下痢が4週間以上持続する慢性下痢症は非感染性であることが多い．薬物，毒素による腸管粘膜の水・電解質輸送障害や，腸管切除による水・電解質の吸収障害，腸管で吸収されにくい高浸透圧物質の増加，脂肪吸収障害，炎症，腸管通過時間の短縮などによる．

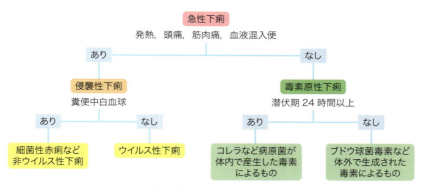

図2-7 急性下痢の診断

n 吐　血 （hematemesis） 頻出

▶ 消化管からの出血により血を吐くことをいう．吐物の性状に注意する

　消化管出血により，新鮮血，あるいは**コーヒー残渣様吐物**を吐くことをいう．吐血をきたす原因疾患としては，胃・十二指腸潰瘍，食道静脈瘤破裂，マロリー・ワイス（Mallory-Weiss）症候群，出血性胃炎など上部消化管疾患である．

　出血後，直ちに体外に吐出される場合は新鮮血としてとらえられるが，血液の胃内貯留時間が延長するにしたがって，ヘモグロビンが胃液によって塩酸ヘマチンに変化し，色調が暗赤色から黒褐色に変化する．黒褐色の色調になったものがコーヒー残渣様と表現されている．

o 下　血 （melena）

▶ 肛門から血液の混じった便が排泄されたものをいう．性状により出血源を推測できる

　消化管出血の結果，肛門から新鮮血，暗赤色便，あるいは黒色便を排泄するものをいう．肛門に近い部位からの出血ほど新鮮血に近い色調となる．新鮮血や暗赤色便は左側大腸からの出血で生じる．一方，黒色便（コールタールのようにみえるので**タール便**，あるいは**海苔の佃煮様**と形容される）は上部消化管に由来する．

p 腹部膨隆 （abdominal distension）

▶ 消化器疾患以外も，腹部膨隆の原因となりうる

　様々な疾患において，腹部が張った感じや，実際に腹囲の増大を患者が訴えることがあり，これを腹部膨隆という．腹部膨隆の原因として，しばしば，次の6つのFがあげられる．
- **腸内ガス（flatus）**：呑気症*によるものや，細菌代謝や発酵物質の過剰により腸内ガス産生が増加して起こる．

＊呑気症
無意識に大量の空気を飲み込み，胃腸管内にガスがたまることで，げっぷ，しゃっくり，膨満感といった様々な症状を呈する．

表2-6 腹水の性状

	漏出液	滲出液
外観	無色～淡黄色, 透明	混濁
比重	1.015 未満	1.015 以上
たんぱく濃度	2.5 g/dL 未満	4.0 g/dL 以上
SAAG*	1.1 g/dL 以上	1.1 g/dL 未満
細胞, 細菌成分	なし	あり

*SAAG：serum-ascites albumin gradient, 血清-腹水アルブミン濃度勾配

- **脂肪（fat）**：過栄養などによる腹部脂肪の増加による.
- **液体（fluid）**：腹腔内液体貯留（腹水）による.
- **胎児（fetus）**：妊娠 12～14 週頃から, 子宮が骨盤腔から腹腔内に張り出し, 腹囲の増大が生じる.
- **便（feces）**：重症便秘で腸内の便が増加することによる. 腹部不快感, 腹痛, 悪心などを伴うことが多い.
- **致死的な増殖（fatal growth）**：腹部腫瘤の増大による. 悪性腫瘍の増大以外に, 膿瘍の増大, 肝腫大, 脾腫, 腹部大動脈瘤なども含まれる.

q 腹　水（ascites）

▶ **腹水貯留の原因として最も多いのは肝硬変である**

　腹腔内に貯留した液体を**腹水**という. 腹水貯留の原因として, 最も多いのは**肝硬変**（☞5章 D-**2**）である. 肝硬変では, 線維の増加のため正常の肝血管構築が破壊され, 血管収縮も増し, 門脈圧が亢進している. 一方, 腹腔内血管系では血管拡張が起こり, 血液が貯留し, 有効循環血液量が低下している. その結果, レニン-アンジオテンシン-アルドステロン系の賦活化やバソプレシン分泌が亢進し, 水分の貯留をきたしている. また, 肝細胞のアルブミン産生が減少し, 膠質浸透圧が低下して, 血管外への水分移動が生じている. 他の原因として, がんの腹膜播種, 腹膜感染症, 膵炎, 右心不全などがある.

　1 L 以上の大量の腹水貯留の場合, 波動の確認など打聴診で診断できるが, 少量の場合は, 超音波検査が有用である. 腹水を採取して, その性状を調べることは診断に有用である（**表 2-6**）. **滲出性腹水**は, 腹膜に炎症や腫瘍が存在するため腹膜血管透過性が亢進して血液成分が滲出しているものであり, **漏出性腹水**は腹膜自身の病変によるものではない.

r 睡眠障害（sleep disorder）

▶ **睡眠障害は, 日中の生活にも悪影響を及ぼしている**

不眠症, 過眠症, 概日リズム睡眠障害などに分類される.
　不眠症は, 単に夜眠れないというだけでなく, 疲労感, 集中力低下など日

中の障害をきたす．不眠症の障害は，入眠障害，中途覚醒，早朝覚醒，熟眠感欠如に分けられる．不眠をきたす原因には，一過性のストレス，頭痛，咳などの睡眠を障害する身体的要因，ドーパミン製剤など睡眠を障害する薬物，中枢神経系の器質的疾患，うつ病などの精神疾患などがある．

概日リズム睡眠障害は，リズム障害の1つで睡眠相が後退するため，睡眠時間が遅くなってしまうものである．

日中に眠気をきたす疾患として，**睡眠時無呼吸症候群**がある．舌根沈下などにより気道が閉塞する閉塞性と，呼吸中枢の障害による中枢性の2つに分けられる．いずれも睡眠中に無呼吸状態となり，睡眠の質が良好でない．そのため，逆に日中に眠気が発生する．睡眠時の呼吸状態を精密に調べる必要のあるときは，**ポリソムノグラフィ検査**が行われる．

C 臨床検査

1 種類と特性

臨床検査は，検体検査と生理機能検査に大別される．検体検査は，患者から血液，尿，髄液，腹水，胸水など検体を採取し，それを調べることにより診断治療に役立てようとする検査である．以下の 3 ～ 7 が，検体検査に該当する．一方，生理機能検査は，種々の検査機器を使用し，患者を対象として，その生理機能を評価しようとする検査である．心電図，脳波，筋電図，呼吸機能検査などが該当する．超音波検査，X線検査，CT検査，MRI検査は，画像検査として一括されることが多い．

2 基準値の考え方

生化学検査などの検体検査では，個々の測定項目で基準値が設定されている．健常（と推測される）者の検査成績を多数集め，平均±2標準偏差内を基準値とすることが多い．この設定法では，健常者のおよそ95％は基準値内に入るが，5％は逸脱することになり，逸脱しているといっても必ずしも異常というわけではない．

3 一般臨床検査

スクリーニング的な検査を一般検査という．内容について明確には定義されていないが，尿，糞便，喀痰検査など簡単に行える検査を指す．

a 尿検査（urine analysis）

▶ **スクリーニング検査の代表．簡便であるが，得られる情報は多い**

尿たんぱく，尿糖，尿潜血などを調べる尿定性検査と，尿中の細胞成分を集めた後，顕微鏡で観察する尿沈渣検査がある．尿定性検査では，健常者では，通常，尿たんぱく，尿糖，尿潜血は陰性である．尿沈渣検査では，強拡大視野で5個以上の赤血球，白血球がみられたときは，それぞれ陽性と判断する．

b 糞　便（stool（fecal）examination）

消化管出血を調べるため潜血検査がよく行われる．ヒトヘモグロビンを免疫学的に検出する方法が一般的である．大腸がん検診に用いられる．

c 喀　痰（sputum examination）

呼吸器疾患の診断では，喀痰の量や性状の観察は重要である．呼吸器感染症が疑われる場合，起炎菌の推定に喀痰のグラム（Gram）染色が行われる．

---

4 血液学検査（blood test）

浸透圧など血液の物理的性状の検査，含まれる細胞に関する検査，および凝固・線溶系検査をいう．血液に含まれる細胞成分，細胞数の測定（血算）は，一般検査に準じて行われている．

a 血　算（complete blood count, CBC）（表 2-7）

▶ **血液検査の基本．貧血の有無やその原因，感染症や種々の血液疾患の存在などの情報が得られる**

1）赤血球（red blood cell, RBC）

赤血球数（RBC），ヘモグロビン濃度（Hb），ヘマトクリット値（Ht）を測定し，それに基づき，平均赤血球容積（MCV），平均赤血球ヘモグロビン量（MCH），平均赤血球ヘモグロビン濃度（MCHC）が算出される（☞ 13章 B-**1**）．

MCV は赤血球の大きさ，MCH，MCHC はヘモグロビン量および濃度を表す指標であり，貧血の分類，診断に有用である．

2）白血球（white blood cell, WBC）

白血球数，およびどのようなタイプの白血球が増加しているか白血球分画を測定する．これらは，感染症，造血器腫瘍，薬物など種々の状態で変動し，診断に利用されている．たとえば，細菌感染では白血球，なかでも好中球の増加がよくみられる．好酸球の増加はアレルギーや寄生虫感染でみられる．リンパ球の増加はウイルス感染症でみられることがある．

C. 臨床検査　41

表2-7　血液学的検査基準値

検査項目	基準範囲		単　位
赤血球数（RBC）	男性：400～570	女性：380～550	$\times 10^4/\mu L$
ヘモグロビン（Hb）	男性：13～18	女性：11～15	g/dL
ヘマトクリット（Ht）	男性：40～52	女性：34～45	%
平均赤血球容積（MCV）	82～98		fL
平均赤血球ヘモグロビン量（MCH）	26～34		pg
平均赤血球ヘモグロビン濃度（MCHC）	31～37		%
白血球数	4,500～10,000		$/\mu L$
白血球分画：好中球	30～75		%
好酸球	0～8		%
好塩基球	0～2		%
単球	0～12		%
リンパ球	20～60		%
血小板数	10～40		$\times 10^4/\mu L$
プロトロンビン時間（PT）	11～14		秒
活性化部分トロンボプラスチン時間（APTT）	25～40		秒

3）血小板（platelet, PLT）

血小板減少性紫斑病，再生不良性貧血，播種性血管内凝固症候群などでは血小板の減少がみられる．

b 骨髄検査（bone marrow examination）

▶ 造血器腫瘍の診断において必須の検査

血球細胞は，骨髄で分化，産生されるので，末梢血中で血球細胞数や形態に異常があった場合，その原因を明らかにするため，骨髄に針を刺し，骨髄液を採取する骨髄（穿刺）検査が行われる．白血病では，骨髄液中の有核細胞（成熟赤血球，血小板を除いた細胞）数は増加し，再生不良性貧血では減少する．**ビタミン B_{12}** や**葉酸**欠乏による巨赤芽球性貧血では，異常巨赤芽球が認められる．

c 止血機能検査（blood coagulation test）

▶ 凝固機能の検査として，PT，APTT がよく行われる

外因性凝固機能をスクリーニングするために，プロトロンビン時間（PT）が調べられる．活性化部分トロンボプラスチン時間（APTT）は，内因性凝固機能をスクリーニングするために行う（☞ 13 章 A-**4**）．

5 生化学検査（biochemical examination）

血清，尿などの生体に由来するサンプル中に存在する物質の量や，酵素活性を測定する検査をいう（**表2-8**）．

他分野への橋わたし

ビタミン B_{12}
ビタミン B_{12} は適度に動物性食品を摂取していれば欠乏することはないが，胃切除などにより内因子が不足すると，吸収が不十分となり欠乏症が生じる．ビタミン B_{12} 欠乏ではDNA合成障害による巨赤芽球性貧血（☞ p.315）を発症する．〈関連科目：基礎栄養学，臨床栄養学〉

他分野への橋わたし

葉酸
欠乏するとDNA合成障害が生じ，巨赤芽球性貧血（☞ p.315）を発症する．妊婦で不足すると，胎児の神経管閉鎖障害の原因となるので，妊娠の可能性のある女性では，その予防のため（特に妊娠初期に）葉酸を十分摂取することが重要である．〈関連科目：基礎栄養学，応用栄養学〉

他分野への橋わたし

止血機構
血管の収縮，血小板血栓の形成（一次止血）に加えて，血液凝固因子の活性化によるフィブリン形成（凝固機能）のため強固な止血血栓（二次止血）が形成され，止血が完了する．〈関連科目：解剖生理学〉

42　2. 疾患診断の概要

表2-8　生化学的検査基準値

検査項目	基準範囲		単　位
総たんぱく質	6.6〜8.1		g/dL
アルブミン	4.1〜5.1		g/dL
ALT	男性：10〜42	女性：7〜23	U/L
AST	13〜30		U/L
γ-グルタミルトランスフェラーゼ（γ-GT）	男性：13〜64	女性：9〜32	U/L
コリンエステラーゼ	男性：240〜486	女性：201〜421	U/L
乳酸脱水素酵素（LDH）	124〜222		U/L
総ビリルビン*	0.4〜1.5		mg/dL
クレアチンキナーゼ（CK）	男性：59〜248	女性：41〜153	U/L
アミラーゼ	44〜132		U/L
リパーゼ*	13〜55		U/L
クレアチニン	男性：0.65〜1.07	女性：0.46〜0.79	mg/dL
血中尿素窒素（BUN）	8〜20		mg/dL
尿酸	男性：3.7〜7.8	女性：2.6〜5.5	mg/dL
グルコース（空腹時）	73〜109		mg/dL
総コレステロール	142〜248		mg/dL
LDL-コレステロール	65〜163		mg/dL
HDL-コレステロール	男性：38〜90	女性：48〜103	mg/dL
中性脂肪	男性：40〜234	女性：30〜117	mg/dL
C反応性たんぱく質（CRP）	0.00〜0.14		mg/dL

*この2項目以外は，「日本における主要検査項目の共用基準範囲」（日本臨床検査標準協議会，2022）による.
基準範囲は健常者の測定分布の中央95%の区間であり，疾患の診断などで利用されている臨床判断値とは異なる.

　臓器障害が起こると，その臓器に存在する物質が血漿中に漏れ出すことがある．肝障害ではアラニンアミノトランスフェラーゼ（alanine aminotransferase，ALT），アスパラギン酸アミノトランスフェラーゼ（aspartate aminotransferase，AST）など，膵臓や唾液腺の障害ではアミラーゼ，心筋梗塞など心筋障害や骨格筋の障害ではクレアチンキナーゼ（creatine kinase, CK）が血液中で増加する．これらの臓器障害により血液中に漏れ出した酵素は**逸脱酵素**と呼ばれており，その活性測定は障害臓器の診断に役立つ.

　生化学検査は，種々の臓器の機能を調べるときにも利用されている．腎の**糸球体ろ過量**（glomerular filtration rate, GFR）は，血清中，尿中クレアチニン量，尿量測定から算出された内因性**クレアチニンクリアランス**で評価される．肝臓のたんぱく合成能は，血漿アルブミン濃度やコリンエステラーゼ活性を測定することにより推測できる．さらに，プロトロンビン時間は，肝臓で合成される凝固因子活性を反映するので，肝臓のたんぱく合成能の指標となる．心臓に由来する**脳性ナトリウム利尿ペプチド**（brain natriuretic peptide，**BNP**）やBNP前駆体に由来するN末端プロ脳性ナトリウム利尿ペプチド（NT-proBNP）は，心不全時（☞6章B-**8**），その重症度に応じて血中濃度が上昇する.

　直接，診断に用いられている生化学検査もある．たとえば，糖尿病の診断では，血糖，ヘモグロビンA1c（HbA1c）値が利用されている（☞4章C-**2**）.

他分野への橋わたし

糸球体ろ過量（GFR）
臨床的には，クレアチニンクリアランス値がGFRとして利用されている．また，血清クレアチニン値，年齢，性別から算出される推算GFR（eGFR）も臨床では広く用いられている．〈関連科目：解剖生理学，臨床栄養学〉

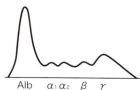
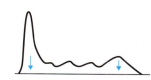
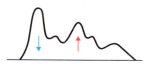
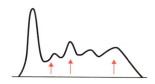
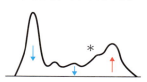
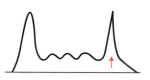

図2-8 血清たんぱく分画

*β-γブリッジング：β分画とγ分画の境が明らかでなく，βとγに橋をかけたようになっているようにみえるものをβ-γブリッジングという．肝細胞障害が強い肝硬変では，肝臓のたんぱく合成低下によるβ分画の低値と，IgAとIgGの増加によるγ分画の幅広い増加が重なることで，β-γブリッジングが観察される．

各種生化学検査項目の概要については，次に示す．

a 総たんぱく質（total protein），アルブミン（albumin），血清たんぱく分画（serum protein fraction）

▶ 栄養状態，血液・肝疾患，炎症に関する情報が得られる

　血液中には種々のたんぱく質が含まれている．約60％を占め，最も多いたんぱく質がアルブミンである．アルブミンは肝臓で産生されるので，肝臓のたんぱく合成能が低下したときや，栄養不良時に減少する．電気泳動すると，血清たんぱく質はアルブミン，α₁グロブリン，α₂グロブリン，βグロブリン，γグロブリンの5つの分画に分けられる．これらの分画異常を調べることは診断に有用である（図2-8）．

b ALT（alanine aminotransferase），AST（aspartate aminotransferase）

▶ ALT，ASTとも逸脱酵素である．ALTは肝特異性が高い

　ASTは，肝臓，心臓，骨格筋，腎臓などに存在し，それらの障害を示す逸脱酵素の1つとして測定される．ALTは，ASTに比べ肝臓に特異性が高く，肝障害をより反映する．肝疾患でも上昇の程度は異なり，急性肝炎や慢性肝炎ではASTに比べALTが高く，肝硬変や肝がん，アルコール性肝炎ではASTが高くなるとされている．

c γ-グルタミルトランスフェラーゼ（γ-glutamyltransferase, γ-GT）

▶ 胆汁うっ滞や飲酒過剰で増加する

　γ-GT（γ-GTP）は，肝臓のミクロゾームに主に存在し，アルコールや薬物によって誘導される酵素である．アルコール性肝炎，薬剤性肝炎，脂肪肝，肝内胆汁うっ滞，閉塞性黄疸などで上昇する．

d コリンエステラーゼ（cholinesterase, ChE）

▶ 栄養状態や肝臓のたんぱく合成能の目安になる検査

　肝細胞で合成される酵素で，肝細胞のたんぱく合成の指標となる．肝硬変や急性肝不全などの肝障害時，低栄養状態で低下し，たんぱく合成や脂質代謝の亢進時や高栄養状態で増加する．

e 乳酸脱水素酵素（lactate dehydrogenase, LDH）

▶ LDH アイソザイムを調べることにより，障害された臓器が推定できる

　LDH は解糖系の酵素であり，ほとんどの組織に存在している．このため，血中 LDH 値だけでは特定の臓器障害を検出することは困難である．他の逸脱酵素と併せて判断するか，LDH アイソザイムを調べてみる．LDH は M（骨格筋）型と H（心筋）型の2種のサブユニットからなる4量体であり，5つのアイソザイムが存在する．赤血球疾患（溶血性貧血，悪性貧血），心筋梗塞では，LDH1，2が優位（多くは LDH1 ＞ LDH2）となり，白血病，悪性リンパ腫，筋ジストロフィーでは LDH2，3が優位となる．肝炎，肝硬変，肝がんなど肝疾患では LDH5 が優位となる．

f ビリルビン（bilirubin）　　　　　　　　　　　　　頻出

▶ 肝疾患以外に溶血でも増加する．上昇すれば黄疸を引き起こす

　古くなった赤血球は主に脾臓で分解され，赤血球中のヘモグロビンは**間接ビリルビン**（非抱合型ビリルビン）に代謝される．このビリルビンは水溶性でないためアルブミンと結合して肝臓に運ばれ，肝細胞で**グルクロン酸抱合**を受けて**直接ビリルビン**（抱合型ビリルビン）となる．直接ビリルビンは水溶性であり，毛細胆管に排泄され，最終的には総胆管から十二指腸に排出される．

　血中ビリルビンが高値となり皮膚や強膜が黄染した状態が**黄疸**である．通常，間接ビリルビン，直接ビリルビン，その合計である総ビリルビンを測定する．高ビリルビン血症は，肝臓を中心に，肝前性，肝性，肝後性に分けて考えるとよい（**図2-9**）．溶血性貧血などヘモグロビンの分解が亢進するときは，肝細胞でグルクロン酸抱合を受けていない間接ビリルビンが高値となる．一方，ウイルス性肝炎，薬物性肝障害，アルコール性肝炎など肝実質の

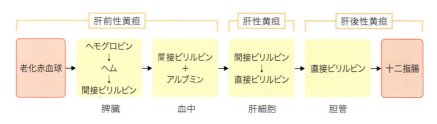

図2-9 黄疸（高ビリルビン血症）の分類

障害では，直接ビリルビンが優位である高ビリルビン血症が生じる．膵頭部がんや胆管がんなどによる肝外胆管の閉塞でも直接ビリルビンが上昇する．

通常，肝障害による高ビリルビン血症では，他の肝機能検査にも異常が出現するが，なかにはビリルビン値のみ上昇するものがある．間接ビリルビンが上昇するものには，グルクロン酸抱合を触媒する酵素の活性低下によるものがある．著明な活性低下を示すクリグラー・ナジャー（Crigler-Najjar）症候群はまれであるが，活性低下が軽度であるジルベール（Gilbert）症候群はしばしばみられる．直接ビリルビンが上昇するものには，デュビン・ジョンソン（Dubin-Johnson）症候群，ローター（Rotor）型高ビリルビン血症がある．

g クレアチンキナーゼ（creatine kinase, CK）

▶ CKアイソザイム測定は障害臓器の推定に役立つ

クレアチンリン酸とアデノシン二リン酸（ADP）からアデノシン三リン酸（ATP）とクレアチンを合成する酵素で，骨格筋，心筋，脳などに含まれている．これらの臓器の障害時や，激しい運動時に増加する．CKはM（骨格筋）型とB（脳）型の2種のサブユニットからなる2量体を形成し，アイソザイムは臓器特異性が高いため，障害臓器の同定のために有用である．CK-MMは筋疾患（進行性筋ジストロフィー，多発性筋炎など），CK-MBは心疾患（心筋梗塞，心筋炎など），CK-BBは脳梗塞や頭部外傷，悪性腫瘍などで増加する．

h アミラーゼ（amylase）

▶ アミラーゼは膵臓と耳下腺から分泌される

膵臓と唾液腺（主に耳下腺）から分泌されるでんぷんを分解する酵素である．2つのアイソザイムがあり，慢性膵炎，急性膵炎など膵疾患ではP型が，流行性耳下腺炎ではS型が増加する．

46 2. 疾患診断の概要

i リパーゼ（lipase）

▶ **リパーゼは膵疾患の診断に有用である**

　膵臓から分泌される脂肪を分解する消化酵素であり，急性膵炎など膵疾患で増加する．慢性膵炎でも増加するが，膵炎が進行し膵臓が荒廃してしまうと，むしろ低値となる．

j クレアチニン（creatinine, Cr）

▶ **クレアチニン測定は，腎機能評価のために必須の検査**

　筋内のクレアチンはクレアチンキナーゼの作用でクレアチンリン酸となり，筋のエネルギー源として重要であるが，一部のクレアチンはクレアチニンに変換される．クレアチニンは糸球体でろ過され，尿細管での分泌や再吸収はほとんどないため，血清クレアチニン値は**糸球体ろ過能**の指標となる．また，尿中クレアチニン値，尿量を併せて測定することにより，GFRが算出できる．

k 血中尿素窒素（blood urea nitrogen, BUN）

▶ **BUNはクレアチニンと併せて評価する**

　血中に含まれる尿素量を表し，血清中のたんぱく質以外の窒素成分の約50％を占める．経口摂取したたんぱく質や組織たんぱくの分解産物であるアンモニアは，肝臓で尿素に変換される．尿素のほとんどは，糸球体でろ過されて，その一部は尿細管で再吸収される．したがって，BUNは，たんぱく質の摂取量，異化亢進，肝臓での尿素合成，腎での排泄の影響を受ける．BUN/Cr比は通常10程度であるが，BUNが上昇して，この比が10以上の場合，たんぱく質過剰摂取や異化亢進など，腎以外の要因を考慮する．

l 尿　酸（uric acid, UA）

▶ **尿酸値は，痛風の診断・治療の目安となる**

　尿酸は，核酸の構成成分であるプリン体の最終生成産物であり腎から排泄される．プリン体の過剰摂取，細胞の崩壊，腎からの排泄低下により，血中で高値となる．尿酸が関節内で結晶となって析出し，炎症を起こしたものが痛風である（☞4章 C-**4**）．

m グルコース（glucose）

▶ **血中グルコースレベルの調節障害の結果，糖尿病が発症する**

　グルコースは種々の臓器のエネルギー源であり，食事により変動するものの，通常70〜140 mg/dL程度に制御されている．糖尿病はこの制御機構に障害があるもので，空腹時血糖が126 mg/dL以上，随時血糖で200 mg/dL

他分野への橋わたし

グルコース
血液中のグルコースは，中枢神経系のエネルギー源として重要である．絶食してもグルコースが低下しないように，肝臓に貯蔵されているグリコーゲンの分解や，アミノ酸やピルビン酸，乳酸などグルコース以外の物質からのグルコース産生（糖新生）により，その値は維持されている．〈関連科目：基礎栄養学〉

C. 臨床検査　47

以上の場合，糖尿病型と診断する．

n コレステロール（cholesterol）

▶ **血中コレステロールの測定は，脂質異常症の診断，治療に重要**（☞4章 C-**3**）

　LDL-コレステロールは，動脈硬化の危険因子の1つである．一方，HDL-コレステロールは動脈硬化に対して抑制的に作用すると考えられている．コレステロールは主に肝臓で合成されるため，肝障害時には低下することがある．

o 中性脂肪（triglyceride, TG）

▶ **中性脂肪の測定は，脂質異常症の診断，治療に重要**（☞4章 C-**3**）

　グリセロールに脂肪酸が結合したものが中性脂肪であるが，ヒトの中性脂肪のほとんどは，脂肪酸が3分子結合したトリグリセリド（トリアシルグリセロール）である．中性脂肪も動脈硬化の危険因子の1つである．

p C反応性たんぱく質（C-reactive protein, CRP）　頻出

▶ **CRPは，炎症マーカーとして最もよく使用されている**

　CRPは肺炎球菌のC多糖体に結合するたんぱく質で，**急性期たんぱく質**の1つであり**炎症マーカー**として頻用されている．感染症などの炎症以外に，心筋梗塞や悪性腫瘍などによる組織崩壊時にも上昇する．

q 髄液検査（cerebrospinal fluid examination）

▶ **中枢神経系の疾患が疑われるときに行う重要な検査**

　通常，第3-4腰椎間に針を刺し，クモ膜下腔から脳脊髄液を採取する．髄液圧，髄液の色調，浮遊物を確認し，さらに，髄液中の細胞診，生化学的検査，細菌検査を行う．細菌性髄膜炎では，外観は混濁し，白血球，たんぱく質の増加がみられる．細菌培養を行い起炎菌を明らかにする．ウイルス性では，外観は水様透明で主にリンパ球の増加がみられる．悪性腫瘍を疑うときには細胞診が重要である．

6 免疫学検査（immunological test）

　感染症の診断においては，特定の細菌やウイルスに感染しているかどうか，それらの病原体に対する免疫グロブリン（immunoglobulin, Ig）や，それらの病原体に由来する成分を測定している．自己免疫疾患の診断では，自己の物質に対する抗体（**自己抗体**）測定が利用されている．

他分野への橋わたし

コレステロール
コレステロールは，ステロイドホルモンや胆汁酸の前駆物質であり，また細胞膜の成分としても重要である．肝臓はコレステロールの主要な産生源であり，産生されたコレステロールはVLDLとして肝臓から他の組織に運搬される．〈関連科目：基礎栄養学〉

他分野への橋わたし

中性脂肪
食物から摂取される脂質の大部分は中性脂肪である．中性脂肪は小腸粘膜でカイロミクロンになり，リンパ管を経て血中に入る．カイロミクロン中の中性脂肪は毛細血管内皮にあるリポたんぱく質リパーゼにより分解され，グリセロールと脂肪酸になる．〈関連科目：基礎栄養学〉

2

疾患診断の概要

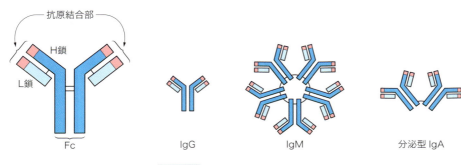

図2-10 免疫グロブリンの構造

a 免疫グロブリン（immunoglobulin, Ig）

▶ 初感染時には，IgM が増加する

血中には IgG，IgM，IgA，IgE，IgD の5種類の免疫グロブリンが存在する（☞ p.334）．免疫グロブリンの基本構造は，2本の重（H）鎖と2本の軽（L）鎖からなる．H鎖は，5種類の免疫グロブリンで異なるが，L鎖は共通で，κ鎖あるいはλ鎖である．抗原結合部で抗原と結合する．IgG，IgE，IgD は単量体であるが，IgA は2量体，IgM は5量体を形成する（図2-10）．

感染が成立した場合，免疫グロブリンが産生される．感染後，最初に産生されるのは IgM 型の抗体であり，初感染か否かの診断に利用されている．

b 自己抗体（autoantibody）

▶ 自己抗体測定が，疾患診断に用いられている

本来，抗体は異物に対して産生されるものであるが，自己の物質に対して産生されることがある（自己抗体）．特定の疾患では，特定の自己抗体が産生されることがあり，疾患の診断に有用である．

1）リウマチ因子（rheumatoid factor, RF）

ヒト IgG の Fc 部分に対する自己抗体であり，関節リウマチでは陽性になりやすいが，SLE などの他の膠原病や慢性肝炎でも出現することがある．

2）抗シトルリン化ペプチド（CCP）抗体

RF に比べて特異性が高く，関節リウマチの早期診断に有用である（☞ 11章 B-4）．

3）抗核抗体（antinuclear antibody, ANA）

核内の抗原に対する抗体の総称で，膠原病のスクリーニング検査として使用されている．

7 微生物学検査（microbiology test）

患者より採取した検査材料（喀痰，尿，糞便，血液，脳脊髄液など）を用

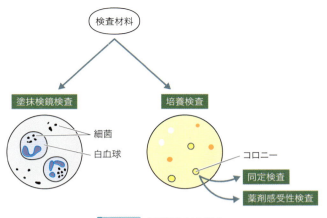

図2-11 細菌検査の流れ

いて，塗抹検鏡検査，培養・同定検査，薬剤感受性検査などを行い，疾患の原因となる微生物が何であるのか，どのような薬物で治療しうるか調べる検査である（図2-11）．

a 塗抹検鏡検査

▶ 感染症診断において基本となる検査

喀痰などの検体を，直接スライドガラスに塗りつけ，乾燥，熱固定後，染色を行い，顕微鏡下で病原菌の有無を確認する検査である．通常の細菌を目的とするときはグラム染色を，結核菌などの抗酸菌を対象とするときは，チール・ネールゼン（Ziehl-Neelsen）染色や蛍光染色を行う．

b 培養・同定検査

▶ 病原微生物の種類を決定する検査

検査材料中にどのような細菌が存在するのか調べる検査が培養・同定検査である．細菌を培養すると増殖し，肉眼でも観察可能な集落（コロニー）を形成する．培養検査で細菌に集落を形成させ，同定検査で菌の様々な性状を確認し，どんな細菌が存在するのか明らかにする．最近，微生物の遺伝子を検出することにより，特定の微生物の存在を明らかにする遺伝子検査も行われている．これも同定検査の1つである．

c 薬剤感受性検査 （drug sensitivity test）

▶ 有効な抗菌薬を明らかにするために重要な検査

同定検査で決定された細菌に対して，どのような抗菌薬が有効であるのかを調べる検査が，薬剤感受性検査である．治療薬の適切な選択を可能とするための検査である．

d ウイルス抗原・抗体・PCR 検査

▶ ウイルス感染の診断に必要

　細菌と異なりウイルスは培養が困難であり，個々のウイルスがもつ抗原やそれに対する特異的抗体価を測定することによりウイルスの存在を判断することが多い．個々のウイルスに特異的な核酸配列を増幅する PCR 検査も，しばしばウイルスの存在診断に用いられている．

8 生理機能検査 （physiological function test）

　生理機能検査は，患者を対象としてその生理機能を，種々の検査機器を使用し評価する検査である．次のような検査が含まれる．

a 心電図 （electrocardiogram, ECG）

▶ 循環器疾患の診断では重要な検査であり，患者の負担なく繰り返し行える

　心臓の電気的興奮をとらえて記録したものである．不整脈，虚血性心疾患，心筋症，心肥大，電解質異常などの診断に有用である．通常，安静時に検査するが，運動負荷を患者に加え，その経過中に心電図検査を行う**運動負荷心電図検査**を行うこともある．運動により誘発される労作性狭心症などの診断に使用される．

b 神経機能検査 （neurological function test）

▶ 神経や筋の電位変化をとらえるもので，神経筋疾患の診断に有用な検査

1）脳波検査 （electroencephalography, EEG）

　大脳の神経細胞の興奮により表面近くに微弱な電位変化が発生するが，その総和を頭皮につけた電極でとらえ，部位ごとに記録したものである．睡眠，覚醒状態，精神作業によって脳波は変化する．健常成人の覚醒，閉眼，安静時の脳波は，基礎波としての 8～13 Hz の α 波に，14～30 Hz の β 波が混入し，左右の差は少ない．

　てんかん，脳の感染症，代謝異常，中毒，脳血管障害，脳腫瘍，頭部外傷などでは異常脳波が出現し，特にてんかんでは診断的価値が高い．脳死判定のために必要な検査項目の 1 つでもある．

2）筋電図 （electromyography, EMG）

　筋肉から発生する活動電位をとらえて記録したものが筋電図である．とらえられた波形の特徴によって，神経系や筋肉の障害の有無，種類，性質，部位などの診断に役立つ．細い針を筋肉の中に刺入する針電極法と，皮膚の上に貼った表面電極を通して筋の電位変化をとらえる表面電極法がある．

3）神経伝導検査 （nerve conduction study, NCS）

　運動神経伝導検査と知覚神経伝導検査に分けられる．運動神経伝導検査は，

神経を刺激しそれにより誘発される筋の活動電位をとらえることにより，伝導時間を算出する検査である．知覚神経伝導検査では，神経活動電位の発生に必要な時間から伝導速度を算出する．

c 呼吸機能検査 （respiratory function test）

▶ 肺の換気能を調べる検査で，スパイロメトリーは慢性閉塞性肺疾患（COPD）の診断には必須である

1）スパイロメトリー（spirometry）（☞10章 A-**4**）

肺の換気能を調べる検査である．安静換気を数回測定したのち，最大吸気位まで空気を吸い，その空気をすべて吐き出し，呼出量を測定する．この吐き出された空気の量が肺活量である．年齢，性別，身長から予測肺活量が設定されており，予測肺活量に対して測定された肺活量が80%未満であれば，**拘束性換気障害**と判断する．最大吸気位から一気に息を吐いたときに，吐き出された空気量が努力性肺活量である．そのうち，1秒間に吐き出された空気量を1秒量という．1秒量を努力性肺活量で割ったものが1秒率であり，通常70%以上である．70%未満のとき，**閉塞性換気障害**があると判断する．慢性閉塞性肺疾患（COPD）では，閉塞性換気障害を認める（☞10章 B-**1**）．

2）動脈血ガス分析（arterial blood gas analysis）（☞10章 A-**3** **a**）

動脈血を採取し，動脈血酸素分圧（PaO_2），二酸化炭素分圧（$PaCO_2$），pHを測定し，計算によって動脈血酸素飽和度，重炭酸イオン（HCO_3^-）濃度を求める検査である．酸塩基平衡や呼吸状態の判断に有用である．

$PaCO_2$は換気量により決定される値であり呼吸性の要素である．一方，HCO_3^-は腎臓が調節する要素であり，pH，$PaCO_2$，HCO_3^-の間には次の関係がある．

$$pH = 6.1 + \log \frac{HCO_3^-}{0.03 \times PaCO_2}$$

pHはHCO_3^-と$0.03 \times PaCO_2$の比で決まり，$HCO_3^-/0.03 \times PaCO_2$が20となっているときpHは7.4となる（$HCO_3^-$ 24 mM, $PaCO_2$ 40 mmHg）．

アシドーシスとは，体内にpHを下げる異常なプロセスが存在している病態であり，$PaCO_2$が増加する**呼吸性アシドーシス**（換気障害），あるいはHCO_3^-が減少する**代謝性アシドーシス**（腎不全，糖尿病性ケトアシドーシスなど）に分類される．アルカローシスとは，pHを上げる異常なプロセスが存在している病態であり，$PaCO_2$が低下する**呼吸性アルカローシス**（過呼吸など），あるいはHCO_3^-が増加する**代謝性アルカローシス**（嘔吐による胃液の消失，アルドステロン過剰によるHCO_3^-再吸収亢進など）に分類される．呼吸性アシドーシスが生じると，代償性の代謝性アルカローシスが生じ，pH変化を抑えようとする．同様に代謝性の変化が生じると，代償性に呼吸性の変化が起こり，pHの変動が抑制される．

52　2. 疾患診断の概要

d 生体電気インピーダンス法 （bioelectrical impedance analysis, BIA）

▶ **体組成（筋肉量，体脂肪量など）を調べる検査**

　人体に微弱な電流を流し，電流の流れやすさの程度を計測する方法が，生体電気インピーダンス法（BIA）である．筋肉などの水分や電解質を多く含む組織は電気を通しやすく，それらが少ない体脂肪はほとんど電気を通さない．この性質を利用して，この検査では，測定した電気抵抗値（インピーダンス）と身長・体重から体組成を推定することができる．

9 画像検査 （imaging test）

a 超音波検査 （ultrasonography, US）　　　頻出

▶ **苦痛なく安全であるため，多くの疾患の画像診断としてよく行われている**

　ヒトが聞こえる音よりも高い周波数（2.5 MHz 以上）の超音波を，体表においた探索子から発生させると，超音波は伝わる途中で徐々に減衰していくが，組織の特性が急に変わる境界では，一部反射し戻ってくる．この反射の有無，強弱をとらえて画像化する検査が超音波検査である．

　超音波は人体には無害で X 線検査と異なり被曝の心配がない．また，検査により痛みが生じることもない．このため，画像検査として汎用されているが，どの臓器の病変に対しても使用できるわけではない．肺や腸内ガスのような空気があると，そこで超音波は散乱して先に届かなくなる．また，骨などでは表面で強く反射されて先に到達しない．

　通常，臓器の形態を描出する B モード断層法が使用されるが，心臓の超音波検査では，横軸に時間をとり，弁や筋など心臓内の構造物の動きを記録する M モード法も併せて使用され，心室，心房や大動脈の径の測定，駆出率の測定などに利用されている．

b X 線検査 （X-ray examination）　　　頻出

▶ **呼吸器疾患の診断では，胸部 X 線単純撮影がよく行われている**

　X 線を利用し体内の状況を画像化する検査が X 線検査である．X 線を発生させる装置とフィルムの間に人体をおき，X 線を発生させると，X 線は人体を透過する過程で一部吸収され減弱しながら，X 線フィルムに到達する．到達量が少ない場合フィルムは白く表現され，多い場合は黒く表現される．

　造影剤を使用しないで，人体各臓器のもつ固有の X 線減弱差だけを利用して行う X 線検査を単純撮影（検査）といい，造影剤を使用して単純撮影ではわかりにくい臓器の病変を描出しようとするものが造影検査である．

　単純撮影が最も有用であるのは，胸部疾患に対してである．肺には空気が存在し，X 線透過性は良好である．含気量の少ない病変との間でコントラストが明瞭となる．

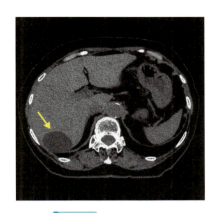 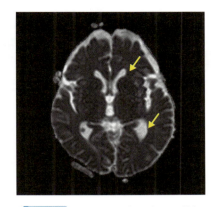

図2-12 腹部CT画像
肝内に低吸収域(色が濃くなったところ,矢印)がみられる.肝囊胞である.

図2-13 脳のMRI(T2強調画像)
髄液で満たされた脳室(矢印)が白くみえている.

c CT検査 (computed tomography)

▶ CT検査は,X線を使用して体の断層像を描く検査である

　X線を発生させる装置と検出器を対にして回転させ,患者の体の周囲の全方向から連続的にX線を照射するようにした機器を使用し,体を透過したすべてのX線の量を計測,コンピュータで処理することによって,断面画像を描く検査が単純CT検査である(**図2-12**).水溶性ヨード剤を静脈内に投与し,病変検出能を向上させようとする検査は造影CT検査と呼ばれている.

d 磁気共鳴画像検査 (magnetic resonance imaging, MRI)

▶ MRI検査は,電磁波を使用して体の断層像を描く検査である

　人体を磁場に置き,電磁波を照射することにより発生する磁気共鳴信号を画像化する手法がMRIである(**図2-13**).生体内の水素原子のプロトンは,小さな磁石と考えることができ,磁場のなかでは磁場の方向に並ぶ.ここで特定の電磁波が照射されたときプロトンが倒れ,磁気共鳴信号が発生する.電磁波照射が停止したとき,プロトンはもとの磁場の方向に戻るが,そのときに発生するプロトンの磁化の変化とプロトン密度をもとに画像を構成したものである.

　CTに比べ,任意の方向の優れた画像コントラストをもつ断層像が得られること,放射線被曝がないなどの長所があるが,強力な磁場を与えるため,体内に金属があると検査できないことがある.

- Q1 直腸温は，腋窩温より低い．
- Q2 チアノーゼは，血液中の二酸化炭素濃度が低下したときにみられる．
- Q3 吐血は，呼吸器からの出血である．
- Q4 タール便は，直腸における出血でみられる．
- Q5 黄疸は，血中ビリルビン濃度の上昇による．
- Q6 ショックでは，血圧が上昇している．
- Q7 浮腫は，血漿膠質浸透圧の上昇により生じる．
- Q8 高張性脱水では，血漿浸透圧が低下している．
- Q9 抗核抗体は自己抗体である．
- Q10 JCS（Japan Coma Scale）は，呼吸機能の指標である．
- Q11 CT（コンピュータ断層撮影）検査は，磁気を利用する検査である．
- Q12 腹部超音波検査は，妊娠中の女性には禁忌である．
- Q13 CRP（C反応性たんぱく質）の上昇は，炎症を反映している．
- Q14 ALTの上昇は，心臓疾患に特異的である．
- Q15 スパイロメトリーは，悪性腫瘍の診断に用いる検査である．
- Q16 生体電気インピーダンス法（BIA）を用いた体組成計測は，体脂肪の電気抵抗が低い性質を利用している．

3 疾患治療の概要

Key words

疾患治療，治療計画，PDCA サイクル，栄養・食事療法，運動療法，薬物療法，周術期，放射線治療，リハビリテーション，再生医療，終末期医療，原因療法，対症療法，血液浄化，緩和医療

この章で学ぶこと

- 原因療法と対症療法の違いについて学ぶ．
- 保存療法，根治療法の特徴を学ぶ．
- 治療法の選択と実施，モニタリングと評価について学ぶ．
- 栄養・食事療法，運動療法，薬物療法について学ぶ．
- 輸液・輸血・血液浄化，手術と周術期患者の管理法について学ぶ．
- 臓器・組織移植，人工臓器について学ぶ．
- 放射線治療やリハビリテーションについて学ぶ．
- 再生医療，救急救命治療，終末期医療，尊厳死についてその意味するところを学ぶ．

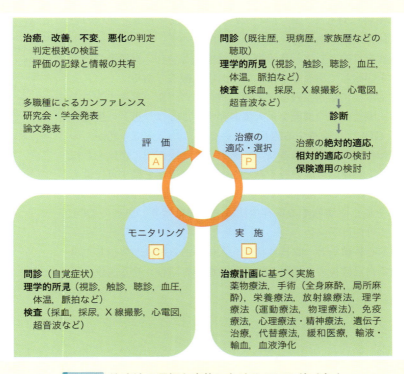

概略図　治療法の選択と実施における PDCA サイクル

A 種類と特徴

1 原因療法，対症療法

疾患を発症した直接の原因を取り除く治療を**原因療法**という．たとえば，**C型慢性肝炎**に対する**抗ウイルス療法**（直接型抗ウイルス薬（DAA）の投与）は，C型慢性肝炎の原因であるC型肝炎ウイルスに対する抗ウイルス薬を用いて直接の原因を取り除く治療であるので，原因療法といえる．その他，**市中肺炎**に対する**抗菌薬投与**や，早期胃がんに対して，手術によりがんの病巣をすべて取り除く治療も，原因療法の例である．

一方，疾病によって引き起こされた症状の軽減を図る治療を**対症療法**という．対症療法では，病気を起こした原因を取り除くことは目的としていない．たとえば風邪をひいて高熱を出した患者に対して，解熱鎮痛薬を投与することや，高血圧の患者に対して，β遮断薬などの降圧薬を投与することは，対症療法といえる．実際には，患者の年齢，疾病の種類，重症度や予後の見通しなど，その時点の病状を総合的に考えて，原因療法あるいは対症療法が選択されるものであり，どちらかが優れているといえるものではない．

2 保存療法，根治療法

臓器や組織の形態や機能を維持することを目的とする治療が**保存療法**である．たとえば，胃潰瘍に対して，H_2ブロッカーを内服投与して，症状の軽減を目指すのは，保存療法である．

一方，疾病の治癒を目的として行う治療を**根治療法**という．胃潰瘍の例でいえば，潰瘍部分を切除して治癒を目指すのは，**根治療法**である．

保存療法では，治療後に症状が残ることや，将来的に再発，再燃するおそれもある．しかし，臓器がもつ機能を最大限温存することは，患者の**生活の質**（quality of life，**QOL**）を維持する選択ともいえる．たとえば，乳がんの根治を目指して，転移のおそれのあるリンパ節を含め，広範囲に切除する根治療法は，術後にリンパ浮腫（腕のむくみ）などの，後遺症を残す可能性もあり，また乳房を失うことで，精神的なダメージを残すことにもなる．一方，乳がんの病巣だけを最小限切除する保存療法は，乳房は残り，患者のQOLは，より維持される可能性が高い．

肝移植，腎移植や心移植などの臓器移植や，人体のある組織が欠損した場合に体がもっている自己修復力を活かして，その機能を回復させる医療を**再生医療**（☞本章C-9）と呼ぶ．

他分野への橋わたし

H_2ブロッカー

H_2のHとはヒスタミンを意味する．抗ヒスタミン薬（ヒスタミン阻害＝ブロッカー）は，化学伝達物質の1種であるヒスタミンの作用を抑える薬で，1と2の2種類がある．H_1ブロッカーはH_1受容体を阻害することで抗アレルギー作用を発揮し，H_2ブロッカーはH_2受容体を阻害することで胃酸分泌を抑制する．〈関連科目：解剖生理学〉

B 治療計画・実施・評価

1 治療の適応・選択

治療法の選択と実施，モニタリングと評価に際しても，PDCA（plan-do-check-act）**サイクル**による検証が必要である（**概略図**参照）．すなわち，計画（P）では，**問診**[*]，**理学的所見**[*]，**検査**[*]をもとに，**鑑別診断**を行い，診断をつけたうえで，治療の**絶対的適応**，**相対的適応**を検討するものであり，以下に概説する．

ある疾病の**治療計画**を立てるときに，治療を行うことがその患者にとって適切であり，有用であることを「**治療の適応がある**」という．複数の治療候補のなかから，適応がある治療法を選択する際には，各疾患の**治療ガイドライン**や，経験豊富な専門医の意見がもとになる場合が多い．また，検討した治療法ないし薬剤の使用に際し，健康保険が使える場合，それを「健康保険適応がある」ないし「健康保険が適用できる」という．「**健康保険を適用する**」とは，保健医療の制度上の概念であり，薬剤添付文書に記載された「**効能又は効果**」ならびに「**用法及び用量**」に基づいて処方または医療行為を行うことである．

ある治療について，いかなる状況であっても施行する妥当性があることは**絶対的適応**といい，患者の病状や，様々な状況によっては妥当な場合は**相対的適応**という．たとえば，膵臓からのインスリンの分泌がない状態の1型糖尿病[*]（☞4章 C-2②）患者に対して，インスリン注射を行うことは，絶対的適応であるが，2型糖尿病（☞4章 C-2①）患者に対して，**栄養療法**や**運動療法**を行っても改善がなく，血糖値のコントロールが不良な場合に導入されたインスリン注射は，相対的適応である．

禁忌とは，「その医療行為によって患者に，極めて重篤，もしくは不可逆的な障害を招くもの」であり，手術における術式，検査，投薬などを指す．医薬品調合の禁忌は**配合禁忌**といい，2種類以上の薬剤を同時に使用する場合の禁忌を**併用禁忌**という．薬物を同時に使用する場合，薬物が相互に新たな作用や効果を生み出すことがあり，これを**薬物相互作用**という．薬物相互作用には，作用を増強させる場合や，また反対に減弱させる場合もあるが，薬物を投与する際には，常に薬物相互作用に留意しなければならない．ここでいう薬物とは，医療用に限らず，サプリメントや薬局で市販されている一般用医薬品も含まれる．

禁忌には**絶対禁忌**と**相対禁忌**がある．絶対禁忌とは「その医療行為によって患者が死亡，もしくは不可逆的かつ重篤な障害を招くもの」であり，いかなる理由があっても原則選択されないものである．一方，**相対禁忌**とは，「**絶対禁忌**と比較すれば，それほどの危険性はないものであるが，通常は行ってはならないこと」を意味している．

＊問診
既往歴，現病歴，家族歴などの聴取．

＊理学的所見
視診，触診，聴診，血圧・体温・脈拍の測定など．

＊検査
採血，採尿，X線撮影，心電図，超音波検査，呼吸機能など．

＊1型糖尿病
1型糖尿病は，主に自己免疫学的機序により，膵臓のランゲルハンス島にあるβ細胞が破壊されてインスリンが出なくなるため，慢性高血糖状態となることにより発症する．抗GAD抗体などの自己抗体が陽性となることがある．

58 3. 疾患治療の概要

2 実 施

PDCAサイクルにおける実施（D）では，**治療計画**に基づき実行する．内服薬，注射薬などによる**薬物療法**，全身麻酔や局所麻酔を施したうえでの**手術**，食事指導などの**栄養療法**，電子線，γ線など放射線の照射による**放射線療法**，**運動療法**や**物理療法**などの**理学療法**，ワクチンなどを用いた**免疫療法**が想定される．さらに，患者の認知・情緒などに働きかけて病状の改善を目指す**心理療法・精神療法**や，疾患の治療や予防を目的として遺伝子または遺伝子を挿入した細胞を患者の体内に投与することによる**遺伝子治療**も実施される可能性がある．輸液・輸血は，治療計画をまっとうするため，あるいは補完するためのものである．いずれも，明確な目的をもって計画され実行されることが求められる．**血液浄化**には，主なものに，**血液透析**，**腹膜透析**，**血漿交換**がある．

3 モニタリング

PDCAサイクルにおけるモニタリング（C）では，計画（P）にて行った**問診**，**理学的所見**，**検査**を定期的に行うことで，病状の変化は，医師，看護師，管理栄養士などの医療従事者により客観的に把握され，診療録などに記録される．診療部門によっては，週に1回程度の定期的なカンファレンスにより，患者ごとの客観的な情報が共有される．

4 評 価

PDCAサイクルにおける評価（A）では，**モニタリング**の情報に基づき，疾病の**治癒**，**改善**，**不変**，**悪化**の評価が下される．治癒とは，疾病による身体・精神症状が完全に取り去られて，疾病発症前に復することである．**治癒**に要するまでの期間は，疾病により異なり，また病状によっては，時間をかけても治癒が見込めない場合もある．病状が治療前と比べてよくなっていれば，評価は**改善**となる．同じ改善であっても，軽度改善，中等度改善，著明改善というように，段階をつけて評価することが多い．病状が治療前と変わっていなければ，評価は**不変**となり，病状が悪化していれば**悪化**となる．

評価の方法は，疾病の種類と病状によっても異なる．患者から得た自覚症状の問診内容，理学的所見，検査所見は，評価判定のための主要な根拠となる．場合によっては，患者の自覚症状や血圧，血糖値などを記録した患者日誌，自覚症状などのアンケート調査結果も評価の手段となりうる．

治療を実施した結果，患者に生じたすべての好ましくない徴候，または意図しない疾病やその徴候を，**有害事象**という．ある症状が有害事象かどうかを検討する際，必ずしも治療薬との因果関係は問われない．しかし，特に治療薬の投与と有害事象との関連に，少なくとも合理的な可能性があり，因果関係を否定できない反応を**副作用**と称する．上記の因果関係の判定を行う際

C．治療の方法　59

には，薬剤投与中止後の症状の消失，投与再開後の症状の再発，すでに当該の被疑薬，または類薬において因果関係が確立していること，薬剤の曝露量や曝露期間との整合性があることなどを詳細に検討しなければならない．

　5年生存率とは，ある疾患の**予後**を測るための医学的な指標である．主としてがんについて用いられ，診断から5年経過後に生存している患者の比率を示す．手術や行った治療の評価の指標ともなり，一般的に予後がよい疾患と予後がわるい疾患の目安ともなる．

C 治療の方法

1 栄養・食事療法 （nutrition therapy, diet therapy）

　人間にとって食べること，すなわち栄養を摂取することは，生命を維持するうえでの前提であり，「人間が経済活動を伴って日々暮らしていくこと」を「食べていく」と一般的に置き換えていることでも明らかである．人間は，餓えることなく，すなわち餓死することなく自らの生命を延ばすことに注力し，進化を遂げた．

　1700年代にラボアジエ（Lavoisier）は，食品中の栄養素が体内で燃焼して，生命維持に必要なエネルギーを生み出すことを示し，**エネルギー代謝**の概念を確立させる基礎を築いた．その後，食物は消化と吸収の過程を経て，**糖質**，**たんぱく質**，**脂質**などの栄養素別の概念が少しずつ確立していった．

　栄養学的問題については，長く**栄養欠乏症**が大きな比率を占めていたが，わが国においては急速な経済発展に伴って栄養状態が改善し，むしろ**栄養過剰対策**や，近年の**糖質制限**など選択的な栄養摂取の方法に注目が集まっている．近代の医学の発展とともに，健康や疾病と栄養状態との関連に関心が高まり，栄養が健常人の健康増進のみならず，疾病の予防や治療においても重要であるという認識が急速に高まったといえる．

　栄養・食事療法は，患者の診断と病態，重症度の把握に始まる．次に患者の栄養状態をスクリーニング，アセスメントし，各栄養素の必要量と投与量の決定を行いながら，**栄養・食事療法**の内容を検討するものである．同時に**経口**，**経腸**，**経静脈**といった投与ルートや，年齢を考慮した修正を加えながら計画する．

　食事学・調理学の観点からは，**摂食・嚥下障害**の有無により，**嚥下食**の種類は変わる．また，各疾患の予防や病状の改善を目指した治療食としては，エネルギー，たんぱく質，脂質をそれぞれ調整する**コントロール食**があり，術前術後に与える食事や，検査前に適した食事など，その目的に特化した食事の理解が必要である．

他分野への橋わたし

摂食・嚥下障害
摂食・嚥下障害を疑わせる症状としては，①食事中のむせ，②喉がゴロゴロ鳴る，③食事に時間がかかる，④嗄声（声がかすれる，枯れる）などがある．〈関連科目：解剖生理学，臨床栄養学〉

2 運動療法 (exercise therapy) 頻出

　運動療法は，肥満対策や糖尿病の治療として用いられるばかりではなく，虚血性疾患などの循環器疾患，慢性閉塞性肺疾患（COPD）などの慢性呼吸器疾患，腰痛や膝関節の慢性疼痛，骨粗鬆症対策，サルコペニア・フレイル対策，うつなどの精神疾患，高齢者の認知機能低下対策としても取り入れられている．

　運動には，有酸素運動と無酸素運動がある（図3-1）．**有酸素運動**は，ウォーキングやジョギング，エアロビクス，サイクリング，水泳など，酸素消費を伴いながら，ある程度の時間継続して行う運動を指す．逆に**無酸素運動**とは，酸素を必要とせず，瞬発的ないし短い時間内で筋肉が大きな力を発揮する運動をいう．**有酸素運動**では，血液から供給される酸素を用いて体内の糖や脂肪を燃焼させることにより筋を収縮させるためのエネルギーである**アデノシン三リン酸（ATP）**をつくり出すことから，有酸素運動と呼ばれる．**糖尿病**などの**生活習慣病**の予防や改善には，有酸素運動が有効である．

　糖尿病の運動療法では，有酸素運動のほかに**レジスタンス運動**も組み合わせて行われる．レジスタンス運動は，筋肉量や筋力を増加させる目的で行うものである．一般的には週に2～3日間，いくつかの種類を交えたレジスタンス運動を10～15回繰り返すことを1セットとし，少しずつ運動強度やセット数を増加させていくことが望ましい．

　運動強度とは，運動時の負荷や自覚的な「きつさ」に相当する．運動強度の表し方には，**METs**（メッツ），最大酸素摂取量，心拍数，自覚的運動強度（RPE）などがある．**METs**とは，安静時を1としたときに，その何倍の強さにあたる運動かを換算したもので，たとえば普通歩行は3.0 METs，速歩は4.0 METs，ランニングは8.0 METsにあたるとされる（図3-2）．運動中の**酸素摂取量**は，通常は**最大酸素摂取量**の40～60％を目指し，心拍数は安静時から運動中最大心拍数に至るまでの50～70％程度のものを目標として計画を立てる．**自覚的運動強度**（ratings of perceived excertion, **RPE**）とは，運動がどれほどきついかを自分の感覚で表すものである．通常使われるもの

他分野への橋わたし

厚生労働省による「標準的な運動プログラム」には，以下の9つを対象としたものがある．①成人，②高齢者，③高血圧，④2型糖尿病，⑤虚血性心疾患（狭心症・心筋梗塞），⑥糖尿病性腎臓病，⑦肥満症・メタボリックシンドローム，⑧腰痛，⑨変形性膝関節症．〈関連項目：公衆衛生学〉

他分野への橋わたし

生活習慣病
生活習慣病とは，食事や運動，休養，喫煙，飲酒などの生活習慣が深く関与し，それらが発症の要因となる疾患の総称である．日本人の死因の上位を占める，がんや心臓病，脳卒中は，生活習慣病に含まれる．生活習慣病は個人の生活習慣だけではなく，社会の生活環境要因も関与するという観点から，「健康日本21（第二次）」では，「健康を支え，守るための社会環境の整備」という項目が加えられた．〈関連科目：公衆衛生学〉

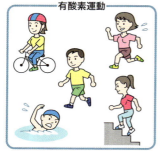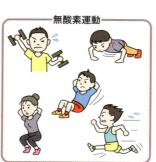

図3-1　有酸素運動と無酸素運動

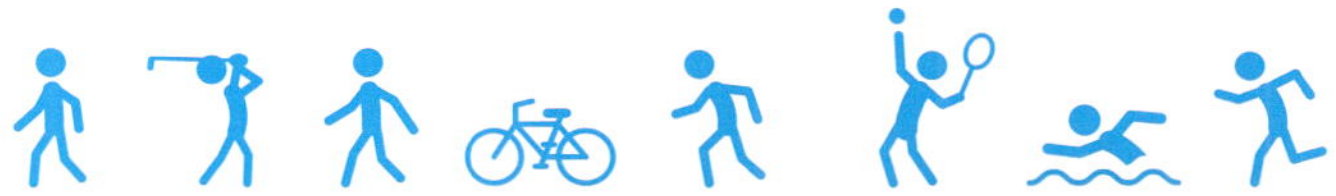

	普通歩行	ゴルフ	速歩	自転車(軽い負荷)	軽いジョギング	テニス(シングルス)	水泳	ランニング
強度(メッツ)	3.0	3.5	4.0	4.0	6.0	7.0	8.0	8.0

図3-2 各身体活動のメッツ表

表3-1 Borg スケール

6	7	8	9	10	11	12	13	14	15	16	17	18	19	20
	非常に楽である		かなり楽である		楽である		ややきつい		きつい		かなりきつい		非常にきつい	

にボルグ（Borg）スケール（表3-1）があり，6〜20までの15段階の数値を指標とするものである．あてはまる6〜20の数値に10をかけると，そのときの心拍数におおむね相当する．スケールでは11〜13程度が推奨されることが多い．

運動療法をより効果的に実施するには4つのポイントを表すFITTが肝要とされる．FITTとは，frequency（運動頻度），intensity（運動強度），time（運動時間），type of exercise（運動の種類）を指す．

3 薬物療法（drug therapy）

太古より，人類は植物や鉱物など身の回りの物質を様々な目的で使用してきた．たとえば，ケシの実から抽出した樹液を鎮痛薬として用い，水銀は防腐剤として用いられていた．そして，生体にとって有益なものを薬物，有害なものは毒物として認識してきた．

現代医療においては，生体にとって有益なものは医薬品として定義され，「医薬品，医療機器等の品質，有効性及び安全性の確保等に関する法律（薬機法）」によって，医薬品は「人又は動物の疾病の診断，治療又は予防に使用されることが目的とされている物」とされている．すなわち，有効成分が明らかであり，それを人に投与したときに，生物学的効果が明らかなものを医薬品と定義している．医薬品には医療機関で医師の処方を要する医療用医薬品と，その他，薬局や薬店・ドラッグストアで薬剤師等の助言を得て購入可能な一般用医薬品がある．さらに，有効成分が含まれているが，人に対す

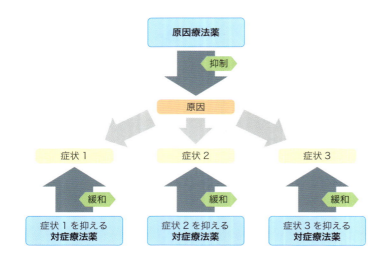

図3-3 原因療法薬と対症療法薬

る作用は緩和なものが医薬部外品であり，ビタミン剤，口中清涼剤，薬用歯磨き剤，薬用化粧品，浴用剤などが含まれる．

薬物療法は，その目的により，①原因療法薬，②対症療法薬，③補充療法薬，④予防薬に分類される．

a 原因療法薬

▶ 原因療法薬は病気の原因を直接的に抑える

病気の原因を直接的に抑え，取り除くことを目的に投与される薬である（図3-3）．たとえば感染症の原因である病原微生物に対する抗菌薬はこれにあたる．**原因療法薬**は，根治を期待して投与する．

b 対症療法薬

▶ 対症療法薬は併発症状を緩和する

病気により引き起こされた症状を緩和させる薬である（図3-3）．原因を除去する薬ではないため，根治を目的とするものではない．たとえば，発熱した患者に対して投与する解熱鎮痛薬は**対症療法薬**である．

c 補充療法薬

▶ 補充療法薬は不足するビタミンやホルモンを補うものである

各種のビタミンやホルモンが不足して発症する病気では，不足しているビタミンやホルモンを補う目的で，**補充療法薬**が投与される．たとえば，インスリン分泌に障害がある1型糖尿病患者にインスリン製剤※を投与する場合，

*インスリン製剤
インスリンの投与は皮下注射による．またインスリン製剤は，作用時間によって，超速効型／速効型／中間型（混合製剤を含む）／配合溶解型／持効型溶解に分類される．

これは**補充療法薬**である.

d 予防薬

▶ 予防薬は病気の発症をあらかじめ防ぐ

　病気の発症をあらかじめ防ぐことを目的に投与するのが，**予防薬**である．たとえば，花粉症の症状を抑えるために，症状が出る前に抗アレルギー薬を用いれば，これは**予防薬**である．

e 薬物療法の注意点

▶ 薬物には主作用と副作用がある

　薬物療法*を行う場合には，**経口**，**舌下**，**直腸内**，**経皮**，**注射**（静脈内，皮下，筋肉内），**吸入**といった投与経路が常に検討される．また，薬剤の吸収，代謝，排泄といった薬剤ごとの特性も理解したうえで治療が開始されるべきである．

　どのような薬物であっても，その用量が少なすぎれば，効果を発揮することができない．また，投与量が多すぎても，様々な中毒症状を起こしてしまう．したがって，薬物療法には，ある範囲の用量すなわち**治療量**（臨床用量）が存在する．

　従来，薬物の治療目的に沿った作用を**主作用**といい，それ以外の作用を**副作用**と分類してきた．しかし，近年は患者の立場から，薬物の使用によって生じたすべての好ましくない事象を**有害事象**という．薬物の投与により生じうる有害作用の主なものとしては，①薬物に対するアレルギー反応，②肝毒性，③腎毒性，④発がん性，⑤催奇形性・胎児障害などがある．

*薬物血中濃度の上昇速度は，速いほうから順に，静脈内投与＞直腸内投与＞筋肉内注射＞皮下注射＞皮内注射＞経口投与である．

4 手術療法 (surgical therapy)

a 手術

▶ 手術では外科的機器を用いて皮膚を切開し，治療的施術を行う

　手術とは，メスや外科的機器を用いて，患者の皮膚を切開し，治療的施術を行うことである．

　皮下にたまった膿の排出（**排膿**），腫瘍や炎症による傷害部位の**切除**，**先天的**あるいは**後天的**な器官や皮膚の形態異常の回復などが手術の目的となる．

　手術の流れは，**皮膚切開**に始まり，切除あるいは形成に続いて，傷害や手術によりできた創を縫い合わせる**縫合**，時間をおいて縫合糸を除去する**抜糸**となる．手術によっては，体内に血液や滲出液が貯留しないよう体外に持続的に排出するための管を留置することがあり，これを**ドレーン**と呼ぶ．

　手術時には，痛みをとり，不安といったストレスを避けるための**麻酔**が必須となる．麻酔には，狭い範囲のみを除痛する**局所**（または**局部**）**麻酔***と，

*局所麻酔と全身麻酔
局所麻酔の種類には，浸潤麻酔，伝達麻酔（ブロック），脊髄くも膜下麻酔，硬膜外麻酔があり，全身麻酔には，吸入麻酔と静脈麻酔がある．

64 　3. 疾患治療の概要

開腹，開胸など処置の範囲が広い場合は，**全身麻酔**を行う．

b 周術期患者の管理

▶ 周術期患者の管理では術前から術後に至るまでの患者管理を行う

　周術期とは，術前から術後に至る期間の総称であり，手術を安全に終了させるためには，重要な概念である．近年は，**周術期管理チーム**（east surgical support team，**ESST**）を設けて，執刀担当医以外に，内科医，麻酔科医，歯科医，看護師，薬剤師，管理栄養士，理学療法士などがチームとなって，患者をサポートすることも多い．

　術前には，患者の年齢，性別，主訴，診断，アレルギー歴や投薬歴を含めた既往歴，家族歴のほか，飲酒や喫煙の習慣などの生活歴などの情報を上記 ESST にて共有する．通常，術前には血算・生化学検査，肝炎・梅毒などの感染症検査，胸部 X 線撮影，心電図などの検査が行われる．術前検査にて，基準値を外れたり，異常値がみられた場合には，専門医の診察を受けて，安全に手術日を迎えられるように配慮する．合併症としては，心疾患の有無や，呼吸機能検査の異常がないか，糖尿病などの合併症の有無に加えて，局所麻酔薬使用後のアレルギー既往の有無などが把握される．さらに，低栄養や肥満の有無，認知機能の低下の有無は，術前情報として重要である．

　執刀医は，術前に手術の必要性，手術以外の治療方法の可能性，麻酔方法の詳細，輸血の可能性の有無，術式名や手術の具体的方法，術前・術後の輸液や投薬スケジュール，術後に留置されるドレーンやルート類，起こりうる合併症，術後の麻酔からの回復過程と退院までのスケジュールなどを患者に書面で説明し，**インフォームド・コンセント**として，患者から同意を得る．

　術後には，**全身麻酔**であれば，第一に麻酔からの安全な覚醒が図られる．全身状態によっては，**集中治療室**（**ICU**）にて，心肺機能のモニタリングと適切な加療が行われる．創部感染や呼吸器感染症の発生や，深部静脈血栓症の発生に留意する．通常は，術中より連続して輸液が行われ，水分と電解質などが補給されているが，術後の急性期を過ぎたら，適切なタイミングで飲水，経口摂取を開始し，早期の回復を図る．早期の離床は，肺合併症の予防，**深部静脈血栓症**の予防，下肢筋力の早期回復，腸蠕動の促進の観点から有効である．

---

5 輸液，輸血，血液浄化

a 輸　液（infusion）

▶ 輸液は液剤を静脈から投与する

　液剤を静脈から投与することを**輸液**という．輸液の目的は，①水・電解質の補給，②栄養の補給，③疾病の治療があげられる．たとえば，下痢や嘔吐を繰り返して脱水症状に至った場合は，失われた水分や電解質を補給する必

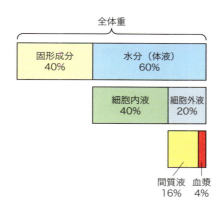

図3-4 全体重の構成比

要があり，**酸塩基平衡**が基準範囲を外れた場合には修正が必要となる．何らかの理由で長期間栄養摂取が行われなかった場合には，栄養状態の維持のために輸液により水分，エネルギー，電解質などを補給する必要が生じる．また，輸液製剤に他の薬剤を混合することで，疾病の治療を行うこともある．

ヒトの体は，水分量や電解質の濃度を常に一定に維持しているが，この**恒常性（ホメオスタシス）** の維持は生命維持に不可欠である．ヒトの体の全体重構成比（図3-4）では，水分（体液）は60％，固形成分は40％である．さらに体液は，細胞内液40％，細胞外液20％で構成される．細胞外液は，16％の間質液（組織間液）と4％の血漿に細分される．

輸液には，「血管の確保」という目的もある．すなわち，針を留置した静脈から医療者が設定した速さとタイミングで薬剤を混ぜた輸液を行えることは，治療計画上大きなメリットとなる．救急搬送された重症患者が，最初に輸液をスタートさせるのは，まさにこの目的からである．

輸液の成分として電解質では，細胞外液に多いナトリウム（Na^+），クロール（Cl^-），細胞内液に多いカリウム（K^+），リン酸（$H_2PO_4^-$, HPO_4^{2-}），細胞内，細胞外両方に含まれるカルシウム（Ca^{2+}），マグネシウム（Mg^{2+}），重炭酸（HCO_3^-），硫酸（SO_4^{2-}）がある．**栄養素**としては，糖質，アミノ酸，脂質のほか，ビタミンや鉄，マンガン，亜鉛，銅，ヨウ素などの微量元素があげられる．また，**高分子成分**としては，デキストランやヒドロキシエチルでんぷん（HES）が候補となる．

輸液は，末梢静脈輸液と中心静脈輸液に分類される．前者は四肢の静脈に注射針を固定して行われ，しばしばプラスチック製の外筒のみが血管内に留置される．後者はカテーテルと呼ばれる長い管を鎖骨下静脈や内頸静脈から挿入し，カテーテルの先を上大静脈などに留置する．

b 輸　血 （blood transfusion）

▶ **血液の血球成分または液体部分を補うのが輸血である**

　血液の成分は，固形成分として，**赤血球，白血球，血小板**があり，液体成分として**血漿**がある．何らかの病態あるいは出血により，赤血球や血小板が失われた場合や，**凝固因子**などのたんぱく質成分が減少あるいは機能が低下したときに補う治療が輸血である．輸血用血液製剤には，**全血製剤，濃厚赤血球製剤，濃厚血小板製剤，血漿製剤，血漿分画製剤**がある．ここでいう血漿分画とは，免疫グロブリン製剤，アルブミン製剤，血液凝固因子製剤などを指す．献血者より採血され，そのまますべての成分を含んだものが**全血製剤**であるが，現在では，患者が特に必要とする成分だけを輸血する**成分輸血**が主に行われる．

　手術時の輸血には，同種血輸血と自己血輸血がある．同種血輸血とは，献血者から採血した血液からつくられた血液製剤を用いるものである．同種血輸血では，献血者より，肝炎，HIVウイルスなどの病原体が輸血と同時に体内に入る可能性を100%排除することはできないことや，発熱，蕁麻疹（じんましん）などの副作用が起こりうることがリスクとしてあげられる．また，ABO血液型不適合輸血や，移植片対宿主病（GVHD）などもリスクとしてあげられる．そのため，同種血輸血前には，献血者と患者の**血液型**の確認（ABO/Rh），**交差適合試験，不規則抗体スクリーニング**などが行われる．一方，**自己血輸血**では，患者本人から採血した血液を使用するため，ウイルス感染や免疫反応を起こす可能性はない．自己血輸血には，**貯血法**や希釈法などがある．貯血法は，予定された手術前に2〜3回採血を行い，あらかじめ採血して貯血した血液を手術中や手術後に患者に輸血する方法である．希釈法は，全身麻酔導入後，当該患者から400〜1,200 mLの血液を採血した後，代用血漿剤の輸液により循環血液量を保ちながら，血液を希釈状態にして手術を行い，術中あるいは手術終了前後に採血した自己血を輸血する方法などがある．

c 血液浄化 （blood purification）　[頻出]

▶ **血液浄化では体外循環により体液の是正と病因物質の除去を行う**

　血液浄化とは，体液の是正，病因物質の除去を目的とする治療法であり，**血液透析**をはじめ，**腹膜透析，血漿交換，吸着療法**などの**体外循環治療**を指す．

1）血液透析 （hemodialysis, HD）（☞7章B-**5 3**）

　血液と透析液とを透析膜と呼ばれる分離膜を介して間接的に接触させ，拡散と限外ろ過の原理により物質交換と溶質除去を行うものである（図3-5）．上記の拡散では，溶液内で溶質分子が，濃度の高いほうから低いほうへ移動し，溶質の濃度差がなくなるまで移動する．血液中の老廃物や電解質のカリウム・リンなどが除去され，カルシウムや重炭酸イオンなどは補充される．また，限外ろ過では，透析膜に圧力差を与えることにより限外ろ過が生じ，除水が可能となる．

他分野への橋わたし

血漿
血液（全血）を採血後に凝固させ，血小板や凝固因子を除いたものが血清（serum）である．一方，抗凝固剤入りの試験管等の容器に採血した血液を入れ，遠心分離して細胞成分（赤血球，白血球，血小板）を除いたものが血漿（plasma）である（☞13章A-**1**）．〈関連項目：解剖生理学〉

他分野への橋わたし

交差適合試験
交差適合試験を別名，クロスマッチと呼ぶ．患者と輸血用血液製剤（供血者）との適合性を確認するため，輸血前には必ず行われる．より安全な輸血を行うためには，あらかじめ不規則抗体スクリーニング検査を行うことが望ましい．〈関連項目：解剖生理学〉

(a) 拡散による物質の移動   (b) 限外ろ過による除水

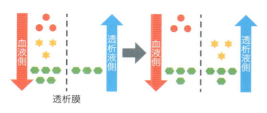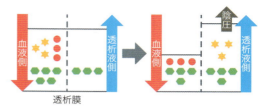

図3-5 血液透析のメカニズム
● 血球成分　● 電解質　● 老廃物

2) 腹膜透析 (peritoneal dialysis, PD) (☞ 7章 B-⑤④)

ヒトの腹膜は，半透膜の性質をもつ．**腹膜透析**では，自分の腹膜を利用して，透析を行う．実際には，腹腔に貯めた2L前後の透析液と腹膜近傍を流れる毛細血管内の血液の間で，拡散現象を発生させて透析を行う．除水は，透析液にブドウ糖を混ぜることで，浸透圧に差を生じさせ，限外ろ過の原理で水分を除去する．

3) 血漿交換 (plasma exchange, PE)

血漿交換とは，体外に抜き取った血液を血漿分離器を用いていったん血球成分と血漿成分に分離した後，患者の血漿を廃棄し，その替わりに健常なヒトの血漿またはアルブミンで置き換える治療法である．これにより，血漿成分に含まれる**自己抗体**や**免疫複合体**などの病因物質を除去することができ，同時に，正常な血漿に含まれる凝固因子などを補充することも可能となる．

4) 吸着療法 (absorption therapy)

吸着材を満たした吸着筒に血液を灌流させて，血液中の病因物質や有害物質を吸着除去する治療法である．睡眠薬，農薬，抗不整脈などの**薬物中毒**の治療として用いられるほか，血中LDL-コレステロールを選択的に吸着する**LDL吸着療法**（**LDLアフェレーシス**）などがある．

⑥ 臓器・組織移植，人工臓器

a 臓器・組織移植 (organ transplantation / tissue transplantation)

▶ 臓器・組織移植では他者の健康な臓器を用いて機能を回復させる

臓器移植とは，重い病気や事故などにより臓器の機能が低下した人に，他者の健康な臓器と取り替えて機能を回復させるものである．わが国では，1997年「臓器の移植に関する法律（臓器移植法）」が施行され，脳死後の臓器提供が可能となった．臓器移植を受ける人または過去に受けた人を**レシピエント**，臓器の提供者を**ドナー**と呼ぶ．

臓器移植には，「脳死後の臓器提供」，心臓が停止した「死後の臓器提供」のほか，腎臓や肝臓の一部など，ドナーの生命は移植後にも維持される「**生体移植**」がある．

他分野への橋わたし

脳死（☞ 1章 C-②）
脳死判定には，「深い昏睡にあること」，「瞳孔が固定し一定以上開いていること」，「刺激に対する脳幹の反射がないこと」，「脳波が平坦であること」，「自分の力で呼吸ができないこと」の5項目を行い，6時間以上経過した後に2回目を行った後にも，状態が変化せず，不可逆的であることの確認をし，脳死と判定される．なお，6歳未満の小児は脳死判定を24時間空けて行う．〈関連項目：解剖生理学〉

移植できる臓器は，肺，心臓，肝臓，膵臓，腎臓，小腸，骨髄である．いずれの臓器であっても，現在の医学で考えられる，あらゆる内科的・外科的治療を行っても治癒できないほど臓器が傷害された場合に，臓器移植の適応が考慮される．

また，移植後には，**拒絶反応**を抑えるため，**免疫抑制薬**を内服することになる．しかしながら，その内服により，細菌，真菌（カビなど），ウイルスなどを病原体とする感染症にかかりやすくなるため，生食（生で食べること）を控える，マスクの着用，手洗い・うがいの励行など，日常生活にも影響がある．

組織移植とは機能を果たせなくなった組織・臓器に対して，機能回復を目的として，ヒトの組織を移植することである．ここでいう組織とは，皮膚，骨，耳小骨，膵島，心臓弁，血管，角膜などを指す．

b 人工臓器 (artificial organ)

▶ 人工臓器とはヒトの組織または臓器を代行する人工装置である

人工臓器は，ヒトの組織または臓器の機能の一部，または全部を代行する人工の装置のことを指す．人工心臓，人工肝臓，人工腎臓，人工膵臓がそれぞれの適応患者に用いられている．血液透析装置は，人工腎臓に相当する概念である．

7 放射線治療 (radiation therapy)

頻出

放射線治療*は，がん治療において，**薬物療法**（化学療法），**手術療法**とならぶ3大治療法の1つである．加えて，脳腫瘍，甲状腺機能亢進症，皮膚のケロイドなど，がん以外の良性疾患にも放射線治療を行うことがある．この項では，特にがん治療における放射線治療について述べる．

がん治療における放射線照射の目的は，がん細胞の根絶を目指す場合と，骨などへがん細胞が転移した場合に生じる痛みなどの症状を軽減・緩和させる場合がある．

放射線治療は，体の外から放射線を当てる**外部照射**（図3-6）と，体の内側から，がんやその周辺に放射線を当てる**内部照射**に分類される．通常治療に用いる放射線は，電子線，陽子線，重粒子線，α線，β線，γ線などである．また照射は，**放射線治療**を単独で行う場合と，抗がん剤による**化学療法**を併用する場合がある．手術を受ける患者への**補助療法**として施行する場合には，照射するタイミングとして，**術前照射**，**術中照射**，**術後照射**に分類される．

放射線治療の副作用としては，治療中や治療直後（急性期）に現れるものと，半年から数年経ってから（晩期）現れるものがある．急性期には，疲労感，食欲不振，易感染，貧血，出血傾向，皮膚の発赤・痒み，悪心，下痢などがあり，晩期には二次がんの発生や，妊娠・出産への影響が危惧される．

***放射線治療**
放射線治療の適応には，脳腫瘍，頭頸部がん，食道がん，肺がん，乳がん，子宮頸がん，前立腺がんなどがある．

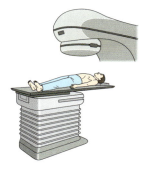

図3-6 放射線治療（外部照射）

C. 治療の方法　69

いずれの副作用も，必ず生じるものではなく，その程度も様々であることから，担当医から情報を得ることが肝要である．

8 リハビリテーション （rehabilitation）

リハビリテーションとは，身体ならびに精神に生じた障害を最小化し，残存する能力を最大化するための治療と予防の医学である．

リハビリテーションを要する障害にいたった原因としては，脳出血や脳梗塞などの脳血管障害，骨関節疾患に伴う障害，脊髄損傷や神経疾患に伴う障害，慢性呼吸器疾患，摂食嚥下障害，外傷による障害や血行障害，心疾患など多岐にわたる．しかしながら，原因疾患や，障害に至った病歴は問わず，結果として起こった不具合に対処するのが，リハビリテーションである．また，現代のリハビリテーション医学では，「機能回復」「障害克服」「活動を育む」の3つをキーワードとしてあげており，疾病や外傷により低下した身体的・精神的機能を回復させ，障害を克服するという従来の解釈をさらに発展させて，人の営みの基本である「活動」に注目し，その賦活化を図る過程がリハビリテーション医学の中心であるという考えが示されている．

実際のリハビリテーションは，急性期，回復期，生活期の3期の過程がある．急性期では，患者の現状の機能を適切に評価し，ゴール設定を行う．回復期では，リハビリテーション処方とともに，必要に応じた装具処方，退院後の在宅復帰に向けた準備を行う．生活期では，身体ならびに精神的活動を維持，向上させることを目指して，家庭内や社会における役割を回復させ，さらに発展させることを目標としている．

9 再生医療 （regenerative medicine）

再生医療とは「機能障害や機能不全に陥った生体組織・臓器に対して，細胞を積極的に利用して，その機能の再生を図るもの」と定義される．ここでいう細胞とは，患者の体外で人工的に培養した幹細胞などである．再生医療は幹細胞あるいは幹細胞などから人工的に構築した組織を患者の体内に移植することで，損傷した臓器や組織を再生し，失われた人体機能を回復させる医療を意味する．

上記の幹細胞では，多能性幹細胞と組織幹細胞の2つが多く用いられる．ES細胞*（胚性幹細胞）やiPS細胞*を例とする多能性幹細胞は，体外で培養することにより無限に増やすことができ，培養条件を変えることによって身体を構成する様々な細胞に分化させることができる．組織幹細胞には，造血幹細胞，骨髄幹細胞，脂肪幹細胞などがあり，いずれも，体内にもともと存在するため，免疫拒絶や，がん化の可能性が低いことが利点である．たとえば，白血病などの治療で行う骨髄移植は，この造血幹細胞を用いた再生医療の例である．ES細胞などと比べると組織幹細胞の分化能は限定的であるものの，自身の幹細胞を用いて治療を行うことができることから，再生医療

他分野への橋わたし

多能性幹細胞
血球の分化においては，多能性幹細胞が，それぞれ好中球，赤血球，血小板，リンパ球をつくる幹細胞へ分化していき，最終的に成熟した血球となる．多能性幹細胞は自己再生能（自分とまったく同じ細胞をつくる能力）を有する．〈関連項目：解剖生理学〉

＊ ES 細胞
ES細胞は受精後6，7日目の胚盤胞から細胞を取り出し，それを培養することによって作製される多能性幹細胞の1つである．神経細胞や血球細胞などあらゆる組織の細胞に分化することができる．しかし，受精卵を破壊する必要があり，倫理的に解決すべき課題がある．

＊ iPS 細胞
人工多能性幹細胞のこと．体細胞に特定因子（初期化因子）を導入することにより樹立される，ES細胞に類似した多能性幹細胞である．自己増殖能と身体を構成するすべての細胞に分化しうる能力をあわせもつ．山中伸弥らが，世界ではじめて2006年にマウス細胞を，2007年にヒト体細胞を用いて樹立に成功した．

70　3. 疾患治療の概要

への利用が期待されている．**幹細胞**は自分とまったく同じ細胞を複製することができる能力（**自己複製能**）と様々な種類の細胞へ分化する能力（**多分化能**）を有しており，この能力を応用するのが，再生医療である．

　再生医療は，一見，理想的な医療のようにもみえるが，問題もはらんでいる．たとえば ES 細胞は，受精卵を利用してつくられるため，生命の萌芽を破壊する倫理上の問題が指摘されている．また，iPS 細胞は，自分の細胞に遺伝子を導入してつくるため，がん化が危惧されている．

🔟 救急救命治療とクリティカルケア
（emergency medical care, critical care）

　救急医療とは，突発的に発症する外傷や疾病に対処する医療であり，生命を脅かす病態であれば，救命を目的とする医療である．具体的な病態としては，①**意識障害**または**昏睡**，②**急性呼吸不全**または**慢性呼吸不全**の急性増悪，③**心筋梗塞**を含む**急性心不全**，④**急性薬物中毒**，⑤**ショック**，⑥**肝不全**，**腎不全**，重篤**糖尿病**などの重篤な**代謝障害**，⑦**広範囲熱傷**など，多岐にわたる．

　救急は患者の重症度により，一次，二次，三次救急に分類されており，対応する病院も一次，二次，三次救急病院と分かれている．一次救急とはおおむね帰宅可能な軽症患者に対する救急医療，二次救急とは一般病棟に入院を要する中等症の患者に対する救急医療，三次救急とは**集中治療室**（**ICU /CCU**）にて対応する重症患者に対する救急医療である．

　三次救急患者の治療を目的にしたものが，**集中治療型救急システム**であり，**クリティカルケア**と称する．**クリティカルケア**では，不整脈や心不全に対する**自動体外式除細動器**（automated external defibrillator，**AED**），急性呼吸不全に対する**人工呼吸器**，急性腎不全に対する**血液浄化**など，高度な医療機器をしばしば用い，患者の状態を把握するために，体温，血圧，心拍数と心電図，呼吸数，酸素飽和度などが常にモニターされる．

1️⃣1️⃣ 緩和医療 （palliative medicine）　〔頻出〕

　緩和医療（緩和ケア）とは，生命を脅かす疾患による問題に直面する患者とその家族に対して，痛みやその他の身体的問題，心理社会的問題，スピリチュアルな問題を早期に発見し，的確な評価と対処（治療・処置）を行うことによって，苦しみを予防し，和らげることで，生活の質（QOL）を改善するアプローチである．

　緩和ケアは，専門的に実施する緩和ケア病棟や，**ホスピス**で行われることが多いが，近年は**在宅医療**においても緩和ケアの考え方が浸透しつつある．具体的には，**アセトアミノフェン**や**オピオイド鎮痛薬**を用いた疼痛管理，経口摂取だけでなく**静脈栄養**や**経腸栄養**を含めた**栄養管理**が基本となる．また，患者本人がどのように自らの病状や予後を受容していくか精神的にサポートしていく体制が必要であり，場合によっては，患者家族も精神的サポートを

🌿 他分野への橋わたし

栄養管理
栄養管理は，「静脈栄養（parenteral nutrition, PN）」と「経腸栄養（enteral nutrition, EN）」の2つに大別される．消化管機能があり，かつ消化管が安全に使用できる場合は，生理的な投与経路である経腸栄養が第1選択となる．静脈栄養は，原則的には経腸栄養が不可能か，または経腸栄養を一時中止したほうが治療上有用な場合に選択される．〈関連項目：臨床栄養学〉

要することがある.

12 代替医療 (alternative medicine)

　鍼灸，指圧，気功などの中国医学に基づく治療，いわゆる健康食品やハーブを用いた治療，アロマセラピー，ヨガ，温泉療法，酸素療法などは，**代替療法**に分類される．これらは「現段階では西洋医学に基づく通常医療とみなされていない，様々な医学・健康管理システム，施術，生成物質など」と定義されるものであり，その効果は科学的に立証されていないものも含まれている．実施に際しては，予想される利益と不利益を患者とともに十分に検討したうえで，慎重に計画され，実行されなければならない.

13 終末期医療（ターミナルケア）(terminal care)

　終末期の医療および看護を**終末期医療**，またはターミナルケアという．一般的には，老衰，疾病の悪化，障害の進行に対していかなる医療の効果も期待できず，余命が数ヵ月以内と判断される時期の医療に相当する.

　終末期医療においては，最期まで本人の生き方（＝人生）を尊重し，医療とケアの提供を行うべきである．その際には，担当医はもちろん，看護師，介護福祉士や訪問介護員（ホームヘルパー）などが協力するチームをつくり，患者本人と家族を支える体制をつくることが重要である．その際には，できるだけ早期より肉体的な苦痛の緩和を目指し，医療・ケア行為の開始，中止，変更については本人の意志が尊重され，十分な説明に基づく同意（**インフォームド・コンセント**）が求められる．そして，ここでいう十分な説明とは，医学的妥当性や，適切性をもととしたものである.

　終末期医療においては，身体的な苦痛のみならず，本人と家族は，精神的・社会的苦痛や問題にしばしば向き合うこととなる．医療現場においては，ソーシャルワーカーなど，社会的側面に配慮できる人材が医療・ケアチームに参加することが望まれる.

　さらに死を目前とした**終末期**には，本人が自らの意志を伝えられない状況に至ることを想定し，ケアチームと家族を交えた話し合いを複数回行い，家族が本人の意志を推定できる場合には推定意志を尊重することが重要となる.

14 尊厳死 (death with dignity)

　尊厳死は，尊厳をもって自然に迎える死であり，患者が自らの意志で最善の医療を選択して，残された生命をまっとうすることを含んだ概念である．ただ単に**延命治療**をあるタイミングで中止することや，いわゆる**安楽死**とは必ずしも同義ではない.

　人は誰でも自分らしく生き，そして自分らしい最期を迎えたいという**死生観**をもっている．死生観については，元気なうちから前もって家族と議論し

ておくことが重要である．自分が死に直面した際に受ける医療・ケアについてあらかじめ考え，医療・ケアチームなどと繰り返して話し合いを行っていく取り組みを「**アドバンス・ケア・プランニング（ACP）**」という．自らが受けたい，または受けたくない延命のための治療や処置について，あらかじめ書面で意思表示を行うものを**リビングウィル**といい，近年取り組みが徐々に広まっている．リビングウィルでは，自分が病気や事故によって，意志の決定や表明ができなくなったときに備えて，**高カロリー輸液**や**胃瘻**による継続的な栄養補給の希望の有無，自力で呼吸ができなくなったときの人工呼吸器の装着の希望の有無，自力で心臓が動かなくなったときの**心臓マッサージ**などの**心肺蘇生**や，**AED**の使用の希望の有無，痛みや苦しさに対する鎮痛薬や麻薬系を含めた鎮静薬の投与の希望の有無，点滴による水分補給の希望の有無を記載し，署名を残す．場合によっては，死後の**臓器提供**の意志や，自己の遺体を献体する希望の有無，葬儀の形式や墓地についての希望を記載することがある．

他分野への橋わたし

胃瘻（gastrostomy）
腹壁を通して胃内へ直接栄養を与える経路を造設する手術のことを経皮内視鏡的胃瘻造設術（percutaneous endoscopic gastrostomy, PEG）という．口から食事をとれない人や，誤嚥性肺炎などを起こしやすい場合に適応が検討される．鼻からのチューブなどに比べ，患者の苦痛や介護者の負担が少なく，また喉などにチューブがないため，口から食べるリハビリや言語訓練が行いやすいメリットがある．〈関連項目：解剖生理学，臨床栄養学〉

Q1 C型慢性肝炎に対する抗ウイルス療法は原因療法である．
Q2 発熱に対する解熱鎮痛薬の投与は，対症療法である．
Q3 血液透析は，腹膜を用いた血液浄化法である．
Q4 自己血輸血の副作用として，GVHD（移植片対宿主病）がある．
Q5 がん患者に対する化学療法では，悪心が出現する．
Q6 胃がんに対する胃全摘は，根治療法である．
Q7 細胞外液は，体の全水分量の3分の2を占める．
Q8 アルブミン製剤の投与は，成分輸血にあたる．
Q9 緩和ケアは，がん診断初期から行う．
Q10 腹膜透析患者の管理を，周術期管理という．
Q11 骨髄移植は，臓器移植に含まれない．

4 栄養障害と代謝疾患

Key words

低栄養，悪液質，脂溶性ビタミン，水溶性ビタミン，多量元素，微量元素，肥満，内臓脂肪蓄積型肥満，メタボリックシンドローム，2型糖尿病，1型糖尿病，糖尿病合併症，脂質異常症，家族性高コレステロール血症，高尿酸血症，痛風，酵素，糖代謝異常，アミノ酸代謝異常，精神発達障害

この章で学ぶこと

- 飢餓に伴う低栄養と，低栄養に対する生体の反応を学ぶ．
- PEMと悪液質の原因，メカニズム，症状について学ぶ．
- ビタミンとミネラルの欠乏症・過剰症の原因，症状について学ぶ．
- 肥満とメタボリックシンドロームの原因，メカニズム，治療法について学ぶ．
- 糖尿病の原因，種類，メカニズム，治療法について学ぶ．
- 糖尿病合併症の予防，症状，治療法について理解する．
- 脂質異常症の原因，種類，メカニズム，治療法について学ぶ．
- 遺伝的な原因で起こる家族性高コレステロール血症について理解する．
- 高尿酸血症と痛風の原因，種類，メカニズム，治療法について学ぶ．
- 比較的頻度の高い先天性代謝異常症の病態を理解する．

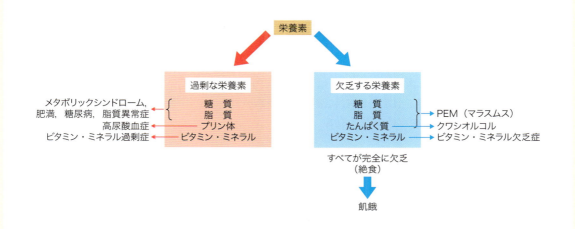

概略図 栄養素の過剰または欠乏によって生じる疾患や状態

過剰と欠乏は，栄養素摂取量の増減だけでなく，生体内における栄養素の消費の増減も影響する．

76　4. 栄養障害と代謝疾患

Ⓐ 栄養・代謝に関する基礎知識

- 肝臓のグリコーゲンは血糖維持に利用されるが，半日～1日で尽きる．
- 筋肉のグリコーゲンは血糖維持には利用されない．
- 脳は，グルコースとケトン体をエネルギーとして利用できるが，脂肪酸は利用できない．
- 飢餓状態では，血糖値を維持し必要なエネルギーを産生するため，糖新生と脂肪分解が始まる．
- 脂溶性ビタミンの吸収経路は，脂質と同じで門脈を通らず，カイロミクロンに取り込まれて吸収される．
- 微量元素のなかで一番早く欠乏する可能性が高いのは，亜鉛である．
- 内臓脂肪は，腸間膜や大網に主に蓄積する．
- 内臓脂肪型肥満は男性に多く，皮下脂肪型肥満より生活習慣病を発症しやすい．
- 肥大した脂肪細胞からは，インスリンの作用を減弱させるサイトカイン（アディポサイトカイン）やホルモンが多く分泌される．
- 肥満は，摂取された過剰なエネルギーが脂肪（中性脂肪）として大量に蓄積した状態で，多くの疾患の発症に関わる．
- **小腸から分泌**され糖代謝に関与する**インクレチン**（GIP，GLP-1）というホルモンは，血糖値に応じて**膵臓のβ細胞を刺激**し，**インスリン分泌を促進**させる．
- 血糖を上昇させるホルモン（インスリン拮抗ホルモン）は多数あるが，血糖を低下させるホルモンはインスリンのみである．
- 脂質は疎水性なので，リポたんぱく質の形で血液中を循環する．
- 脂質異常症は，血清の低比重リポたんぱく質-コレステロール（LDL-C）値，中性脂肪（トリグリセリド，TG）値，高比重リポたんぱく質-コレステロール（HDL-C）値によって評価する．
- 血清LDL-C値が高いと動脈硬化性疾患を起こしやすい．一方，血清HDL-C値が高いと動脈硬化性疾患を起こしにくい．
- HDLは，コレステリルエステル転送たんぱく（CETP）を介してコレステロールエステルをVLDL，IDL，LDLに渡す（コレステロール逆転送）．HDLは，代わりに等モルのTGを受け取る．

B 栄養障害

1 飢　餓 (starvation)

a 成因・病態

▶ 使用するエネルギー源の種類，産生方法が時間経過とともに変化する

　飢餓は，食事を長期間にわたり摂取しない（絶食）ために起こる**低栄養**の状態である．通常の生体機能を維持できないため日常生活に支障をきたす．長期になると臓器障害を起こし最終的に死亡（餓死）する．

　絶食により栄養素が体に入らなくても1日以内であれば，生体に大きな変化は起こらない．肝臓の**グリコーゲン**が分解されて血糖が維持されるためである（筋肉のグリコーゲンは血糖値維持に利用されない）．しかし，肝臓のグリコーゲンは半日～1日ほどで枯渇するので，それ以上（およそ2，3日）の絶食が続くと，自分の体の一部（筋肉，腸管，脂肪）を分解して，エネルギーを産生するようになる．筋肉の異化で生じたアラニン（**糖原性アミノ酸**）や，各臓器の代謝産物である乳酸，ピルビン酸を用いて，肝臓でグルコースが合成される（**糖新生**）（図4-1）．これが血中へグルコースとして供給され，各組織はエネルギーとして使用する．

　さらに絶食が長期（およそ4，5日以上）になると最小限の生体機能を維持するため，体たんぱくの分解は抑制され，**脂肪分解**が亢進する．多くの組織（脳，赤血球を除く）では，脂肪分解から生じた脂肪酸をエネルギーとし

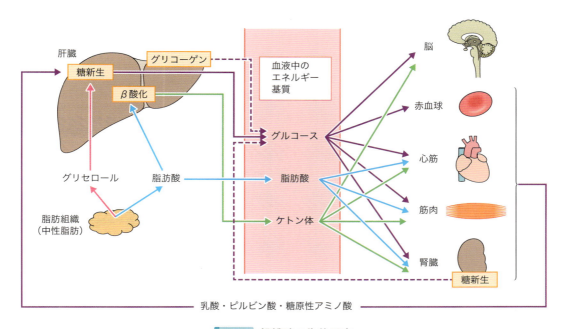

図4-1　飢餓時の生体反応
点線は，一時的または補足的な経路である．

て利用する．その時期には，胃が萎縮し空腹感が減少する．さらに，肝臓での脂肪酸代謝（β酸化の亢進）から生成する**ケトン体**（アセト酢酸，β-ヒドロキシ酪酸）は，脳，心臓，筋肉などがエネルギー源として利用できる（細胞内でアセチルCoAに戻す）．赤血球はミトコンドリアをもたないためグルコースしかエネルギー源として利用できない．したがって，脂肪が主要なエネルギーになっても，糖新生によるグルコース供給が不必要になることはない．また，外傷や感染症が加われば，グルコース需要量は増加する．そのため，脂肪分解から生じたグリセロールを用いた肝臓での糖新生は継続する．腎臓での糖新生も加わる．

b 症状・検査所見・診断

▶ **体脂肪と筋肉の分解とともに，糖代謝に関係するホルモンが変動する**

　体脂肪だけでなく，筋肉・骨や臓器の萎縮が起こる．加えて，多量元素および微量元素，そしてビタミンの欠乏症状も生じる．疲労，無気力，倦怠感が出現し，歩行をはじめ日常の労作も困難になる．基礎代謝やたんぱく質合成は抑制される．血糖値や**インスリン分泌**も低下する．逆にグルカゴンは高値になる．通常，飢餓自体が炎症を誘起することはないが，免疫機能や組織修復力の低下が生じるため，感染症や創傷治癒遅延が起こりやすい．脱水，炎症，感染症があれば血液検査値は異常値を示すことになる．

c 治　療

▶ **生命に関わる治療を優先し，投与エネルギーの増加はゆっくり行う**

　脱水，電解質，血糖値の改善を優先して行う．ただし，急激に行うと浮腫や心不全などを起こす可能性がある．長期の飢餓では，主に脂質をエネルギー源として利用しておりインスリン分泌も低下している．このような状態で，グルコース濃度の高い静脈栄養法や経腸栄養を行うと，代謝が急激に変化し，血糖値や電解質濃度の異常をきたす．特に血清リン濃度が低い場合，**リフィーディング症候群**（refeeding syndrome）*（再栄養症候群）を起こし生命的に危険な状態になる．また，ミネラル，ビタミン欠乏のため，嚥下機能（プランマー・ヴィンソン（Plummer-Vinson）症候群など）や消化器機能（ペラグラなど）が障害されている可能性がある．意識低下がある場合も多く，誤嚥に留意する．

＊リフィーディング症候群
長期のエネルギー欠乏（飢餓）状態では，脂肪酸やケトン体が糖質に代わる主要なエネルギー源になっている．しかし，再栄養（リフィーディング）によって大量の糖質が投与されると，細胞内のミトコンドリアでTCA回路における糖質のエネルギー代謝が再開される．その結果，血清のリンなどの電解質が消費され，またインスリン分泌により血清のカリウムも低下する．この状態では，心不全，不整脈，肝障害，ビタミンB_1欠乏症，および低血糖などが発生しやすい．そのため，電解質，特にリン，カリウム，マグネシウム，および血糖などをモニターし，必要に応じて補正する．

2 たんぱく質・エネルギー栄養障害（PEM），栄養失調症 (malnutrition)

a 成因・病態

▶ PEM は食事摂取量不足だけでなく，身体状態や疾病によっても起こる

　3大栄養素（たんぱく質，糖質，脂質）の不足によって低栄養の症状が生じる．原因には，飢餓や食事摂取量の減少だけでなく，疾病や身体状況なども含まれる．つまり，食欲低下や消化吸収低下が生じる疾患（消化器疾患，がんなど）や，食事摂取しても栄養素の消耗が激しい状態（悪液質（カヘキシア），発熱，感染症，外傷，手術など）によっても起こる（相対的不足）．そのため，医療施設や療養施設においても，栄養ケアが適切に行われないと低栄養が発症する．

　PEM（protein energy malnutrition）*は，マラスムス（marasmus）ともいわれ，3大栄養素のすべてが減少する場合に生じる．神経性やせ症（☞9章C-**1**）は，自発的に PEM を発症する精神疾患である．PEM が重症化すると，飢餓と同様な病態が起こる．一方，たんぱく質摂取量が主に低下するために発症する栄養障害をクワシオルコル（カシオコア，kwashiorkor）という（表4-1）．バランスの悪い食事や，たんぱく質需要量が増加する侵襲（手術，外傷，熱傷など）後にみられることが多い．臨床現場では，マラスムスとクワシオルコルが混合した状態も多い．

* PEM とマラスムス，クワシオルコル
PEMは病態学的，発生学的な観点からの用語であり，マラスムスやクワシオルコルは，身体的所見からみた用語であると考えられている．

表4-1　3大栄養素の不足による低栄養

	PEM（マラスムス）	クワシオルコル
栄養素		
総エネルギー	不足	充足
たんぱく質	不足	不足
身体症状		
体重	減少	変化なし
筋肉量	減少	変化なし〜減少
体脂肪	減少	変化なし
脱水	多い	少ない
浮腫	少ない	多い
皮膚	乾燥	湿潤
生体機能・反応		
血清アルブミン濃度	変化なし（正常下限）	減少
免疫能	低下	低下
肝機能障害	なし	あり（脂肪肝）
インスリン分泌	減少	変化なし
安静時消費エネルギー	減少	変化なし
異化	減少	変化なし
よくみられる疾患や状態	神経性やせ症，高齢者，経口摂取が困難な状態など	不適切な食事，栄養療法など

上記の PEM（マラスムス），クワシオルコルは，他の疾患が合併しない場合の身体症状，生体機能・反応などである．

80　4. 栄養障害と代謝疾患

b 症状・検査所見・診断

▶ 低栄養の診断には，身体所見だけでなく検査値も役立つ

　PEM（マラスムス）では，飢餓の初期状態と同様に，**体重減少**とともに**体脂肪減少**と，筋肉や臓器の萎縮も起こる．加えて，ミネラルやビタミンの欠乏症も生じる．血液検査所見では，脂質や血糖値が低下する．インスリン分泌も減少する．血清アルブミン濃度は筋肉などの分解により代償できる時期は正常範囲にある．クワシオルコルでは，エネルギーが満たされているため体脂肪の減少やインスリン分泌低下はない．しかし，**低アルブミン血症**のため浮腫がみられ，重症になると腹水，胸水を合併する．そのため，外見からは栄養障害がないようにみえることもある．低栄養性の**脂肪肝**もみられることがある．

c 治　療

▶ 栄養素の投与ルートと投与量は，低栄養の程度や病態に応じて決める

　バイタルサインが安定し消化管が安全に使える場合には，経腸的に栄養素の補給を開始する．意識が清明で誤嚥の可能性が少ない場合には，経口摂取も考慮する．バイタルサインが不安定で，脱水の程度や血糖値・電解質異常などが大きい場合には，経静脈栄養法を選択する．いずれの栄養ルートであっても，低栄養が重症である場合，リフィーディング症候群を防止するため，本来のエネルギー必要量の1/4程度から開始する．1週間以内は，心不全，肝障害，ビタミンB_1欠乏症，消化器症状，低血糖なども発生しやすい．そのため，電解質，特に血清**リン**，カリウム，マグネシウムの濃度のモニターが必要である．また，たんぱく質必要量が増加するような侵襲を受けた場合は，クワシオルコルが発生しやすいため，需要量に見合うたんぱく質を投与する必要がある．

3 悪液質（カヘキシア）(cachexia)

a 成因・病態

▶ 悪液質では慢性炎症と低栄養がみられ，根本的な改善が困難である

　悪液質は，がん（悪性腫瘍）などの終末期に多く発症し**低栄養**を合併する．心不全，呼吸不全，肝不全，腎不全，感染症，免疫疾患などの終末期にも起こる．がんの終末期に起こる悪液質を「**がん悪液質**」と区別して呼ぶこともある．悪液質では，全身が炎症状態にあり，安静時エネルギー消費量が増加する．食欲低下によって食事摂取量も減少するためエネルギー不足が大きくなり，体重減少も進行する．つまり，治療困難な慢性炎症性疾患にPEMのような低栄養が合併した状態である（飢餓やPEM自体は炎症を合併しない）．様々なサイトカインを介した炎症，代謝異常（**インスリン抵抗性**が主），**異**

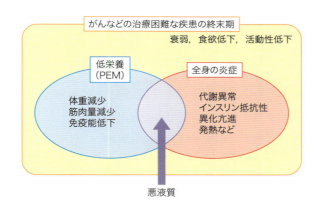

図4-2 悪液質の概念図

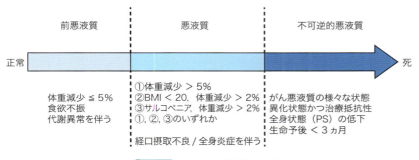

図4-3 近年の悪液質の区分

[Fearon K, et al：Definition and classification of cancer cachexia：an international consensus. Lancet Oncol 12：498-495, 2011 を参考に著者作成]

化亢進がみられ，複雑な病態が生じる（図4-2）．時間経過とともに根本的治療が困難になり低栄養は悪化する．そのため，QOLの低下や生存期間の短縮にもつながる．このような低栄養があると，合併症（感染，褥瘡など）に対する治療も困難になる．

近年は，前悪液質，悪液質，不可逆的悪液質という3つの段階に分けて考えられることが多い（図4-3）．

b 症状・検査所見・診断

▶ 悪液質では，炎症を示唆する身体所見や検査値の異常がみられる

悪心や食欲不振が慢性的に生じる．マクロファージなどが分泌するTNF-α，IL-1，IL-6などの**炎症性サイトカイン**による炎症反応の亢進があり，体温が上昇（微熱など）する．また，免疫機能が低下するため易感染状態になり，上気道や尿路の感染症も発症しやすい．異化亢進や摂取エネルギーの不足，インスリン抵抗性などによって，筋たんぱく分解による筋肉量減少や脂肪分解によるやせが進行する．血液検査では，白血球やCRPなどの炎症マーカーが高値になり，血清アルブミン濃度が低値になる．ビタミン，ミネラルの欠乏症もみられる．鉄の消耗が進み，高度な鉄欠乏性貧血もみられる．

82　4. 栄養障害と代謝疾患

現時点では，悪液質に対する統一された定義・診断基準はない．

c 治　療

▶ **不可逆的な悪液質では，本人の希望や QOL の維持を重視する**

　原疾患への対処が優先であるが，代謝異常が軽度である時点での介入が有効であることがある．炎症のために安静時エネルギー消費量は亢進しているが，通常は活動性低下のため総エネルギー量は低下している．必要以上のエネルギー投与や輸液は，避けるべきできる．口喝は，飲水を多くしたり，輸液をしても必ずしも改善しない．特に不可逆的悪液質の状態に移行してからは，栄養管理の変更（**ギアチェンジ**といわれる）が必要になり，本人が望む食事や QOL の維持に重点を置くことになる．

　筋たんぱくの崩壊抑制には分枝鎖アミノ酸，抗炎症作用としてエイコサペンタエン酸（EPA）などが推奨されているが，投与量，適応などについては議論が多い．

4 ビタミン欠乏症・過剰症 （vitamin deficiency / excess）

a 成因・病態

▶ **様々な原因によって傷病者だけでなく健常者にもみられる**

　3 大栄養素以外で，ヒトの生存・成長に必要な有機化合物をビタミンと呼ぶ．多くのビタミンは，ヒトの生体内で合成できない．一部のビタミンは，生体あるいは腸内細菌によって合成できる（ビタミン B 群，ビタミン K など）が，合成量が少量であるため必要量が満たされない．そのため，外部から栄養素として摂取する必要がある．

　ビタミンの名称は個々の物質名ではなく，数種類の有機化合物が，その機能によって分類されて命名されている（**表 4-2**）．ビタミンは様々な物質の代謝に必要であるが，その量は少量である．

　脂溶性ビタミンは，**水溶性ビタミン**に比べ消化管からの吸収率が低い．消化管からの吸収経路は，脂質と同じでミセル化が必要であり，脂質と同時に摂取することで吸収率が上がる．水溶性ビタミンに比べ，欠乏症は起こりにくいが過剰症が発症しやすい．一方，水溶性ビタミンは，消化管からの吸収はよいが尿排泄により欠乏症が起こりやすく，逆に過剰症は起こりにくい．

　ビタミン欠乏症は，PEM などの栄養障害者に多くみられるが，標準体重者や肥満者においても，バランスの悪い食事により起こることがある．

b 症状・検査所見・診断

▶ **診断には，問診，身体所見，血液検査などが必要になる**

　ビタミンの欠乏症および過剰症は多彩な症状を呈する（**表 4-2**）．経静脈

B. 栄養障害　83

表4-2 ビタミンの欠乏症および過剰症

	作　用	欠乏症	過剰症
ビタミンA	視覚機能，上皮組織機能，細胞増殖	夜盲症，眼球乾燥，皮膚炎，味覚異常	頭痛（頭蓋内圧上昇），脱毛，関節痛
ビタミンD	カルシウムとリンの吸収，骨の石灰化促進	くる病（小児），骨軟化症（成人）	高カルシウム血症，組織石灰化，腎機能障害
ビタミンE	細胞膜の抗酸化作用，細胞増殖，溶血防止	溶血性貧血，運動失調，感覚障害	
ビタミンK	血液凝固機能，骨形成	出血傾向，骨形成不全（骨粗鬆症）	
ビタミンB₁	エネルギー・糖代謝	脚気，ウェルニッケ脳症，神経炎，乳酸アシドーシス	
ビタミンB₂	エネルギー・アミノ酸・脂質代謝，粘膜機能維持	口角炎，創傷治癒遅延，舌炎	
ビタミンB₆	アミノ酸代謝，神経伝達	口内炎，舌炎，筋力減少	末梢神経障害
ビタミンB₁₂	造血，核酸合成，神経機能維持	巨赤芽球性貧血，末梢神経障害	
ナイアシン	糖・脂質代謝，酸化還元反応	ペラグラ（認知症，皮膚炎，下痢，舌炎など多彩な症状	肝機能障害，顔面紅潮
葉酸	造血，核酸合成，アミノ酸代謝	巨赤芽球性貧血，末梢神経障害，神経管閉鎖障害（胎児）	
ビオチン	糖・脂質・アミノ酸代謝	ヒトではまれである．皮膚炎，脱毛，知覚異常	
パントテン酸	糖・脂質・アミノ酸代謝	ヒトではまれである．皮膚炎，脱毛，神経障害	
ビタミンC	コラーゲン生成，抗酸化作用，鉄吸収促進	壊血病，皮下出血，貧血，創傷治癒遅延	

緑部分は，脂溶性ビタミンを表す．

栄養法に比べ，食事バランスが悪いために起こる場合，単一のビタミンだけが欠乏することはまれであり，数種類のビタミン欠乏が同時に起こる．また，あるビタミン欠乏は，代謝が関連する他のビタミンの欠乏も誘引することがある（たとえば，ビタミンB₆欠乏によるナイアシン欠乏促進）．問診（食事調査など）および血液検査（ビタミンの濃度），身体所見などにより，欠乏症と過剰症を診断する．

C 治　療

▶ 欠乏症では補給する方法・ルートは多くあり，過剰症では問診を重視する

1）欠乏症

　ビタミン欠乏と診断された場合，数種類のビタミン欠乏（潜在性含む）が起こっている可能性があるため，食事による是正が望ましいが，それが困難な場合には，サプリメント（一部は薬物治療として可能）投与などにより摂取不足を改善する．ビタミンを消耗する病態（炎症，発熱，ストレスなど）や嗜好（重度な飲酒，喫煙，糖質摂取など）があれば，その疾患の治療・対処も行う必要がある．経口摂取や腸管栄養ができない，あるいは無効な場合には，経静脈投与，あるいは皮下注射（悪性貧血等）などを行う．

2）過剰症

　通常の食事摂取量では起こらないが，サプリメントや薬物治療では起こる

84　4. 栄養障害と代謝疾患

可能性がある．したがって，問診により，食事以外に過剰摂取していないか
を確認する必要がある．

5 ミネラル欠乏症・過剰症 (mineral deficiency / excess)

a 成因・病態

▶ **ミネラルの欠乏症・過剰症は日常的に起こっており，疾病の原因にもなる**

　ミネラルは，**多量元素**と**微量元素**に分けられる．多量元素が血液中でイオ
ン化したものを，**電解質**という．多量元素は毎日一定量以上の摂取が必要で
ある．1日の必要量が 100 mg 未満の場合，微量元素と呼び，8種類（鉄，
亜鉛，銅，クロム，モリブデン，マンガン，セレン，ヨウ素）がある．これ
らのミネラルが1種類でも，ある期間不足すると，様々な自覚および他覚的
症状（欠乏症状）が現れ，疾病の発生にもつながる．また，サプリメントや
薬物として，長期間にわたりミネラルを過剰に摂取していると，過剰症を発
症することがある．

b 症状・検査所見・診断

▶ **多量元素の欠乏・過剰症は比較的短期間で発症し，微量元素では発症ま
で長期間を要する**

　ミネラル欠乏症および過剰症は，多彩な症状を呈する（**表4-3**）．食事バ
ランスが悪いために生じるミネラル欠乏症が発症するには，数日～数ヵ月か
かる．しかし，短期間（数時間～1日）で起こることもある．熱中症時，ま
たは嘔吐・下痢などの場合に，適切な処置が行われないと，ナトリウム，カ
リウムなどの欠乏症が発生することがある．一方，微量元素は，体内に十分
量が蓄積されているので枯渇するまでに長期間かかり，数ヵ月～数年という
期間の摂取量低下がなければ発症しない．しかし，**亜鉛**の消費には幅があり，
消耗率が早い場合には2週間程度で欠乏することもある．そのため，末梢静
脈栄養輸液製剤のなかには，微量元素のうち亜鉛だけを含んでいる製剤がい
くつかある．基礎疾患の有無や，病態により消耗率は変化する．問診（食事
調査など）および血液検査，身体所見などにより，診断する．

c 治療

▶ **欠乏症では補充とともに原疾患の治療を行い，過剰症では原因を調べる**

1）欠乏症

　ミネラルの欠乏が診断された場合には，食事あるいは**サプリメント**（一部
は薬物治療として可能）投与などにより，不足を改善する．同時に，ミネラ
ルを消耗する病態・状態（炎症，発熱，ストレス，過剰アルコール摂取など）
があれば，その疾患の治療・対処も行う必要がある．経口摂取や腸管栄養が

表4-3 ミネラルの欠乏症および過剰症

	作用	欠乏症	過剰症
ナトリウム	血液のpH・浸透圧維持，神経の興奮性	食欲低下，意識障害，疲労感，けいれん，低血圧	口渇，浮腫，高血圧
カリウム	pH維持，神経の興奮性，筋肉の収縮	脱力，高血圧，神経機能低下，便秘，多尿	不整脈，腎機能障害，四肢のしびれ，悪心
カルシウム	骨・歯形成，神経伝達，血液凝固作用	神経反射亢進，テタニー，けいれん，骨・歯形成障害	便秘，筋力低下，意識障害，多尿，食欲不振
マグネシウム	骨形成，神経伝達，代謝に関連する酵素の補助因子	低カルシウム血症と同様の症状，けいれん，動脈硬化	筋力低下，悪心，嘔吐
リン	骨・歯形成，リン脂質・核酸の構成成分	骨・歯形成不全，リフィーディング症候群（高エネルギー摂取時）	低カルシウム血症，二次性副甲状腺機能亢進症，異所性石灰化
鉄	造血，ヘモグロビン・ミオグロビンの構成成分	鉄欠乏性貧血，嚥下困難，指爪変形，異食症	胃腸障害，鉄沈着（ヘモクロマトーシス），肝機能障害
亜鉛	細胞分裂，免疫機能，味覚機能	皮疹，口内炎，舌炎，脱毛，創傷治癒遅延，味覚障害，免疫機能低下	銅欠乏症と同様の症状，悪心
銅	造血，骨形成	貧血，白血球減少，骨形成障害	
マンガン	糖・脂質代謝，成長発育	発育障害，代謝異常，皮膚炎	パーキンソン症候群
ヨウ素	甲状腺機能，代謝の制御	甲状腺腫，甲状腺機能低下症，クレチン病	
セレン	抗酸化作用	克山病，心筋症，筋肉痛	皮膚炎，脱毛
クロム	糖・脂質代謝	耐糖能低下，末梢神経障害，代謝異常	消化管機能障害，成長障害
モリブデン	造血，尿酸代謝	頻脈，頻呼吸，悪心	尿酸代謝異常，痛風

緑部分は，多量元素（主要ミネラル）を表す．

できない場合には，経静脈投与を行う．

2）過剰症

　通常の食事摂取量では起こらないが，サプリメントや薬物治療で過剰症が起こる可能性がある．したがって，問診により，食事以外に過剰摂取していないかを確認する必要がある．

C 肥満と代謝疾患

1 肥満（obesity），メタボリックシンドローム（metabolic syndrome）

a 成因・病態

▶ 肥満は，生活習慣病だけでなく多くの疾患を発生させ，また悪化させる

　肥満は，過剰な脂肪が体に蓄積した状態である．肥満の原因には，過剰なエネルギー摂取，身体活動量低下（運動不足），遺伝的体質など様々あり，通常，いくつかの原因が重なっている．肥満は，2型糖尿病，高血圧症，脂質異常症を発症しやすい．近年は腎臓病，睡眠時無呼吸症候群，そして消化器のがんなども発症しやすいことが判明した（表4-4）．

　皮下脂肪蓄積型肥満よりも，内臓に脂肪が蓄積する**内臓脂肪蓄積**型肥満の

表4-4 肥満関連健康障害

1. 肥満症の診断に必要な健康障害
1) 耐糖能障害（2型糖尿病・耐糖能異常など）
2) 脂質異常症
3) 高血圧
4) 高尿酸血症・痛風
5) 冠動脈疾患
6) 脳梗塞・一過性脳虚血発作
7) 非アルコール性脂肪性肝疾患
8) 月経異常・女性不妊
9) 閉塞性睡眠時無呼吸症候群・肥満低換気症候群
10) 運動器疾患（変形性関節症：膝関節・股関節・手指関節，変形性脊椎症）
11) 肥満関連腎臓病

2. 肥満症の診断には含めないが，肥満に関連する健康障害
1) 悪性疾患：大腸がん・食道がん（腺がん）・子宮体がん・膵臓がん・腎臓がん・乳がん・肝臓がん
2) 胆石症
3) 静脈血栓症・肺塞栓症
4) 気管支喘息
5) 皮膚疾患：黒色表皮腫や摩擦疹など
6) 男性不妊
7) 胃食道逆流症
8) 精神疾患

［日本肥満学会（編）：肥満症診療ガイドライン2022，ライフサイエンス出版，p.1，2022より許諾を得て転載］

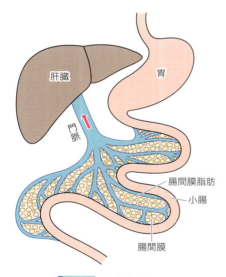

図4-4 内臓脂肪の例

内臓脂肪とは，腸間膜や大網などの脂肪細胞に蓄積している脂肪のこと．

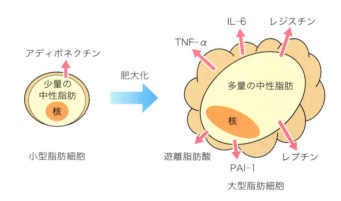

図4-5 小型脂肪細胞と肥大化した脂肪細胞

小型脂肪細胞からは，アディポネクチンというインスリン感受性を高めるサイトカインが多く分泌される．一方，肥大化した脂肪細胞では，多量の中性脂肪を蓄積し核は周辺へ偏位する．同時に，TNF-α，IL-6，PAI-1，レジスチン，レプチンなどのサイトカインが分泌され，インスリン抵抗性が生じる．

ほうが生活習慣病を発症しやすい．内臓脂肪は，主に腸間膜と大網の脂肪細胞に蓄積している脂肪のことを指す（**図4-4**）．主に中性脂肪が脂肪細胞に蓄積して大きくなり（肥大化），様々なサイトカイン（アディポサイトカイン）を分泌するようになる（**図4-5**）．これらのサイトカインのなかには，

C. 肥満と代謝疾患

表4-5 メタボリックシンドローム診断基準

ウエスト周囲径 (内臓脂肪面積 ≧ 100 cm² に相当)	男性 ≧ 85 cm 女性 ≧ 90 cm

に加えて、下記の3項目のうち、2項目以上が該当する場合、メタボリックシンドロームと診断する

高トリグリセリド血症 かつ/または 低HDLコレステロール血症	トリグリセリド（中性脂肪）≧ 150 mg/dL HDL-コレステロール < 40 mg/dL
収縮期血圧高値 かつ/または 拡張期血圧高値	収縮期血圧 ≧ 130 mmHg 拡張期血圧 ≧ 85 mmHg
空腹時高血糖	空腹時血糖値 ≧ 110 mg/dL

・ウエスト周囲径は、立位・軽呼気時・臍の高さで測定する。脂肪蓄積が著明で臍が下方に偏位している場合は肋骨下縁と上前腸骨棘の中点の高さで測定する。
・脂質異常症・高血圧・糖尿病に対して薬剤治療を受けている場合は、それぞれの項目に該当すると考える。

［日本内科学会など8学会による合同基準を参考に著者作成］

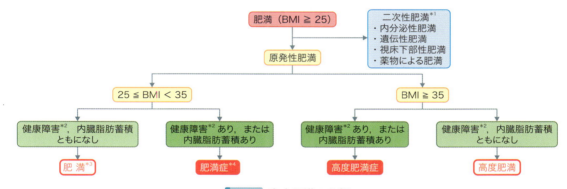

図4-6 高度肥満の分類

[*1] 常に念頭において診療する、[*2] 表4-4の1に相当、[*3] BMI ≧ 25の肥満のうち、高度ではない肥満、[*4] BMI ≧ 25の肥満のうち、高度ではない肥満症
［日本肥満学会（編）：肥満症診療ガイドライン2022, ライフサイエンス出版, p.2, 2022より許諾を得て転載］

インスリン感受性を低下させるものがある（**インスリン抵抗性**）。内臓脂肪が分解されると、その分解産物である遊離脂肪酸とグリセロールは門脈を経て肝臓に取り込まれる。

内臓脂肪蓄積型肥満に糖代謝異常、血圧高値、脂質異常症などを伴う場合、**メタボリックシンドローム**と呼ばれる（表4-5）。一般に、女性は皮下脂肪蓄積型（下半身肥満）が多く、内臓脂肪蓄積型（内臓肥満）は男性に多くみられる。内臓肥満は、通常、腹部CT検査により内臓脂肪面積が100 cm²以上の場合を指す。しかし、臨床現場や健診では、腹部CT検査は時間や費用がかかるためウエスト周囲径（腹囲）を測定し、内臓脂肪面積に代わる指標としている。

肥満は、別の病気の結果として生じることもある（**二次性肥満**）（図4-6）。クッシング（Cushing）症候群、甲状腺機能低下症、インスリノーマ、過食

症，性腺機能低下症などでは，合併症の1つとして肥満がある．遺伝的に肥満を発症する疾患（プラダー・ウィリー（Prader-Willi）症候群）もある．さらに，薬物治療（抗精神病薬や副腎皮質ステロイド薬など）の副作用として，肥満が生じることもある．

b 症状・検査所見・診断

▶ 測定値の異常がみられても，高度肥満になるまで自覚症状はほとんどない

BMI（body mass index）が，25 kg/m² 以上の場合，肥満と診断する．一般に肥満による自覚症状はない．2型糖尿病，高血圧，脂質異常症が合併しても，ほとんど症状はない．しかし，**高度肥満**（BMI 35 kg/m² 以上）では，腰痛や膝関節症などの整形外科疾患，睡眠時無呼吸症候群，月経異常などがみられる（**表4-4**）．メタボリックシンドロームでも，腹部肥満という外見上の特徴はあるが自覚症状は通常はない．したがって，身体計測，血圧，採血検査などの客観的な測定値で判断する．メタボリックシンドロームは，エネルギー過剰が根本的な原因なので，LDL-C値は，メタボリックシンドロームの判断基準には含まれない．40～74歳の人は**特定健診**を受診することにより，メタボリックシンドロームかどうか判定される．体脂肪率を測定するには簡易な生体電気インピーダンス法（電気伝導性を利用）があるが，測定誤差が大きいため，測定値は大まかな目安とする．体脂肪率を正確に測定するには，**二重エネルギーX線吸収測定法**（DXA法）を用いる．

c 治療

▶ 様々な治療法を組み合わせると有効だが，食事療法が最優先される

肥満の治療には食事療法，運動療法，行動療法，薬物療法，そして肥満外科手術がある．そのなかでも食事療法は初期から大切であり，またどのような治療法が加わっても食事療法の必要性がなくなることはない．減量するときには，除脂肪体重，特に筋肉量が低下しないようにすることが重要である．

肥満の悪化を予防し，長期的には可能な限り標準体重に近づくことを目指す．しかし，実際には標準体重から大きくかけ離れていることも多い．そのため，現実には，現体重の**3%の減量**を目指す（**図4-7**）．高度肥満の場合には，**5～10%の減量**を目指す．

1）食事療法

エネルギー制限とともにバランスのとれた食事が必要になる．BMIが25～35未満の場合は，25 kcal/kg 標準体重/日というエネルギー摂取量に対して，3大栄養素のエネルギー比率は，たんぱく質およそ20%，糖質50～60%，脂質20～30%を基準とする．ただし，たんぱく質1.0～1.2 g/kg 標準体重/日が保たれるように配慮する．飽和脂肪酸は7%以下とする．

高度肥満（BMI ≧ 35 kg/m²）の場合には，エネルギー摂取量は20～25 kcal/kg 標準体重/日とする．効果がみられない場合には1,000 kcal 未満にす

C. 肥満と代謝疾患　89

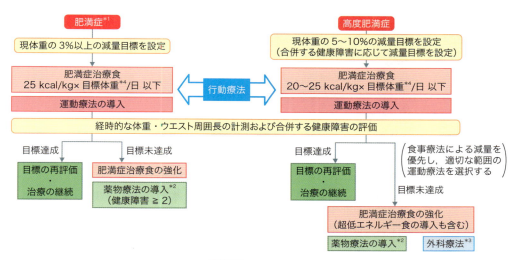

図4-7　肥満の治療

3〜6ヵ月を目安に各治療成果を評価.
*1 高度肥満症でない場合
*2 薬物療法の実施にあたっては，添付文書上の用法をふまえ，作用機構や有効性，安全性などを総合的に判断したうえで決定される必要がある.
*3 BMI＜35であっても，合併する健康障害の種類や程度によっては外科療法が適切な場合がある.
*4 BMI22×(身長[m])^2 となる体重を標準体重とし，年齢などを考慮して目標体重を設定する.
[日本肥満学会（編）：肥満症診療ガイドライン2022，ライフサイエンス出版，p.3，2022より許諾を得て転載]

るが，多くの場合，たんぱく質，ビタミン，ミネラルが不足するので，適宜補充する．これらを配慮した**超低エネルギー食**（very low calorie diet, **VLCD**；600 kcal/日），ないしは**フォーミュラ食**（1食200 kcal弱）を利用する．

コラム　超低エネルギー食（very low calorie diet, VLCD）　

　VLCDとは，1食あたり200 kcal未満，1日合計600 kcal未満という一般成人の基礎代謝量の半分にも満たない摂取エネルギー量による肥満症の食事療法である．

　VLCDでは，3大栄養素（エネルギー産生栄養素）の欠乏に加え，ビタミンとミネラルが欠乏する．また，食品中に含まれる水分の摂取量も減少し，エネルギー代謝に伴う代謝水（1日，約250〜300 mL）も減少するため，飲水などにより意図的に水分摂取量を増加させないと脱水が起こりやすい．また，摂取エネルギーが不足するために，全身の異化が進み，筋肉の異化とともに，体脂肪が分解し脂肪酸のβ酸化が進む．その結果，ケトン体が増加しアシドーシスへ傾く（ケトアシドーシス）が，このとき，脱水があると重症化する．このため，アシドーシスを起こしやすい疾患（1型糖尿病，腎疾患など）がある場合は，VLCDを実施することは難しい．

　長期になると，代謝に関係するホルモン（甲状腺，インスリン，アドレナリン，コルチゾールなど）にも影響し体調不良につながる．このような副作用があるため，入院して（医療監視下）行うのが原則である．

2）運動療法

運動はエネルギー消費だけでなく，インスリン抵抗性や末梢血流循環の改善のために積極的に取り入れるべきである．有酸素運動を主とした運動を30〜60分/日で徐々に行う．レジスタンス運動（筋力トレーニング）も適宜併用する．特に高度肥満の場合には，足・膝・腰などの関節を損傷しやすく，また隠れた虚血性心疾患などがある可能性があるため，自覚症状がなくても運動開始前に検査を受ける必要がある．

3）薬物療法

わが国では薬物療法は一般的ではなく，**マジンドール**（商品名：サノレックス）という薬物1種類のみが肥満の薬物治療として承認されていた．覚醒剤に類似した交感神経作用アミンで，中枢性（食欲抑制）および末梢性（エネルギー消費）に働く．ただし，肥満度＋70％以上，またはBMI 35 kg/m² 以上が条件であり，依存性があるので服薬は3ヵ月のみに限定されている．

2023年に，消化管リパーゼ阻害薬（オルリスタット）（経口薬）やGLP-1受容体作動薬（セマグルチド）（注射薬）が新規肥満症治療薬として承認された．

4）手術療法

肥満外科手術には，胃バンディング術，胃バイパス術，スリーブ状胃切除術などがある．わが国では高度肥満の割合が少なく，またいくつかの手術基準があるため，現状ではあまり普及していない．すでに蓄積した脂肪を取り除くのではなく，消化管からの栄養素の吸収を低下させる術式である．ただし，ビタミン・ミネラルの吸収も同時に低下するので，これらに注意する必要がある．

2 糖尿病 (diabetes mellitus, DM)

糖尿病は，よくみられる生活習慣病の1つである．糖尿病では，**インスリンの作用不足**（**インスリン分泌低下**，あるいは**インスリン抵抗性**）によって慢性的な高血糖が起こる．

空腹時の血糖値は，およそ80〜100 mg/dL という極めて狭い範囲で制御されている．食後（糖質摂取後）に血糖値は上昇するが，健常者では2時間後に140 mg/dL 未満になる．糖尿病には，頻度の高い（約90〜95％）**2型糖尿病**と，頻度の低い（約5％）**1型糖尿病**，そして他の疾患が原因で起こる二次性糖尿病がある．なお，妊娠糖尿病とは，妊娠中にはじめてみられた糖代謝異常（糖尿病ではない）である（☞12章B-3）．

❶ 2型糖尿病 (type 2 diabetes mellitus, T2DM)

a 成因・病態

▶ **インスリンの作用不足による高血糖は，合併症や動脈硬化性疾患を発症**

一般的に糖尿病というと，頻度の高い2型糖尿病を指す．2型糖尿病は，

C. 肥満と代謝疾患　　**91**

表4-6　1型糖尿病と2型糖尿病の特徴

	1型糖尿病	2型糖尿病
発症年齢	若年が多い	中高年が多い
全糖尿病に占める割合	5%程度	95%程度
遺伝（家族歴）	まれ（HLA*と関連）	あり
発症の原因	ウイルス感染，免疫異常，特発性（原因不明）	エネルギー摂取過剰，運動不足，ストレス
自己抗体（抗GAD抗体，ICAなど）	7割程度で陽性	なし
インスリン分泌	初期から著しく低下	初期は高値，次第に低下
発症形式	急激（緩徐なものも有）	緩徐
高血糖の重症度	重症	軽症～重症
血糖の安定性	不安定	安定が多い
体型	正常～やせ	初期に肥満が多い
ケトアシドーシス	多い	少ない
インスリン抵抗性	ない	多い
治療	インスリン治療が必要	食事療法，運動療法が必要だが，経口薬も必要になることが多い．重症化すればインスリン治療も必要

*HLA：ヒト白血球抗原

脂質異常症，高血圧，高尿酸血症とともに代表的な代謝異常であり，生活習慣病である．2型糖尿病は，遺伝（家族歴）だけでなく，様々な後天的な原因によっても発症する（**表4-6**）．

　過食（肥満），運動不足，喫煙，ストレスなどが関与している．これらは，同時に高血圧，脂質異常症も発症させやすい．つまり，メタボリックシンドロームの人に多く発症する．中高年者に起こることが多いが，近年は，10～20歳代の若年者にも発症している．一般に，2型糖尿病患者は高インスリン血症となるが，病期が進むとβ細胞の疲弊により，インスリン分泌が減少する．2型糖尿病ではインスリン感受性の低下（インスリン抵抗性）が起こり，"血糖値を下げる"というインスリンの作用が減弱する．その結果，通常は，食後血糖が徐々に上昇しはじめ，適切に治療されないと空腹時血糖も上昇し，最終的に慢性的な高血糖状態になる．インスリン分泌の低下は，遺伝や体質などによるが，インスリン抵抗性の多くは肥満，運動不足，喫煙などが原因である．

　血糖値を高値のまま放置しておくと，**神経障害，網膜症，腎症**という糖尿病特有の3つの**合併症**（**細小血管障害**）が発症する．また，同時に高血圧，脂質異常症がある場合には，比較的太い動脈も障害され（**大血管障害**），狭心症・心筋梗塞，脳梗塞，閉塞性動脈硬化症などを発症する．特に，足の末端の動脈に循環障害が生じ，足趾などが壊死して黒色化（**壊疽**）してしまうことがある．炎症や感染症を同時に起こすことが多いが，神経障害（感覚低下）のために悪化しても気づかない．そのため，日々の観察や手入れ（フットケア）が重要になる．

表4-7 糖尿病の診断

1 下記４項目のうち，１つ以上あてはまる場合は糖尿病型であり，別の日の再検査によって糖尿病型が再確認できた場合は，糖尿病と診断する．血糖値とHbA1cが同時に糖尿病型である場合は，初回検査だけで糖尿病と診断する．

    ① 早朝空腹時血糖値 ≧ 126 mg/dL
    ② 75 g OGTT 2 時間値 ≧ 200 mg/dL
    ③ 随時血糖値 ≧ 200 mg/dL
    ④ HbA1c（NGSP）≧ 6.5%

2 血糖値が上記の糖尿病型を示し，かつ次のいずれかの条件が満たされた場合は，初回検査だけでも糖尿病とする．
    ・糖尿病の典型的症状（口渇，多飲，多尿，体重減少）の存在
    ・確実な糖尿病網膜症の存在

上記１または２にあてはまる場合は，糖尿病と診断する．糖尿病の判定が困難な場合は，糖尿病の疑いをもって対応し，時期をおいて再検査する．

［日本糖尿病学会：糖尿病治療ガイド 2022-2023，文光堂，2022 を参考に著者作成］

b 症状・検査所見・診断

▶ **自覚症状の乏しい３大合併症だけでなく，急性の体調不良も起こる**

　初期には，自覚症状はない．したがって，血液検査などの客観的な検査結果をもとに糖尿病の診断を行う（**表4-7**）．糖尿病と診断するには，一時点の高血糖だけでなく，慢性的な高血糖状態があるかどうかが重要になる．ただし，一度の血液検査でも，**空腹時血糖値が 126 mg/dL 以上かつ HbA1cが 6.5％以上**ならば，初回で糖尿病と診断できる．神経症，網膜症，腎症もそれぞれ重症にならなければ，自覚症状は出現しない．糖尿病の治療を受けていても定期的にそれぞれの合併症に対する検査を受ける必要がある．

　75 g 経口ブドウ糖負荷試験（75 g OGTT）は，75 gのブドウ糖を含む水溶液を飲んで（糖負荷），その後（30分，60分，120分）の血糖値の変化と，通常はインスリン分泌も測定される．隠れた糖尿病型だけでなく，糖代謝異常（空腹時血糖高値，耐糖能異常）や，**インスリン抵抗性**[1] の定量なども判定される．

　糖尿病と診断されたら，治療の中心は血糖管理であり HbA1c（hemoglobin A1c，グリコヘモグロビン）* に基づいて行う．血糖管理の最優先目標は，3大合併症の予防であり，そのために HbA1c が **7.0％未満**になるように管理する．低血糖などで治療強化が困難な場合には，それより高い HbA1c を目標とする（8.0％未満など）．無理な食事療法や薬物療法などで，HbA1c 6.0％未満を目指すと，低血糖や栄養障害を起こす可能性があるので注意する．イ

* **HbA1c**
採血時から過去1〜2ヵ月間の平均血糖値を反映し，血糖コントロールの指標となっている．HbA1cの基準値は，5.6％未満で，5.6〜6.4％では境界型糖尿病の可能性がある．出血，鉄欠乏性の鉄投与時（回復期），溶血性疾患などで低値となり，鉄欠乏のとき（鉄投与していないとき）には高値となる．

□ NOTE

1）インスリン抵抗性
空腹時におけるインスリン抵抗性（homeostasis model assessment as an index of insulin resistance, HOMA-IR）は下記の式により算出する（空腹時血糖値が 140 mg/dL 未満の場合のみ）．
　　HOMA-IR = 空腹時血糖値 × 空腹時インスリン濃度 ÷ 405
1.6 以下が正常，2.5 以上でインスリン抵抗性があると判断する．

インスリン治療を行っている場合や妊娠糖尿病などでは，定期的な外来受診時のHbA1c値に加え，自宅などで**自己血糖測定**＊（self-monitoring of blood glucose, SMBG）を行い，高血糖あるいは低血糖の有無を日常生活のなかで確認し[1]，必要に応じて食事量やインスリン注射量の調節などを行う．

出血や鉄欠乏時には，HbA1cによる血糖評価が適さない場合があるので，**グリコアルブミン**（glycoalbumin, GA）＊による評価を考慮する．

糖尿病性腎症も第4期まで症状はほとんどない．第2期は**微量アルブミン尿**を測定することによって診断する（**表4-8**）．通常の試験紙法による尿検査では，微量アルブミン尿の有無はわからない．第3期まで進むと，通常の試験紙法による検査でも顕性たんぱく尿として検出される．腎症がさらに進むと，糸球体ろ過量（GFR）が30 mL/分/1.73 m² 未満になり，他の血液検査値（尿素窒素，尿酸，カルシウム，リンなど）に異常が現れはじめ，浮腫などもみられるようになる．神経症では，手足の末端から始まる感覚障害，神経炎，自律神経障害などがみられることがある．網膜症も中等度までは自覚症状はない．進行すると，眼底出血，網膜剥離などにより視野障害，失明などを生じる（**図4-9**）．

1）急性糖尿病性失調（acute metabolic failure of diabetes mellitus）

糖尿病の治療中には，病態の変化が急激に起こることがある．代表的なものに，**糖尿病性ケトアシドーシス**と**高浸透圧高血糖症候群**がある．前者の特徴はアシドーシス（pH < 7.3）であり，原因はインスリン欠乏と，血糖を

＊**自己血糖測定**
自己血糖測定とは，簡易血糖測定器を使用して，自分で食前あるいは食後に血糖値を測定することである．専用の針で指先を刺し，数mm大の血液をセンサーに吸い込ませて血糖を測る（図4-8）．低血糖や高血糖を確認することにより食事，薬，行動などに配慮し，血糖コントロールに役立てることができる．インスリン注射をしている糖尿病患者や妊娠糖尿病の患者などが行っている．

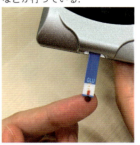

図4-8 自己血糖測定の様子

＊**グリコアルブミン**
過去2週間の血糖の状態を反映する．透析施行中や妊娠中の血糖管理として用いることが多い．GAの基準値は，11〜16%であり，血糖値が高いと増加する．

表4-8 糖尿病性腎症病期分類2023

病期	尿中アルブミン・クレアチニン比（UACR, mg/g）あるいは尿中蛋白・クレアチニン比（UPCR, g/g）	推算糸球体濾過量（eGFR, mL/分/1.73 m²）
正常アルブミン尿期（第1期）	UACR 30 未満	30 以上
微量アルブミン尿期（第2期）	UACR 30〜299	30 以上
顕性アルブミン尿期（第3期）	UACR 300 以上あるいは UPCR 0.5 以上	30 以上
GFR高度低下・末期腎不全期（第4期）	問わない	30 未満
腎代替療法期（第5期）	透析療法中あるいは腎移植後	

［糖尿病性腎症合同委員会・糖尿病性腎症病期分類改訂ワーキンググループ：糖尿病性腎症病期分類2023の策定．日腎会誌 65：847-856，2023 より許諾を得て転載］

NOTE

1）皮下持続グルコース測定（continuous glucose monitoring, CGM）
皮下にセンサーを装着し，皮下の間質液中の血糖濃度を24時間（5分間隔）通して測定する．就寝中の血糖も測定されるため，夜間の低血糖や早朝の高血糖の有無を確認することができる．SMBGでは1日数回の血糖値しか測定できないが，CGMでは1日多数回の測定で数日間〜2週間の血糖変動を知ることができる．

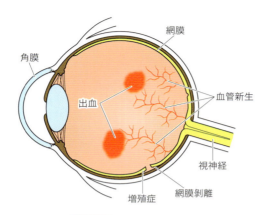

図4-9 糖尿病性網膜症

上げるホルモン（**インスリン拮抗ホルモン***）の分泌過剰であり1～2日ほどで発症する．1型糖尿病の初回発症時にみられることが多い．後者の特徴は高血糖（> 600 mg/dL）であり，高齢者に多くみられ，感染症，手術，利尿薬服用などが契機となって比較的ゆっくり（数日～1週間）と発症する．

両者ともに脱水と電解質の補正をするとともに，血糖改善のために速効型インスリンの点滴治療を行う．意識障害を伴いやすく，バイタルサインのモニターが必要である．

2）低血糖（hypoglycemia）

糖尿病の治療中には，様々な原因により血糖値が低くなることがある．血糖値が70 mg/dL以下の場合は**低血糖**と診断し迅速に対処する．低血糖症状（意識レベル低下，発汗，動悸など）がみられたら，すぐにブドウ糖（10～20 g程度）を摂取し，可能ならば自己血糖測定（SMBG）も行い確認する．薬物療法，食事療法，運動療法（身体活動量含む）などが原因となることがあるので，必要に応じて変更・修正する．

3）シックデイ（sick day）

糖尿病の治療中に，感染症（風邪，インフルエンザなど）や消化器症状（下痢，腹痛等）などによって悪心・嘔吐，食欲低下などの体調不良が起こることがあり，これを**シックデイ**という．血糖値が上昇しやすく高血糖やケトアシドーシスを起こす可能性が高い．安易な服薬中止や飲食の回避をすると，さらに病態を悪化させ脱水や血糖値上昇をきたすので，事前に対処の仕方を主治医に確認しておく必要がある．

C 治療

▶ **食事療法・運動療法が重要であり，必要に応じて薬物療法を加える**

血糖管理が第一だが，体重管理（肥満予防），喫煙，飲酒などが該当すれば改善する必要がある．食事療法と運動療法（身体活動向上含む）は，薬物

*インスリン拮抗ホルモン
血糖を上昇させるホルモンをインスリン拮抗ホルモンといい，グルカゴン，カテコールアミン（ドーパミン，ノルアドレナリン，アドレナリン），コルチゾール，成長ホルモン，甲状腺ホルモンなどがある．血糖だけでなく，その他のインスリンの作用にも拮抗する．

療法を開始しても重要である.

1）食事療法

1日に必要なエネルギー摂取量は,軽い労作*では25〜30 kcal/kg標準体重,普通の労作*では30〜35 kcal/kg標準体重,重い労作*では35 kcal/kg標準体重以上を目安にする.食品交換表を参考にして,糖質50〜60%,脂質20〜25%,たんぱく質15〜20%を原則保ち,特に糖質の過剰には注意する.また,3食ほぼ均等にする.

2）運動療法

糖尿病の罹患年数が長い場合や,他の危険因子（高血圧,脂質異常症など）がある場合は運動を開始するにあたり,心血管疾患がないかを確認するため負荷心電図などを含めた検査を行う必要がある（自覚症状の有無では判断しない）.軽度〜中等度の強度の有酸素運動を30分程度行う.特に初期は,毎日行う必要はない.体重減少（エネルギー消費）よりも,インスリン抵抗性の改善を主目的として行う.薬物療法を行っている場合には,運動後しばらくして低血糖を起こすこともよくあるので注意する.

3）薬物療法

生活習慣改善,食事療法,運動療法を行っても十分な効果が得られない場合に,薬物治療も行う.経口薬は,妊娠中は使用できない.また,腎機能低下や肝機能障害がある場合には,使用できる経口薬が限られてくるため,インスリン治療が行われることが多い.近年は,体重増加や低血糖を起こしにくい**インクレチン***関連薬（DPP-4阻害薬,GLP-1受容体作動薬）の使用が多い.体重減少がみられるSGLT2阻害薬の使用も多くなっている.

①スルホニル尿素薬（SU薬）

インスリン分泌促進作用がある.低血糖,体重増加などの副作用がある.β細胞にインスリンを分泌する能力が十分に残っていないと効果が小さい.

② 速効型インスリン分泌促進薬（グリニド薬）

内服後短時間でインスリン分泌を促進する.食事の直前に服用し,食後高血糖を是正する.

③ビグアナイド薬（BG薬,メトホルミンなど）

インスリン抵抗性改善,**肝臓での糖新生抑制**などにより血糖値の改善を行う.体重増加は起こりにくい.乳酸アシドーシスという副作用のため,以前は使用がかなり制限されていた.高齢者,造影剤使用,肝機能障害などの場合には使用を控える.現在,メトホルミンは,2型糖尿病に対する第1選択薬になっている.

④チアゾリジン薬

インスリン抵抗性改善作用がある.浮腫,体重増加などの副作用があるため,心不全がある場合には使用できない.

⑤α-グルコシダーゼ阻害薬（α-GI）

食事の直前に服用し,小腸からの糖の吸収を遅らせて**食後高血糖を改善**する.腹部膨満,放屁増加,下痢などの副作用がある.服用中に低血糖が起こったら,砂糖ではなくブドウ糖を服用する.

***軽い労作**
デスクワークが主な人,主婦など.

***普通の労作**
立ち仕事が多い職業.

***重い労作**
力仕事の多い職業.

***インクレチン**
インクレチンは,摂取した食物が小腸を通過すると分泌される消化管ホルモンである.GLP-1とGIP（glucose-dependent insulinotropic polypeptide）があり,それらはインスリン分泌を促進する.DPP-4という酵素は,短時間（数分）のうちにGLP-1とGIPの作用を無効にしてしまう.そのため,DPP-4阻害薬が開発された.また,GLP-1の効果を増強するために,その受容体作動薬が開発された.

96　4. 栄養障害と代謝疾患

⑥ DPP-4（dipeptidyl peptidase-4）**阻害薬**

　食後に血糖値が高くなったときに，インスリン分泌を促進し，グルカゴンの分泌は抑制する．低血糖が起こりにくく，体重増加も起こしにくい．

⑦ SGLT2（sodium glucose cotransporter 2）**阻害薬**

　尿細管でのブドウ糖の再吸収を抑制し，尿中に糖（グルコース）を排泄する．1日あたり60〜80 gほどの糖を排泄するので，体重が減少しやすい（およそ250〜350 kcal/日消失）．しかし，低血糖，尿路感染症，脱水などが副作用としてみられることがある．

⑧ GLP-1（グルカゴン様ペプチド-1，glucagon-like peptide-1）**受容体作動薬**

　血糖値が高いときにインスリンの分泌を促し，グルカゴン分泌を抑制する．消化管の蠕動（ぜんどう）運動を抑え，食欲を抑える作用もある．そのため体重を減らす効果がある．一方，下痢，便秘，悪心などの副作用も起こりうる．

⑨**インスリン（insulin）製剤**

　インスリン分泌量が不足している場合や経口薬を使用できない場合には，インスリン注射による治療が必要になる．手術や妊娠時，高血糖時など，一時的に使用する場合もある．持効型，超速効型，混合型などのインスリン製剤を病態に合わせて使用する．

❷ 1 型糖尿病（type 1 diabetes mellitus, T1DM）

a 成因・病態

> ▶ ケトアシドーシスを伴う高血糖を突然に発症することが多い

　ウイルス感染などをきっかけに免疫異常が起こって膵臓に対する自己抗体が産生され，膵臓のβ細胞が破壊されインスリン分泌が極端に減少する．その結果，突然高血糖を伴うケトアシドーシス症状として発症することが多い．2型糖尿病によくみられる肥満，運動不足，不健康な生活習慣などは通常合併しない．小児期から若年期に起こることが多い．膵臓からのインスリン分泌が完全に枯渇している場合，糖尿病治療中でも突然血糖が上昇し，インスリンを注射すると低血糖が生じやすい．このような血糖の上下変動が激しく血糖コントロールが困難な場合，不安定型（ブリットル，Brittle）糖尿病という．また，診断時に自己抗体はあるがインスリン治療の必要性がない緩徐進行1型糖尿病もみられる．

b 症状・検査所見・診断

> ▶ インスリン分泌が極端に減少し，特異的な自己抗体が陽性になることが多い

　初期の自覚症状は，高血糖のために生じる喉の渇き，多飲・多尿，体重の減少などがみられる．しばらくすると，急性糖尿病失調である糖尿病性ケトアシドーシスを発症し，適切な治療を行わないと危篤状態になる．**抗 GAD 抗体**や膵島抗体（ICA），抗 IA-2 抗体などの自己抗体が高頻度（約70〜80％）

にみられる．インスリン分泌が極端に減少している（血中あるいは尿中のC-ペプチド濃度で判定）．

c 治療

▶ インスリン治療が必須であるが，摂取する食事内容は健常人と変わりない

喫煙，過度の飲酒，運動不足などがあれば改善する必要がある．

1）食事療法
2型糖尿病と異なりエネルギーを制限する必要はなく，ライフステージや生活強度などに応じた食事を摂取する．また，各食事中の糖質量を知ることも重要であり，糖質量（カーボカウント）に応じたインスリン注射を行うと血糖管理に有効である．

2）薬物療法
インスリン治療が必須である．基礎インスリン（持効型）と各食直前の追加インスリン（超速効型）などを組み合わせて行う．経口薬は原則投与しない．

❸ その他の糖尿病

内分泌疾患，肝硬変，慢性膵炎においても二次性糖尿病が起こる．ステロイド内服治療中にも，インスリン抵抗性が高くなり二次性糖尿病が起こるので，適切な糖尿病治療が必要になる．

コラム BS（blood sugar，血糖）という表現は適切でない

血中に，sugar（スクロース）は存在しない．存在するのはグルコース（ブドウ糖）である．スクロースは，グルコースとフルクトース（果糖）に小腸で分解されて吸収される．血糖値は，グルコース（ブドウ糖）の濃度 mg/dL を表している．英語にすると plasma glucose あるいは blood glucose である．

③ 脂質異常症 (dyslipidemia)

血液中の脂質の濃度が異常になった状態を**脂質異常症**と呼ぶ．体質や遺伝子の異常などが原因で起こるものを一次性（原発性）脂質異常症，他の疾患や薬物療法が原因で起こるものを二次性（誘発性）脂質異常症という．

脂質は疎水性（リン脂質は両性）であるため，血液中では**アポたんぱく質**と結合し，球状の**リポたんぱく質**という形で存在する（図4-10）．表面は，アポたんぱく質とリン脂質が占め，中心部は疎水性の**中性脂肪**（トリグリセリド，TG）と**コレステロール**が占める．数種類のリポたんぱく質が血液中を循環しながら，全身の細胞へ脂質を供給する（図4-11）．

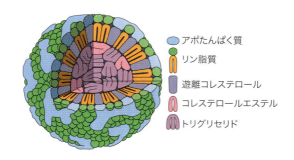

図4-10 リポたんぱく質の構造

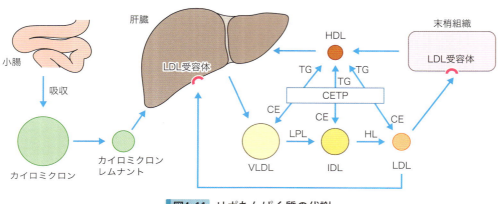

図4-11 リポたんぱく質の代謝

❶ 一次性（原発性）脂質異常症 (primary dyslipidemia)

a 成因・病態

▶ 脂質異常症は，リポたんぱく質の代謝過程の異常によって起こる

　超低比重リポたんぱく質（very low density lipoprotein，**VLDL**）は，肝臓から分泌されるリポたんぱく質であり，中性脂肪を多く含んでいる（**表4-9**）．空腹時における中性脂肪は，VLDLに多く存在する．肥満者や2型糖尿病の人では血清VLDLが高値，つまり血清中性脂肪が高値であることが多い（**表4-10**）．**中間比重リポたんぱく質**（intermediate density lipoprotein，**IDL**）は，リポたんぱく質リパーゼ（LPL）によりVLDL中の中性脂肪が加水分解されて生成するリポたんぱく質である（**図4-11**）．

　IDLの中性脂肪が肝性リパーゼ（HL）によってさらに加水分解されると，中性脂肪が少なくコレステロールが多い**低比重リポたんぱく質**（low density lipoprotein，**LDL**）になる．LDLは，**コレステロール**を組織に補給するが，この場合は細胞膜に存在する**アポたんぱく質B受容体**を介してLDLが細胞内へ取り込まれる．LDLはマクロファージにも取り込まれ，過剰に取り組まれると泡沫化を起こして動脈硬化につながる（動脈硬化促進作用）．

C. 肥満と代謝疾患　99

表4-9 リポたんぱく質の構成成分

	カイロミクロン	VLDL	IDL	LDL	HDL
比重	低い ←――――――――――――→ 高い				
大きさ	大きい ←――――――――――――→ 小さい				
主な脂質	中性脂肪	中性脂肪	中性脂肪とコレステロール	コレステロール	コレステロール

表4-10 脂質異常症の WHO 分類

	増加するリポたんぱく質	原因疾患や薬剤など
I	カイロミクロン	原発性高カイロミクロン血症
II a	LDL	家族性高コレステロール血症，甲状腺機能低下症，神経性食欲不振症，ネフローゼ症候群，クッシング症候群，副腎皮質ステロイド薬長期投与
II b	LDL + VLDL	クッシング症候群，2 型糖尿病（IVのほうが多い），妊娠，肥満（IVのほうが多い），ネフローゼ症候群，副腎皮質ステロイド薬長期投与
III	Broad-β リポたんぱく質	家族性III型高脂血症
IV	VLDL	2 型糖尿病，肥満，アルコール
V	カイロミクロン + VLDL	原発性 V 型高脂血症

　高比重リポたんぱく質（high density lipoprotein, **HDL**）は，コレステロールが蓄積した末梢組織からコレステロールエステル（CE）を引き抜き，肝臓や VLDL，IDL，LDL へ戻す役割をしている（コレステロールエステル逆転送）．そのため，動脈硬化を予防・退縮する作用がある（動脈硬化抑制作用）．HDL から VLDL，IDL，および LDL へのコレステロールエステル転送には，**コレステリルエステル転送たんぱく**（cholesteryl ester transfer protein, CETP）が作用している（**図 4-11**）.

　カイロミクロン（キロミクロン）は，健常人では食後だけに血中に存在する．食事中の脂質は小腸から吸収されると，カイロミクロンという**中性脂肪**を多量に含む大きなリポたんぱく質を形成する．**リンパ管**を通り胸管から血液中に分泌された後，数時間循環する．中性脂肪が徐々に分解され，カイロミクロンがある程度小さくなるとカイロミクロンレムナントとなり肝臓に取り込まれる．空腹時の採血で，カイロミクロンが存在する場合は，患者が医療での"空腹"を誤解している場合か（コラム参照），カイロミクロンの代謝異常が存在する（**表 4-10**）.

コラム　医療でいう"空腹時"とは？

　一般の人も"空腹"という言葉を頻繁に使う．昼食前あるいは夕食前に，"お腹が空く"ことは日常茶飯事である．では，そのような空腹時が，医療でいう"空腹時"に当たるかというと，そうではない．医療でいう"空腹"とは，前日の夕食後から朝まで，通常 10 時間以上何も飲み食いしていない状態を指す（水は除く）．つまり，単に空腹（hungry）ではなく，一定時間以上の絶食（fasting）状態を指す．英語の朝食（breakfast）の語源もそこからきている．

b 症状・検査所見・診断

▶ 主に血液検査によって判定するが，特異的な身体所見がみられることもある

　脂質異常症だけでは自覚症状はない．血清 LDL-コレステロール（LDL-C）値が高い場合，身体所見として，皮膚の黄色腫や，角膜の角膜輪，アキレス腱肥厚などがみられることがあるが，家族性高コレステロール血症でない場合には身体所見にまったく異常がみられないこともある．脂質異常症を長年放置すると，狭心症，心筋梗塞，脳梗塞，下肢閉塞性動脈硬化症などを発症する．したがって，血液検査，心電図，画像検査，身体所見などが脂質異常症の診断と治療に必要である．

　現在，病院などの臨床現場では，血清 LDL-C 値は直接法によって測定されることが多いが，日本動脈硬化学会では，下記の**フリードワルド（Friedewald）の式**を用いて LDL-C を算出することも推奨している．

$$\text{LDL-C} = 総コレステロール - \text{HDL-C} - \text{TG} \div 5 \text{（中性脂肪を5で割る）}$$

　単位はすべて mg/dL である．ただし，空腹時採血が必要であり，また，血清中性脂肪濃度が 400 mg/dL を超える場合にはこの式は使用できない．その場合は，総コレステロールから HDL-C を引いた **non-HDL-コレステロール（non-HDL-C）** を LDL-C の代替として考慮する（non-HDL-C の基準は，LDL-C の基準に 30 mg/dL を加える）（表 4-11）．

　空腹時採血において，血清 LDL-C 濃度が 140 mg/dL 以上（120〜139 mg/dL は，境界域高 LDL-C 血症），血清 HDL-C 濃度が 40 mg/dL 未満，血清 TG（中性脂肪）濃度が 150 mg/dL 以上のいずれかがみられる場合，脂質異常症と診断される（表 4-12）．

　血清 LDL-C 濃度には管理目標値というものが設定されている（表 4-11）．糖尿病，慢性腎臓病，脳梗塞，末梢動脈疾患などを合併している場合，血清 LDL-C 濃度は 120 mg/dL 未満に管理することが推奨される．さらに，すでに狭心症などの冠動脈疾患に罹患していれば 100 mg/dL 未満が管理目標値となる．

C. 肥満と代謝疾患　101

表4-11　リスク区分別脂質管理目標値

治療方針の原則	管理区分	脂質管理目標値（mg/dL）			
		LDL-C	Non-HDL-C	TG	HDL-C
一次予防 まず生活習慣の改善を行った後薬物療法の適用を考慮する	低リスク	< 160	< 190	< 150（空腹時）*** < 175（随時）	≧ 40
	中リスク	< 140	< 170		
	高リスク	< 120 < 100*	< 150 < 130*		
二次予防 生活習慣の是正とともに薬物治療を考慮する	冠動脈疾患またはアテローム血栓性脳梗塞（明らかなアテローム****を伴うその他の脳梗塞を含む）の既往	< 100 < 70**	< 130 < 100**		

- *糖尿病において，PAD，細小血管症（網膜症，腎症，神経障害）合併時，または喫煙ありの場合に考慮する．
- **「急性冠症候群」，「家族性高コレステロール血症」，「糖尿病」，「冠動脈疾患とアテローム血栓性脳梗塞（明らかなアテロームを伴うその他の脳梗塞を含む）」の4病態のいずれかを合併する場合に考慮する．
- 一次予防における管理目標達成の手段は非薬物療法が基本であるが，いずれの管理区分においても LDL-C が 180 mg/dL 以上の場合は薬物治療を考慮する．家族性高コレステロール血症の可能性も念頭に置いておく．
- まず LDL-C の管理目標値を達成し，次に non-HDL-C の達成を目指す．LDL-C の管理目標を達成しても non-HDL-C が高い場合は高 TG 血症を伴うことが多く，その管理が重要となる．低 HDL-C については基本的には生活習慣の改善で対処すべきである．
- これらの値はあくまでも到達努力目標であり，一次予防（低・中リスク）においては LDL-C 低下率 20〜30% も目標値としてなり得る．
- ***10時間以上の絶食を「空腹時」とする．ただし水やお茶などカロリーのない水分の摂取は可とする．それ以外の条件を「随時」とする．
- ****頭蓋内外動脈の 50% 以上の狭窄，または弓部大動脈粥腫（最大肥厚 4 mm 以上）
- 高齢者については引用元第 7 章を参照．

[日本動脈硬化学会（編）：動脈硬化性疾患予防ガイドライン 2022 年版，日本動脈硬化学会，p.71，2022 より許諾を得て転載]

表4-12　脂質異常症診断基準

LDL コレステロール	140 mg/dL 以上	高 LDL コレステロール血症
	120〜139 mg/dL	境界域高 LDL コレステロール血症**
HDL コレステロール	40 mg/dL 未満	低 HDL コレステロール血症
トリグリセライド	150 mg/dL 以上（空腹時採血*）	高トリグリセライド血症
	175 mg/dL 以上（随時採血*）	
Non-HDL コレステロール	170 mg/dL 以上	高 non-HDL コレステロール血症
	150〜169 mg/dL	境界域高 non-HDL コレステロール血症**

*基本的に10時間以上の絶食を「空腹時」とする．ただし水やお茶などカロリーのない水分の摂取は可とする．空腹時であることが確認できない場合を「随時」とする．
**スクリーニングで境界域高 LDL-C 血症，境界域高 non-HDL-C 血症を示した場合は，高リスク病態がないか検討し，治療の必要性を考慮する．
- LDL-C は Friedewald 式（TC-HDL-C-TG/5）で計算する（ただし空腹時採血の場合のみ）．または直接法で求める．
- TG が 400 mg/dL 以上や随時採血の場合は non-HDL-C（= TC-HDL-C）か LDL-C 直接法を使用する．ただしスクリーニングで non-HDL-C を用いる時は，高 TG 血症を伴わない場合は LDL-C との差が＋ 30 mg/dL より小さくなる可能性を念頭においてリスクを評価する．
- TG の基準値は空腹時採血と随時採血により異なる．
- HDL-C は単独では薬物介入の対象とはならない．

[日本動脈硬化学会（編）：動脈硬化性疾患予防ガイドライン 2022 年版，日本動脈硬化学会，p.22，2022 より許諾を得て転載]

1）家族性高コレステロール血症（familial hypercholesterolemia，FH）

　LDL 受容体関連遺伝子の変異による常染色体優性遺伝の疾患である．皮膚の**黄色腫**や，**角膜輪**，**アキレス腱肥厚**などがみられ，**若年時から冠動脈疾患を発症する**（表 4-13）．ヘテロ接合体の家族性高コレステロール血症は 500 人に 1 人，ホモ接合体の家族性高コレステロール血症は 100 万人に 1 人の割合で発症する．LDL 受容体活性は個人差があり，高 LDL-C 血症者の約 8% をヘテロ接合体患者が占める．

102　4. 栄養障害と代謝疾患

表4-13 成人（15歳以上）FH の診断基準

1. 高 LDL-C 血症（未治療時の LDL-C 値 180 mg/dL 以上）
2. 腱黄色腫（手背，肘，膝等またはアキレス腱肥厚）あるいは皮膚結節性黄色腫
3. FH あるいは早発性冠動脈疾患の家族歴（第一度近親者）

- 他の原発性・続発性脂質異常症を除外した上で診断する.
- すでに薬物治療中の場合，治療のきっかけとなった脂質値を参考にする.
- アキレス腱肥厚は X 線撮影により男性 8.0 mm 以上，女性 7.5 mm 以上，あるいは超音波により男性 6.0 mm 以上，女性 5.5 mm 以上にて診断する.
- 皮膚結節性黄色腫に眼瞼黄色腫は含まない.
- 早発性冠動脈疾患は男性 55 歳未満，女性 65 歳未満で発症した冠動脈疾患と定義する.
- 2 項目以上を満たす場合に FH と診断する.
- 2 項目以上を満たさない場合でも，LDL-C が 250 mg/dL 以上の場合，あるいは 2 または 3 を満たし LDL-C が 160 mg/dL 以上の場合は FH を強く疑う.
- FH 病原性遺伝子変異がある場合は FH と診断する.
- FH ホモ接合体が疑われる場合は遺伝学的検査による診断が望ましい. 診断が難しい FH ヘテロ接合体疑いも遺伝学的検査が有用である.
- この診断基準は FH ホモ接合体にも当てはまる.
- FH と診断した場合，家族についても調べることが強く推奨される.

[日本動脈硬化学会（編）：動脈硬化性疾患予防ガイドライン 2022 年版，日本動脈硬化学会，p.160，2022 より許諾を得て転載]

2）高カイロミクロン血症（hyperchylomicronemia）

　50〜100 万人に 1 人という割合で発症する. 原発性（一次性）高カイロミクロン血症では，カイロミクロンの代謝に関係する特定の遺伝子やたんぱくの異常が原因である. 身体所見では，黄色い発疹（発疹性黄色腫）がみられることが多い. 空腹時でも血中に多量のカイロミクロンが存在し，1,000 mg/dL を超える高中性脂肪血症では，急性膵炎を起こすこともある.

C 治　療

▶ 脂質異常症のタイプ別に，食事・運動・薬物療法の重要性が異なる

　どのタイプの脂質異常症においても，喫煙，飲酒，生活習慣を見直すとともに，食事療法，運動療法，薬物療法などを行う.

1）食事療法

　肥満になると，中性脂肪が高値になり同時に HDL-C が低くなるので，エネルギー制限により適正体重を維持するようにする. 血清 LDL-C 濃度は，肝臓でのコレステロール合成量に大きく左右される（約 80％）. しかし，食事からのコレステロール摂取量が多くなると，血清 LDL-C も高くなる（個人差が大きい）. また，飽和脂肪酸やトランス脂肪酸の摂取量も LDL-C の濃度に影響する. 食事療法におけるポイントを表 4-14 に示す.

　高カイロミクロン血症では，カイロミクロンが食事中の脂肪から形成されるため，脂肪制限食とする. 脂肪摂取量を 15〜20 g/日以下，または，エネルギー比率として 15％以下にする. さらに，カイロミクロンをつくらない中鎖脂肪酸（medium chain triglyceride，MCT）の使用が有効である.

2）運動療法

　ウォーキングなどの有酸素運動を中心に行う（☞本章 C-**1** **C** 2)).

表4-14 食事療法におけるポイント

摂取エネルギー＝標準体重 × 身体活動量
　　　　　　　　　（軽い労作　　：25〜30 kcal,
　　　　　　　　　　普通の労作：30〜35 kcal,
　　　　　　　　　　重い労作　　：35 kcal〜　）

脂質エネルギー比：20〜25%
　　　　　　　（飽和脂肪酸エネルギー比率を 4.5%以上 7%未満,
　　　　　　　　コレステロール摂取量を 200 mg/ 日未満　）
n-3 系多価不飽和脂肪酸の摂取を増やす
トランス脂肪酸の摂取を控える
炭水化物エネルギー比を 50〜60%とし，食物繊維の摂取を増やす
食塩の摂取は 6 g/ 日未満を目標にする
アルコールの摂取を 25 g/ 日以下に抑える

3）薬物療法

　血清 LDL-C 濃度が高値の場合，HMG-CoA 還元酵素阻害薬である**スタチン系薬**が第 1 選択になる．家族性高コレステロール血症でない場合には，スタチン系薬 1 剤で管理目標値を達成できる場合がほとんどである．スタチン系薬の副作用として，まれに筋炎や横紋筋融解症を起こす．スタチン系薬を使えない場合には，プロブコール（コレステロールの胆汁中排泄を促進）や陰イオン交換樹脂（レジン）がある．また，エゼチミブ，PCSK9 阻害薬なども有効である．**エゼチミブ**は，主に小腸コレステロール輸送体（NPC1L1）を阻害することにより，コレステロールの吸収を減少させる．PCSK9 阻害薬は新しい注射薬であり 2 週間に 1 回皮下投与する．

　高トリグリセリド血症の治療には，**フィブラート系薬**がよく用いられる．フィブラート系薬には HDL-C を増加させる作用もある．肝障害，横紋筋融解症という副作用が起こることがある．エイコサペンタエン酸（EPA）やニコチン酸誘導体も中等度の低下効果がある．低 HDL-C に対する薬物療法は現在存在しないが，高 TG を伴う低 HDL-C の場合には，高 TG を改善させることにより HDL-C 濃度は上昇することが多い．

　家族性高コレステロール血症では，動脈硬化性疾患に罹患しやすいため，早期診断を行い，厳格な治療が必要となる．生活習慣改善・適正体重の指導とともに，脂質低下療法を開始する．脂質低下療法では，最大耐用量のスタチン系薬とエゼチミブを併用する（日本動脈硬化学会 2017）．効果不十分の場合（LDL-C が 100 mg/dL 未満にならない場合など），PCSK9 阻害薬，陰イオン交換樹脂などの併用に加えて，**LDL アフェレーシス***も考慮する．

❷ 二次性（誘発性）脂質異常症（secondary dyslipidemia）……

　甲状腺機能低下症，クッシング症候群，ネフローゼ症候群，そして副腎皮質ステロイド薬の内服などでは，二次性（誘発性）の脂質異常症がみられる．これらの原疾患の治療を優先しながら脂質異常症に対する治療も同時に行う．

* **LDL アフェレーシス**
静脈から血液を出し，LDLを吸着するカラムに流すことによりLDLを除去する．LDL以外の血液成分は生体へ戻す．血液透析に似ているがシャントをつくる必要はない．1回あたり数時間かかる．1〜2週間に1回程度行う．家族性高コレステロール血症のホモ接合体や重症なヘテロ接合体，そして巣状糸球体硬化症などに適用がある．

4 高尿酸血症 (hyperuricemia), 痛風 (gout)

　血清の尿酸値が 7.0 mg/dL を超えた場合，**高尿酸血症**という．一般に，男性のほうが血清尿酸値は高いため，高尿酸血症の割合は男性のほうが多い．年齢層では 30～40 歳代に多くみられ，高齢者ではむしろ少ない．血中の尿酸自体には，強力な抗酸化作用があり，生体内で発生した活性酸素などのフリーラジカルの消去に役立っている．血清尿酸値は，肝臓における尿酸生成と，主に腎臓からの排泄のバランスによって規定されている．高尿酸血症が長期間続くと，**痛風発作**（急性関節炎）を起こす危険が高くなる．また，腎結石や腎機能低下を起こすこともある．

a 成因・病態

▶ 生体の尿酸量は細胞の新陳代謝由来の割合が高いが，他の要因も影響する

　尿酸はプリン体の最終代謝産物であるため，食事の内容や量が血清尿酸値に影響する．肉や魚介類にはプリン体が多く含まれるので，これらを多く摂取すると肝臓で代謝されて尿酸となり，血清尿酸値は上昇する．肥満者は，エネルギー摂取量が多いとともに，このような食材も多くなる．さらに高インスリン血症のため腎臓での尿酸の再吸収が増加するため，血清尿酸値は高くなる．また，生体では，**アデニン**と**グアニン**という核酸塩基（**プリン塩基**）が，細胞の新陳代謝の過程により肝臓でキサンチンおよびヒポキサンチンを経て尿酸が生成される．生体由来のプリン体から生成される尿酸は 80% であり，食事由来のプリン体から生成されるのは，20% 程度である．

　食事中のプリン体摂取量と生体由来のプリン体を合わせて，1 日に肝臓で生成される尿酸は約 700 mg である．尿中あるいは便中へ排泄される量も 700 mg なので，生体の尿酸量は一定（約 1,200 mg）に維持される（図 4-12）．しかし，これらの経路のどこかに異常が生じると（尿酸産生過剰型，尿酸排泄低下型，混合型），血清の尿酸値は高くなる（あるいは低くなる）．

　また，尿酸は水に**難溶性**であり，血液が酸性に傾くと溶解度が低下して腎排泄が減少するなど，わずかな pH の低下も影響する．激しい運動をすると乳酸が産生され，エネルギー制限をするとケトン体が生成される．これらは pH の低下につながり，尿酸の溶解性が低下するため血清尿酸値は上昇する．尿酸の血清濃度が高いと関節腔内で結晶化しやすく，その結果，急性関節炎（痛風）を生じる．

1）二次性高尿酸血症

　腎機能低下（腎不全）や脱水によって，血清尿酸値は上昇する．また，化学療法により腫瘍細胞が破壊され，細胞から核酸が大量に放出されることで，その代謝産物として血清尿酸値が上昇する（腫瘍融解症候群）．

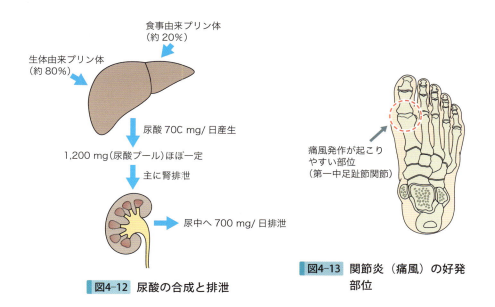

図4-12 尿酸の合成と排泄

図4-13 関節炎（痛風）の好発部位

b 症状・検査所見・診断

▶ 高尿酸血症を放置すると，痛風という関節炎や腎不全を起こしやすくなる

　性別にかかわらず血清尿酸値が 7.0 mg/dL を超えた場合，高尿酸血症と診断する．高尿酸血症だけであれば自覚症状はない．皮下にまれにできる**痛風結節**も疼痛などの自覚症状はないが，尿酸結晶と肉芽組織からなり，診断には有効である．痛風を発症すると，激しい疼痛が生じる．第一中足趾節関節（図4-13）に好発する．関節腔内には多数の針状の尿酸塩の結晶が存在する．足趾や足関節などの小関節に多く発症する．関節部分が発赤腫脹するため，発症してから数日は歩行困難になる．1週間〜10日前後ほどで炎症は治まるが，高尿酸血症を放置すると，間隔をおいて繰り返すことになる．また，尿酸の結晶が腎臓の間質に沈着すると，腎機能を障害する（痛風腎）．放置すると腎障害が進行し慢性腎不全になる．背部や下腹部の疼痛を生じる尿路結石では，通常，カルシウムを含む結石の沈着が原因の半分以上を占めるが，尿酸結晶の尿路（尿管）への沈着によって尿路結石が起こることもある．多くの場合，肥満や2型糖尿病などを合併することが多いので，同時にそれらの治療も行う必要がある．治療中の血清尿酸値の目標は，6.0 mg/dL 未満であり，痛風発作を起こすことが少なくなる．

c 治療

▶ 生活習慣の改善が最優先で，食事・薬物療法などを必要に応じて加える

　薬物治療をはじめる前に原則として生活習慣の改善を図る（図4-14）．飲水を励行し，尿量を1日2L以上保つようにする．食事療法（飲酒制限含む）と運動療法を行っても，高尿酸血症が改善されない場合に薬物療法を考慮す

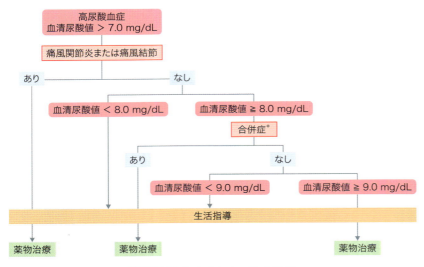

図4-14 高尿酸血症の治療指針

*腎障害, 尿路結石, 高血圧, 虚血性心疾患, 糖尿病, メタボリックシンドロームなど (腎障害と尿路結石以外は血清尿酸値を低下させてイベント抑制を検討した大規模介入試験は未施行)
[日本痛風・核酸代謝学会ガイドライン改訂委員会 (編):高尿酸血症・痛風の治療ガイドライン, 第3版, 診断と治療社, p.116, 2018 より許諾を得て転載]

る. なお, 痛風発作中は, 関節炎の治療に専念し, 血清尿酸値の変動を起こさないように注意する. 関節炎が治まった2週間後から, 食事療法, 薬物療法などをはじめる.

1) 食事療法

肥満の予防・改善のため, エネルギー制限を行う (☞本章 C-1 C 1)). 高プリン体食を避け, 1日400 mg 未満にプリン体の摂取を制限する. 乳製品は, 血清尿酸値を低下させるので, 積極的に摂取させる. 尿の過剰酸性化を改善するには, 野菜, 海藻類, きのこ類などのアルカリ性食品の摂取が勧められる. アルコールは, プリン体含有の有無にかかわらず尿酸値を上昇させるため, アルコールの過剰摂取は控える.

2) 運動療法

肥満予防と, インスリン抵抗性の改善のために, 有酸素運動を中心に行う (☞本章 C-1 C 2)).

3) 薬物療法

痛風発作の前兆期には, **コルヒチン**を投与し, 極期には, 非ステロイド性抗炎症薬 (NSAIDs) を投与する. 効果がない場合には, 副腎皮質ステロイド薬を投与する. 関節炎が治まった後に, 必要に応じて, 尿酸排泄低下型には尿酸排泄促進薬*, 尿酸産生増加型には尿酸生成抑制薬*を投与する. 混合型は個々に考慮する. 尿の pH が低値の場合 (pH < 6.0), 尿アルカリ化薬も有効である.

*尿酸排泄促進薬
プロベネシド, ベンズブロマロン.

*尿酸生成抑制薬
アロプリノール, フェブキソスタット.

D 先天性代謝異常症

先天性代謝異常症は，生体内で代謝に必要な酵素をつくる**遺伝子**の**先天的な異常**が原因で，生体内に**異常な代謝産物の蓄積**や，**必要な代謝産物の欠乏**が生じる結果，発症する疾患である．現在では約6,000以上の疾患が知られている．放置するとやがて**神経障害**や，生命に関わるような障害が発生する可能性のある疾患を**早期に診断して治療を開始する**ため，全国で**新生児マススクリーニング***が実施されている．1997年から，**ガスリー法**などを用いて6疾患を対象に**マススクリーニング検査**が行われるようになった．近年は1回の検査で多くの代謝疾患のスクリーニングが可能な，**タンデムマス法***が導入され，全国すべての都道府県で実施されている（**表4-15**）．

***新生児マススクリーニング**
国による子どもの成育段階で起こる障害発生の予防事業であり，公的事業．

***タンデムマス法**
タンデム型質量分析計による分析方法で，現在20疾患程度がスクリーニングされるようになっている．

1 アミノ酸代謝異常

❶ フェニルケトン尿症 （phenylketonuria, PKU） 頻出

a 成因・病態

▶ フェニルアラニンが体内に蓄積してチロシンが欠乏する

体内の**フェニルアラニン**を**チロシン**に代謝する**フェニルアラニン水酸化酵素（PAH）**やその**補酵素***である**テトラヒドロビオプリテン（BH）**が生まれつき障害されているため，組織や血液中にフェニルアラニンが蓄積する（**図4-15**）．

***補酵素**
酵素に結合して，その活性の発現を補う低分子の有機化合物．

表4-15 主な先天性代謝異常症

アミノ酸代謝異常症 アミノ酸を別の物質に変換できない	★	フェニルケトン尿症
	★	メープルシロップ尿症
	★	ホモシスチン尿症
		シトルリン血症1型
		アルギノコハク酸尿症
有機酸代謝異常症 体内にあるいろいろな（有機）酸が過剰になる		メチルマロン酸尿症
		プロピオン酸血症
		イソ吉草酸血症
		メチルクロトニルグリシン尿症
		ヒドロキシメチルグルタル酸血症
		複合カルボキシラーゼ欠損症
		グルタル酸血症1型
脂肪酸代謝異常症 空腹時に脂肪（酸）からエネルギーをつくり出せない		MCAD欠損症
		VLCAD欠損症
		三頭酵素欠損症
		CPT1欠損症
		CPT2欠損症
糖質代謝異常 糖やグリコーゲンが他の糖に変換できない	★	ガラクトース血症
	★	糖原病
		乳糖不耐症

★：この項で取り上げている先天性代謝異常症

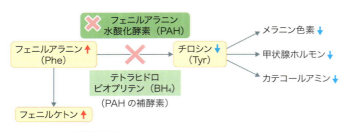

図4-15 フェニルアラニンの代謝経路

b 症状・検査所見・診断

▶ フェニルアラニンの蓄積による精神発達障害やチロシン欠乏によるメラニン色素減少などの症状を呈する

生後6ヵ月までに尿異臭、けいれん、**精神発達障害**などが認められる。また、**チロシン欠乏はメラニン色素の減少**をきたし、毛髪や皮膚の**色素脱失**を起こす。検査では血液中のフェニルアラニン濃度が高くなる。新生児マススクリーニングで陽性と出た場合は、血中アミノ酸分析*などによって確定診断を行う。

*アミノ酸分析
血液や尿中のアミノ酸の種類と含有量を正確に測定すること。

c 治療

▶ フェニルケトンの摂取を制限する食事療法が中心

たんぱく質から**フェニルアラニンを除去した治療用特殊ミルク**を生後早期から与えることで、**精神発達障害が予防**できる。また、フェニルアラニンは**必須アミノ酸**であるため、必要最低限の摂取を確保しつつ、主なたんぱく質摂取は乳児期以降も特殊ミルクで行う。糖質、脂肪にもたんぱく質が含まれているため、低たんぱくに加工された米や麺、野菜などの**低たんぱく食品**を組み合わせ、血中フェニルアラニン濃度を測定しながら食事内容を調整していく必要がある。BH_4の投与により、血中フェニルアラニンが低下する症例もある。

❷ メープルシロップ尿症（maple syrup urine disease, MSUD）

メープルシロップ尿症では、**バリン、ロイシン、イソロイシン**といった**分枝鎖アミノ酸**から生成される**分枝鎖ケト酸**を代謝する脱水素酵素の障害により、体内に分枝鎖アミノ酸および分枝鎖ケト酸が蓄積し、代謝性アシドーシスを呈する（図4-16）。尿はメープルシロップ様の甘いにおいが特徴的であるが、ロイシンの血中濃度が高いほど臨床症状も重症となり、**哺乳力の低下**、**嘔吐**、意識障害やけいれんをきたす。分枝鎖ケト酸の血中濃度が高くなる場合は、**精神発達障害**を認めるようになることもある。**食事療法**が主な治療法で**分枝鎖アミノ酸の摂取制限**が中心である。

他分野への橋わたし
アミノ酸がペプチド結合により重合したポリペプチド構造から、たんぱく質は構成されている。多くのアミノ酸は、独自の代謝系により分解もしくは他のアミノ酸に変換されるが、代謝経路の一部や終末産物を共有するものもある。〈関連科目：生化学、基礎栄養学〉

D. 先天性代謝異常症　109

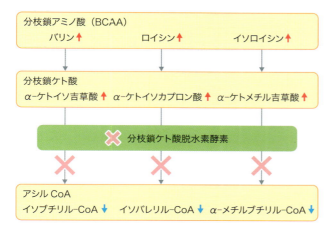

図4-16　分枝鎖アミノ酸の代謝経路

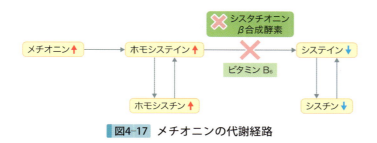

図4-17　メチオニンの代謝経路

❸ ホモシスチン尿症 (homocystinuria)

　ホモシスチン尿症は，主に**ホモシステイン**[*]を代謝する**シスタチオニンβ合成酵素**の障害により**ホモシステインが蓄積，シスチンが欠乏**する（図4-17）．ホモシステインの蓄積により**精神発達障害**，けいれん，水晶体亜脱臼，緑内障，白内障，血栓症などを呈するようになる．食事療法が主な治療法で**メチオニンの摂取制限**を行うが，**ピリドキシン**（**ビタミン B6**）投与によりメチオニン，ホモシステインが低下する症例もある．

＊ホモシステイン
メチオニンの代謝産物である（図4-17）．

2 糖代謝異常

❶ 糖原病 (glycogen storage disease, GSD)

a 成因・病態

▶ **空腹時にグリコーゲンがグルコースに代謝されず，肝臓や腎臓に蓄積する**

　余剰の**グルコース**は**肝臓**や**筋肉**に貯蔵されるが，糖原病は**グリコーゲン**を分解する酵素の障害によりグリコーゲンが組織に蓄積する．障害されている酵素の種類によって糖原病 0〜Ⅸ型に分類される．**Ⅰ型**（**フォン・ギルケ**(von Gierke)**病**）は，**グルコース 6-リン酸**（**G6-P**）をグルコースに変換

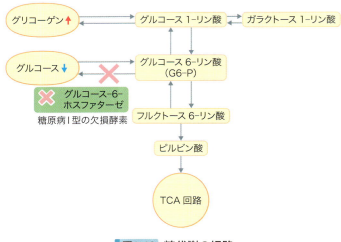

図4-18 糖代謝の経路

するグルコース-6-ホスファターゼが欠損する（図4-18）. そのため, グリコーゲンがグルコース6-リン酸を経てグルコースに分解されず, 肝臓などへの**グリコーゲンの蓄積**と**空腹時の低血糖**が生じる.

b 症状・検査所見・診断

▶ グリコーゲンの蓄積による肝腫大や空腹時の低血糖を呈する

　グリコーゲンが組織に蓄積することで, **肝腫大**や発育障害, 人形様顔貌（がんぼう）, **高乳酸血症**, 脂質異常症, 高尿酸血症などを呈するようになる. また空腹時でもグリコーゲンをグルコースに代謝できないことから, **低血糖**, けいれん, 意識障害などが生じることもある. これらの主要症状に加えて**血中乳酸値**の上昇や**肝機能障害**を検査で認める場合は, 酵素活性の低下や病因となる遺伝子の同定を行うことで確定診断を行う.

c 治療

▶ 低血糖を予防する食事療法が中心

　治療の中心は**低血糖を予防する**ことだが, 一度に糖質を摂りすぎるとグリコーゲンの蓄積につながるため, **少量頻回食**とする. 糖原病用の治療用**特殊ミルク**やコーンスターチの摂取なども組み合わせて行われる. 特に乳幼児期は血糖が維持できるようにコントロールしながら食事内容を調整していく.

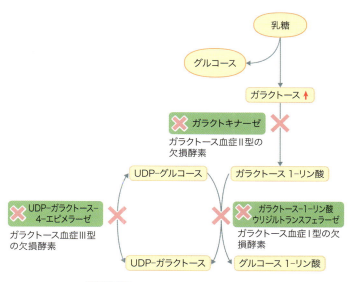

図4-19 ガラクトースの代謝経路

❷ ガラクトース血症 (galactosemia)

a 成因・病態

▶ 乳糖の分解によって生じたガラクトースが代謝されず，組織に蓄積する

　乳糖（ラクトース）は小腸上皮にある**乳糖分解酵素**によって**ガラクトース**と**グルコース**に分解されるが，ガラクトースをグルコース代謝系に変換する酵素の障害により**ガラクトース，ガラクトース 1-リン酸**が組織に蓄積する．障害されている酵素の種類によって**ガラクトース血症Ⅰ～Ⅲ型**に分類される（図4-19）．

b 症状・検査所見・診断

▶ ガラクトースの蓄積による哺乳不良，嘔吐，下痢や肝障害を呈する

　新生児早期の哺乳開始後から，全身にガラクトースが蓄積することで，**食欲不振**，**下痢**，嘔吐などの消化器症状や，**低血糖**，尿細管障害，白内障，肝障害，易感染性を呈し，**乳糖除去**を行わなければ致死的となる場合がある．検査では肝逸脱酵素やビリルビンの上昇，血中**ガラクトース高値**が認められる．血中ガラクトース，ガラクトース 1-リン酸や酵素活性の測定などで確定診断を行う．

c 治　療

▶ 乳糖除去などのガラクトースの制限による食事療法

　新生児期，乳児期であれば大豆乳か**乳糖除去ミルク**を使用し，離乳期以降

112 4. 栄養障害と代謝疾患

では摂取する食品から**乳製品**，**乳糖の除去**を行う．血中ガラクトース値やガラクトース 1-リン酸値を測定しながら食事療法を継続していく．

③ その他の先天性代謝異常

❶ ウィルソン病（Wilson disease） ························· 頻出

胆汁中に排泄されるはずの**銅**が，銅の転送に関わる **ATP7B 遺伝子**の障害により胆汁中に排泄されず，**肝臓**，**角膜**，大脳基底核および腎臓などに蓄積する．**易疲労性**，**黄疸**，下肢の浮腫などの肝障害に基づく症状が出現する．カイザー・フライシャー（Kayser-Fleischer）角膜輪*は本疾患に特徴的な所見である．検査は，**血清セルロプラスミン値の低下***と**尿中銅排泄量の増加**が診断の根拠となる．治療は，**銅の摂取を制限**する**低銅食療法**や銅キレート薬による銅排泄の促進を行う．

＊カイザー・フライシャー角膜輪
銅が角膜の周囲に沈着し黒緑褐色のリングを示すもの．

❷ ムコ多糖症（mucopolysaccharidosis） ·····················

全身に**ムコ多糖**が蓄積し，**肝脾腫**，関節拘縮，骨格変形，低身長，特徴的顔貌，中枢神経障害などの症状を呈する．**ムコ多糖症**は 7 つの病型に分類され，治療は**造血幹細胞移植**や**酵素補充療法**などの有効性が認められている．ハンター（Hunter）症候群，サンフィリッポ（Sanfilippo）症候群，ハーラー（Hurler）症候群などが含まれる．

＊血清セルロプラスミン値
セルロプラスミンは，銅の運搬と代謝に関与しているたんぱく質．ウィルソン病では肝臓でのセルロプラスミンと銅との結合が障害されており，血液中にも転送されず血清銅が低下した結果，血清セルロプラスミン値も低値となる．

❸ スフィンゴリピドーシス（sphingolipidosis） ·····················

全身に**スフィンゴミエリン**などの**糖脂質**が蓄積し，**肝脾腫**，骨痛，骨折，貧血，血小板減少や中枢神経症状を呈する．**スフィンゴリピドーシス**は欠損酵素や蓄積する脂質の種類によって疾患名が分類され，治療は**酵素補充療法**が一定の効果をあげているが神経症状の改善には乏しいといわれている．**ゴーシェ**（Gaucher）**病**やニーマンピック（Niemann-Pick）病を含む．

国試過去問をもとにした
○×問題を解いてみよう！！

Q1 高度肥満は，BMI 30 kg/m² 以上をいう．

Q2 内臓脂肪型肥満は，内臓脂肪面積 120 cm² 以上をいう．

Q3 メタボリックシンドロームの診断には，LDL-C 値を用いる．

Q4 肥満では，インスリン感受性が高まる．

Q5 GLP-1（グルカゴン様ペプチド-1）は，脂肪細胞から分泌されるアディポサイトカインである．

Q6 アドレナリンは，脂肪細胞での脂肪合成を促進する．

Q7 超低エネルギー食（VLCD）は，1,000 kcal/日とする．

Q8 SGLT2 阻害薬は，消化管での糖吸収を抑制する．

Q9 肝臓のグリコーゲンは，血糖値の維持に利用される．

Q10 糖新生は，筋肉で行われる．

Q11 インクレチンは，インスリン分泌を促進する．

Q12 糖尿病神経障害は，尿中微量アルブミンの出現で診断される．

Q13 糖尿病性ケトアシドーシス発症時の治療は，食事療法で行う．

Q14 １型糖尿病の治療には，経口血糖降下薬を使用する．

Q15 フェニルケトン尿症では，フェニルアラニンを増量したミルクを用いる．

Q16 メープルシロップ尿症は，芳香族アミノ酸の代謝異常症である．

Q17 ホモシスチン尿症では，メチオニンの摂取を制限する．

Q18 糖原病Ⅰ型では，高血糖性の昏睡を生じやすい．

Q19 ガラクトース血症（Ⅰ型）では，食品からフルクトース（果糖）を除去する．

5 消化器系

Key words

胃食道逆流症，消化性潰瘍，ヘリコバクター・ピロリ，炎症性腸疾患，便秘，イレウス，急性肝炎，慢性肝炎，肝硬変，非アルコール性脂肪性肝疾患（NAFLD），非アルコール性脂肪肝炎（NASH），胆石，胆嚢炎，急性膵炎，慢性膵炎

この章で学ぶこと

- 消化器系の解剖と生理のなかで，疾患の病態を理解するために特に重要な項目を復習する．
- 上部消化管の疾患のなかでは，頻度の高い胃食道逆流症，消化性潰瘍の病態を理解する．
- 炎症性腸疾患では，クローン病と潰瘍性大腸炎の特徴，違いを整理して理解する．
- 肝疾患のなかでは，肝炎・肝硬変・脂肪肝・NAFLD・NASH の病態を理解する．
- 胆嚢疾患では，胆石症・胆嚢炎の病態を理解する．
- 膵疾患のなかでは急性・慢性膵炎の病態を理解する．

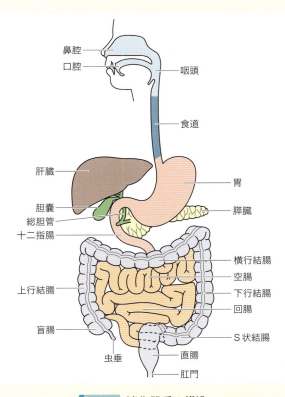

概略図　消化器系の構造

116 5. 消化器系

Ⓐ 消化管の構造と機能

　食べ物を口から摂り，分子レベルにまで分解（**消化**）し，血液中に取り込む（**吸収**）働きを担う器官系を消化器という．口腔から肛門まで一続きの管を消化管（食道，胃，十二指腸，小腸，大腸）といい，その管腔の側道から消化に必要な物質を供給するのが，肝臓，胆嚢，膵臓である（**概略図**参照）．

1 口腔・咽頭・食道の構造と機能

a 口　腔（oral cavity）
・食物を噛み砕く（**咀嚼**）．

b 咽　頭（pharynx）
・唾液を用いて噛み砕かれた**食物片をまとめる**，**滑らかさを与える**＊．
・唾液中のアミラーゼで，でんぷんを分解する．

＊唾液のこの機能が"誤嚥"を防ぐ意味でも重要である．

c 食　道（esophagus）
・刺激に強い**重層扁平上皮**からなる．
・全長約25 cm，**生理的狭窄部が3ヵ所**（入口部，気管分岐部，横隔膜通過部）ある．下部に**下部食道括約筋**（lower esophageal sphincter，**LES**）＊が存在する．
・蠕動運動を行って，食塊を胃へと運ぶ[1]．
・食道には，漿膜はない＊．

＊ LES の機能が低下すると，"胃食道逆流症"の原因となる．

＊消化管は，粘膜，粘膜下層，筋層，漿膜（腹膜の折り返し）の4層からできているのが基本であるが，食道は解剖学的には胸腔内の後縦隔に存在するため漿膜がなく，食道がんは周囲へ浸潤しやすくなる．

2 腹部消化管の構造と機能

a 胃（stomach）
・空腹時の容量50 mL 程度から最大1,500 mL 程度まで拡張可能で，1食分の食物を数時間たくわえ（**胃の貯留能**），少量ずつ小腸に送る＊．
・食塊を混和させて，粥状にする（ミキシング）．
・ペプシンによってたんぱく質を分解する（**表5-1**，**図5-1**）．
・壁細胞からの胃酸（塩酸）によって，食塊中の細菌を減菌する．
・壁細胞から内因子を分泌し，ビタミン B_{12} と結びつき，回腸末端での吸収を助ける．
・G細胞から消化管ホルモンであるガストリンを内分泌＊する（**表5-2**，**図5-2**）．

＊この機能が失われたのが，"胃切除後のダンピング症候群"である．

＊**外分泌と内分泌**
消化管の管腔は，口と肛門が外の世界に開放されているので，この管腔への分泌は，"外分泌"というのに対して，血管内は閉じた世界なので，血管腔への分泌を"内分泌"と定義する．

🔲 NOTE

1）食道の蠕動運動が低下すると，"食道アカラシア"の原因となる．筋肉内にあり，蠕動運動を司るアウエルバッハ（Auerbach）神経叢が変性，消失することによって，蠕動が消失，食物の通過障害をきたし，LES の弛緩障害もきたす．

表5-1 胃の細胞と分泌物

領域	細胞	分泌物	機能
噴門腺領域	副細胞	胃粘液	粘膜保護
胃底腺領域	主細胞	ペプシノーゲン	胃酸により活性化されペプシンとなりたんぱく質を消化
	壁細胞	胃酸（塩酸）	胃液を酸性化し、細菌を滅菌
		内因子	ビタミン B_{12} と結合し、吸収を容易にする
	副細胞	胃粘液	粘膜保護
幽門腺領域	副細胞	胃粘液	粘膜保護
	G細胞	ガストリン	胃酸分泌促進

表5-2 主な消化管ホルモン

部位	細胞	ホルモン	分泌要因（分泌刺激）	機能
胃 十二指腸球部	G細胞	ガストリン	幽門部のpH上昇 食物による胃の拡張刺激	胃酸，ペプシノゲン分泌促進
胃	X/A-like細胞と呼ばれる内分泌細胞	グレリン	空腹	食欲亢進 成長ホルモン分泌亢進
十二指腸 空腸	S細胞	セクレチン	十二指腸のpH低下	膵液（重炭酸塩）分泌促進 胆汁分泌促進 胃酸分泌抑制
	I細胞	コレシストキニン（CCK）	消化管へのアミノ酸，脂肪酸の刺激	胆嚢収縮 膵液（消化酵素）分泌促進 胃酸分泌抑制
	K細胞	GIP（胃抑制ポリペプチド）（インクレチンの1種）	消化管へのグルコース，アミノ酸，脂肪酸の刺激	インスリン分泌促進
回腸	L細胞	GLP-1（グルカゴン様ペプチド-1）（インクレチンの1種）	消化管へのグルコース，アミノ酸，脂肪酸の刺激	インスリン分泌促進 食欲抑制 グルカゴン分泌抑制

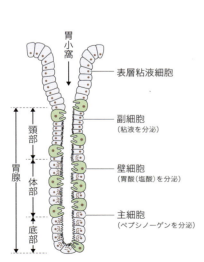

図5-1 胃の細胞と分泌物

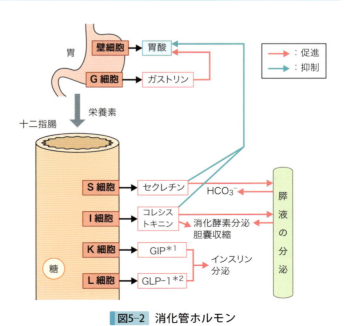

図5-2 消化管ホルモン

[*1] 胃抑制ポリペプチド（gastric inhibitory polypeptide, GIP）
[*2] グルカゴン様ペプチド-1（glucagon-like peptide-1, GLP-1）

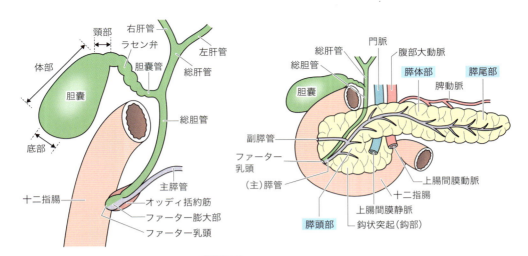

図5-3 胆道系の構造

［加藤眞三：肝／胆／膵，看護のための臨床病態学，第5版，浅野嘉延，吉山直樹（編），p224, 225，南山堂，2023 より許諾を得て転載］

表5-3 主な栄養素の吸収部位

部　位	栄養素
胃	アルコール
十二指腸	鉄，カルシウム
空腸	大部分の糖質，脂質，アミノ酸，水分の75〜80%
回腸	食事からのコレステロール
回腸末端	内因子とビタミンB_{12}の複合体，胆汁酸
大腸	水分の20〜25%，電解質

b 十二指腸（duodenum）

- 長さ約25 cm（指12本を並べた長さ），後腹膜に位置する．
- 消化管ホルモンであるセクレチンとコレシストキニン（CCK）を内分泌する．
- **ファーター**（Vater）**乳頭**から膵液と胆汁が外分泌され，小腸での消化・吸収の準備を整える（図5-3）．

c 空　腸（jejunum）

- 小腸としての全長6〜7 mのうち，十二指腸に続く前半約2/5を占める．
- **管腔内消化***，**膜消化***を行い，大部分の栄養素を消化・吸収する（**表5-3**, **図5-4**）．
- **ケルクリングひだ**，**絨毛**，**微絨毛**を通じて栄養素を吸収する上皮細胞の面積を拡げる（テニスコート1面分に相当）．
- **免疫グロブリンIgA**を分泌し，消化管免疫を担う．

* **管腔内消化**
小腸の管腔内において，炭水化物は二糖類に，たんぱく質はジペプチド（アミノ酸2分子連結）やトリペプチド（アミノ酸3分子連結）にまで分解される．長鎖脂肪酸やグリセロールは，コレステロールや脂溶性ビタミンなどとともにリポたんぱく質の1つであるカイロミクロンに組み込まれてリンパ管に移行し，その後，胸管→左鎖骨下静脈→心臓を経て大動脈に入り全身に運ばれる．水と親和性のある短鎖・中鎖脂肪酸は毛細血管から門脈へ移行し，肝臓に運ばれる．

* **膜消化**
消化の最終局面において，微絨毛の表面で，二糖類は単糖に，ジペプチド，トリペプチドはアミノ酸にまで分解され，それぞれの分子に特異的な輸送装置（トランスポーター）を通って小腸上皮内へ取り込まれる．なお一部のジペプチド，トリペプチドは，アミノ酸にまでは分解されず，そのままの形で固有のトランスポーターから取り込まれる（図5-4）（脂質は膜消化を受けない）．

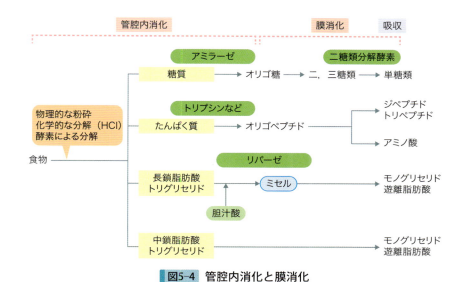

図5-4 管腔内消化と膜消化

d 回　腸（ileum）

- 残った栄養素を吸収する.
- 回腸末端付近で，**内因子**と結びついた**ビタミンB12**，**胆汁酸**を吸収する.
- 大腸との接続部には**バウヒン弁**があり，大腸からの逆流を防いでいる.

e 大　腸（colon）

- 盲腸，上行結腸，横行結腸，下行結腸，S状結腸，直腸からなり，全長約1.6 mである.
- 小腸で残った水分，電解質を吸収し便を固くする.
- 多数共生する**腸内細菌**の働きで，ヒトでは消化できない**食物繊維を嫌気的に分解（発酵）**し，**短鎖脂肪酸**を合成する.

> **他分野への橋わたし**
> 小腸上皮は新陳代謝が早く，数日の絶食で容易に萎縮する．萎縮すると腸管免疫機能が低下し，易感染性となるため，絶食期間をできるだけ短くし，可能な限り腸管を使った栄養補給を行うほうが望ましいとするのが臨床栄養のトレンドである.〈関連科目：臨床栄養学〉

> **他分野への橋わたし**
> 近年，ヒトの様々な病態にこれらの腸内細菌叢（フローラ）が強い影響を与えていることが明らかになり，乳酸菌やビフィズス菌（**プロバイオティクス**）やそのエネルギー源（**プレバイオティクス**）を用いた医療も展開されるようになった.〈関連科目：社会・環境と健康，基礎栄養学，臨床栄養学〉

B 消化管疾患の成因・病態・診断・治療

1 口内炎（stomatitis），舌炎（glossitis）

　口腔内にできたびらん（粘膜のただれ），潰瘍を口内炎，舌にできたものを舌炎という．通常は口腔用軟膏や含嗽（うがい）薬で軽快するが，難治性の場合，**ベーチェット（Behçet）病**＊のような全身性疾患の一症状である場合もあり，注意が必要である．また抗がん剤を使用した場合や，頭頸部がんや食道がんに対し放射線照射を行った場合の副作用として口内炎が発生する頻度が高い．痛みのために摂食不良となり栄養状態の低下につながることもまれではない．口腔内を清潔に保つことによる予防，口腔用軟膏などによる早期治療によって重症化を防ぐことが大切である.

＊**ベーチェット病**
口腔粘膜のアフタ性潰瘍，外陰部潰瘍，皮膚症状，眼症状の4つの症状を主症状とする慢性再発性の全身性炎症性疾患である．近年，抗TNF-α抗体製剤の使用など治療法の進歩が著しい.

2 胃食道逆流症 (gastroesophageal reflux disease, GERD)

a 成因・病態

▶ 胃食道逆流症は，胃酸の食道下部への逆流によって起こる

下部食道括約筋（LES）の機能が低下し，胃液（胃酸）が食道に逆流することで胸焼けなど起こす病態である．加齢に伴う括約筋機能の低下のほか，**食道裂孔ヘルニア***も原因になりうる（図5-5）．また**バレット食道***の原因としても重要である．

***食道裂孔ヘルニア**
食道裂孔から胃が胸腔内に持ち上がった状態（図5-5）．

***バレット食道**
下部食道粘膜が胃酸の逆流によって障害され，再生する際に本来の重層扁平上皮から胃と同様の円柱上皮に置き換わった状態．食道腺がんの母地として重要である．

b 症状・検査所見・診断

▶ 器質的病変を伴う逆流性食道炎と伴わない非びらん性逆流性食道症がある

主な症状は，胸焼け，げっぷ，胸痛（胸骨裏面の痛み）である．上部内視鏡検査で，下部食道に発赤，びらん，潰瘍を認める場合もあるが（**逆流性食道炎**），症状は強いが粘膜面には所見が乏しいケースも少なくない（**非びらん性逆流性食道症**）．

c 治療

▶ 治療には，胃酸分泌抑制薬が用いられる

胃酸分泌抑制薬*（プロトンポンプ阻害薬など）が有効である場合が多い．過度な胃酸分泌を抑えるために，高脂肪食や刺激の強い食べ物は控える．食後すぐに仰臥位になると逆流をきたしやすいので，就寝前の食事は控える．

***胃酸分泌抑制薬**
現在わが国で頻用されている制酸薬には，胃の壁細胞に作用して胃酸分泌を抑制するヒスタミンH$_2$受容体阻害薬（H$_2$ブロッカー）とH$^+$, K$^+$-ATPase（プロトンポンプ）阻害薬（PPI）があげられる．後発のPPIがより強力に胃酸分泌を抑制する．

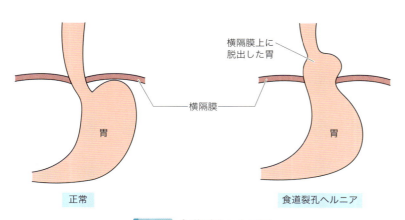

図5-5 食道裂孔ヘルニア

3 胃潰瘍 (gastric ulcer), 十二指腸潰瘍 (duodenal ulcer)

a 成因・病態

▶ 消化性潰瘍は，胃酸の攻撃によって粘膜が欠落する病態で，その成因にヘリコバクター・ピロリ感染が重要な役割を果たしている

　胃液によって消化管壁が自己消化され，粘膜が欠損した状態を胃潰瘍，十二指腸潰瘍と呼ぶ．消化管壁に対する**攻撃因子**（主に胃酸）が，**防御因子**（粘液やプロスタグランジンなど）を上回ると潰瘍が発生する．外来性の攻撃因子としては，**ヘリコバクター・ピロリ**（*H.pylori*）*（図5-6）の慢性感染が，防御因子を低下させる因子としては，非ステロイド性抗炎症薬（NSAIDs）の服用が重要である．

b 症状・検査所見・診断

▶ 主な症状は心窩部痛であり，十二指腸潰瘍では空腹時に増強する

　症状としては，心窩部痛（みぞおちの痛み）を訴える．十二指腸潰瘍は，特に空腹時の痛みが強い．**診断**は，バリウムを内服するX線検査でニッシェ像を証明するか，上部消化管内視鏡で，粘膜の陥凹像を認めるかで行う．内視鏡では，良性潰瘍か胃がんかを鑑別するために生検も同時に行える（図5-7）．

c 治療

▶ 強力な制酸薬（PPI）の投与が著効．ヘリコバクター・ピロリ感染者の潰瘍再発防止には，除菌療法が重要

　治療法としては，主要な攻撃因子である胃酸の分泌を抑制する**プロトンポンプ阻害薬（PPI）** が第1選択になる．PPIの強力な胃酸分泌抑制効果で，

***ヘリコバクター・ピロリ**
胃液の培養液から培養されたグラム（Gram）陰性桿菌．ウレアーゼという酵素をもつため，胃液中の尿素を分解してアンモニアを生成し，自らの周囲のpHを上げて強酸性の胃液中でも生存可能である．上下水道が整備される以前の日本人（現在の中高年層）には高率に感染していた．胃・十二指腸潰瘍の主要な原因であり，慢性萎縮性胃炎と高分化型胃がんの原因であることも明らかになった．

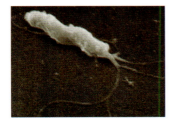

図5-6 ヘリコバクター・ピロリ

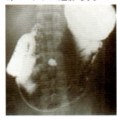
a. バリウム造影写真

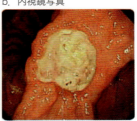
b. 内視鏡写真

図5-7 胃潰瘍の診断
(a) 中央の小さな白い像が胃潰瘍．バリウムがたまっている（ニッシェ像）．
(b) 胃角部潰瘍の内視鏡像
[(a) 高木康，田口進：四訂版 病院で受ける検査がわかる本，法研，2010 より許諾を得て転載，(b) 中村真一，白鳥敬子（監修）：胃潰瘍，標準医療情報センターより許諾を得て転載]

短期間で潰瘍は修復される．ヘリコバクター・ピロリ感染例では，**除菌療法***で高率に除菌が可能である．ヘリコバクター・ピロリ除菌成功例では，潰瘍の再発率が著しく低下した．

4 たんぱく漏出性胃腸症 (protein-losing gastroenteropathy)

a 成因・病態

> 消化管粘膜（の毛細血管，リンパ管）から，アルブミンを中心とした血漿たんぱくが消化管腔に漏れ出す病態である

消化管粘膜に分布する血管から，消化管の管腔へアルブミンを中心とするたんぱく質が漏れ出す（漏出する）病態の総称である．原病となる疾患は様々であるが，粘膜におけるたんぱく質の透過性が亢進する疾患，潰瘍や炎症部位からのたんぱく漏出，腸リンパ管の拡張やうっ滞などが原因となる．低アルブミン血症，低たんぱく血症の鑑別診断の1つとしても重要である．

b 症状・検査所見・診断

> たんぱく漏出が高度になれば，低たんぱく血症のために浮腫，腹水，胸水をきたす

漏出が高度になれば，**低たんぱく血症**のために**浮腫**，**腹水**，**胸水**をきたす．また，低カルシウム血症（テタニー）をきたすこともある*．低アルブミン血症の鑑別診断を進めるなかで，低栄養（たんぱく質摂取不足），ネフローゼ症候群（尿へのたんぱく漏出），肝硬変（肝臓でのアルブミン合成障害）など頻度の高い疾患を除外した後，候補として残ることになる．確定診断は，核医学的検査である標識ヒトアルブミンを用いて消化管からのアルブミン漏出を証明する**たんぱく漏出シンチグラム**によって行われることが多い．

c 治療

> 原疾患の治療と，低たんぱく血症による浮腫，腹水などに対する対症療法

治療は，原疾患の改善が第一となる．消化管からの栄養素の吸収障害を伴うことが多いので，**食事療法**として，**高エネルギー**，**高たんぱく質**，**低脂肪食**で対応する．脂質は，リンパ管を通って吸収する長鎖脂肪酸は控え，静脈経由で門脈へ吸収される中鎖脂肪酸の比率を高くする．

5 炎症性腸疾患 (inflammatory bowel disease, IBD)

腸管に原因不明の慢性炎症が持続する疾患の総称が炎症性腸疾患である．代表的疾患に**クローン病**と**潰瘍性大腸炎**がある．両疾患の特徴をまとめた（表5-4，図5-8）．

***ヘリコバクター・ピロリ除菌療法**
一次除菌として抗生物質であるアモキシシリン，クラリスロマイシン，胃酸抑制にPPIを用いた3剤を1週間内服する．除菌率は現在80％程度である．除菌不成功の場合，再治療はアモキシシリン，メトロニダゾール，PPIの3剤併用で行い，除菌率90％程度である．ヘリコバクター・ピロリの再感染はまれで，除菌成功例の潰瘍再発率も低い．

*たんぱく漏出性胃腸症では，消化吸収障害，特に脂肪の消化吸収障害が起こる．未消化の脂肪は，カルシウムと不溶性の塩を形成し，カルシウムの吸収を阻害する．その結果，低カルシウム血症をきたし，症状としてテタニーを呈することもある．

表5-4 クローン病と潰瘍性大腸炎の特徴

	クローン病（CD）	潰瘍性大腸炎（UC）
2016年度における患者数	42,789人	167,872人（CDの約4倍）
初発年齢	10歳代後半〜20歳代前半	30歳以下の若年成人が多いが，小児や50歳以上での初発例もまれでない
主症状	腹痛，発熱，やせ，血便は少ない	粘血便，下痢，腹痛
合併症	瘻孔形成 肛門病変（痔瘻） 頻回の手術による短腸症候群	中毒性巨大結腸症 原発性硬化性胆管炎 大腸がんの発生
肉眼的病変	正常部を挟む非連続性病変（飛び石病変） 敷石像，縦走潰瘍	直腸からの連続性病変 偽ポリポーシス，鉛管像
病理所見	粘膜〜筋層〜漿膜の全層性病変 非乾酪性肉芽腫	粘膜，粘膜下層に限局した病変 陰窩膿瘍
特徴的治療	成分栄養療法 抗TNF-α抗体製剤	5-ASA製剤 血球成分除去療法
手術	狭窄部，瘻孔部除去術（非根治術）	大腸全摘出術（根治術）

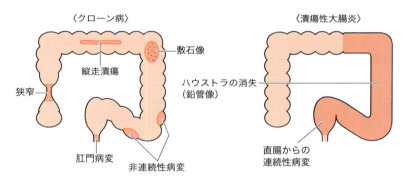

図5-8 クローン病，潰瘍性大腸炎の特徴的所見

❶ クローン病（Crohn's disease, CD） 〔頻出〕

a 成因・病態

▶ 消化管のあらゆる部位に，深い潰瘍をきたす原因不明の慢性炎症性腸疾患である．10歳代で回盲部に初発し，寛解と増悪を繰り返す難病である

　10歳代で初発することが多い慢性炎症性腸疾患であり，厚生労働省指定難病である．原因は不明だが，消化管における自己免疫の異常が関与していると考えられている．肛門から口腔まで消化管のあらゆる部分に慢性炎症ができ，寛解と再燃を繰り返す．初発部位は**回腸末端部**であることが多い．病変部と病変部との間には正常な部位を挟むので，**飛び石病変**と呼ばれる．炎症は粘膜から深く筋層，漿膜に及び，穿通して隣り合う腸管との間に瘻孔（トンネル）を形成したり，寛解期に強い瘢痕（ひきつれ）をつくり，消化管の通過障害をきたす．

b 症状・検査所見・診断

▶ **腹痛，発熱が主な症状で，難治性の肛門病変を高率に伴う**

症状は腹痛が主であり，強い炎症に伴う発熱，消耗，やせをきたす．難治性の痔瘻や肛門周囲膿瘍など**肛門病変**を伴うことが多い．内視鏡検査で，消化管の縦方向に深い潰瘍（**縦走潰瘍**），**敷石状**に潰瘍病変がみられる（図5-8）．病理学的には，**非乾酪性類上皮性肉芽腫**が特徴的所見である．

c 治　療

▶ **近年では，寛解導入療法として抗 TNF-α 抗体製剤が用いられる．成分栄養療法は，寛解導入，再燃抑制に有効である**

薬物療法としては，5-アミノサリチル酸（5-ASA）製剤，ステロイド薬，免疫抑制薬などが用いられる．近年，生物学的製剤である**抗 TNF-α 抗体製剤**[*]が用いられるようになり，寛解導入に極めて有効性が高い．

難治性の瘻孔や強い狭窄部に対しては外科的切除が行われるが，頻回の切除は小腸を短くし，消化吸収を困難にする（**短腸症候群**[*]）ので，極力外科手術は避ける．

わが国で発達した**成分栄養剤**[*]を用いた**経腸栄養療法**[*]があり，寛解導入，再燃抑制に有効である．

❷ 潰瘍性大腸炎 (ulcerative colitis, UC) ･････････････････ 頻出

a 成因・病態

▶ **大腸に限局して起こる疾患で，病変は直腸から口側に向かって連続的に広がる**

30歳以下の若年成人で発症することが多いが，小児や50歳以上の年齢層にもみられる．大腸に限局して起こる慢性炎症，粘膜損傷をきたす疾患で，病変は**直腸から口側に向かって連続的に広がり**，正常粘膜を挟まない．病変の深さも，**粘膜～粘膜下層まで**にとどまり，クローン病と比べて浅い病変である．

b 症状・検査所見・診断

▶ **粘血便が特徴で，下痢，腹痛を伴う．大腸内視鏡検査で，直腸から口側に広がる浅いびらん，潰瘍を認める**

大腸粘膜のびらん，潰瘍からの出血による**粘血便**が特徴で，下痢，腹痛を伴う．大腸内視鏡検査で，直腸から口側へ連続するびらん，潰瘍を認める．脱落した粘膜の所々に炎症性の隆起が生じる**偽ポリポーシス像**や，大腸のハウストラが消失し腸管が棒状にみえる**鉛管像**などが画像上の特徴的所見（図5-8）である．病理学的には，**陰窩膿瘍**を認める．

＊抗 TNF-α 抗体製剤
血管内皮に作用し，局所における微小循環障害を起こし，炎症性腸疾患（IBD）の病態に中心的な役割を果たしているサイトカインであるTNF-αの作用を抑制する薬剤．点滴薬であるインフリキシマブ，皮下注射されるアダリムマブが用いられている．当初難治症例に用いられ高い寛解率を示し，最近では発症早期，術後の再燃抑止にも用いられるようになって効果をあげている．

＊短腸症候群
クローン病などで頻回に小腸を切除されたために，小腸の全長が1.5 m 未満に短縮し，十分な消化・吸収が行えなくなった病態をいう．

＊成分栄養剤
たんぱく源として抗原性をもたないアミノ酸のみで構成されたものである．脂肪の含有量が極めて少なく，また糖質はデキストリンとして配合されているため，ほぼ消化を必要とせず，腸管の安静を保ちながら栄養補給を可能にする．

＊経腸栄養療法
在宅経腸栄養療法として，昼食は脂肪制限，低残渣な食事をとり，夜間，自己で経鼻的に細い消化管チューブを挿入し，電動ポンプによって滴下時間を調整しながら成分栄養剤を一晩かけて注入する方法があり，保険診療として認められている．

B. 消化管疾患の成因・病態・診断・治療　　125

c 治　療

▶ 軽症例では 5-ASA 製剤を，重症例ではステロイド薬，免疫抑制薬，抗 TNF-α 抗体製剤などを用いて集学的に治療する．内科治療困難例では，大腸全摘出術を行う

　軽症例は，**5-アミノサリチル酸（5-ASA）製剤**のみで寛解維持が可能である．重症例では，**ステロイド薬，免疫抑制薬，抗 TNF-α 抗体製剤**などを用いるほか，体外循環を用いた活性化白血球除去療法が行われる．**中毒性巨大結腸症**[*]を呈した症例，内科治療では治療困難な症例に対しては，外科治療として大腸全摘出術を行う．炎症が長期（10 年以上），広範囲（全大腸型）な症例は**がん化**のリスクが高い．

> **＊中毒性巨大結腸症**
> 重篤な合併症として，中毒性巨大結腸症がある．結腸の一部が著明に拡張し（直径 6 cm 以上），下痢，血便，腹痛の増悪，炎症反応の増悪など中毒症状を示すもので，単純 X 線や腹部 CT で診断し，緊急手術を行う．

6 過敏性腸症候群 （irritable bowel syndrome, IBS）

a 成因・病態

▶ 腹痛，下痢などの消化器症状を主とする，ストレスに対する心因性の反応が関与すると考えられる機能性疾患である

　腹痛や下痢，便秘などの腹部症状は持続するが，腸管に潰瘍などの**器質的病変のない，機能性の疾患**と定義される．**ストレスに対する心因性の反応**が関与すると考えられている．

b 症状・検査所見・診断

▶ 腹痛，下痢，便秘などの腹部症状が 3 ヵ月以上続くが，潰瘍や腫瘍などの器質的異常は認めない

　腹痛，下痢，便秘などの**腹部症状**が **3 ヵ月以上続き，排便によって症状が軽減**することが多い．血便や粘液便はなく，内視鏡などの画像診断で潰瘍や腫瘍などの明らかな器質的病変はなく，血液生化学的検査でも異常を認めない．

c 治　療

　消化器症状に対しては対症療法を行う．ストレス症状に対しては，心療内科的治療や精神科的な治療を考慮する．

7 便　秘 （constipation）

a 成因・病態

▶ 排便が困難になる病態の総称

　何らかの原因で排便が困難になる病態の総称である．主に大腸に便の通過を妨げるような病変（がんなど）が存在する**器質的便秘**と，器質的病変のない**機能性便秘**がある．

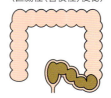
〈直腸性（習慣性）便秘〉
度重なる排便刺激の無視などにより，排便反射が低下し，排便困難となる．

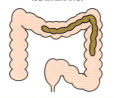
〈弛緩性便秘〉
大腸の緊張低下や蠕動運動の低下，腹筋の衰えによる腹圧の減少などにより便の移送や排出が困難となる．

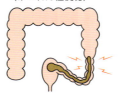
〈けいれん性便秘〉
副交感神経の過緊張により，腸管がけいれんを起こして収縮し，便の移送が妨げられる．

図5-9 機能性便秘の分類

b 症状・検査所見・診断

▶ 直腸性（習慣性）便秘，弛緩性便秘，けいれん性便秘に分類

機能性便秘は，以下のように区分される（図5-9）．

1）直腸性（習慣性）便秘
生活習慣として，排便意識（反射）を無視することが続くと，直腸～S状結腸に水分を吸収された硬便が蓄積し，排便を困難にしている病態．

2）弛緩性便秘
高齢者に多く，大腸の緊張低下，蠕動低下，腹筋の衰えによる腹圧の減少などのために便塊の輸送，排出が困難になった病態．

3）けいれん性便秘
ストレスへの反応などのために副交感神経が過度に緊張し，腸管がけいれんすることで便塊の輸送が妨げられる病態．

c 治療

▶ 便秘薬は，大別すると緩下剤と刺激性下剤の2種類ある

機能性便秘には，病型に応じて各種の便秘薬を投薬する．また，排便習慣の確立，十分な水分摂取，食物繊維の摂取，適度な運動など生活習慣の改善も大切である．

便秘薬は，緩下剤と刺激性下剤との2種類がある．緩下剤は適切な量を毎日使い，それでも効かないときに頓用で刺激性下剤を使う．下記の緩下剤の②～⑤は2017年以降に認可された新薬であり，わが国の便秘治療は大きく様変わりしつつある．

1）緩下剤
①酸化マグネシウム

腸管を高張状態にして水分を引き込む塩類下剤である．安価で効果が高いので，わが国では広く用いられてきた．漫然と大量に飲むと，副作用として高マグネシウム血症を起こすことがある．

②ポリエチレングリコール製剤

ポリエチレングリコールは，従来大腸内視鏡検査の前処置として腸管洗浄に用いられてきた．大腸内の水分量を増やし，便を軟化，増大させ，蠕動運動を活発化させ排便を促す．電解質異常を起こしにくい．

③ルビプロストン

小腸で腸液の分泌を促し，便を軟らかくして自然な排便を促す．酸化マグネシウムのような電解質異常がなく，高齢者や腎機能低下例でも使える．

④胆汁酸トランスポーター阻害薬

回腸末端の胆汁酸トランスポーターを阻害し，胆汁の再吸収を抑制する．その結果，大腸に流入する胆汁酸量が増加し，胆汁酸が大腸粘膜からの水分分泌を促し，蠕動運動を活発化させることで，排便を促進する．

⑤リナクロチド

便秘型過敏性腸症候群の治療薬．便秘の改善に加え，便秘に伴う腹部膨満や腹痛を改善する．

2) 刺激性下剤

粘膜を刺激して蠕動を活発化させる下剤を刺激性下剤という．アントラキセノン誘導体（アロエ，センナ，大黄（ダイオウ）など）やジフェノール誘導体など．強力な下剤だが，連日服用すると，習慣性，依存性，耐性（効きにくくなる）を起こしやすいので，頓服で用いるほうがよい．

---

8 腸閉塞（イレウス）(ileus)

a 成因・病態

▶ 器質的原因による腸管の閉塞（機械的イレウス）と腸管の運動障害による通過障害（機能的イレウス）に大別される

1) 機械的イレウス (mechanical ileus)

機械的イレウスは，単純性イレウスと複雑性(絞扼性（こうやく）)イレウスに分類される．

①単純性イレウス

腸管の血流障害を伴わない閉塞．術後の癒着や大腸がんなどの腫瘍による閉塞（図5-10①）．

②複雑性（絞扼性）イレウス

腸管の血流障害を伴う閉塞．腸重積（腫瘍や憩室が先端となって，肛門側の腸管が口側の腸管にめり込む病態），腸捻転，ヘルニアの嵌頓（かいとん）などによる閉塞（図5-10②）．

2) 機能的イレウス (functional ileus)

機能的イレウスは，麻痺性イレウスとけいれん性イレウスに分類される．

①麻痺性イレウス

腸管蠕動が消失ないし著しく減弱することによる通過障害．腹膜炎の腸管への波及，術後の腸管麻痺，高齢者における蠕動の低下など（図5-10③）．

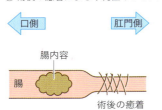
① 術後の癒着による単純性イレウス

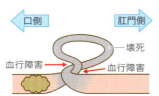
② 腸捻転による複雑性(絞扼性)イレウス

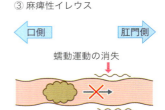
③ 麻痺性イレウス

図5-10 各種イレウスの病態

②けいれん性イレウス

薬物中毒や精神的要因で腸管の一部がけいれん性に収縮することで起こる通過障害.

なお,近年は,器質的病変を有するものを"腸閉塞",器質的病変のないものを狭義の"イレウス"と,2つの用語を使い分けるという意見もある.

b 症状・検査所見・診断

▶ 腹部膨満感,腹痛,悪心・嘔吐,排便・排ガスの消失など,消化管の閉塞に伴う腹部諸症状が現れる

"腸閉塞"では,腸管の内腔が詰まり,食物残渣や便が通過できなくなるので,腹部膨満感,腹痛,悪心・嘔吐などの症状が出る.

"麻痺性イレウス"では,腹腔内の炎症の腸管への波及によって腸管の蠕動が低下,消失する.腹部膨満感,悪心・嘔吐を認める.腸雑音は減弱する.排便,排ガスも消失する.

診断は,腹部触診(腹膜炎の場合は,反跳痛や筋性防御などの腹膜刺激症状),腹部打診(鼓音),腸雑音の聴診と,腹部単純X線検査,CT,腹部エコーなどの画像診断によって行われる.立位腹部単純X線検査では,イレウスに特徴的な**ニボー像***(図5-11)がみられる.

***ニボー像**
腸閉塞のために,閉塞部位より口側の拡張した腸管内にガスと液体がたまり,立位ではガスが上部に,内容液が下部に停滞し,その境目が鏡面像として水平に映し出されたもの(図5-11).

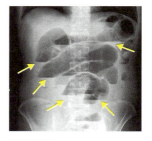

図5-11 イレウスで多発するニボー像

c 治療

▶ 絶飲・絶食のうえ,経静脈的な栄養,イレウス管留置など保存的に治療し,効果がなければ開腹手術を考慮する

イレウスの診断がつけば,**絶飲**,**絶食**とする.水分,電解質,栄養補給は**経静脈的**に行う.経鼻的に腸までチューブ(**イレウス管**)を挿入し,腸内容を吸引して腸管内の圧を下げる.これらの保存的処置で閉塞や麻痺が解除しなければ,原因除去の目的で開腹手術を考慮する.

血行障害のある絞扼性イレウスの場合は,血流障害が長引けば腸管の壊死をきたすため,緊急手術の適応になりうる.

他分野への橋わたし

現在の臨床栄養学における栄養補給ルートは,極力経腸ルートを使うことが推奨されている.絶食によって食物が通過する刺激がなくなると,新陳代謝の盛んな小腸粘膜は容易に萎縮し,腸管免疫機能の低下を介して易感染状態を引き起こすからである.しかし,"腸を使ってはいけない病態"も存在する.その代表が腸閉塞(イレウス)である.〈関連科目:臨床栄養学〉

9 食道がん (esophageal cancer)

a 成因・病態

> 60歳代以上の男性に多い．病理学的には扁平上皮がんが多く，喫煙，大酒がリスク要因である

60歳代以上の男性に好発する．**喫煙，過度の飲酒がリスク要因**である．部位は**中部食道に多い**．病理学的には**扁平上皮がんが多い**が，近年下部食道のバレット粘膜を母地とする腺がんが増加傾向にある．病変の深さが粘膜層までにとどまるがんを**早期がん**と定義し*，リンパ節転移の有無は問わない．

*胃がん・大腸がんは，粘膜下層までを早期がんと定義している．

b 症状・検査所見・診断

> 進行すると，嚥下時の違和感が出現し，固形物を飲み込みにくくなる．内視鏡で確定診断する

進行すると，嚥下時の違和感が出現し，腫瘍の増大による通過困難（固形物を飲み込みにくくなる）をきたすようになる．内視鏡検査で病変を確認し，生検で病理学的に確定診断する．早期がんの発見のために，**ルゴール塗布法***や NBI（narrow band imaging）**内視鏡***が用いられている．

*ルゴール（ヨード）液塗布内視鏡
正常食道粘膜は細胞内のグリコーゲンとヨードが反応して茶褐色に染まるが，がん領域は染まらないため，不染部分を生検することで，早期食道がんの診断が可能な方法．

*NBI 内視鏡
短い波長（415 nm と 540 nm）の光を粘膜にあてることで，早期がんによる粘膜の微細な表面構造や毛細血管の変化をとらえる技術．頭頸部がん，胃がん，大腸がんにも用いられている．

c 治療

> 早期がんでは内視鏡的治療が可能である．進行がんに対する食道全摘出術は大きな侵襲を伴い，術後の摂食障害も高度である

早期がんに対しては，内視鏡的治療である**粘膜切除術**（EMR，図5-12）や**粘膜下層剝離術**（ESD，図5-13）が用いられ，食道を温存することで術後の高い QOL が得られる．進行がんに対しては，右開胸による食道全摘出

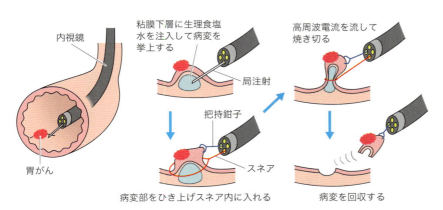

図5-12 内視鏡的粘膜切除術（EMR）
[日本消化器内視鏡学会 HP より許諾を得て改変]

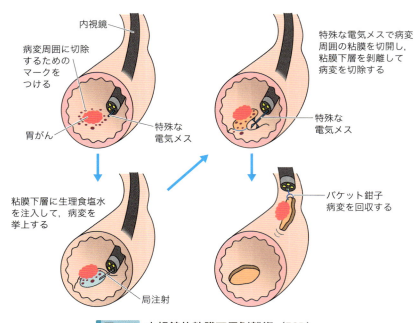

図5-13 内視鏡的粘膜下層剥離術（ESD）
［日本消化器内視鏡学会HPより許諾を得て改変］

術が行われる．摘出した食道に代わって，胃を持ち上げて再建に用いることが多い．開胸，開腹が必要で大きな侵襲を伴う手術である．術後も創部離解，嚥下困難，通過障害，誤嚥など経口摂取が困難となる合併症の頻度が高いため，術中に空腸瘻を設置し，術後は同部からのチューブを経由した経管栄養を行うことが多い．食道は漿膜を欠くために周囲臓器へ浸潤しやすく，粘膜下のリンパ管が豊富なためにリンパ行性転移をきたしやすいことから，胃がんに比べて予後がわるい．

10 胃がん（gastric cancer）

a 成因・病態

▶ わが国において頻度の高いがんであり，ヘリコバクター・ピロリ感染との関連性が病因として推測されている

　近年減少傾向にあるが，年間死亡数で肺がん，大腸がんに次ぐ3位と，わが国において頻度の高いがんである．胃体下部（前庭部）には，慢性萎縮性胃炎に伴う**腸上皮化生**を母地にした**高分化型腺がん**が多く，**ヘリコバクター・ピロリの慢性感染**が強く関与していると考えられるようになった．胃体中部には未分化型腺がんが多い．**粘膜下層**までにとどまるがんを早期がんと定義する．

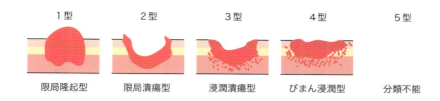

図5-14 進行胃がんの肉眼型分類（ボールマン分類）

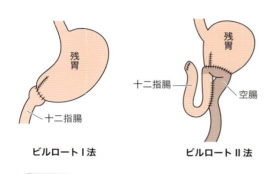

図5-15 ビルロートⅠ法とビルロートⅡ法

b 症状・検査所見・診断

▶ 早期には無症状で，進行すれば摂食不良，やせを呈する．内視鏡によって確定診断される

　早期には特に自覚症状はなく，健康診断や人間ドックで発見されることが多い．進行すれば，摂食量減少，やせを呈するようになる．確定診断は，内視鏡下の生検による病理学的診断による．進行胃がんの肉眼型分類に**ボールマン（Borrmann）分類**がある（図5-14）．

c 治 療

▶ 早期がんは，内視鏡的治療が可能である．胃切除後には，主に胃の貯留能が失われることによるダンピング症候群という摂食障害をきたす

　早期がんであれば，内視鏡的治療であるEMR（図5-12），ESD（図5-13）で治癒させることができ，胃の温存が可能である．進行がんに対しては，病巣部を含めた胃切除＋リンパ節郭清が行われる．胃角部より幽門寄りのがんでは幽門側胃切除が，噴門付近のがんでは胃全摘出術が行われることが多い．代表的な術式として，**ビルロートⅠ法**と**ビルロートⅡ法**がある（図5-15）．胃切除後には，様々な摂食・栄養障害が起こりうることが知られており，総称して**胃切除後症候群**ともいわれ，適切な栄養指導，栄養学的治療が必要である．

コラム　胃切除後症候群

1. ダンピング症候群（dumping syndrome）
    1) 早期ダンピング症候群：食後20分くらいで起こる．高張な食物が小腸に急激に侵入し，浸透圧差のために細胞外液が消化管腔に流入することによって起こる循環血漿量低下と，急な小腸壁伸展によるセロトニン，ブラジキニン，ヒスタミン，カテコールアミンなどの過剰分泌に基づく腹痛，気分不良，頻脈，発汗，顔面紅潮などの不快な症状を指す．
    2) 後期ダンピング症候群：食後2〜3時間で起こる．一度に大量の食物が小腸に流入するために起こる急激な血糖上昇に対し，**インスリンが過剰分泌**し，**低血糖症状**を起こす．
2. 胃切除後の貧血
    1) 鉄欠乏性貧血：胃酸欠乏による鉄のイオン化障害に基づく鉄の吸収障害が原因．術後数年以内に起こる可能性がある．
    2) ビタミン B_{12} 欠乏性貧血：胃内因子欠乏による．ビタミン B_{12} は鉄に比べて体内貯蔵量に余裕があるため，術後3〜5年目以降に出現し，定期受診終了後であれば発見されにくい．
3. 胃切除後の骨病変：カルシウム，マグネシウムの吸収障害に基づく**骨粗鬆症**，**骨軟化症**が知られている．
4. 胃切除後の胆石：胃切除時の迷走神経切離に起因する．
5. 逆流性食道炎：胃全摘の場合，噴門機能の喪失による．

11 大腸がん（colorectal cancer）

a 成因・病態

▶ 近年増加傾向にあり，食事の欧米化，肥満との関連性が推測されている

近年増加傾向にあるがんで，年間死亡数は肺がんに次ぐ2位である．直腸，S状結腸など下部大腸に好発する．病理学的には腺がんであり，高分化型が多く，消化器がんのなかでは比較的予後のよいがんである．**食事の欧米化**，**肥満**との関連性が指摘されている．

b 症状・検査所見・診断

▶ 早期は無症状，進行すれば血便，便秘などを呈する．便潜血反応を用いた健康診断が有効である

早期は無症状であり，**便潜血反応*を用いた健康診断**などでみつかるケースが多い．進行がんになると，腫瘍の増大に伴って内腔が狭くなり，便塊の通過障害によって便秘気味になったり，腫瘍表面からの出血（便に鮮血が付着する）がみられるようになる．便の性状が軟らかい（水分の吸収が不十分

***免疫学的便潜血反応**
スクリーニング法として，ヒトヘモグロビンに反応する免疫学的便潜血反応の有用性が認められている．2日間検査して一度でも便潜血陽性であれば，（大腸がんからの出血の可能性があるため）大腸内視鏡検査を行う．

な）上行結腸や横行結腸では，便塊による通過障害が起こりにくく，下部結腸のがんに比べて自覚症状の出現が遅れる傾向にある．確定診断は，大腸内視鏡下の生検で病理学的に行われる．

c 治　療

▶ 早期がんに対しては，内視鏡的治療が可能である．進行がんでは転移巣も含めた手術，抗がん剤投与などの集学的治療が行われる

　早期がんに対しては，内視鏡的治療である**粘膜切除術（EMR），粘膜下層剝離術（ESD）**が可能である．進行がんでは，病変部大腸切除＋リンパ節郭清が行われる．少数であれば，肺転移巣，肝転移巣も切除される．術後再発や転移に対する抗がん剤による化学療法も進化しており，消化器がんのなかでは比較的予後がよい．

C 肝・胆・膵の構造と機能

1 肝臓・胆囊・膵臓の構造と機能

a 肝　臓 （liver）
・右季肋部に位置し，重さ 1,200〜1,500 g の人体で最大の実質臓器．
・**門脈***経由で消化管から送られてきた栄養素の代謝を行う．
・肝動脈と門脈（消化吸収を終えた消化管由来の静脈から続く静脈血）の 2 本の供血路があり，血流量は，肝動脈 30％，門脈 70％程度である．
・生命維持に必要な様々な化学反応を行う（**表 5-5**）．
・**胆汁を産生**し，胆管を経由して胆囊に送る．

b 胆　囊 （gallbladder）
・右季肋部，肝下面に接して存在する．
・肝臓から送られてきた胆汁を最大 10 倍程度まで濃縮する．
・コレシストキニン，迷走神経（自律神経）の指令で収縮し，胆囊管，総胆管を経由してファーター乳頭から胆汁を外分泌する．
・**胆汁には消化酵素は含まれない**が，胆汁酸の界面活性作用による脂肪のミセル化（乳化）を通じて脂質の吸収を助ける（**図 5-16**）．

c 膵　臓 （pancreas）
・胃の背側，後腹膜に存在．長さ約 15 cm，厚さ約 2 cm，重量は約 100 g．
・セクレチンの指令で重炭酸塩を外分泌し，胃酸のために低下した食塊の pH を中和する．
・3 大栄養素に対する消化酵素を主膵管を経由してファーター乳頭から外分泌する（**表 5-6**）．

***門脈**
2つの毛細血管網に挟まれた静脈．一度毛細血管網を通過しているので酸素濃度は低いが，生命維持に重要な物質を運搬する．ヒトでは，ほかに視床下部から下垂体に視床下部ホルモンを供給する下垂体門脈がある．

表5-5 肝臓の主な機能

機能	機能が低下すると
アミノ酸を材料にしてたんぱく質を合成 　アルブミン合成 　血液凝固因子合成 　アポたんぱく質合成 　各種酵素合成	低アルブミン血症，浮腫，腹水 出血傾向 脂質代謝異常 代謝の低下
アンモニアを尿素に変換（尿素回路）	高アンモニア血症，肝性脳症
脂質代謝 　中性脂肪合成 　コレステロール合成 　リン脂質合成 　胆汁酸合成 　リポたんぱく質合成	低コレステロール血症など 細胞膜の脆弱化など 胆汁産生障害
糖質代謝 　食後グルコースからのグリコーゲン合成 　空腹時グリコーゲンからグルコース産生 　飢餓時のアミノ酸や脂質からの糖新生	耐糖能異常 空腹時の低血糖 飢餓時の低血糖
胆汁生成，分泌 　胆汁酸，ビリルビンから胆汁を合成	脂質の吸収障害 胆汁による不要な代謝物質の排泄障害
ビリルビン代謝 　間接ビリルビンから直接ビリルビン合成（グルクロン酸抱合） 　直接ビリルビンの胆汁への排泄	高間接ビリルビン血症 高ビリルビン血症（黄疸）
薬物代謝	薬剤の不活化障害（効き過ぎ）
ホルモン代謝 　エストロゲン不活化，ステロイドホルモン不活化	女性化乳房など
アルコール代謝	アルコール性臓器障害
ビタミン代謝 　ビタミンD活性化 　ビタミンA，D，B_{12}貯蔵 　鉄の貯蔵	骨軟化症

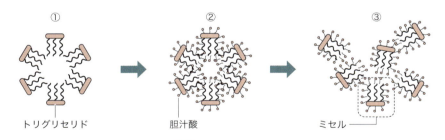

図5-16 ミセル化（乳化）

①脂質が集まって大きな油滴をつくり，酵素が働けない．
②胆汁酸が油滴の中に入り込む．
③脂質が胆汁酸に囲まれることで，油滴が小さく分解され，酵素が働きやすくなる．

- たんぱく分解酵素は，**前駆体（プロ酵素）の形で膵内に存在**し，消化管に分泌後活性化される[*]．
- ランゲルハンス島のホルモン産生細胞（α，β，δ細胞）を通じて，血糖コントロールの中心的役割を担う（表5-7）．

[*]これらのたんぱく質分解酵素の前駆体が誤って膵臓内で活性化し，膵臓を構成するたんぱく質を消化してしまう（自己消化）病態が"急性膵炎"である．

表5-6 膵臓から分泌される主な消化酵素

消化する栄養素	酵素名	消化管で活性化後
たんぱく質	トリプシノーゲン キモトリプシノーゲン プロエラスターゼ	トリプシン キモトリプシン エラスターゼ
脂　質	リパーゼ	
炭水化物	α-アミラーゼ	

表5-7 膵臓から分泌されるホルモン

細　胞	ホルモン	機　能
α細胞	グルカゴン	肝臓でのグリコーゲン分解, 糖新生による血糖値の上昇
β細胞	インスリン	細胞内へのグルコースの取り込み促進による血糖値の低下
δ細胞	ソマトスタチン	インスリン, グルカゴンの分泌抑制

D 肝・胆・膵疾患の成因・病態・診断・治療

1 肝　炎 (hepatitis) ◀頻出▶

a 成因・病態

▶ ウイルス性肝炎が最も多い. 近年は NASH が増加

　肝炎にはウイルス性肝炎, アルコール性肝炎, 非アルコール性脂肪肝炎 (NASH), その他様々な原因がある. これらのなかで最も多いのがウイルス性肝炎である. 肝炎ウイルスには A 型, B 型, C 型, D 型, E 型の 5 種類が発見されている (**表 5-8**). 肝炎ウイルスは体内に入ると血流にのって肝臓内に入り, 肝細胞に感染し増殖する. ウイルス自身は肝細胞を攻撃しないが, ウイルスを排除するためにリンパ球が肝小葉周囲のグリソン鞘を中心に浸潤し肝細胞を壊すことで炎症を起こす. 炎症が数ヵ月以内に終了するものを**急性肝炎**, 数ヵ月以上にわたって長期に持続するものを**慢性肝炎**という. 慢性肝炎が持続すると次第に肝組織中に線維が多くなり, 最終的に**肝硬変**となる. C 型肝硬変では年率 7% の割合で肝細胞がんが発生する (**図 5-17**). 慢性肝炎の原因としては C 型肝炎が最も多く, 次いで B 型肝炎が多い. A 型肝炎や E 型肝炎は急性肝炎で終息するものがほとんどである. B 型肝炎ウイルスは **DNA ウイルス**であり, それ以外の肝炎ウイルスは **RNA ウイルス**である. B 型肝炎ウイルスはヒトの遺伝子と形質転換することで一生, 体の中に残り続ける. 感染経路は A 型と E 型が経口感染, B 型と C 型は血液や体液を通して非経口的に感染する.

表5-8 肝炎ウイルスのまとめ

	A型	B型	C型	D型	E型
核酸	RNA	DNA	RNA	RNA	RNA
感染経路	経口感染（生ガキなど）	血液感染（輸血，針刺し，入れ墨，薬の注射器の回し打ち） 体液感染（性交渉など） 母子感染	血液感染（輸血，針刺し事故，入れ墨，薬の注射器の回し打ち）	HBVと同じ（HDVの増殖にはHBVが必要）	経口感染（鹿，猪，豚肉の生焼け）
肝炎の経過	急性肝炎	急性肝炎（一部劇症肝炎） 慢性肝炎（主に母子感染からの無症候性キャリアから慢性肝炎を発症することが多い）	急性肝炎から高率（70%）に慢性肝炎となる	HBVと重複感染する わが国ではまれ	急性肝炎 妊婦では劇症肝炎となることが多い
予防	HAワクチン	HBワクチン B型肝炎の母親が出産した場合，新生児にHBワクチンと抗HBsヒト免疫グロブリンを注射し感染を予防する	ワクチンなし	HBVワクチン	ワクチンなし
治療	保存的治療（ウイルスを排除する治療薬なし）	核酸アナログ製剤の内服にてウイルスの増殖を抑える インターフェロン（IFN）の注射 ヒトの肝細胞の遺伝子にB型肝炎ウイルス遺伝子が組み込まれているため，ウイルスを完全に排除することはできない 肝炎が終息している患者において免疫を抑制する治療を行う際にはB型肝炎の再発（再活性化）に注意	経口内服薬にてほぼ100%ウイルスを排除し完治できる	HBVに対する治療を行えば増殖しない	保存的治療（ウイルスを排除する治療薬なし）
肝細胞がん	なし	肝硬変になると発がんしやすい	肝硬変になると発がんしやすい（年率7%の発がん）	HBVと同様の進展をたどる	なし

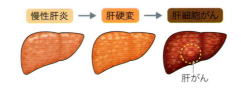

図5-17 慢性肝炎から肝細胞がんまでの流れ

b 症状・検査所見・診断

▶ ウイルス性肝炎には急性肝炎と慢性肝炎があり，それぞれ症状が異なる

急性肝炎では全身倦怠感，食欲不振，**黄疸**，右季肋部痛（肝臓の腫大による右肋骨弓下の痛み）などの症状がみられる．慢性肝炎では一般的に症状に乏しく，検査を受けてはじめて慢性肝炎であることに気づく場合が多い．

生化学所見では，急性肝炎ではAST，ALT，LDH，総ビリルビン値上昇を認める．慢性肝炎ではAST，ALTが持続高値を示すが，総ビリルビン値は基準値範囲内のことも多い．

ウイルス性肝炎の診断は，問診，血液検査による肝機能の評価，**肝炎ウイ**

ルスマーカーの測定により行う．
- A 型：IgM 型 HA 抗体（急性肝炎のみ）
- B 型：HBs 抗原，IgM 型 HBc 抗体（急性肝炎のみ），HBV-DNA
- C 型：HCV-RNA，HCV 抗体
- D 型：HDV 抗体，HDV-RNA
- E 型：HEV 抗体，HEV-RNA

c 治　療

> 急性肝炎では保存的治療，ウイルス性慢性肝炎では抗ウイルス療法を行う

　急性肝炎では一般的に自然治癒傾向が強いため，保存的治療（食事療法，安静療法）を行う．B 型急性肝炎で重症化する場合には核酸アナログ製剤（ラミブジンなど）を投与する．

　慢性肝炎では抗ウイルス療法が第 1 選択となる．B 型慢性肝炎では**核酸アナログ製剤**（エンテカビルやテノホビル）やインターフェロンを，C 型慢性肝炎では**直接型抗ウイルス薬**（**DAA**）（直接 C 型肝炎ウイルスの増殖を阻害する作用をもつ）を投与する．

　また，肝庇護療法（ウルソデオキシコール酸（UDCA），グリチルリチン製剤）を行うほか，C 型慢性肝炎に対しては瀉血療法を行う場合がある．

2 肝硬変 (liver cirrhosis, LC)

a 成因・病態

> 慢性肝疾患の終末像で，肝機能の荒廃をきたし最終的には肝不全となる

　何らかの原因により肝細胞壊死と再生を繰り返す際に線維化をきたし，徐々に肝臓が硬く小さく萎縮する．ウイルス性慢性肝炎が原因（70％以上）であり，約 10％はアルコールによる．

　最近は肥満の増加に伴い，非アルコール性脂肪肝炎（NASH）から肝硬変となる症例が増加している（2～3％）．

　肝硬変は，**代償期**と**非代償期**に分類される．代償期では無症状のことも多い．非代償期になると浮腫，腹水，胸水，黄疸や肝性脳症といった慢性肝不全症状が出現する．さらに線維化が原因で**門脈圧亢進症**となり食道や胃の静脈瘤が発達し，破裂すると吐血・下血の原因となる．C 型肝炎ウイルスが原因で肝硬変になった場合，年間 7％の患者に肝細胞がんが発現する．

b 症状・検査所見・診断

> 肝機能がある程度保たれている代償期と，肝機能障害が進行した非代償期に分けられる

　症状としては代償期の場合，無症状のことも多い．全身倦怠感，食欲不振

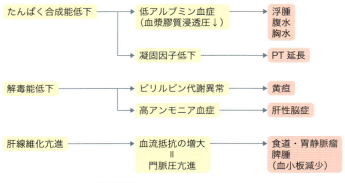

図5-18 肝硬変に伴う諸症状

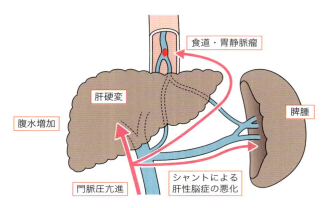

図5-19 肝硬変における門脈圧亢進症の病態

をきたす場合もある．

　非代償期になると**腹水**（☞2章 B-3 q），胸水，浮腫，黄疸が出現する．食道・胃静脈瘤による消化管出血，高アンモニア血症に伴う**肝性脳症**（意識障害），羽ばたき振戦，肝性口臭をきたす（図5-18）．腹水が増加すると腹部膨満感，胸水が増加すると呼吸困難となる（図5-19）．

　血液検査では汎血球減少（特に血小板が減少する< 10万/μL），AST ≧ ALT，**総ビリルビン値上昇**，**プロトロンビン時間（PT）延長**，**アルブミン低下**，コリンエステラーゼ（ChE）低下を認める．

　腹部画像検査では，肝臓の萎縮，肝表面の結節影，辺縁の鈍化，腹水，脾腫などを認める．

C 治療

▶ 病期に応じた対応が求められる．B型・C型肝炎ウイルスをコントロールする治療が進歩してきている

　代償期の場合，原因療法としてC型肝炎ウイルスに対しては直接型抗ウイルス薬を，B型肝炎ウイルスに対しては核酸アナログ製剤を投与する．肝

庇護療法としてグリチルリチン製剤やウルソデオキシコール酸を投与する．食事療法としては十分なエネルギーを投与することと，減塩食とし浮腫・腹水を予防する．

　非代償期の場合，原因療法としてC型肝炎ウイルスに対しては，直接型抗ウイルス薬であるソホスブビル／ベルパタスビル配合錠が2019年から投与できることとなった．B型肝炎ウイルスに対しては核酸アナログ製剤を投与する．合併症に対しては，腹水では安静，塩分制限，利尿薬投与を行う．肝性脳症では安静，たんぱく質を制限し，窒素源として**分枝鎖アミノ酸**の補給を行う．**合成二糖類**（ラクツロースなど）を投与することで便秘を予防し，腸内環境を弱酸性に保つ．2016年からは，難吸収性リファマイシン系抗菌薬リファキシミンが，アンモニア産生菌に作用してアンモニア産生を抑制することで，高アンモニア血症に投与されている．カルニチン欠乏症には，高アンモニア血症改善目的にカルニチン製剤が使用される．また，肝硬変患者の低亜鉛血症が，低アルブミン血症や高アンモニア血症を増悪させるため，亜鉛製剤の投与を行う．食道・胃静脈瘤では内視鏡的治療（内視鏡的硬化療法（EIS）＊，内視鏡的静脈瘤結紮術（EVL）＊）を行う．肝移植も行われるが，わが国では生体肝移植がほとんどである．

　安静については，代償期は通常の生活レベルでよく，過度の安静は筋肉の萎縮をきたすため推奨できない．しかし非代償期には原則として運動は禁忌で，入院加療を必要とする．

他分野への橋わたし
カルニチンは生体の脂質代謝に関係するビタミン様物質で，牛肉や羊肉などに多く含まれ，尿素回路を間接的に活性化してアンモニア代謝を促進する．〈関連科目：基礎栄養学〉

＊ **EIS**
静脈瘤内に内視鏡を介して注射針を穿刺し，硬化剤を注入し，静脈瘤の血管を固める．EVLと比し再発率が低いが，肝機能への負担が大きいため高度肝機能障害患者には施行できない．

＊ **EVL**
内視鏡の先端に超硬性のゴムバンド（Oリングという）を装着し，静脈瘤を吸引し，ゴムバンドで縛る方法．低侵襲で繰り返して行えるが，EISと比し静脈瘤の再発率が高い．

コラム　肝硬変と食道静脈瘤

　肝硬変では線維化に伴って門脈圧亢進症（> 200 mmH$_2$O）を引き起こす．それにより食道静脈瘤が発生する．もともと門脈は静脈血で圧力がない血管であるが，食道静脈瘤から出血すると強い圧力で噴出性に出血するため，大量の血液が胃内に流入し吐血する．大量に出血すると血圧も低下し，肝動脈血流低下によって肝機能が悪化する悪循環となる．門脈の圧力上昇に伴い，直腸静脈瘤も生じ新鮮血の下血を起こす場合もある．その他腹壁皮下静脈怒張や腹水，脾腫も生じる．脾腫は脾機能亢進状態を引き起こすため，血小板が減少し出血傾向を助長する．食道静脈瘤のコントロールのためには内視鏡的硬化療法（EIS）と内視鏡的静脈瘤結紮術（EVL）を行い出血の予防を行う．

3 脂肪肝 (fatty liver), NAFLD (non-alcoholic fatty liver disease)・NASH (non-alcoholic steatohepatitis)

a 成因・病態

▶ アルコールの関与しないNAFLDに,さらに炎症が加わることで難治性のNASHが引き起こされる

肝臓に過剰な脂肪が蓄積した状態(組織学的に肝小葉内の30%以上に脂肪滴を認める状態)であり,原因としては肥満や糖尿病による過栄養性脂肪肝が最も高頻度にみられる(表5-9).

アルコール性脂肪肝は大量かつ常習的なアルコール摂取に基づき生じる.進行するとアルコール性肝炎,アルコール性肝硬変,アルコール性肝がんに至る場合がある.男性に多く,女性では男性より短期間でまた少量のアルコールで肝障害をきたすので注意が必要である.

過剰な飲酒歴がなく,脂肪肝を認め,他の原因による肝疾患を除外できた病態を**非アルコール性脂肪性肝疾患(NAFLD)**という.NAFLDは肥満,糖尿病,脂質異常症,高血圧などを基盤としていることが多く,メタボリックシンドロームの肝病変としてとらえられている.NAFLDはもとの健康な状態に戻ることができる(可逆性)といわれている.NAFLDのなかで,原因不明の炎症が加わり,肝線維化,肝硬変や肝がんに進展する**非アルコール性脂肪肝炎(NASH)**がある.NASHは難治性である.

近年,代謝性機能障害に伴う脂肪肝(MAFLD)*という,新しい疾患概念が提唱されている.アルコール歴や他の肝疾患原因の有無を問わず,肥満,糖尿病,代謝障害をすべて含んだ概念で,メタボリックな因子を伴う脂肪肝を対象とする.NAFLDと比較し,ハイリスクな患者の同定に有用と考えられている.

b 症状・検査所見・診断

▶ NAFLDとNASHを血液検査で判別することは困難で,肝生検による病理診断が必要

肥満者や糖尿病患者などメタボリックシンドローム患者に好発する.NAFLDは無症状のことが多いが,NASHになると倦怠感,不眠などの自覚症状が出ることもある.

表5-9 脂肪肝の原因

肥満(過食)
糖尿病などの内分泌疾患
アルコール
薬物性(副腎皮質ステロイド薬など)
高カロリー輸液
その他

＊以前から欧米を中心に,NAFLDやNASHという用語の中で,fatty(太った)やalcohol(酒飲み)という単語が,患者へのstigma(偏見)になるという意見が根強くあったため,2023年6月に欧米の主要な肝臓学会が協議し,fattyやalcoholを避け,脂肪を意味する用語であるsteatoを用いた新たな名称として,NAFLDはMASLD (metabolic dysfunction-associated steatotic liver disease)へ,NASHはMASH (metabolic dysfunction-associated steatohepatitis)へと病名が変更された.わが国の消化器病学会,肝臓学会もこの変更を支持し,次期ガイドラインからMASLD,MASHの呼称を採用することが表明された.

血液検査ではトランスアミナーゼ軽度上昇（AST優位），脂質異常などが出やすい．血液検査でNAFLDかNASHかを見分けることは困難である．腹部超音波検査では脂肪肝を認めるが，NASHが進行し肝硬変となると脂肪が消失する．確定診断のためには**肝生検**によりNAFLD/NASHの鑑別を行う．病理所見で，肝細胞の脂肪沈着に加え，炎症を伴う肝細胞の**風船様変化**を認めるとNASHと診断する．

c 治　療

▶ 根本的な治療法はなく，肥満のコントロールと基礎疾患の治療が基本

食事・運動療法を行う．肥満の場合は体重コントロールが重要である．高度肥満の場合は外科治療を行う．

糖尿病，脂質異常症，高血圧といった基礎疾患を有する場合は，それぞれに対する治療を行う（☞4章C-**2**，**3**，6章B-**4**）．

基礎疾患のない場合はビタミンEが投与される．

4 胆石症（cholelithiasis），胆囊炎（cholecystitis）

a 成因・病態

▶ 胆石症と胆囊炎は胆石が関与し発症する

胆石は，胆囊あるいは胆管内に結石を生じる疾患で，部位により**胆囊結石**，**総胆管結石**，**肝内結石**に分類される（図5-20）．胆囊結石が70％を占める．胆石に関連する症状のあるものを胆石症という．わが国では胆石保有者数が年々増加傾向にある．胆石はその構成成分により**コレステロール結石**と**色素結石**に大別される．

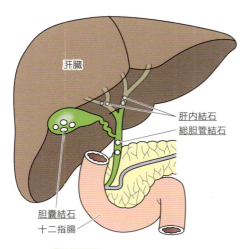

図5-20 胆石の部位別種類

142 5. 消化器系

胆石の生成機序として胆汁中コレステロールの過飽和，コレステロールの結晶化・成長，胆囊収縮機能の低下，腸内細菌の上行性感染（腸管から胆管内に腸内細菌が上がってくること）などが考えられる．

胆囊に細菌感染を生じると，**胆囊炎**となる．多くの場合は腸内細菌が腸管から胆管内を通り，胆囊まで上行感染し炎症を起こす．90〜95％は胆囊結石により生じる．胆石が胆囊頸部や胆囊管に嵌頓し，胆囊管が閉塞することで上行性に胆囊感染を起こす．

b 症状・検査所見・診断

▶ 総胆管胆石を認めれば，ERCP による検査と治療（結石除去）を一緒に行う

胆石にはまったく症状を認めない**無症状胆石**も多い（10〜15％）．症状としては，食後や夜間に突発する**右季肋部痛**，心窩部痛，悪心・嘔吐，黄疸，発熱などがみられる．胆囊炎になると右季肋部痛は必発で，発熱，悪心・嘔吐がみられる．

血液検査で肝・胆道系酵素（AST，ALT，γ-GTP，ALP，総ビリルビン，直接ビリルビン）の上昇を認める．また胆囊炎になると白血球，CRP も上昇する．

画像検査では腹部超音波検査や CT 検査で結石を認める．核磁気共鳴胆管膵管撮影（MRCP）*や**内視鏡的逆行性胆管膵管造影（ERCP）**＊といった胆道を描出する方法で胆道と結石の位置関係について精査する．ERCP では総胆管結石を除去する内視鏡的治療を行うことができる．

c 治　療

▶ 外科的・内視鏡的治療が原則となる

胆囊結石では無症状の場合は経過観察，有症状の場合は**腹腔鏡下胆囊摘出術**を行う．総胆管結石では症状の有無にかかわらず内視鏡的＊・外科的治療が原則行われる．胆囊内の結石については，内視鏡的治療後に腹腔鏡下胆囊摘出術を追加する．胆囊炎は原則として胆囊摘出術を行う．

---

5 膵　炎 (pancreatitis) 頻出

a 成因・病態

▶ 急性膵炎と 6ヵ月以上炎症が持続する慢性膵炎がある

急性膵炎（acute pancreatitis）は，通常十二指腸に分泌されてから活性化される膵酵素が，膵臓内で活性化され膵臓および周囲の臓器を自己消化する急性炎症性疾患である．成因としては，**アルコール**，**胆石**，**特発性**（原因不明）が多い．重症急性膵炎では様々な炎症性サイトカインが血流を介して全

---

* MRCP
造影剤を使用せずに，MRI撮影時に胆囊，胆管，膵管を描出する方法．体への負担がなく，胆石や腫瘍による閉塞部位の前後の情報も得られやすい．

* ERCP
内視鏡を十二指腸まで挿入し，ファーター乳頭からカニューレを胆管や膵管に挿入，X線透視下で造影剤を注入する検査法．総胆管結石を除去する目的にファーター乳頭を切開する内視鏡的乳頭切開術（EST）や胆汁を体外に排出する内視鏡的経鼻胆道ドレナージ（ENBD）なども行える．

* 内視鏡的治療
内視鏡的乳頭切開術(EST)＋内視鏡的砕石術，内視鏡的乳頭バルーン拡張術(EPBD)＋内視鏡的砕石術．

身に及び，ショック，呼吸不全，腎不全など多臓器障害を引き起こす重篤な疾患となる．

慢性膵炎（chronic pancreatitis）は 6 ヵ月以上にわたる膵臓の持続性，進行性の炎症で，次第に膵実質の脱落，線維化，**石灰化**などの不可逆的な変化が生じ，膵外分泌・内分泌機能が低下していく疾患である．成因はアルコール性が最も多く（60％），胆石（胆石が膵臓内乳頭部付近に嵌頓することにより膵管を圧迫することで生じる），高トリグリセリド血症や原因不明の特発性もある．男性は女性の 3〜4 倍多い．

b 症状・検査所見・診断

▶ 急性膵炎と慢性膵炎で異なった病態を示す

急性膵炎は大量飲酒後に発症し，持続的に**激しい腹痛・背部痛**を生じ，痛みを軽減するために患者は前屈位の姿勢をとる．発熱，悪心・嘔吐，食欲不振，黄疸も生じる．重症急性膵炎になると，多臓器不全を発症し，血圧低下，呼吸不全，腎不全，敗血症など様々な重篤な状態に陥る場合が多い．

血液検査では，**膵酵素（アミラーゼ，リパーゼ）の上昇**，**白血球増加**，血小板低下，**カルシウム低下**，CRP 上昇，BUN 上昇，Cr 上昇，LDH 上昇，**血糖値上昇**，凝固系異常（PT・APTT 延長，アンチトロンビン低下，フィブリン分解産物（FDP）上昇，D ダイマー上昇）を認める．

腹部造影 CT 検査では膵臓の広範な造影不良（膵臓の組織の広範壊死を示す），膵臓周囲の広範な液体貯留を認め，急性膵炎と診断する（**図 5-21**）．

慢性膵炎は長期のアルコール多飲歴がある中高年男性に多い．膵機能がほぼ保たれている代償期は飲酒や高脂肪食の摂取後，上腹部痛，背部痛を認める．膵機能が廃絶した**非代償期**になると**腹痛や背部痛は軽減あるいは消失**する．**膵外分泌機能低下**に伴い消化吸収不良による脂肪便や下痢がみられる．**膵内のランゲルハンス島も障害され糖尿病の増悪**をきたし，体重減少が認められる（図 5-22）．

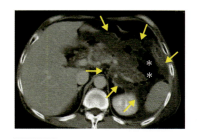

図5-21 造影CT画像（急性膵炎）
広範な膵実質の壊死（矢印）を認める．壊死内にガス（＊）を伴う．
［高田忠敬（編）：急性膵炎診療ガイドライン2015，第4版，金原出版，p.18，2015 より許諾を得て転載］

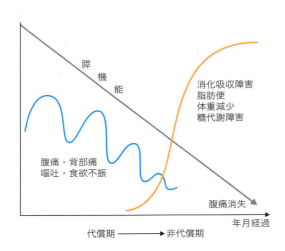

図5-22 慢性膵炎の時間経過による変化

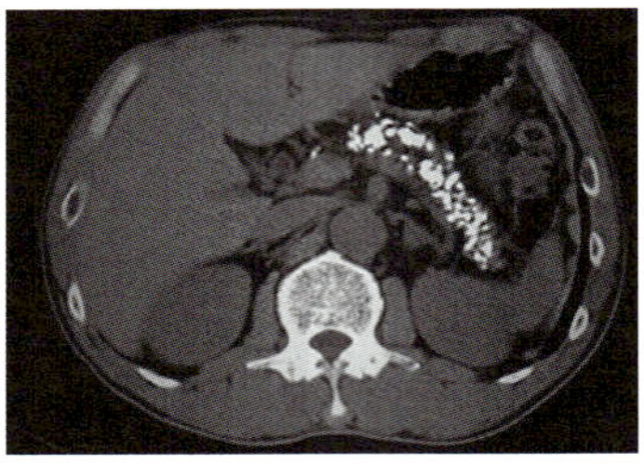

図5-23 びまん性の小膵石を認める慢性膵炎像

[日本消化器病学会（編）：慢性膵炎診療ガイドライン2021，第3版，p.24，南江堂，2021より許諾を得て転載]

血液検査では，膵機能がほぼ保たれている**代償期**はアミラーゼやリパーゼなどの**膵酵素は上昇**している．**非代償期**になると**膵酵素は低下**する．

腹部CT検査で，**膵石**（図5-23），膵臓の形態が辺縁不規則な凹凸を認めるようになる．MRCPやERCP検査を行うと膵管の拡張，膵石を認める．これらから慢性膵炎（膵石症）と診断する．

C 治 療

▶ 急性膵炎と慢性膵炎に対する治療法は重症度，病態の進行度により異なる

急性膵炎では膵外分泌刺激を避け，膵臓の安静を保つために，絶飲・絶食とし，中心静脈から十分な輸液を行う．また**膵酵素阻害薬**の点滴，感染対策として抗生物質を投与する．重症膵炎の場合は，呼吸・循環モニタリングといった全身管理が必要となる．重症例では十分な輸液にもかかわらず，循環動態が不安定で利尿が得られない場合に**血液浄化療法**を行う．栄養療法として**バクテリアルトランスロケーション***の予防のため，経腸栄養を入院後48時間以内に開始することが推奨されている．回復期には食事療法が重要で，糖質を中心として，脂肪やたんぱく質を制限した食事を開始する．**アルコールは厳禁**である．

慢性膵炎では断酒と栄養療法が基本である．経過が長期にわたるため，栄養失調に注意すべきである．代償期には腹痛などの臨床症状が出るため，膵外分泌を刺激しない程度の脂肪制限食とする．また消化酵素剤を投与する．慢性膵炎が再燃した際には急性膵炎に準じた治療を行う．

非代償期には臨床症状は乏しくなるが，基本的には脂肪制限食とする．消化吸収障害をきたすために，消化酵素剤を投与する．脂溶性ビタミンや必須脂肪酸の欠乏をきたしやすいため適宜補充する．消化態栄養剤の併用も有用である．糖尿病に対しては食事療法，運動療法，薬物療法を行う．

*バクテリアルトランスロケーション
腸管粘膜のバリア機能の破綻により，腸管内の細菌が体内に侵入してくることをいう．原因としては，①腸管細菌叢の異常増殖，②肝硬変や血液疾患などの免疫能低下，③長期間の絶食による腸管粘膜の萎縮による透過性亢進などがある．最近は細菌そのものだけでなく，細菌を構成する一部の分子が体内に入り，白血球を刺激して炎症反応を起こす病原体関連分子パターンや微生物関連分子パターンも，広義のバクテリアルトランスロケーションとして考えられている．

🟢 他分野への橋わたし

非代償期の慢性膵炎では，膵外分泌機能不全となることで，下痢などの症状が出現する．不足した膵消化酵素の補充目的に，パンクレリパーゼを投与する．この薬剤はブタの膵臓から抽出・精製した高力価のアミラーゼ・リパーゼ・プロテアーゼを含有している．〈関連科目：解剖生理学，基礎栄養学〉

6 肝臓がん （liver cancer）

a 成因・病態

▶ **原発性肝がんのうち肝細胞がんは肝硬変を背景に発症する**

　肝臓がんは原発性と転移性の2つに分けられ，転移性は原発性の約20倍多い．

　原発性肝がんのうち95%が肝細胞がんである．**肝細胞がん**はC型やB型肝炎ウイルスやアルコール，非アルコール性脂肪肝炎（NASH）などの慢性肝炎や肝硬変という長期間炎症を起こしている**慢性肝疾患を背景に発生**する．肝細胞がんは肝臓内に時期を別にして複数発生することが多く，多中心性発がんといわれる．また肝臓がんは門脈内に浸潤することが多く，門脈内をがん細胞が流れて別の肝臓の領域に転移する（肝内転移）．進行すると肝臓外の臓器にも転移する（多くは肺転移）．

　転移性肝がんの原発臓器は大腸がん，膵臓がん，胆道がん，胃がん，肺がんなどである．

b 症状・検査所見・診断

▶ **慢性肝炎患者，肝硬変患者を定期的に画像検査することによって発見**

　よほど進行しない限り自覚症状はないことがほとんどである．背景肝*としての肝硬変の症状が強い．血液検査では背景肝としての肝硬変と同様の異常を認め，さらに**腫瘍マーカー**の上昇（**AFP，PIVKA-Ⅱ，AFP-L3分画**）を認める．画像検査ではダイナミックCT*検査によって肝動脈からの血流がほとんどである肝臓がんは動脈相で白く濃染し，門脈相で黒く抜けることから診断できる．

　通常，慢性肝炎，肝硬変患者は3ヵ月に1回画像検査を行い，がんの有無について検討する．

> **＊背景肝**
> 肝がんの周囲の組織のこと．肝がんが発生するのは，肝硬変がベースとなることがほとんどである．

> **＊ダイナミックCT**
> 造影剤を急速に静注して経時的にCT撮影を行う方向．肝臓がんでは血流が多いため，周囲組織とコントラストがつくため描出されやすい．

c 治療

▶ **外科的治療による切除，または低侵襲な内科的治療を行う**

　外科的治療と**内科的治療**があり，がんの大きさ，個数，広がり，背景肝としての肝硬変の予備能の有無によって選択される．外科的切除は肝切除術といわれ，肝臓がんとその周囲の肝臓の一部を取り除く．内科的治療には**経皮的局所療法**と**肝動脈化学塞栓療法**（図5-24）*があり，外科的治療に比し低侵襲である．経皮的局所療法として電磁波の一種であるラジオ波により摩擦熱を発生させる**ラジオ波焼灼療法**，たんぱくを凝固させることでがん細胞を死滅させる**経皮的エタノール局注療法**（**PEIT**）が行われている．肝動脈化学塞栓療法は，肝臓がんが肝動脈から血流を受けることを利用し，血管にカテーテルを挿入し抗がん剤を注入する．また血流を塞栓物質でせき止めて兵

> **＊肝動脈化学塞栓療法**
> 根治治療が困難な進行肝臓がんに対して行う．抗がん剤と油性造影剤を混ぜた薬をカテーテルを介してがんに栄養を送る血管から注入し治療を行う．

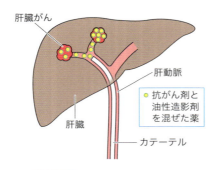

図5-24 肝動脈化学塞栓療法

糧攻めにする．外科的治療としては，肝移植も行われる．わが国では健康な肝臓の一部をもらう生体肝移植が主流である．

7 膵臓がん (pancreatic cancer)

a 成因・病態

▶ 膵臓がんのリスクは慢性膵炎，糖尿病，喫煙である

　早期発見が難しく，症状出現時には進行がんであることが多く，治療の難しい予後不良の疾患である．ほとんどが膵管上皮に由来する浸潤性膵管がんであり，中高齢者（特に70歳以上）に多い．やや男性に発症しやすく，わが国では年間約3万人が死亡している．**慢性膵炎**や**糖尿病**，**喫煙**は発症の危険因子として重要である．部位別では膵頭部がんが60％を占める．膵臓がんは容易に周囲にリンパ節転移や直接浸潤し神経や血管を巻き込む．そのため門脈を経由し肝臓や肺に血行性転移しやすい．

b 症状・検査所見・診断

▶ 膵頭部がんの検出には画像検査が必須である

　膵頭部がんの場合は，比較的早い時期に膵臓がんが総胆管を閉塞するため**黄疸**の症状でみつかる場合が多い．神経に浸潤すると強い背部痛や腹痛を伴う．体重減少や最近発症または悪化した糖尿病を認める．血液検査では**膵酵素上昇**（アミラーゼやリパーゼ），**胆道系酵素上昇**（ALP，γ-GTP），**腫瘍マーカーの上昇**（CA19-9，CEA，SPan-1，DUPAN-2）を認める．腹部造影CT検査で膵臓に乏血性腫瘤影を認める．MRCPやERCPで胆管や膵管の異常を認める．以上の所見から膵臓がんと診断する．

D. 肝・胆・膵疾患の成因・病態・診断・治療 147

C 治 療

▶ **外科的切除が第1選択である**

　外科的切除が第1選択となる．膵頭部がんに対しては，膵頭部・周囲のリンパ節・十二指腸・総胆管，胆嚢，総肝管の一部を一塊にして切除する**膵頭十二指腸切除術（PD）**が主流である．術後の5年生存率は20%を超えていない．

　切除不可能であれば化学療法や放射線療法を行う．

5

消化器系

Q1 食道は，分節運動により食べ物を胃に運ぶ．

Q2 胆汁酸は，主に回腸で吸収される．

Q3 コレシストキニンは，膵リパーゼの分泌を促進する．

Q4 膵液の分泌は，内分泌である．

Q5 白血球（顆粒球）除去療法は，過敏性腸症候群の患者に行う．

Q6 麻痺性イレウスでは，腸管蠕動運動の亢進がみられる．

Q7 イレウスでは，経腸栄養法を選択する．

Q8 C型肝炎ウイルスは，RNAウイルスである．

Q9 E型肝炎ウイルスは，主に血液を介して伝播する．

Q10 肝性脳症をくり返す肝硬変患者では，ラクツロースを投与する．

Q11 肝硬変では，プロトロンビン時間が短縮する．

Q12 非アルコール性脂肪肝炎（NASH）では，肝線維化を認めない．

Q13 非代償期肝硬変では，血小板数が増加する．

Q14 急性膵炎では，血清リパーゼ値が低下する．

Q15 慢性膵炎では糖尿病を合併する．

Q16 非代償期の慢性膵炎では，腹部疼痛が増強する．

Q17 肝臓切除後では，分枝鎖アミノ酸を制限する．

Q18 肝臓がんの治療では，外科治療は禁忌である．

6 循環器系

Key words

心臓，虚血，血栓，塞栓，動脈硬化，高血圧，虚血性心疾患，不整脈，肺塞栓，心不全，脳卒中

この章で学ぶこと

- 循環器系の解剖と生理のなかで，疾患の病態を理解するために特に重要な項目に関して，復習する．
- 循環器疾患を把握するうえで重要な病態である虚血，充血，うっ血，血栓，塞栓，動脈硬化について理解する．
- 頻度の高い高血圧症，虚血性心疾患，心不全について理解する．
- その他の循環器疾患である不整脈，肺塞栓について理解する．
- 脳血管疾患である脳出血，脳梗塞，くも膜下出血などについて理解する．

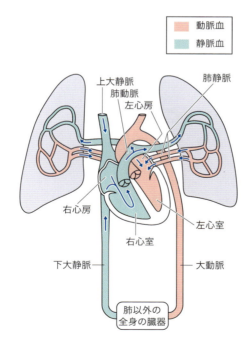

概略図　循環器系の構造

A 循環器系の構造と機能

- 循環器系は**血管系**と**リンパ管系**に大別される．
- 血管系は血液が流れる循環器系のことをいう．
- リンパ管系はリンパ液が流れる循環器系のことをいう．
- 体内で必要な物質を各細胞に運び，細胞から放出される老廃物を集めて排泄する臓器まで運ぶ．
- リンパ液は，左鎖骨下静脈に流入する．
- **心臓**は血液を送るポンプの役割をもつ．
- 血管は動脈，毛細血管，静脈に分けられる．
- **体循環**は左心室→全身→右心房の流れのことをいう（図6-1）．
- **肺循環**は右心室→肺→左心房の流れのことをいう（図6-1）．
- 動脈血は大動脈血のように酸素を多く含んだ血液のことである．**肺静脈**を流れる血液も**動脈血**である．
- 静脈血は大静脈を流れる血液のように酸素濃度が低下した血液のことである．**門脈**を流れる血液，**肺動脈**を流れる血液も**静脈血**である．
- 血管運動中枢は，延髄網様体に存在する．
- 静脈の容量は動脈の容量より大きい．

1 心臓（heart）

- 左右の肺に挟まれ，胸腔のほぼ正中，やや左に位置する．
- 重さは成人で200〜300 gである．

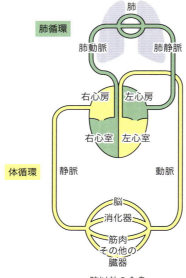

図6-1 体循環と肺循環

- 心臓には**右心房**, **右心室**, **左心房**, **左心室**の4つの部屋がある.
- 右心房・左心房の間の隔壁を**心房中隔**, 右心室・左心室の間の隔壁を**心室中隔**という.
- 左心室の壁厚は約1cm（8〜11mm）. 左心室の壁厚は, 右心室の壁厚よりも厚い.

2 心臓の弁

- 心臓には**大動脈弁**, **肺動脈弁**, **僧帽弁**, **三尖弁**の4つの弁があり, 血液の逆流を防いでいる. 僧帽弁のみ2尖弁で, それ以外は3尖弁である.
- 大動脈口には大動脈弁, 肺動脈弁がある.
- 房室口には僧帽弁, 三尖弁があり, 腱索と乳頭筋によって弁が反転しないよう調節されている. 僧帽弁は左心房と左心室の間にあり, 三尖弁は右心房と右心室の間にある.

3 冠循環

- 1日に約10万回の拍動をする心臓が, 絶えず拍動を続けるためには十分な酸素と栄養が必要であり, これをまかなうのが冠循環である.
- 心臓が最も活発に活動するとき, すなわち最大運動時には, 冠循環血流量は安静時の約10倍になる.
- 冠動脈（coronary artery）は大動脈弁のすぐ上方で大動脈から起始, 心房と心室との間の溝（冠状溝）を通り, 心臓の表面を走る.
- 左冠動脈は主幹部が左前下行枝と左回旋枝の2本に分枝する. 左心室, 左心房と心室中隔の前方を栄養する.
- 右冠動脈は右心室, 右心房と心室中隔の後方を栄養する.
- 心臓の静脈は最終的には冠静脈洞に集まり, 右心房に開口する. 冠静脈洞は心臓の後面にあり, 左心房と左心室の間の冠状溝を走行する.

4 心臓壁

- 心臓壁は**心内膜**, **心筋層**, **心外膜**の3層からなる.
- 心筋層は心臓の壁の大部分をなす厚い層である. 心室筋のほうが心房筋より厚く, さらに左心室の壁厚のほうが右心室の壁厚より厚い.
- 心外膜はひるがえって心臓を包む袋, すなわち心膜に続く膜である. 心膜腔には少量の液体が入っており, 拍動する心臓と周囲の組織との摩擦が軽減される.

コラム　心タンポナーデ

　交通事故などの外傷時，広範な心筋梗塞後の心破裂，解離性大動脈瘤のときに，心臓あるいは大動脈の起始部が損傷し，血液が心膜腔に貯留することを心タンポナーデという．数分程度で心臓が拍動できなくなる状態になることもあり，極めて重篤な状態である．直ちに緊急手術を行う必要があるが，手術しても救命できないことが多い．

5 心　筋（cardiac muscle）

・**横紋筋**からなる**不随意筋**である．
・心房は心房，心室は心室でそれぞれ一体となって収縮する．

6 特殊心筋

・固有心筋と異なり，収縮する能力はほとんどない．
・心臓の収縮を起こす興奮を自動的に生じ，それを心臓全体に伝える．
・**刺激伝導系**（興奮伝導系）を構成する（図6-2）．
・**洞結節**は心臓ペースメーカー細胞であり，**右心房に存在**する．
・**房室結節**は洞房系からの刺激をヒス束（房室束）へと伝える．
・**ヒス束**は右脚，左脚（前枝，後枝）に分かれており，ヒス束へと伝わった電気刺激はさらに**プルキンエ線維**を通じて，心室筋へ脱分極波を伝える．

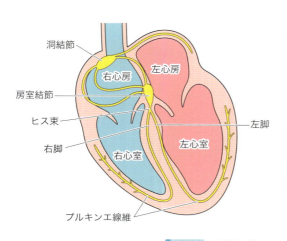
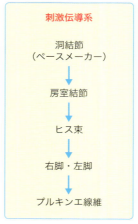

図6-2 刺激伝導系

A. 循環器系の構造と機能　153

7 心拍出量（cardiac output, CO）

- **心拍出量**は，成人で安静時に**約5 L/分**である．運動時には健常者で約20 L/分まで増加する[*]．
- 右心室からの心拍出量と左心室からの心拍出量とはほぼ同じ値をとる．
- 運動をしたときなど心臓への流入血液量が増えると，フランク・スターリング（Frank-Starling）の法則により心収縮力は増加する．
- 副交感神経の興奮により，心拍数は低下し，心拍出量も低下する（心拍出量＝心拍数×1回拍出量なので，心拍数が低下すると，心拍出量も低下する）．
- 心係数＝心拍出量／体表面積である．
- 心拍数は，頸動脈洞マッサージ[*]により低下する．

[*] 持久競技のアスリートであるマラソン選手などでは心拍出量の増加がより大きく，一方，心不全患者では増加が乏しい．

[*] 頸動脈洞マッサージは上室性頻拍症のときに，治療として用いられる．

8 血　圧（blood pressure, BP）

- **血圧**は，血管内の圧力である．また，心臓から拍出された血液が血管を圧迫する力でもある．
- 通常，血圧は動脈血圧を指し，**動脈血圧＝心拍出量×末梢血管抵抗**という関係が成り立つ．
- 最大運動時には安静時に比べて心拍出量が約4倍に増加し，血管が拡張して，末梢血管抵抗は減少する．収縮期血圧（あるいは最高血圧）は最大運動時に170〜220 mmHg程度まで増加するが，拡張期血圧（あるいは最低血圧）は運動時にほぼ不変である．
- 脈圧は収縮期血圧と拡張期血圧の差（**脈圧＝収縮期血圧－拡張期血圧**）をいい，動脈硬化が進行すると大きくなる．
- 末梢の血管が収縮すると，血圧は上昇する．
- また，血液の粘性も血圧に影響を与え，粘性が増加すると血圧は上昇する．

9 血圧の調節機構

血圧の調節は神経性および体液性により行われる．

a 神経性調節（自律神経・延髄・高位中枢による調節）

- 交感神経の緊張は，心拍数・心拍出量の増加，末梢血管の収縮による末梢血管抵抗の増加を引き起こし，その結果として**血圧が上昇**する．
- 副交感神経の緊張は，心拍数・心拍出量の減少，末梢血管の拡張による末梢血管抵抗の低下を引き起こし，その結果として**血圧が低下**する．
- 血圧の短期的調節には頸動脈洞と大動脈弓にある動脈圧受容器反射が働いている．
- 血圧を**頸動脈洞**と**大動脈弓**にある**圧受容器**で検知し，その情報を**延髄**内の**心臓血管中枢**に送る．延髄からは交感神経が各臓器へその信号を投射する．

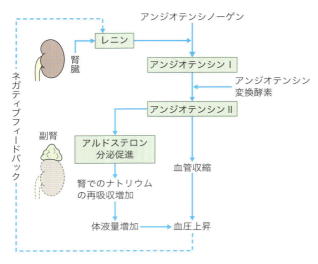

図6-3 レニン-アンジオテンシン-アルドステロン系

延髄はさらに視床下部などの上位中枢からの情報を受け，交感神経の出力を統合している．血圧の上昇により圧受容体が刺激されると，心拍数は低下する．

b 体液性調節
1) カテコールアミンによる調節
- カテコールアミンである**ノルアドレナリンとアドレナリンは副腎髄質**から分泌されるが，**心拍数・心拍出量の増加，末梢血管抵抗の増加**を引き起こし，**血圧を上昇**させる．

2) レニン-アンジオテンシン-アルドステロン系
- 循環血液量が減少し，**腎血流量が減少**すると，**腎臓の傍糸球体装置**からレニンが分泌される．レニンによって**アンジオテンシノーゲンからアンジオテンシンI**が生成され，さらに**アンジオテンシン変換酵素**により，**アンジオテンシンII**となる．アンジオテンシンIIは**血管平滑筋を収縮**させ，**血圧を上昇**させる．また副腎皮質における**アルドステロンの分泌**を促進する．**アルドステロン**は**腎臓でのナトリウムの再吸収**を促進し，**体液量を増加**させ，**血圧を上昇**させる．血圧の上昇が生じると，ネガティブフィードバックにより，レニン分泌は抑制される（図6-3）．

3) その他
- **バソプレシン**は，腎集合管での**水の再吸収促進**による**循環血液量増加**および末梢**血管収縮作用**により，血圧を上昇させる．

B 循環器疾患の成因・病態・診断・治療

1 虚血, 充血, うっ血

❶ 虚　血 (ischemia)

　臓器に血液を送る動脈に閉塞, 狭窄, 攣縮が生じ, その還流域に血流がかなり低下あるいは途絶した状態を**虚血**という. 例としては冠動脈の血流が低下して生じる**虚血性心疾患**（狭心症や心筋梗塞）がある. ほかには脳梗塞, 虚血性腸炎, 虚血性骨髄壊死, 末梢動脈疾患などがある. 血流量がなくなった, あるいはほぼなくなった場合は, その部位の組織細胞が壊死してしまう.

　症状はどの臓器に生じるかで異なる. 虚血性心疾患では胸痛, 虚血性腸炎では腹痛・便秘, 虚血性骨髄壊死では病変部の痛みなどが生じる. 下肢の末梢動脈疾患では歩行時の罹患肢の筋肉痛を生じ, 歩行をそれ以上続けることができなくなる（間欠性跛行）.

　検査としては病変部位と疑われる部位の血管造影（カテーテル検査や, 造影CT検査, あるいは血管MRA）を行い, 閉塞, 狭窄などを検出する.

❷ 充　血 (hyperemia)

　局所における血流量の増加をいうが, 動脈の拡張によるものを狭義の意味で**充血**という（図6-4）. 該当臓器の機能が亢進している場合, 炎症が生じている場合, 同部の血管拡張が生じている場合などに生じる. 充血部位では局所の温度が上昇し, 発赤する.

　上腕を駆血し, 上腕動脈の血流を5分程度遮断して前腕の血流をほぼなくし, 虚血にした後, 駆血を解除すると, 血管が拡張し, もとの状態より血流量が増加する（反応性充血）. このとき, 上腕動脈や橈骨動脈の血管径の拡張度を測定することで血流依存性血管拡張反応 (flow-mediated dilation, FMD) を測定できるが, これが血管内皮機能の検査として使用されている.

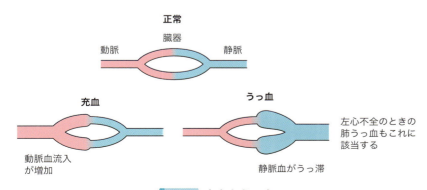

図6-4 充血とうっ血

❸ うっ血 (congestion)

局所における血流量の増加をいうが，静脈での血流の流出障害によるものをうっ血という（図6-4）．左心不全のときには肺うっ血が生じる．右心不全のときには，肺以外の全身の臓器，組織，すなわち腎臓，肝臓などにうっ血が生じ，全身浮腫が生じる．

2 血栓，塞栓

❶ 血 栓 (blood clot)

病的な状態において，血管内や心臓内で血液が凝固するが，この凝血塊を**血栓**という．血栓ができると血管内腔がその分狭窄し，さらに大きな血栓のときには閉塞することもある．たとえば冠動脈の動脈硬化巣のところで生じた血栓が大きいと血管内腔を閉塞することがあり，**心筋梗塞**を生じる．

静脈血栓症の危険因子としては，血流うっ滞，血管内皮損傷，血液凝固能亢進がある．血液凝固能亢進として，抗カルジオリピン抗体症候群（抗リン脂質抗体症候群）がある．

播種性血管内凝固症候群（disseminated intravascular coagulation，**DIC**）も血栓症の1つであるが（**表6-1**），この場合は全身の細小血管内に微小血栓が多発する．感染症，悪性腫瘍などの重篤な例で生じうる．血液凝固因子が消費されるので，出血傾向となる．

❷ 塞 栓 (embolism)

血栓などが生じた部位から剝がれて血流により運ばれ，ほかの部位の血管を閉塞することを**塞栓**という．

心房細動では左心房内に血栓が生じ，これが脳動脈に塞栓を生じることがある（**心原性脳塞栓症**）．

感染性心内膜炎では細菌感染の疣贅（細菌の集まった小さな塊）が大動脈弁に生じるが，それが剝離して，全身のどこかに運ばれ，その部位で塞栓を生じうる．

手術後など臥位の時間が増えたとき，あるいは飛行機搭乗中など長時間座位であるときには，下肢の深部静脈に血栓が生じて，それが血流に乗り肺に運ばれて肺塞栓が生じることがある（**エコノミークラス症候群**）．

また手術や外傷時に，脂肪組織や空気が静脈血中に入り，脂肪塞栓や空気

表6-1 血栓症の分類

動脈血栓症	心筋梗塞，脳血栓，閉塞性動脈硬化症
静脈血栓症	深部静脈血栓症
塞栓症	心原性脳塞栓症，肺塞栓
多発性細小血管血栓症	播種性血管内凝固症候群（DIC）

塞栓を生じうる．

③ 動脈硬化 (arteriosclerosis)

アテローム性動脈硬化は大動脈，冠動脈，脳動脈など全身のすべての動脈に生じる．病変部は**プラーク**（アテローム）と呼ばれ，内腔側に成長していくが，脂質，炎症細胞，平滑筋細胞，および結合組織が含まれる（図6-5）．

危険因子としては，脂質異常症，糖尿病，高血圧，肥満，喫煙，家族歴，運動不足などがある．

プラークは長年（20〜30年程度）にわたって徐々に進行していくがその間に症状はない．症状はプラークがかなり大きくなったり，急にプラーク部に血栓が生じたりして，血流が減少あるいは途絶したときに生じる．たとえば狭心症では胸痛などが，また脳梗塞では意識障害，四肢の麻痺などの症状が生じる．

診断には頸動脈などの超音波検査，CTやカテーテルなどの血管造影などの画像検査を用いる．治療としては，危険因子である脂質異常症，糖尿病，高血圧症の予防や改善，生活習慣の改善，食習慣の改善，肥満者では減量，禁煙，運動療法，抗血小板薬などがある．また降圧薬でもあるアンジオテンシンⅡ受容体拮抗薬とアンジオテンシン変換酵素阻害薬には血管の動脈硬化抑制効果がある．

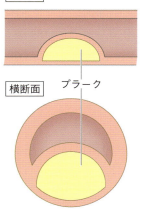

図6-5　血管プラーク

④ 高血圧症 (hypertension, HT) 〔頻出〕

a 成因・病態

▶ **本態性高血圧症と二次性高血圧症とに分類される**

高血圧は，糖尿病や脂質異常症などとともに，動脈硬化を引き起こす生活習慣病の1つである．高血圧の有病者数は全国で約4,300万人と極めて多く，男女ともに高齢になるほど罹患率は増加する．

原因として他の疾患がない**本態性高血圧症**（全体の95％程度）と，他の明らかな疾患が原因としてある**二次性高血圧症**（表6-2）とに分類される．

表6-2　二次性高血圧症

腎実質性高血圧	糖尿病性腎症，慢性糸球体腎炎など
腎血管性高血圧	動脈硬化による腎動脈狭窄（レニン分泌増加）
内分泌性高血圧	原発性アルドステロン症，クッシング症候群，褐色細胞腫，先端巨大症
血管性（脈管性）高血圧	大動脈炎症候群
薬剤誘発性高血圧	副腎皮質ステロイド薬，甘草，非ステロイド性抗炎症薬（NSAIDs）など

| 表6-3 | 成人における血圧値の分類 |

分　類	診察室血圧 （mmHg）				家庭血圧 （mmHg）			
	収縮期血圧		拡張期血圧		収縮期血圧		拡張期血圧	
正常血圧	<120	かつ	<80		<115	かつ	<75	
正常高値血圧	120〜129	かつ	<80		115〜124	かつ	<75	
高値血圧	130〜139	かつ / または	80〜89		125〜134	かつ / または	75〜84	
Ⅰ度高血圧	140〜159	かつ / または	90〜99		135〜144	かつ / または	85〜89	
Ⅱ度高血圧	160〜179	かつ / または	100〜109		145〜159	かつ / または	90〜99	
Ⅲ度高血圧	≧180	かつ / または	≧110		≧160	かつ / または	≧100	
（孤立性）収縮期高血圧	≧140	かつ	<90		≧135	かつ	<85	

[日本高血圧学会（編）：高血圧治療ガイドライン 2019，ライフサイエンス出版，p.18，表 2-5 より転載]

　本態性高血圧症は，遺伝的体質，肥満，運動不足，糖尿病，脂質異常症，メタボリックシンドローム，精神的ストレス，食塩過剰摂取などが関係している．

　二次性高血圧症の原因としては，原発性アルドステロン症，クッシング（Cushing）症候群，褐色細胞腫などの内分泌疾患（☞8章 B），慢性糸球体腎炎や腎動脈狭窄などがある．

b 症状・検査所見・診断

▶ 症状はないことがほとんど．虚血性心疾患，脳卒中などの合併症を生じる

　症状はないことがほとんどであるが，Ⅲ度高血圧では頭痛，頭重感，めまい，悪心・嘔吐，立ちくらみ，肩こり，さらには視覚障害，けいれんなどの高血圧性脳症を引き起こすこともある．症状がほとんどないままに，徐々にではあるが，確実に全身血管で動脈硬化が進行していくので，高血圧は「サイレント・キラー」とも呼ばれている．

　診察室血圧と家庭血圧の測定を行い，その値で高血圧症の有無や，重症度の診断を行う（表6-3）．

　高血圧は，徐々にかつ確実に全身の血管に動脈硬化を起こすので，以下の合併症を引き起こすリスクが高い．

・虚血性心疾患（狭心症，心筋梗塞）
・脳卒中：脳梗塞や脳出血のこと
・胸部，腹部大動脈瘤
・慢性腎臓病，慢性腎不全：高血圧が長年続くと，徐々に腎機能が悪化し，慢性腎不全状態になる．人工透析が必要な状態にもなりうる．
・高血圧性心肥大となり，さらに心不全へと進行しうる．
・高血圧性網膜症となり眼底出血
・末梢動脈疾患

コラム　白衣高血圧と仮面高血圧

白衣高血圧
診察室血圧（病院で医師や看護師が測定した血圧）が基準より高い（収縮期血圧 140 mmHg 以上，または拡張期血圧 90 mmHg 以上）が，家庭血圧（家庭にて自分で測定した血圧）が正常範囲（収縮期血圧 135 mmHg 未満，かつ拡張期血圧 85 mmHg 未満）である場合をいう．

仮面高血圧
診察室血圧は正常範囲（収縮期血圧 140 mmHg 未満，かつ拡張期血圧 90 mmHg 未満）であるが，家庭にて自分で血圧を測ると血圧が基準より高い（収縮期血圧 135 mmHg 以上，かつ／または拡張期血圧 85 mmHg 以上）場合をいう．

仮面高血圧の病態としては，早朝高血圧，昼間高血圧，夜間高血圧がある．

早朝高血圧の原因：アルコール，喫煙，寒冷，起立性高血圧，持続時間の不十分な降圧薬．

昼間高血圧の原因：職場や家庭での精神的ストレス，身体的ストレス．

夜間高血圧の原因：自律神経障害（起立性低血圧，糖尿病），睡眠時無呼吸症候群，抑うつ状態，認知機能低下，脳血管障害．

仮面高血圧の臓器障害と脳心血管病の発症リスクは高血圧でない人に比べて高く，高血圧で未治療の患者や，治療していても血圧が依然高値の患者と同程度のリスクがある．診察室血圧が正常であるため，健康診断などで仮面高血圧がみつからないことが多く，適切な治療を受ける機会が減るという問題がある．

c 治　療

> 生活習慣の改善と薬物治療を行う．血圧値とリスクの判定により薬物治療をすぐに行うかどうかを検討する

診察室血圧値によりⅠ度，Ⅱ度，Ⅲ度高血圧の何度高血圧に該当するかと，高血圧症以外の糖尿病，慢性腎臓病，心血管病，メタボリックシンドロームなどの危険因子により，高・中・低リスクのどれに該当するかを検討する．高リスクの患者においては直ちに薬物治療を開始するが，中・低リスクでは1ないし3ヵ月間まず生活習慣の改善を行って血圧が改善するかどうかをみる（表6-4）．

生活習慣の改善を行っても，血圧が十分に下がらない場合に薬物治療を行う．降圧薬（表6-5）を適切に服用することにより，心筋梗塞や狭心症，脳血管疾患の発生が約30％減少する．

アンジオテンシンⅡ受容体拮抗薬とアンジオテンシン変換酵素阻害薬は高カリウム血症を引き起こしうるが，高カリウム血症は心室細動，心室頻拍という致死性不整脈を引き起こし突然死を惹起しやすいので注意する．特に腎機能が悪化している心不全例では慎重に投与し，血中カリウム値が上昇すると，直ちに投薬を中止，他の降圧薬に変更する．また同時にカリウムを多く

表6-4 生活習慣の改善

- 減塩．6 g/日未満
- 野菜・果物の積極的摂取．コレステロールや飽和脂肪酸の摂取を控える．多価不飽和脂肪酸の積極的摂取
- 肥満の患者は減量し，適正体重（BMI は 25 未満）とする
- 運動．有酸素運動を中心に行う．通勤のための歩行などの日常運動も含めて，平均して 1 日 60 分以上を目標に運動する
- 節酒．エタノール換算で男性は 20〜30 mL/日以下，女性は 10〜20 mL/日以下とする
- 禁煙．受動喫煙を避ける

表6-5 降圧薬の種類

カルシウム拮抗薬	（心不全がある例では，慎重投与）
アンジオテンシンⅡ受容体拮抗薬	（高カリウム血症を引き起こしうる）
アンジオテンシン変換酵素阻害薬	（高カリウム血症を引き起こしうる．副作用として空咳がある）
サイアザイド系利尿薬	（低カリウム血症を引き起こしうる）
β遮断薬	（高度徐脈を引き起こしうる．気管支喘息患者には禁忌）
α遮断薬	
アルドステロン拮抗薬	

注1）心不全を合併する高血圧例では，アンジオテンシンⅡ受容体拮抗薬，アンジオテンシン変換酵素阻害薬，サイアザイド系利尿薬，β遮断薬を使用する．
注2）グレープフルーツは，一部のカルシウム拮抗薬の効果を増強する．
注3）サイアザイド系利尿薬は，ナトリウムの尿中排泄を促進し，また血中尿酸値を増加させ，高尿酸血症となることがある．
注4）抗アルドステロン薬は，尿中ナトリウム排泄を促進する．高カリウム血症を生じうる．

含む果物などの摂取は控えるように指導する．

妊娠高血圧症候群（☞ 12 章 B-**2**）：妊娠時に高血圧を認める場合，妊娠高血圧症候群と定義されているが，さらに妊娠高血圧，妊娠高血圧腎症，加重型妊娠高血圧腎症，高血圧合併妊娠に分類される（☞**図 12-5**）．約5〜10%の妊婦に合併する．

重症になると，子癇，心不全，脳出血などを起こして，妊婦死亡の原因ともなる．また胎児発育不全，胎児機能不全，子宮内胎児死亡などを引き起こすことがある．母体，胎児にとって非常に危険な状態になりうる病気のため，妊娠高血圧症候群が生じた場合には，安静を保ち，ストレスを避けるなどの慎重な管理が必要となる．

治療としては，妊娠 20 週未満の高血圧ではメチルドパ，ラベタロールを投与し，20 週以降ではニフェジピンも使用できる．ヒドララジンも用いられる．アンジオテンシンⅡ受容体拮抗薬，アンジオテンシン変換酵素阻害薬，直接的レニン阻害薬は妊婦には**投与禁忌である**．

5 虚血性心疾患（ischemic heart disease）

❶ 狭心症（angina pectoris）

a 成因・病態

▶ 冠動脈に動脈硬化巣（プラーク）ができ，それが心筋虚血を生じるほど血流を低下させるような有意な狭窄となると狭心症となる

　動脈硬化が進行し，冠動脈に生じたプラークが何年もかけて徐々に大きくなり，血管の内腔に狭窄が生じた結果，その先の還流域の心筋に血液が不足した状態になることで，**心筋虚血**が生じる．**狭心症**では，血流が乏しいながらもあるので，**心筋細胞壊死は生じない**．虚血性心疾患の危険因子を表6-6に示す．

b 症状・検査所見・診断

▶ 多くの場合，運動時に前胸部痛が出現．運動負荷心電図検査，冠動脈CT，心臓カテーテル検査を行い，冠動脈に有意な狭窄があるか検査

1）症　状
①前胸部痛や前胸部の圧迫感
　発作は数分から5分間程度のことが多く，15分以上持続することはまれである．
②痛みの部位
　胸骨付近の痛みである前胸部痛が多いが，下顎や歯などに痛みを感じることもある．痛みは左上肢などに放散することもある（放散痛）．
③痛みの性質
　胸が締めつけられる，重い，圧迫感などの症状が生じる．チクチク刺すような軽い痛みは狭心症ではないことが多い．
④その他の症状
　重症ないし罹病期間の長い糖尿病患者では，末梢神経障害のため胸痛を感じないこともしばしばあり，労作時の息切れや気分不良などしか感じないこともある．症状が強いときは，冷汗を伴うこともある．

表6-6　虚血性心疾患の危険因子

・加齢（男性45歳以上，女性55歳以上）	・糖尿病
・家族に虚血性心疾患や突然死あり	・肥満（内臓脂肪の増加）
・喫煙，受動喫煙	・メタボリックシンドローム
・高血圧	・慢性腎臓病
・脂質異常症	・運動不足　　　　　　　　　　　など

2）検　査

①運動負荷心電図検査

　安静時心電図には通常，狭心症の患者では異常がないので，トレッドミルなどで運動し，心臓に負荷をかけ，心筋虚血を誘発する．狭心症では通常ST低下を生じる．

②ホルター心電図

　24時間にわたり携帯型の心電図を装着し，日常生活を送っている最中の心電図を検査する．多くの場合は発作時にST低下を生じる．

③負荷心筋シンチグラム

　運動負荷あるいは薬物により心筋に負荷をかけて，心筋に虚血が生じるかどうか，その範囲や程度を検査する．

④冠動脈CT

　造影剤を使い，冠動脈を描出する．狭窄がどの部位にどの程度あるかを検査する．

⑤心臓カテーテル検査

　上記①～④の検査により，狭心症が疑われるときに確定診断として行う．冠動脈造影を行い，狭窄が冠動脈のどの部位にどの程度あるかを，冠動脈CTと比べてさらに高い精度で診断できる．

c 治　療

> ▶ 薬物投与，PCI，冠動脈バイパス術などがある．再発予防には心臓リハビリテーションが重要

1）薬物療法

　冠動脈拡張薬（亜硝酸薬，カルシウム拮抗薬），β遮断薬，抗血小板薬（少量のアスピリン）などを投与する．

2）経皮的冠動脈インターベンション（PCI）（図6-6）

　狭心症において冠動脈の有意な狭窄がある部位に対して行う．

3）冠動脈バイパス術

　冠動脈の狭窄が3枝ともにある症例や，左冠動脈主幹部に狭窄がある症例に対して行われる手術で，自分の内胸動脈や大伏在静脈などの血管を用いて，狭窄や閉塞した部分を迂回する血行路（バイパス）を再建することで，虚血が生じている心筋に対する血流を確保する．

4）危険因子の除去

　病気の進展の抑制，再発の予防のため合併する糖尿病，脂質異常症，高血圧，肥満などに対する治療を行う．

5）心臓リハビリテーション（運動療法，食事療法）

　運動療法：歩行・自転車漕ぎなどの中等度の強度の有酸素運動を中心として，週1回程度は病院で，残りの日は病院外で1日1時間程度の運動をする．有酸素運動の前にはストレッチなどの体操をし，また軽い筋力トレーニングの併用も望ましい．

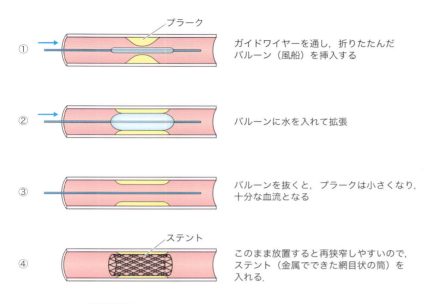

図6-6 経皮的冠動脈インターベンション（PCI）

食事療法：バランスのよい食事を行う．肉の摂りすぎに注意して，野菜は十分に摂る．肥満者の場合に，適正体重まで減量するため，摂取エネルギーを少なめとする．高血圧症や心不全がある患者では，塩分摂取を1日6g以下とする．

❷ 冠攣縮性狭心症（vasospastic angina）

a 成因・病態

▶ 発作時にのみ冠動脈の攣縮が生じ，心臓虚血が生じることで胸痛などの症状が出現

冠動脈の狭窄はあっても軽度であり，それだけでは運動時においても心筋の虚血を生じない．何らかの刺激により発作時にのみ冠動脈の攣縮が生じ，心筋虚血を生じ，胸痛などの症状が出現する．発作は夜間から早朝にかけて出現しやすい．通常のタイプの冠動脈に有意狭窄がある狭心症に冠攣縮性狭心症が合併することもある．

なお冠攣縮性狭心症のなかで症状がかなり重篤なものを**異型狭心症**というが，異型狭心症はときに急性心筋梗塞を生じることもある．

b 症状・検査所見・診断

▶ ホルター心電図検査ではST上昇が生じる

異型狭心症では冠動脈に攣縮が生じ，胸痛発作時にはその病変部位がほぼ完全閉塞になることから，ホルター心電図検査でST上昇が生じることが多

い．運動負荷心電図検査，負荷心筋シンチグラフィでは異常が生じない．

冠動脈CTや心臓カテーテルでは狭窄はあっても軽度である．心臓カテーテル検査において，診断のためエルゴノビンやアセチルコリンを冠動脈に注入し，冠動脈の攣縮を誘発することもある．

c 治　療

▶ **カルシウム拮抗薬を服用し，胸痛発作時にはニトログリセリンを舌下投与**

発作を起こしにくくするため，カルシウム拮抗薬を服用するが，適切な治療を継続する限り，発作が出現しないことが多い．急性心筋梗塞になりうる場合もあるので，患者には服薬を厳守するように指導する．

胸痛発作時にはニトログリセリンを舌下投与する．胸痛症状がおよそ20分以上持続する場合には，急性心筋梗塞が発症している可能性があるので，救急搬送して専門医の受診が必要である．

❸ 急性心筋梗塞 （acute myocardial infarction）

a 成因・病態

▶ **心筋への血流が途絶え，心筋が壊死してしまう状態**

心筋梗塞は，致死的な疾患であり死亡率は約10％と高く，うち半数は病院に搬送される前に死亡する．

およそ30分以上にわたり冠動脈のある部位に完全あるいはほぼ完全な閉塞が生じ，その先への血流がほぼ途絶えた状態となるので，その還流域の心筋が壊死してしまう．狭心症では心筋壊死は生じないが，心筋梗塞では心筋が壊死してしまい，不可逆的な変化が生じる．その部位の心筋は壊死により薄くなり，かつ収縮力が低下ないし消失する．壊死が広範囲かつ重症であると，慢性心不全が生じる．発症時には**心室細動**や**心室頻拍**などの**致死性不整脈**が生じうる．

以前は冠動脈のプラークが徐々に大きくなって，完全閉塞を引き起こすと考えられていたが，最近では心筋梗塞の約半数は不安定プラークの表面がひび割れのように破綻して，そこに急速に血栓が生じて閉塞を起こすと考えられている（**図6-7**）．

胸痛が頻発する不安定狭心症と急性心筋梗塞の区別をつけるのは困難な場合も多く，両者を合わせて**急性冠症候群**と呼ぶ場合もある．

心筋梗塞となった部位は約半年かかって，新たに線維組織ができあがり，修復が生じる．これを**リモデリング**という．急性心筋梗塞例ではできるだけ速やかに専門病院に搬送し，**経皮的冠動脈インターベンション**（PCI）などの再還流療法を施行し，少しでも心筋壊死を防ぐ必要がある．

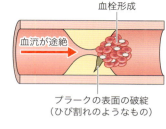

図6-7 プラークの破綻による急性心筋梗塞の発生
プラークの表面が破綻し急速に血栓ができ，心筋梗塞となる．

b 症状・検査所見・診断

▶ 多くの場合，冷汗を伴う強い胸痛（前胸部痛）が生じる．また血圧低下，失神，致死性不整脈などを伴うことも多い

1）症状

症状としては，狭心症より強い胸痛を感じ，さらに冷汗も伴うことが多い．しかし，高齢者や糖尿病が重症で糖尿病性末梢神経障害のある者では，胸痛などの症状がかなり軽い場合もある．発症時には心室細動や心室頻拍などの致死性不整脈を生じることがあるが，このときには心拍出量が低下し，失神や強い意識障害が出現する場合がある．その際は心肺蘇生と自動体外式除細動器（automated external defibrillator, AED）によって蘇生術を行い，直ちに専門病院に救急搬送する．

2）検査

診断には，心電図検査，血液検査を行い，急性心筋梗塞が疑われる場合は，直ちに心臓カテーテル検査を行い，診断を確定させ，さらにはPCIを行う．

①心電図検査

多くの場合は発症後すぐにST上昇が生じ，遅れて異常Q波が生じる（ST上昇型急性心筋梗塞）．ときにはQ波を伴わないST低下もしくはT波陰転を示す心筋梗塞（非ST上昇型急性心筋梗塞）もある．

②血液検査

トロポニンTが陽性となる．発症後3時間程度で，CPK，CPK-MBも上昇する．さらに，AST，LDH，白血球，CRPなども上昇するが，これらの変化はさらに遅れて出現し，急性心筋梗塞以外の病気でも生じる．

③心臓カテーテル検査

冠動脈造影により心筋梗塞の責任病変が冠動脈のどの部位にあり，どの程度かを把握する．

c 治　療

▶ 急性心筋梗塞の発症時に PCI を直ちに行う．急性心不全があれば，その治療も行う

1）発症初期の治療

　発症後6時間以内であれば，冠動脈造影検査に引き続き直ちにPCIによる再還流療法を行う．PCIにより心筋壊死を軽減することにより，心機能を保ち慢性心不全の予防を目指す．

　急性心不全を起こす場合が多いが，そのときには酸素投与，利尿薬投与，血圧の管理をする．重篤なときは補助循環として大動脈内バルーンパンピング（IABP）や経皮的心肺補助（PCPS）を使用する（☞本章 B-⑧ c ）．

2）その他の治療（☞本章 B-⑤❶ c ）

①薬物療法

　冠動脈拡張薬（亜硝酸薬，カルシウム拮抗薬），β遮断薬，抗血小板薬（少量のアスピリン）を服用する．

②危険因子の除去

　病気の進展の抑制，再発の予防のため，合併する糖尿病，脂質異常症，高血圧，肥満などに対し治療する．

③心臓リハビリテーション

④慢性心不全が生じた場合

　慢性心不全が生じた場合は，それに対する薬の服用，塩分摂取制限などを行う（☞本章 B-⑧ c ）．

---

⑥ 不整脈 （arrhythmia）

❶ 心房細動 （atrial fibrillation, af）

　心房細動は高齢者において罹患率が高くなる．頻脈を生じることが多いことと，左心房に血栓ができやすく，それが心原性脳塞栓を生じることがあるので，除細動を試みる．もし除細動が成功せず，心房細動が持続する場合は抗凝固薬投与が必要である．最近ではカテーテルアブレーションも行う．

a 成因・病態

▶ 発作性心房細動と持続性心房細動がある

　速く，かつ不規則な心房興奮が起こり，心房収縮が消失し，不規則な心室収縮が生じる．心拍数は120～160/分程度のことが多いが，ときにはほぼ正常のこともある．

　発作性に起こる**発作性心房細動**と，ずっと続く**持続性心房細動**がある．

　急性心筋梗塞，僧帽弁狭窄症，心臓手術後回復期の患者や，高血圧症，糖尿病で生じやすいが，他に心血管疾患のない高齢者でも心房細動は生じうる．

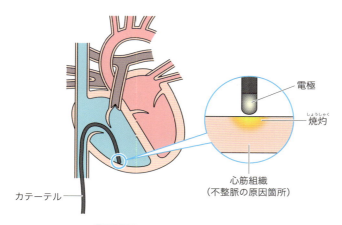

図6-8 カテーテルアブレーション

b 症状・検査所見・診断

▶ 頻脈や脈の不整，動悸，息切れなどの症状が起こる場合が多い

多くの患者では頻脈や脈の不整，動悸，息切れなどの症状を呈するが，症状をほとんど感じない患者もいる．

安静時心電図では，P波が消失し，心室収縮が不規則に生じている．心臓超音波（心エコー）検査では左心房の拡大の有無とその程度，左心房内の血栓があるかどうかを，ホルター心電図では心房細動が持続性かどうか，あるいは発作性心房細動の場合は発作の頻度を調べる．

c 治療

▶ 発症後48時間以内の患者には直ちに除細動を行う

抗凝固薬を投与する．発症後48時間以内の患者には直ちに除細動を行う．48時間以上経過している患者の除細動は，左心房に血栓がないことを経食道エコーで確認するなど，慎重に行う．

心房細動に対する根本的な治療として**カテーテルアブレーション**＊（経皮的カテーテル心筋焼灼術）が行われるが，適応を慎重に検討しながら行う必要がある（図6-8）．

❷ 心室細動（ventricular fibrillation, VF），心室頻拍（ventricular tachycardia, VT）

心室に起源がある致死性の頻脈性不整脈である．心室細動では必ず，心室頻拍では脈拍数がかなり速い場合，心臓マッサージとAEDなどの電気的除細動を行わないと救命できない．

＊カテーテルアブレーション
鼠径部などから挿入したカテーテルを使用して，不整脈を引き起こす原因となっている異常な心臓の箇所に焼灼を行い，不整脈を治療する．カテーテル先端には電極がついており，心臓内の電気信号を記録したり，心臓を電気刺激したりすることができる．
発作性上室性頻拍症，心房細動，心室頻拍などの多くの不整脈を治療できる．

a 成因・病態

▶ **心室細動と心室頻拍は致死性不整脈である**

急性心筋梗塞患者においては，心筋虚血となり虚血に陥ったところがフォーカスとなり，そこから心室頻拍が生じる．拡張型心筋症や肥大型心筋症などで心不全状態の患者では心室頻拍や心室細動が生じやすい．

自然に心室頻拍が正常心拍に復する場合もあるが，心室細動に移行し心停止となりうるので，通常は発見次第，薬物投与か電気的除細動を行い，頻拍を停止させる必要がある．

b 症状・検査所見・診断

▶ **診断は心電図検査により行う**

心電図検査では P 波がなく，幅広い QRS 波が心室性期外収縮であるが，これが3拍以上連続する場合が心室頻拍である．さらにこの QRS 波が一定の形でなく，極めて不規則で多様な QRS 波であると心室細動である．

心拍出量は，心室頻拍の場合はまだ少量ながらも認める．心室細動では心拍出量がほとんどゼロに近い状態となるので，放置すれば約10分以内に心停止となる．

発作的に生じる場合にはホルター心電図で，心室頻拍の頻度，発作時の脈拍数，連発数，持続時間などを調べる．

c 治　療

▶ **心室細動と血圧が低下している心室頻拍では，心臓マッサージ，人工呼吸，電気的除細動を直ちに行う**

心室細動では，心臓マッサージ，人工呼吸，AED による電気的除細動を直ちに行い，病院に救急搬送する．

血行動態が保たれている心室頻拍では，抗不整脈薬の静脈投与を行い，頻拍が停止しなければさらに電気的除細動を行う．待機的に電気的カテーテル検査を行い，カテーテルアブレーションの治療を行うこともある．

心室細動は救命処置によっても停止せず死亡することがある．また心室頻拍もときに停止できず心室細動に移行して死亡することがある．

心室細動と心室頻拍の発作が残存するときには，植え込み型除細動器（ICD）を使用する場合もある．

7 肺塞栓症 (pulmonary embolism)

a 成因・病態

▶ 下肢の深部静脈などにできた血栓が剥離して，肺動脈を閉塞させる

　静脈血栓症の1つで，**下肢**の**深部静脈**などにできた**血栓が剥離**して，血流に乗り，右心房，右心室を経て，**肺動脈**を**閉塞**させるものをいう（図6-9）．飛行機に乗って長時間座っているときに起こる**エコノミークラス症候群**もこの1つである．また手術などで長時間の臥位の状態が続いたときも起こりやすい．

b 症状・検査所見・診断

▶ 主に息切れ，呼吸困難，チアノーゼ，動悸などの症状を呈する

1) 症状

　主な症状は，**突然起こる息切れ**，**呼吸困難**，**チアノーゼ**（☞2章 B-3 a），**動悸**などである．さらに右心不全の症状として，下腿の浮腫，血圧低下も生じる．

　重篤時には心拍出量の低下からショック状態となり，死に至る．死亡率が高い致死性疾患の1つである．

2) 検査

①パルスオキシメータ

　動脈血酸素飽和度（SpO_2）の低下（低酸素血症）を認める．

②心エコー検査

　推定右心室圧（収縮期の肺動脈圧に一致する）が上昇している．右心室の

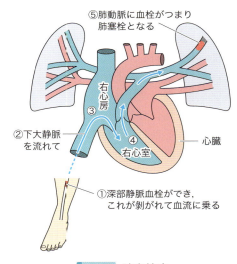

図6-9 肺塞栓症

拡大が生じている．
③心臓カテーテル検査
肺動脈圧の上昇，心係数の低下がある．
④造影 CT，肺動脈造影
肺動脈の一部が血栓で閉塞しており，血管の途絶を認める．
⑤肺血流シンチグラフィ
肺塞栓の病巣がある肺動脈の先に血流が流れていないことを認める．

c 治　療

▶ 酸素吸入や薬物療法を行う

　動脈血の酸素飽和度が低い場合，酸素を投与する．薬物療法として，**血栓溶解療法**と**抗凝固薬投与**を行う．肺動脈の血栓を溶解するための組織プラスミノーゲンアクチベータ（t-PA）*を静脈投与する．いったん，血栓が溶解しても，また血栓が再発することもあるので，ワルファリンなどの抗凝固薬をその後長期間にわたって服用することが多い．

　手術などで長時間臥位でいる場合には，弾性ストッキングを下肢に履き，血液のうっ滞を軽減すると，肺塞栓をある程度予防できる．

* t-PA
　血栓の中にあるフィブリンを溶解する作用を有するプラスミンの作用を増強する．脳梗塞や心筋梗塞の治療に使用される．
　脳梗塞において，発症3時間以内にt-PA静注が行われると血流の再開通が明らかに促進され，症状や死亡率を低下させるが，逆に脳出血のリスクは多少増加する．

8 心不全 （heart failure） 頻出

a 成因・病態

▶ 心臓の血液を送る機能が低下し，全身に必要な血液を供給できていない状態

　心臓の血液を送り出すポンプとしての機能が低下することで，全身に必要な血液が供給できていない状態を心不全という．心不全は，急性心筋梗塞などのように一時的に心機能が悪化する**急性心不全**と，それが長期間にわたり続く**慢性心不全**がある．急性心不全が慢性化することも多い．また，左心室または左心房の機能不全によって起こるものを**左心不全**，右心室または右心房の機能不全によって起こるものを**右心不全**という．最初に左心不全となっても，最終的には右心不全も出現し両心不全となる場合や，逆に最初に右心不全となっても，最終的には左心不全も出現するという場合も多い．

　心拍出量ないし心係数が低下し，右心系，ないしは左心系の血流がうっ滞する．まず拡張不全が生じてから，収縮不全が生じる．

1）急性心不全
　急性に心不全が起こっている状態を急性心不全という．原因としては急性心筋梗塞の頻度が高く，その他に，ウイルス感染による心筋炎などがある．急性心不全が慢性心不全に移行することも多い．

2）慢性心不全
　慢性的に心機能が低下している状態が続くことを慢性心不全という．以下

他分野への橋わたし
心不全における悪液質
心不全では体内で炎症が生じており，炎症性サイトカインであるTNF-α（腫瘍壊死因子α）やインターロイキン-6が体内で増加しており，これが心臓悪液質を引き起こす．うっ血性心不全において，悪液質（カヘキシア：体重の著明な減少）を伴う患者の予後は不良である．悪液質を予防するためにも，低栄養にならないように十分なエネルギー摂取が必要であり，運動療法により筋肉量を保つことも重要である（☞4章 B- ）．〈関連科目：臨床栄養学〉

に慢性心不全の主な原因を記す.

①急性心筋梗塞後の患者

冠動脈閉塞の部位が近位にあり梗塞が広範な場合，再還流までに長時間要した場合などは，慢性心不全になりやすい.

②拡張型心筋症

左心室の壁厚が薄くなり，左心室の内腔が大きくなる疾患である．心臓のポンプ機能が低下し，心室頻拍・心室細動などの致死性不整脈を生じやすい.

③肥大型心筋症

高血圧や弁膜症などの心肥大を起こす明らかな原因がないにもかかわらず，心筋の異常な肥大を起こす疾患である．心筋に機能的，形態的な異常がある．多くは非閉塞型で拡張型心筋症と比較すると予後は良好であるが，左室流出路の狭窄がある閉塞型では，血栓，不整脈，ポンプ失調を生じやすく予後不良である.

不整脈による突然死，心臓の内腔が拡張しポンプ機能が弱まり，拡張型心筋症に類似した状態（心不全）になる場合があり，心移植が必要となる例もある.

④心臓弁膜症

心臓の4つの弁のそれぞれの**狭窄症**と，血流の逆流を伴う**閉鎖不全症**がある．溶血性レンサ球菌の感染後に生じるリウマチ熱に起因する僧帽弁狭窄症などの心臓弁膜症の発生は近年減少しているが，逆に70歳以降になりやすい大動脈弁狭窄症が近年増加している.

大動脈弁や僧帽弁に異常をきたす場合は左心不全となり，肺動脈弁や三尖弁に異常をきたす場合は右心不全となる.

⑤甲状腺機能亢進症

甲状腺ホルモンの増加により，頻脈となり（心拍数が安静時においても100〜130/分程度と上昇），高拍出性心不全を呈することがある.

⑥貧　血

重症の貧血の場合にも，血中のヘモグロビン値の低下を補うため，心拍出量が代償的に増えるが，このために高拍出性心不全を呈することがある.

---

b 症状・検査所見・診断

▶ 重症度の判定には NYHA 心機能分類が使われる

1）症　状

左心不全と右心不全に大別される.

左心不全は，**肺うっ血**が起こり，さらに悪化すると胸水が貯留し，**肺水腫**ともなりうる（**表 6-7**）．また，**起座呼吸**（仰臥位では肺うっ血によって，呼吸が困難なため，座位でしか寝れないこと）や**心臓喘息**（気管支喘息に似た喘鳴を伴う呼吸困難）を呈する.

右心不全は，肺以外の**全身の浮腫**，**頸静脈怒張**，**肝腫大**，**腹水**，さらには，たんぱく漏出性胃腸症を引き起こす（**表 6-7**）.

表6-7 右心不全と左心不全の症状

右心不全	左心不全
・(肺以外の) 全身の浮腫 (下腿浮腫) ・肝腫大 ・体重増加 ・たんぱく漏出性胃腸症	・肺うっ血 (労作時息切れ, 安静時も呼吸困難, 起座呼吸, 心臓喘息) ・肺水腫, チアノーゼ ・心拍出量低下 (血圧低下, 乏尿, 腎機能悪化)

表6-8 NYHA 心機能分類

Ⅰ：身体活動に支障がない. 通常の労作で無症状である
Ⅱ：身体活動に軽度の支障がある. 通常の労作で症状が生じる
Ⅲ：身体活動に高度の支障がある. 通常より軽い身体活動で症状が生じる
Ⅳ：身体を動かせば必ず不快な症状が起こる. 安静時にも症状がある

　心不全の重症度判定には **NYHA** (New York Heart Association) **心機能分類**が広く用いられている (**表6-8**).

2) 検　査

①胸部 X 線検査

　心陰影の拡大 (心胸郭比が50％以上になる), 肺うっ血, 胸水貯留の有無をみる.

②血中 BNP (脳性ナトリウム利尿ペプチド) 値

　心不全においては**血中 BNP 値が上昇**し, 心不全が重症なほど上昇するので, 重症度の判定にも広く使われている. 血中 ANP (心房性ナトリウム利尿ペプチド) も同様に心不全で上昇するが, 一般的には BNP が用いられている.

　なお, うっ血性心不全では交感神経系が賦活し, 血中ノルアドレナリンやアドレナリン濃度が上昇する. また, 血中レニン・アンジオテンシン・アルドステロン濃度も上昇する.

③心エコー検査

$$左室駆出分画\left(=\frac{左室拡張末期容積 - 左室収縮末期容積}{左室拡張末期容積}\right)$$が低下していれば, 左室収縮不全があると診断できる.

④心臓カテーテル検査

　右心系と左心系にカテーテルを挿入して, 心臓の各部位の圧力と, 心拍出量ないしは心係数を測定する (血行動態測定).

　肺動脈楔入圧は左心房圧あるいは肺静脈圧に相当する. 左心不全では肺動脈楔入圧が上昇するが, その程度により肺うっ血の有無と程度がわかる.

　心拍出量 (心係数) は左心不全のみならず, 右心不全でも低下する. また心係数の低下は, 心ポンプ機能の低下の指標になる.

c 治　療

▶ 急性心不全，慢性心不全それぞれで治療法が異なる

1) 急性心不全
- 酸素投与．重症例では人工呼吸
- 利尿薬（フロセミドやhANP（ヒト心房性ナトリウム利尿ペプチド））の静脈内投与．hANPには利尿作用と血管拡張作用がある．
- 飲水制限：血行動態が不安定なときには，点滴での水分補給は1日約500 mLとし，経口での水分摂取は1日で100～200 mL程度とする．また，絶食にする．
- 血圧の管理（血圧が高すぎるときは亜硝酸薬などで血圧を正常範囲まで低下させることにより，心臓の後負荷を減じ，心臓の仕事量を減らす）
- 強心薬の投与（血圧が低すぎるとき，あるいは心拍出量がかなり低いとき）
- 補助循環：心不全で心拍出量がかなり低下しているときに，循環血流量を上げるために大動脈内バルーンパンピング（IABP），経皮的心肺補助（PCPS）などの補助循環を数日～1週間程度，使用することがある．

2) 慢性心不全の安定期
- アンジオテンシンⅡ受容体拮抗薬やアンジオテンシン変換酵素阻害薬
- β遮断薬：心機能を短期的には悪化させるので，投与量は少量から開始して徐々に増加するなど慎重に投与する．長期的には逆に心機能を改善する作用がある．
- 利尿薬の経口投与
- 飲水制限：必要に応じて1日600～1,000 mLとする．
- 塩分摂取の制限：1日6 g未満とする．
- 栄養管理：心不全患者における低栄養状態は生命予後を悪化させるので，低栄養状態にならないようにする．心不全患者での栄養管理法はまだ確立されておらず，今後の研究が期待される．
- 重症例を除き，慎重に心臓リハビリテーションを行う．

3) 慢性心不全の急性増悪時
- 酸素投与．重症例では人工呼吸
- 利尿薬（ループ利尿薬のフロセミドやhANP）の静脈内投与．なお，ループ利尿薬は尿中カリウム排泄を促進し，低カリウム血症を生じうる．
- 飲水制限と絶食：急性心不全に準じる．
- 強心薬の投与（血圧が低すぎるとき，あるいは心拍出量がかなり低いとき）
- 補助循環：心拍出量が相当低値で，生命の危険性が高いときは，左室補助人工心臓の植え込み手術を行うこともある．
- 心移植：これらの治療が功を奏さないときは，心移植を行うこともある．

> **他分野への橋わたし**
> 心不全の塩分・水分管理
> 心不全の食事管理においては塩分制限と必要な場合は飲水制限が重要である．心臓に対する前負荷を軽減することにより心機能を改善する作用がある．〈関連科目：臨床栄養学〉

9 脳卒中（stroke）

脳出血，脳梗塞，くも膜下出血があるが，いずれも致死性の重篤な疾患で

あり，その予防が重要である．

　危険因子としては，高血圧，高齢，男性，糖尿病，脂質異常症，喫煙，心房細動，大量飲酒などがあるが，脳卒中の予防には高血圧が重要と考えられている．近年では，人口の高齢化に伴い，心房細動による心原性脳塞栓が増加している．

❶ 脳出血 (cerebral hemorrhage)

a 成因・病態

▶ 脳の血管が破れて脳の中に出血を起こす病気で，主な原因は高血圧である

　高血圧を長年放置すると，極めて細い動脈が血管壊死となり，さらに破れて**脳出血**が生じる．被殻，視床，小脳，脳幹部などに起こりやすい．出血した血液が固まってできた血腫や出血部位周囲の浮腫により，脳機能に障害をもたらす．

　高血圧以外の原因としては，脳血管の異常（動脈瘤，血管奇形，モヤモヤ病など），脳腫瘍，肝疾患，血液疾患，重症感染症などがある．

b 症状・検査所見・診断

▶ 頭痛，嘔吐，意識障害，運動麻痺，感覚障害などが突然に起こる．頭部CTやMRIで確定診断を行う

　突然に半身の麻痺や感覚障害，意識障害，頭痛，構音障害（呂律が回らない），歩行障害，めまい，嘔吐，けいれん，嚥下障害などの症状が起こる．

　脳幹で出血が生じた場合は，高度の意識障害と四肢麻痺が生じる．

　症状は病巣の部位により多彩であり，それによってある程度の病変部位の診断もできる．画像診断は頭部CT検査が有用で，発症直後から明瞭な高吸収域を認める．頭部MRI検査も診断に用いられる．

c 治療

▶ 入院し，ベッド上安静．また，気道を確保し，呼吸・循環を維持

　脳出血の拡大を防ぐため，降圧薬により血圧を管理する．

　血腫が大きく，脳浮腫を伴い脳圧が亢進するような場合には，脳浮腫を取り除くためにグリセオールを点滴投与する．出血の部位や程度によっては，開頭して血腫除去術を行う場合もある．

　高血圧の予防と，治療（生活習慣改善，塩分摂取制限などと，降圧療法），緑黄色野菜や果物の適量摂取，過剰な飲酒を控えることで脳出血を予防する．

他分野への橋わたし

脳卒中の死亡率

わが国の脳血管疾患の年齢調整死亡率は，悪性腫瘍，心疾患に比べて少なく，また男性のほうが女性より多い．脳出血の死亡率は1950年代に比べ低下している．くも膜下出血の死亡率は，脳出血，脳梗塞より低い．
〈関連科目：公衆栄養学〉

❷ 脳梗塞 （cerebral infarction）

a 成因・病態

▶ **アテローム血栓性脳梗塞，ラクナ梗塞，心原性脳塞栓症に大別される**

脳梗塞とは，脳の動脈が閉塞することにより，支配する領域の血流が途絶えて脳の細胞が壊死に陥る病態である．脳梗塞は，**アテローム血栓性脳梗塞，ラクナ梗塞，心原性脳塞栓症**に大別される．

1）アテローム血栓性脳梗塞

頸部から頭蓋内の比較的大きな動脈に，動脈硬化が原因の血栓ができて発症する．**脂質異常症**，糖尿病，高血圧などの生活習慣病が大きな原因である．

2）ラクナ梗塞

脳内小動脈（穿通枝）の閉塞によって起こる．直径 1.5 cm 以下の**小さな梗塞**である．症状が軽いことが多く，本人が気がつかないうちにラクナ梗塞が起こっている場合もあり，後で頭部 CT や MRI で発見されることも多い．**高血圧**が危険因子である．

3）心原性脳塞栓症

心房細動が心原性脳塞栓症の原因となる．以前はリウマチ熱による僧帽弁狭窄症などの心臓弁膜症の患者が多く，それに伴う心房細動が多かったが，近年は高齢者における非弁膜症性心房細動が原因となることが増えてきた．心房細動では左心房内に血栓が生じ，これが中大脳動脈に塞栓を生じることがある．またときに広範囲の心筋梗塞後の症例では左心室内に血栓が生じうるが，これが脳塞栓を起こすこともある．

心原性脳塞栓症では，太い脳動脈に塞栓が生じ，神経が壊死する範囲が広範であるので，症状は重篤なことが多く，死亡率も高い．

b 症状・検査所見・診断

▶ **脳出血とほぼ同じ症状で，症状からでは脳出血との鑑別は困難である**

突然に起こる**半身の麻痺**や**感覚の異常，意識障害，頭痛，構音障害**，歩行障害，めまい，嘔吐，けいれん，嚥下障害などの症状がある．

診断は頭部 MRI 検査が有用で，なかでも拡散強調画像は急性期病変の描出が可能である．病変部位は高信号となる．また陳旧性の梗塞病変は CT 検査で低吸収域となる．ただしラクナ梗塞やアテローム血栓性脳梗塞では発病後数時間以内では異常が検出されないことも多いので，注意が必要である．

c 治　療

▶ **発症早期には血栓溶解療法や血管内血栓除去術の適応になる**

1）全身管理

脳出血と同様の全身管理を行う．

2）血栓溶解療法

　発症から4.5時間以内であれば，遺伝子組み換え組織プラスミノーゲンアクチベータ（t-PA）静脈内投与による血栓溶解療法の適応がある．t-PAの静脈内投与により，血栓を溶解し，血液の再還流を生じさせる．副作用には脳出血がある．

3）血管内血栓除去術

　発症から8時間以内で，t-PAの静脈内投与による血管再開通が無効である症例などでは，さらに血管内治療（カテーテル治療）も行うことがある．

4）抗血栓療法

　脳梗塞の再発予防のために行う．

①抗血小板療法

　アスピリンは急性期の治療としても効果があり，また慢性期の再発予防にも効果があることが示されている．

②抗凝固療法

　心房細動による心原性脳塞栓症の症例には，ワルファリンや新規経口抗凝固薬（novel oral anticoagulant drug，NOAC）投与を行う．

❸ 一過性脳虚血発作 （transient ischemic attack, TIA）

　脳の病巣部位への血流が一時的に減少し，一過性に運動麻痺や，感覚異常などが生じるが，長くとも24時間以内に症状が消失してしまうものを指す．症状は多くが数分程度か，長くとも10分程度のことが大多数であるが，**脳梗塞の前駆症状**であることが多い．したがって，すぐに病院を受診し　投薬などの治療を開始する必要がある．

❹ くも膜下出血 （subarachnoid hemorrhage）

a 成因・病態

> ▶ 原因の大部分は，脳の表面にある動脈瘤が破裂してくも膜下腔に出血することである

　脳の表面には内側から順に軟膜，くも膜，硬膜という膜がある．原因の大部分は，脳の表面にある**動脈瘤**が**破裂**してくも膜下腔（くも膜と軟膜の間）に出血することである．好発年齢は40〜70歳代．

　くも膜下腔に漏出した出血によって髄膜炎が引き起こされ，頭蓋内圧亢進も生じる．

　二次性に生じた血管攣縮によって局所的な脳虚血が生じることもある．急性水頭症も高い頻度で生じるが，これは何週間も持続する頭痛および意識障害を引き起こす．ときに1週間以内に，再出血が起こることがある．

b 症状・検査所見・診断

▶ ハンマーで殴られたような極めて強い頭痛や意識障害がみられる

ハンマーで殴られたような極めて**強い頭痛が突然生じる**．また**意識障害**も重症であることが多く，約40%と死亡率も高い．社会復帰できる可能性も30%と低い．

頭部CTやMRIで脳脊髄腔内の出血があることを確認する．もし頭部CTまたはMRIが正常であれば，診断は腰椎穿刺をして，髄液検査をし，出血があることを確認する．

c 治　療

▶ 速やかに救急車で専門病院に搬送し，治療を開始する必要がある

動脈瘤の再破裂や血管の異常収縮を起こして急激に症状が悪くなることを防ぐため，発症直後に以下の手術を行う．

①開頭クリッピング

開頭手術をして，破裂した脳動脈瘤の根元をクリップで縛る．脳の深い部分では治療が難しい．

②血管内コイル塞栓術

カテーテルを脳動脈瘤までもっていき，その先からコイルを破裂動脈瘤に詰めて，動脈瘤に血流が行かないようにして，出血を止める．

以下の場合には破裂を予防するための予防的手術を行うこともある．
①動脈瘤の大きさが5〜7mm以上の場合．
②それ未満の大きさでも，神経症状がある場合，破裂しやすい場所にある場合，形がいびつな場合．

練習問題

国試過去問をもとにした○×問題を解いてみよう!!

- Q1 肺動脈を流れる血液は，動脈血である．
- Q2 心拍出量は，成人で安静時に約5 L/分である．
- Q3 心臓への流入血液量が増えると，心収縮力は低下する．
- Q4 副交感神経刺激で，心拍出量は増加する．
- Q5 動脈血圧は，心拍出量と末梢血管抵抗の和で表される．
- Q6 血圧が上昇すると，レニンの分泌が増加する．
- Q7 狭心症では，心筋壊死が生じる．
- Q8 心筋梗塞は，心室細動を引き起こす．
- Q9 下肢の静脈閉塞は，肺塞栓を引き起こす．
- Q10 右心不全では，肺うっ血が生じる．
- Q11 うっ血性心不全では，血漿BNP（脳性ナトリウム利尿ペプチド）濃度が上昇する．
- Q12 うっ血性心不全において，悪液質を伴う患者の予後は不良である．
- Q13 甲状腺機能低下症では，高拍出性心不全を呈す．
- Q14 腎血管性高血圧では，レニン分泌が低下する．
- Q15 アンジオテンシンII受容体拮抗薬は，カリウムの尿中排泄を促進する．
- Q16 一過性脳虚血発作（TIA）は脳出血の前駆症状である．
- Q17 心房細動は心原性脳塞栓の原因になる．

7 腎・尿路系

Key words

糸球体，ネフロン，糸球体ろ過量（GFR），急性糸球体腎炎，ネフローゼ症候群，慢性腎不全，慢性腎臓病，透析

この章で学ぶこと

- 腎・尿路系の解剖と生理機能のなかで，特に重要な点について，復習する．
- 急性腎障害，慢性腎不全，慢性腎臓病，糸球体腎炎，ネフローゼ症候群の病態を理解する．
- 透析療法や腎不全時の薬物療法・栄養療法の概要を理解する．

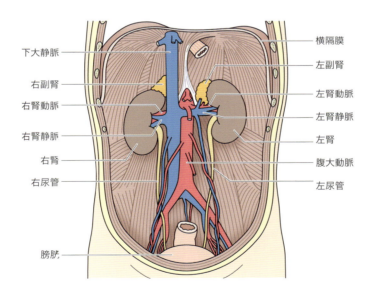

概略図 腎臓の構造

A 腎・尿路系の構造と機能

1 腎臓の構造

- 腎臓は，およそこぶし大の大きさで，正常では約10 cm×5 cm，120〜130 gで，ソラマメの形をした左右1対の計2個の臓器である．後腹膜腔内（背中側）に存在する．
- 右には肝臓があるため，右腎のほうが左腎よりやや低い位置にある．大動脈に向かう側が凹んでおり，腎門部と呼ばれ，腎に出入りする腎動脈，腎静脈，腎盂が位置する．
- 腎臓の割断面を観察すると，表層の皮質と内層の髄質に分けられ，さらに内側は生成された尿が放出される腎盂となっている（図7-1，2）．また，腎臓はいくつかの葉に分かれている．
- 腎臓には，大動脈から左右に分岐した腎動脈を介して，**安静時心拍出量の20〜25％の大量の血液（成人での腎血流量は約900〜1,200 mL/分）**が流れ込んでいる．
- 腎動脈は枝分かれし，皮質において**輸入細動脈**となるとボーマン（Bowman）嚢に入り，**糸球体**（毛細血管のかたまり）を形成する．その後，**輸出細動脈**としてボーマン嚢を出ていき，**尿細管周囲毛細血管**を経て腎静脈となる．
- 毛細血管のかたまりは顕微鏡下で糸玉に似ていることから糸球体と呼ばれる．糸球体毛細血管の内皮細胞は壁の薄い細胞で，多数の孔を有し透過性がある．毛細血管の間にはメサンギウム細胞と基質があり，係蹄構造を支えている．毛細血管内皮とメサンギウムを糸球体基底膜が覆い，さらにその表面を足細胞（上皮）が取り囲んでいる．

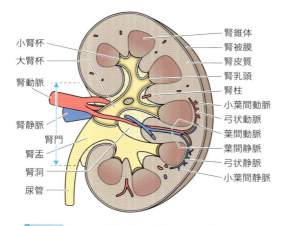

図7-1 右腎の前頭断面（後方からみている）

大動脈から分岐した腎動脈は腎門部に入るまでに数本に枝分かれする．さらに区域動脈に枝分かれし葉間動脈になり，腎の葉間に入る．弓状動脈に分かれ，皮質と髄質の間を通り，小葉間動脈が分岐し，放射状に外方に向かって皮質全体に広がる．

A. 腎・尿路系の構造と機能　181

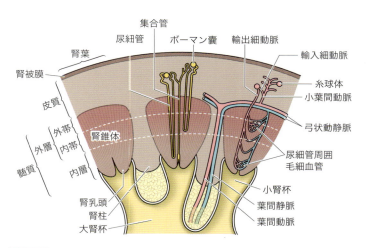

図7-2 腎臓の組織構造（糸球体と尿細管は実際の大きさより拡大）

小葉間動脈は皮質に達し輸入細動脈となり，次いで糸球体係蹄に注ぐ．その毛細血管を通過した血液は輸出細動脈を通り，尿細管周囲毛細血管に注ぐ．

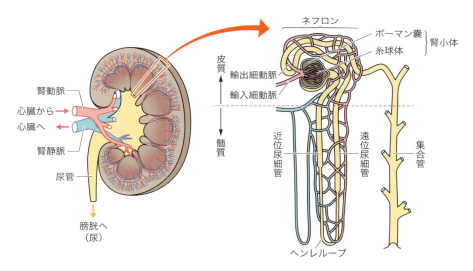

図7-3 腎・尿路系・ネフロンの構造

- 1つ1つの糸球体をボーマン嚢というカプセルが取り囲み，**糸球体とボーマン嚢をあわせたものが腎小体**である．
- ボーマン嚢の一端が尿細管に続く．尿細管は**近位尿細管**に始まり，**ヘンレ（Henle）ループ**，**遠位尿細管**と複雑な走行をしている．
- 糸球体からろ過された原尿は，尿細管を通る間に再吸収や濃縮を受ける．腎小体と尿細管が尿を生成する単位は，**ネフロン**と呼ばれ，1個の腎臓に約100万個が存在する（**図7-3**）．

2 腎臓の機能

- 腎臓の第一の働きは，**体内の代謝老廃物の排泄**である．たんぱく質の代謝産物である尿素や筋肉由来の代謝物であるクレアチニン（Cr）などが，老廃物の主成分である．
- 第二の働きは，尿量や成分を変化させることで，体内の水分量・電解質濃度・酸塩基平衡を調節して**体内環境の恒常性を維持する**ことである．
- **ホルモンの産生と調節**を行っている．

a 尿の生成（図7-4）

- 尿の生成は，**糸球体ろ過**と，尿細管での**再吸収・排泄（分泌）**という過程を経る．
- 尿生成の第一歩は，大量の血液が糸球体を流れ，毛細血管の血圧（糸球体血圧）によりボーマン嚢に染み出すこと（糸球体ろ過）である．
- ろ過された液体成分が**原尿**である．糸球体毛細血管の基底膜がフィルターの働きをして，原尿には細胞や分子量が1～2万以上のたんぱく質は含まれず，無機イオンと低分子量物質（グルコース，アミノ酸）が血漿とほぼ同じ濃度で含まれている．原尿は若い男性では180 L/日（125 mL/分）にもなる．
- 原尿はボーマン嚢の内腔から近位尿細管に入り，95％の水分，100％のグルコース・アミノ酸，95％程度の無機塩類は尿細管で再吸収される．残り4％の水分と数％の無機塩類は集合管で再吸収され，**最終的に尿になるのは原尿の約1％**である．
- 脳下垂体後葉から分泌される**バソプレシン（抗利尿ホルモン，ADH）**は，血漿浸透圧の上昇に反応して分泌され，集合管での水の再吸収を促進し，尿量を減少させる．
- 糸球体ろ過の原動力は糸球体血圧である．全身血圧が変化しても，糸球体

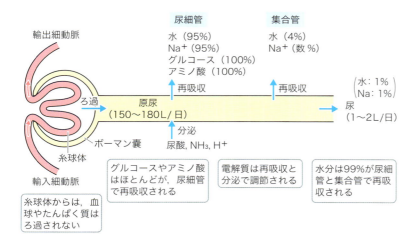

図7-4 尿の生成

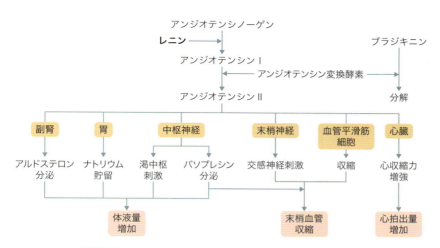

図7-5 レニン-アンジオテンシン-アルドステロン系

- レニン分泌の促進因子：血圧低下，ナトリウム喪失，出血・脱水などの体液量減少，交感神経興奮．
- バソプレシン（抗利尿ホルモン）の作用：腎臓の集合管に働き，水を再吸収し，水を体内に保持．血管収縮作用もある．
- アルドステロンの作用：遠位尿細管・集合管でのナトリウム再吸収促進，循環血液量増加，カリウム再吸収抑制．

[Kaplan NM et al：Kaplan's Clinical Hypertension, 11th ed, Lippincot Williams & Wilkins, 2014 を参考に著者作成]

血圧を一定に維持するよう自己調節している．これにより糸球体ろ過量（GFR, ☞ p.42）を可能な限り一定に維持している．糸球体毛細血管は輸入細動脈・輸出細動脈に挟まれており，両抵抗血管のバランスによって糸球体血圧は正常では約 50～60 mmHg に調節されている．

b 老廃物の排泄

- 炭水化物・脂肪・たんぱく質の3大栄養素のうち，たんぱく質のみが窒素を含む．窒素の排泄は生物の大きな課題である．動物（特に哺乳類）は水溶性で，毒性の少ない**尿素**として排泄する．
- たんぱく質はアミノ酸になり，アミノ酸の代謝で生じたアンモニアは肝臓で尿素に変換され（尿素サイクル），腎臓から尿中へ排泄される．

c 赤血球造血刺激因子の産生

- 腎臓は赤血球の造血を促すホルモンである**エリスロポエチン**（erythropoietin, **EPO**）を産生，分泌する．
- EPO は骨髄における赤芽球系幹細胞からの分化誘導を刺激して，赤血球産生を促進する．
- 腎不全になると EPO 産生能力低下を主因とする**腎性貧血**が起こる．

d レニンの産生（図 7-5）

- 腎臓は血圧調節にも深く関係している．腎血流量が低下し糸球体の輸入細

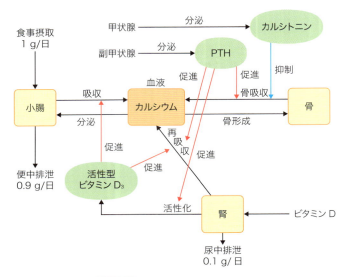

図7-6 カルシウムの調節機構

PTHは，カルシウム濃度低下と活性型ビタミンD₃低下によって分泌される．
カルシトニンはカルシウム濃度上昇によって分泌される．

動脈圧が低下すると，糸球体周辺（傍糸球体装置）で**レニン**という酵素を分泌し，肝臓から分泌されるアンジオテンシノーゲンをアンジオテンシンIに変換する．
- アンジオテンシンIは，肺血管内皮細胞に存在するアンジオテンシン変換酵素（ACE）によって，アンジオテンシンIIに変換される．
- **アンジオテンシンIIは，強力な血管収縮作用を有し，血圧を上昇**させる．また，副腎皮質に作用し，**アルドステロン分泌を促進**させ，遠位尿細管・集合管でのナトリウム再吸収とカリウム排泄を促進する．

e 活性型ビタミンD₃の産生（図7-6）

- ビタミンDは肝臓・腎臓で代謝され，活性型ビタミンD₃となる．
- 活性型ビタミンD₃は**腸管からのカルシウムとリン吸収を亢進**させ，**血清カルシウム・リン濃度を上昇**させる．
- 活性型ビタミンD₃は副甲状腺に作用して，副甲状腺ホルモン（PTH）の分泌を抑制する．

f カルシウム代謝（図7-6）

- 血中カルシウム濃度は，腸管からの消化吸収，骨代謝，尿細管からの再吸収によって，ごく狭い範囲内に維持されている．血中カルシウム濃度の調節には，PTH，活性型ビタミンD₃，カルシトニンが関与している．**PTHと活性型ビタミンD₃は血中カルシウム濃度を上昇**させる．一方，**カルシトニンは血中カルシウム濃度を低下させ，正常範囲に調節**する．
- 腎臓では，大量のカルシウムが糸球体でろ過（約9,000 mg/日）されるが，

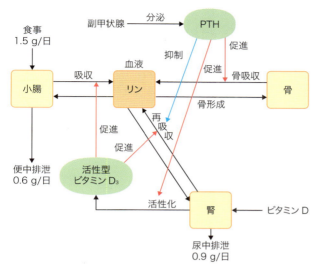

図7-7 リンの調節機構

ほとんどが尿細管で再吸収され，最終的に排泄されるのは，約 150 mg/日である．

- **PTH** は，カルシウム濃度低下と活性型ビタミン D_3 低下によって**分泌が促進**され，骨では**骨吸収**（骨表面からのカルシウム・リンイオンの遊離，破骨細胞の活性化）**を促進**する．腎臓では近位尿細管での活性型ビタミン D_3 産生を促進し，間接的に遠位尿細管での**カルシウム**の能動的**再吸収を促進**し，**血中カルシウム濃度を上昇**させる．また，腎臓での**リンの再吸収を抑制**して**血中リン濃度を低下**させる．
- **活性型ビタミン D_3** は，**腸管からのカルシウム・リンの吸収を増加**させるほか，腎遠位尿細管でのカルシウム・リンの再吸収を亢進し，血中カルシウム・リンの濃度を上昇させる．活性型ビタミン D_3 は副甲状腺に作用して，PTH 分泌を抑制する．
- **カルシトニン**は，**甲状腺 C 細胞から分泌**される．**カルシウム濃度が上昇**すると**分泌が促進**され，**骨吸収を抑制**して，カルシウム・リン濃度を低下させる．

g リン代謝（図7-7）

- 血中リン濃度は，腸管からのリン吸収，尿細管でのリン再吸収により調節されている．
- 腸管（主に小腸）でのリン吸収は受動的または能動的な再吸収で，能動的吸収は活性型ビタミン D_3 によって亢進する．
- 腎臓では，血中リンのほとんどが糸球体でろ過され，80〜90％が尿細管で再吸収される．腎臓でのリン再吸収は，低リン食・成長ホルモンで促進され，PTH・高リン食・ステロイド薬で抑制される（リン利尿が促進さ

る）．

・PTH は，骨への作用（骨吸収促進）と活性型ビタミン D_3 産生促進（腸に作用しリン吸収促進）で，血中リン濃度を上げる方向に作用するが，実際の血中リン濃度を決めるのは，腎臓でのリン再吸収の程度である．PTH により，**腎臓でのリン再吸収が抑制**され尿へのリン排泄が増加することで，結果的に**血中リン濃度は低下**する．

3 尿路の構造と機能

・**各ネフロンで生成された尿は集合管に集まり，腎錐体の先端の乳頭部から腎杯に注ぎ，腎盂を経て尿管・膀胱へと流れていく．**
・尿管は，腎臓と膀胱をつなぐ左右 1 対の管で，長さ 25～30 cm，蠕動運動を行う．3ヵ所の生理的狭窄部位（腎盂尿管移行部，腸骨動脈との交叉部，尿管膀胱移行部）を有する．
・膀胱は直腸の前方に存在する袋状の臓器で，容量は 400～650 mL である．膀胱壁は粘膜，平滑筋層（3 層構造），外膜（上面にのみ漿膜あり）からなり，粘膜は移行上皮である．
・尿道は膀胱からつながり，尿を排泄する．女性の尿道は短いため，尿路感染症を起こしやすい．
・**排尿のメカニズム**は，①蓄尿：膀胱に尿が貯留（150～200 mL）し，膀胱壁が伸展されると，骨盤神経を経由して腰仙髄の排尿中枢から大脳に至り，尿意を感じる．排尿の準備が整っていない場合は，大脳は排尿を抑制し，下腹神経（交感神経）を興奮させ，膀胱の弛緩・内尿道括約筋収縮（蓄尿反射）を起こす．同時に，陰部神経（体性神経）が興奮し，外尿道括約筋収縮が起こり，排尿が起こらない．②尿排出：排尿の準備が整うと，大脳の抑制がとれ，骨盤神経（副交感神経）が興奮し，膀胱が強力に収縮する．同時に，下腹神経が抑制され，内尿道括約筋弛緩（排尿反射），陰部神経は抑制され外尿道括約筋が弛緩し，排尿が起こる．

4 症候や検査

a 無尿，乏尿，多尿，頻尿，尿閉・尿失禁

・尿量は水分摂取量や発汗量によって変化するが，通常は 1 日に 1～2 L である．成人においては，少なくとも，1 日量で 500 mL 程度は必要である．
・尿比重は，1.015～1.025 であり，糖尿病や脱水では濃縮尿，尿崩症・腎不全では希釈尿を呈する．血漿浸透圧は 275～295 mOsm/L と狭い範囲で，浸透圧受容体・脳下垂体後葉・バソプレシン・腎臓の作用により調節されている．一方，尿の浸透圧は飲水量によって大きく変化し，100～1,300 mOsm/L の範囲で変動する．
・尿の pH は，4.6～8.0（平均 6.0）を呈する．
・**無尿**は，1 日尿量が 100 mL 以下の場合を指す．

- **乏尿**は，1日尿量が400 mL以下の場合を指す．
- **多尿**は，1日尿量が2,500 mL以上を指す．
- **頻尿**は，排尿回数が異常に多いことで，一般には1日8〜10回以上，就寝時2回以上を指す．
- 腎臓で尿が生成されて膀胱内にたまるも，排尿できない状態が**尿閉**である．原因としては，前立腺肥大症に抗コリン薬などを内服した場合などがある．
- 自分の意志と無関係に尿が漏れることを，**尿失禁**と呼ぶ．尿失禁には，腹圧性尿失禁[*]，切迫性尿失禁[*]，溢流性尿失禁[*]などがある．

b たんぱく尿

- たんぱく尿とは，尿中にたんぱく質が検出される状態である．糸球体基底膜のフィルター作用により，たんぱく質はほとんどろ過されず，**健常人の尿たんぱく1日排泄量は150 mg以下（10 mg/dL以下）**である．たんぱく尿の検出は，検尿を行い試験紙でチェックすることができる．また，随時尿や蓄尿によって，たんぱく尿の程度を測定することができる（mg/日，mg/gCrなど）．

c 血　尿

- 尿に赤血球が混じったものを，血尿と呼ぶ．肉眼でわかる肉眼的血尿と検尿（試験紙，尿沈渣の顕微鏡検査）でわかる顕微鏡的血尿がある．
- 糸球体腎炎などでは糸球体基底膜が障害されて，血尿が認められる．
- 下部尿路の疾患（結石，腫瘍，感染症）も，血尿の原因となる．

d 腎機能検査

- 腎機能が低下すると，糸球体ろ過量が低下し，老廃物を尿中に排泄できなくなり，**尿素窒素（BUN）**や**クレアチニン（Cr）**の血液濃度が上昇する．
- BUNは，高たんぱく質食や消化管出血，脱水，心不全でも上昇する．Crは，筋肉の代謝産物であり，食事の影響を受けないが，筋肉量の影響を受ける．
- Crは，糸球体からろ過され，尿細管での再吸収や分泌をほとんど受けないので，**クレアチニンクリアランス**を計算して糸球体ろ過量とすることが多い．

- クレアチニンクリアランス
（基準値　90 mL/分以上）
$$= \frac{(1分間の尿量 \times 尿中Cr濃度)}{血清Cr濃度}$$

- これ以外に，尿細管機能や腎血漿流量を調べる検査がある．

---

* 腹圧性尿失禁
加齢や出産により骨盤底筋が緩み，尿道括約筋の機能が低下して腹圧上昇時に失禁すること．

* 切迫性尿失禁
強い尿意を感じ，尿漏れを起こすこと．脳神経疾患（脳腫瘍，脳血管疾患，パーキンソン病など）で少しの尿意も我慢できず起こる場合や，膀胱が過敏状態で強い尿意を感じ起こる場合などがある．

* 溢流性尿失禁
前立腺肥大症のような排尿障害によって残尿が増加し，尿が漏れること．

B 腎・尿路疾患の成因・病態・診断・治療

1 急性糸球体腎炎 (acute glomerulonephritis)

a 成因・病態

▶ 腎臓の糸球体に急性病変を有する病態である

　A群β溶血性レンサ球菌による急性糸球体腎炎では，菌の一部が抗原となって抗体が形成され，免疫複合体が産生される（Ⅲ型アレルギー，☞14章B-1 c）．その免疫複合体が腎糸球体（基底膜）に沈着し，補体を活性化することで，毛細血管に白血球が浸潤し炎症を起こす．

　腎臓自体の異常から発症したものを原発性糸球体腎炎と呼ぶ．一方，糖尿病や膠原病などの基礎疾患から糸球体に病変をきたしたものを，続発性糸球体腎炎と呼ぶ．

b 症状・検査所見・診断

▶ 小児期に発症することが多く，血尿・たんぱく尿・高血圧・浮腫などの症状が発現

　起炎菌の約80％は，**A群β溶血性レンサ球菌（溶連菌）**である．検査では，抗ストレプトリジンO抗体（ASO）や抗ストレプトキナーゼ（ASK）の上昇を認め，血尿は必発し，血清補体価も低下する．

　上気道炎などに罹患後1～3週間経過してから発症し，乏尿期，利尿期，回復期を経て治癒する．小児期に発症することが多く，血尿・たんぱく尿・高血圧・浮腫などの症状が急激に出現する．

c 治療

▶ 高血圧には降圧療法や塩分制限，浮腫には食事療法（塩分・水分制限）や利尿薬を用いる

　基本的には対症療法を行う．安静を基本とし，経過観察を行う．高血圧には降圧療法や塩分制限，浮腫には食事療法（塩分・水分制限）や利尿薬を用いる．小児では95％以上が治癒するが，成人では20％程度が慢性化するとされている．

2 ネフローゼ症候群 (nephrotic syndrome)

a 成因・病態

▶ たんぱく尿と低アルブミン血症により浮腫をきたす

　糸球体基底膜の透過バリアの破綻により，尿中に多量のたんぱく質が排出

され，**アルブミンなどのたんぱく質の血中濃度が低下**することで，**浮腫**など
の症状を呈する．

　成人のネフローゼ症候群をきたす疾患として，一次性が70～80％で，残
りは二次性である．二次性で多いのは糖尿病や膠原病，慢性感染症，悪性腫
瘍，妊娠などである．

b 症状・検査所見・診断

> ▶ たんぱく尿，血清アルブミン低値，高LDL-コレステロール血症，浮腫
> が診断基準

　診断基準は，①尿たんぱく1日3.5g以上が持続，②血清アルブミン3g/
dL以下（血清総たんぱく6g/dL以下），③高LDL-コレステロール血症，④
浮腫を用い，①②が必須項目である．微小変化型ネフローゼ症候群（MCNS）
は，たんぱく尿，低アルブミン血症，脂質異常症の程度が高度である．

　その他の症状では，血液凝固亢進（血栓・塞栓症を併発），易感染性があ
げられる．高度になると，全身に浮腫が生じ，腹水・胸水を認め，食欲不
振・下痢・乏尿・体重増加が出現する．

　診断には**腎生検**を行い，組織学的に分類することができる（微小変化型，
巣状糸球体硬化症，膜性腎症など）．そのなかでも，**微小変化型ネフローゼ
症候群**（minimal change nephrotic syndrome，**MCNS**）では，光学顕微鏡
では，糸球体には明らかな異常が認められない．免疫抗体法では，免疫グロ
ブリンや補体の特異的沈着を認めない．電子顕微鏡でびまん性（広汎性）に
上皮細胞の足突起の消失がみられる．アルブミンを中心とする選択性の高い
たんぱく尿を呈する．

c 治　療

> ▶ 副腎皮質ステロイド薬が第1選択薬．再発例では免疫抑制薬を併用

　MCNSは（副腎皮質）ステロイド薬に対する反応が良好で，90％以上が
寛解に至る．ステロイド薬の減量とともに再発がみられるが，腎不全への移
行はまれである．

　再発例では免疫抑制薬の併用などを行い，浮腫では利尿薬の投与や減塩な
どを行う．低たんぱく血症による循環不全には，たんぱく輸液製剤，血栓予
防には抗血小板薬・抗凝固薬を用いる．ほかに，利尿薬，脂質異常症改善薬，
降圧薬などが用いられる．

　食事療法は，微小変化型ではたんぱく質1.0～1.1g/kg標準体重/日，それ
以外では0.8g/kg標準体重/日，食塩は3～7g/日，カロリーは35kcal/kg標
準体重/日．浮腫が高度であれば，水分制限を行うこともある．

③ 急性腎障害 （acute kidney injury, AKI）

ⓐ 病因・病態

▶ 急激な糸球体ろ過量の低下（数時間～数日）を特徴とする症候群を急性腎障害と総称

　単一ネフロンあたりの糸球体ろ過量が急激に低下（数時間～数日）し、可逆的であることが多い．窒素老廃物の貯留，細胞外液や電解質・酸塩基ホメオスタシスの破綻を認める．近年，新たに認識された概念に**急性腎障害（AKI）**がある．これまで，急性腎不全には統一された基準がなかった．各国の専門家によって，AKIの概念が提唱され，RIFLE分類（**表7-1**）が発表された．その後，AKIの定義が定められ，RIFLE分類を一部改訂・発展させたAKIN分類が提唱された．さらに，KDIGO（Kidney Disease Improving Global Outcomes）が新たな分類を提唱した．

　AKIは，腎前性，腎性，腎後性の3つに分類されるが，完全には分類できず，腎性と腎前性は共存している場合も多い．引き続いて起こる急性腎不全も3つに分類される．

1）腎前性急性腎不全 （pre-renal acute renal failure）

　循環血液量の減少，心拍出量の低下などによって，腎血流量が著しく低下し，腎機能を維持できない状態である．腎臓に器質的な変化はない．体液量減少（下痢，嘔吐，出血，火傷，利尿薬），有効循環血漿量減少（ネフローゼ症候群，膵炎），心拍出量減少（心筋梗塞，心タンポナーデ）などで起こる．

2）腎性急性腎不全 （intrarenal acute renal failure）

　腎実質の器質的な異常によって糸球体ろ過量が低下した状態で，ほとんどが急性尿細管壊死（虚血性（出血・ショック・外傷後・火傷），腎毒性（抗生物質・抗がん剤・重金属・造影剤），ミオグロビン尿症（横紋筋融解症））である．

3）腎後性急性腎不全 （post-renal acute renal failure）

　尿路の閉塞や狭窄によって尿がうっ滞した状態で，水腎症を呈する．両側尿管の閉塞（後腹膜線維症，悪性腫瘍の骨盤内浸潤）や，膀胱・尿道の閉塞（前立腺肥大，前立腺がん，神経因性膀胱）で起こる．

表7-1　RIFLE 分類

risk（リスク）	血清 Cr 値が 1.5 倍以上上昇または 尿量 0.5 mL/kg/hr 以下が 6 時間以上持続
injury（障害）	血清 Cr 値が 2 倍以上上昇または 尿量 0.5 mL/kg/hr 以下が 12 時間以上持続
failure（不全）	血清 Cr 値が 3 倍以上上昇または 尿量 0.5 mL/kg/hr 以下が 24 時間以上持続
loss（腎機能喪失）	4 週間以上続く急性腎不全
end stage renal disease（末期腎不全）	3ヵ月を超える透析の必要性

B. 腎・尿路疾患の成因・病態・診断・治療　**191**

疫学調査の結果では，血液浄化療法を必要とする患者の発生は，入院患者，特に集中治療室（ICU）での発症が最も高い．死亡率は，約50％前後と高い．

b 症状・検査所見・診断

▶ **AKI は腎機能の急激な低下により乏尿や無尿を呈する**

AKI は，急激（48 時間以内）に腎機能が低下した場合であり，血清 Cr 値 0.3 mg/dL 以上上昇，もしくは Cr 値が 1.5 倍以上に上昇，または尿量 0.5 mL/kg/時未満が 6 時間以上持続した場合と定義される．

注意点としては，適正体液量のもとで評価すること，尿量評価においては尿路閉塞を除外することである．多臓器不全の 1 つとして発症する急性腎不全の予後は不良である．生命予後を悪化させる因子は，高齢，合併症，他の臓器不全，感染症，腎機能低下の程度である．死亡を免れれば，腎機能の回復が期待できる．5〜10％は透析から離脱できない．急性腎不全後の長期経過では，徐々に慢性腎不全に至る例も多い．

c 治　療

▶ **AKI では，緊急透析の必要性や原因検索を行いながら，診断・治療を行う**

腹部超音波（エコー）検査を行い，膀胱・腎盂拡張や水腎症の有無などから腎後性急性腎不全を評価する．腎前性の評価に下大静脈径の計測も重要で，心エコー検査で心不全を評価する．

尿所見で，尿中ナトリウム排泄を評価する．血液検査で，Cr 値や電解質・酸塩基平衡を評価し，高カリウム血症・アシドーシスなどが内科的治療に抗する場合，血液透析などの体外循環療法を行う．

適切な補液を行い，電解質・酸塩基平衡の異常を補正する．原因となる薬剤を同定する．腎機能回復までの間，適切な栄養管理（十分なカロリー摂取，たんぱく質制限，水・電解質への配慮）を行う．

4 慢性腎臓病，慢性腎不全，糖尿病性腎症，慢性糸球体腎炎，腎硬化症，尿路結石症

❶ 慢性腎臓病（chronic kidney disease, CKD）・・・・・・・・・・・・・・ 頻出

a 成因・病態

▶ **慢性腎臓病（CKD）は，単一の疾患概念ではなく，原疾患を問わない慢性に経過する腎臓病を包括する疾患群である**

日本人の成人人口の約 13％が慢性腎臓病（CKD）である．CKD では，心血管疾患の発症および死亡率が高い．

CKD の概念が生まれた背景には，腎臓病が末期腎不全だけでなく心血管障害の発症リスクであり，また有病率が高く，今後の増加が危惧されること，

7. 腎・尿路系

表7-2 CKD のステージ分類と重症度分類

原疾患	蛋白尿区分		A1	A2	A3
糖尿病性腎臓病	尿アルブミン定量 （mg/日）		正常	微量アルブミン尿	顕性アルブミン尿
	尿アルブミン /Cr 比 （mg/gCr）		30 未満	30〜299	300 以上
高血圧性腎硬化症 腎炎 多発性嚢胞腎 移植腎 不明 その他	尿蛋白定量 （g/日）		正常	軽度蛋白尿	高度蛋白尿
	尿蛋白 /Cr 比 （g/gCr）		0.15 未満	0.15〜0.49	0.50 以上
GFR 区分 （mL/分/ 1.73 m²）	G1	正常または高値 ≧ 90			
	G2	正常または軽度低下 60〜89			
	G3a	軽度〜中等度低下 45〜59			
	G3b	中等度〜高度低下 30〜44			
	G4	高度低下 15〜29			
	G5	高度低下〜末期腎不全 ＜ 15			

重症度は原疾患・GFR 区分・蛋白尿区分を合わせたステージにより評価する．CKD の重症度は死亡，末期腎不全，心血管死亡発症のリスクを緑のステージを基準に，黄，オレンジ，赤の順にステージが上昇するほどリスクは上昇する．

（KDIGO CKD guideline 2012 を日本人用に改変）

［日本腎臓学会（編）：CKD 診療ガイド 2024，東京医学社，p.8，2024 より許諾を得て転載］

早期発見・治療により進展防止が可能であること，透析患者の世界的な増加が医療経済を圧迫していることがあげられる．

b 症状・検査所見・診断

▶ 腎障害を示唆する所見や GFR の低下から診断される

CKD は，以下の①，②のいずれか，または両方が3ヵ月以上持続した場合に診断される．

①尿異常，画像診断，血液，病理で腎障害の存在が明らか（特に 0.15 g/gCr 以上のたんぱく尿（30 mg/gCr 以上のアルブミン尿）の存在が重要）

② GFR ＜ 60 mL/分/1.73 m²

日本人の GFR 推算式

$$eGFR = 194 \times (sCr)^{-1.094} \times (年齢)^{-0.287}（女性は \times 0.739）$$

（注：酵素法で測定された Cr 値を用いる．18 歳以上に適用する．）

表 7-2 にステージ分類と重症度分類を示す．

c 治　療

▶ 生活習慣の改善や血圧コントロールといった治療を集学的に行う

腎機能を悪化させない治療を，集学的*に行う必要がある．具体的には，生活習慣の改善，血圧コントロール，血糖管理，脂質管理，体重減量などである．慢性腎炎などでは，腎炎そのものに対する治療を行う必要がある．表7-3 に食事療法の基準を示す．

＊集学的
2 つ以上の治療方法を組み合わせて行う治療のこと．

他分野への橋わたし

慢性腎臓病への食事指導では，複雑な病態を理解したうえで，患者の特性を見極めることが肝要である．食事療法は患者が積極的に取り組むことで効果が出る治療であり，患者のモチベーションを高め，継続的に取り組めるよう，具体的で適切な指導を行うことが管理栄養士には求められている．〈関連科目：臨床栄養学〉

B. 腎・尿路疾患の成因・病態・診断・治療　**193**

表7-3　CKD ステージによる食事療法基準

ステージ	エネルギー (kcal/kg 体重/日)	たんぱく質 (g/kg 体重/日)	食塩 (g/日)	カリウム (mg/日)
ステージ 1	25〜35	過剰な摂取をしない	3〜6	制限なし
ステージ 2				
ステージ 3a		0.8〜1.0		
ステージ 3b				≦2,000
ステージ 4		0.6〜0.8		≦1,500
ステージ 5				
ステージ 5D	表 7-9 参照			

注）エネルギーや栄養素は，適正な量を設定するために，合併する疾患（糖尿病，肥満など）の
　　ガイドラインなどを参照して病態に応じて調整する．性別，年齢，身体活動度などにより異
　　なる.
注）体重は基本的に標準体重（BMI = 22）を用いる.
［日本腎臓学会（編）：慢性腎臓病に対する食事療法基準 2014 年版，東京医学社，p.2，2014 より許諾を得て転載］

　運動・休養・体重管理：過労を避けるが，安静を強いる必要はない．運動量も血圧，尿たんぱく，腎機能をみながら調整する．BMI 25 未満を目指す.

　禁煙：喫煙本数が多いほど，腎機能が低下するリスクが高まる．禁煙は，CKD の進行抑制と心血管疾患発症抑制のためにも必須である.

　飲酒：適正飲酒量はエタノール量として，男性で 20〜30 mL/日（日本酒 1 合）以下，女性は 10〜20 mL/日以下である．過度の飲酒を避け，高尿酸血症では常習的飲酒を避けるようにする.

　予防接種：CKD 患者では免疫力が低下しており，感染症に罹患するリスクが高い．そこで，インフルエンザワクチン，肺炎球菌ワクチンの接種が推奨される.

　血圧管理：高血圧と CKD の関係は悪循環の関係である．高血圧が CKD の原因となり，既存の CKD を増悪させる．CKD は高血圧の原因となり，既存の高血圧をコントロール困難にする．たんぱく尿を認める場合，降圧目標は 130/80 mmHg 未満とする．ただし，高齢者では過度の降圧を避ける．糖尿病やたんぱく尿を認める場合は，レニン–アンジオテンシン（RA）系阻害薬を推奨する．非糖尿病で正常たんぱく尿の場合，降圧薬の種類は問わない.

　血糖値管理：HbA1c 6.9％（NGSP）未満

　脂質管理：LDL–コレステロール 120 mg/dL 未満

　貧血管理：貧血の検査が必要であり，成因を検索する．鉄欠乏の評価と補充が重要である．ステージ 3 以上では，腎性貧血を考慮し，Hb 濃度 10 g/dL 以下で赤血球造血刺激因子製剤（ESA）の投与を開始し，治療目標 Hb を 10〜12 g/dL とする.

❷ 慢性腎不全（chronic renal failure, CRF）················ 頻出

a 成因・病態

▶ **持続的に腎機能が低下し，腎機能不全に至り，多彩な症状を呈する**

　数ヵ月ないし数年にわたって持続的に腎予備能が低下し，腎機能不全に至っ

表7-4 慢性腎不全の病態

- 糸球体のフィルター障害（血尿，たんぱく尿，低アルブミン血症〜浮腫）
- 老廃物の排泄障害（クレアチニンクリアランス低下，Cr 上昇，BUN 上昇，尿毒症）
- 水の排泄障害（乏尿，浮腫，高血圧，心不全，肺水腫）
- 電解質・酸塩基平衡の障害（高カリウム血症，代謝性アシドーシス）
- エリスロポエチンの産生障害（腎性貧血（正球性正色素性貧血））
- ビタミン D 活性化障害（低カルシウム血症，二次性副甲状腺機能亢進症，骨粗鬆症，腎性骨異栄養症）
- 尿濃縮能の低下
- 免疫能の低下

表7-5 慢性腎不全の病期分類（セルディンの分類）

	第Ⅰ期 腎予備能低下	第Ⅱ期 腎機能不全	第Ⅲ期 非代償性腎不全	第Ⅳ期 尿毒症
糸球体ろ過量（mL/分）	50 以上	30〜50	10〜30	10 未満
尿素窒素（BUN），血清クレアチニン（Cr）（mg/dL）	正常	軽度上昇 （Cr 2.0 未満）	中等度上昇 （Cr 2.0〜8.0）	高度上昇 （Cr 8.0 以上）
臨床症状および検査所見	無症状	夜間多尿，高窒素血症（軽度），貧血（軽度）	倦怠感，脱力感，高血圧，高窒素血症，貧血，代謝性アシドーシス，電解質異常（高カリウム血症，高リン血症，低カルシウム血症）	尿毒症症状，肺水腫，高血圧

て体液の量・質的恒常性が維持できなくなり，多彩な症状を呈する（**表7-4**）．腎機能の低下は不可逆的であり，機能ネフロン数が低下した状態である．慢性腎不全の原因で，最も多いのは糖尿病性腎症，次いで慢性糸球体腎炎である．

b 症状・検査所見・診断

▶ 病期分類（**表7-5**）に沿って判断する

　第Ⅰ期は，腎臓の予備能の低下した状態で，検査や症状に異常を認めない時期，第Ⅱ期は，腎臓の機能が低下しているが，症状や検査異常が軽度にとどまっている時期，第Ⅲ期は，腎臓の機能がさらに低下し，症状や検査値が異常になる時期，第Ⅳ期は腎臓の機能が完全に低下した状態である．

　第Ⅲ期以降は，透析療法も考慮する．第Ⅲ期以降は，尿量が減少し，体液貯留による浮腫や高血圧を認める．重症例では，**心不全**や**肺水腫**を呈する．老廃物の排泄障害によって，**尿毒症**（uremia）（**表7-6**）を引き起こす．**高カリウム血症**による不整脈や，**代謝性アシドーシス**による症状（クスマウル（Kussmaul）大呼吸）を認めることもある．腎性貧血や骨病変も認める．

　腎性骨異栄養症では，慢性腎不全に伴い，ビタミン D 活性化障害，腸管からのカルシウム吸収低下，血中カルシウム濃度低下，リン蓄積によって二次性副甲状腺機能亢進症を引き起こし，骨変化（線維性骨炎，骨軟化症，骨粗鬆症）が生じる．関節痛，病的骨折，筋力低下などの症状を呈する．治療としては，食事療法に加えて，リン吸着薬，活性型ビタミン D 製剤などを投与する．

B. 腎・尿路疾患の成因・病態・診断・治療　195

| 表7-6 | 尿毒症の症状 |

精神・神経症状	はばたき振戦，昏睡，失見当識，傾眠，けいれん，頭痛，めまい，末梢のしびれ，知覚異常，運動障害
眼症状	腎性網膜症，網膜剥離，視力低下
消化器症状	味覚障害，食欲不振，悪心，嘔吐，吐血，下血，腹水，イレウス
呼吸器症状	クスマウル大呼吸，肺うっ血，肺水腫
循環器症状	高血圧，動脈硬化，心不全，心囊炎，不整脈，浮腫
血液異常	皮下出血，粘膜出血，貧血，血小板機能障害
骨・関節症状	骨痛，骨折，骨変形，関節炎，成長障害，低カルシウム血症，高リン血症
皮膚症状	色素沈着，瘙痒症，乾皮症，爪の変形
生殖器症状	勃起障害，生理不順，無月経
その他	易感染性，高インスリン血症

c 治　療

▶ 多彩な病態（表7-4）を示すので，各々の病態への治療が行われる

　水分補給は喪失を補う程度（前日の尿量 + 500 mL 程度）とし，**カロリーは十分に摂取させるが，たんぱく質の摂取量を制限**する．また，塩分，カリウム，リンの摂取も厳しく制限する．

　腎機能を直接回復させる薬物はないが，それぞれの症状に対する薬物療法が行われる．血圧のコントロールや腎保護の目的で降圧薬（アンジオテンシン変換酵素（ACE）阻害薬，アンジオテンシンⅡ受容体拮抗薬（ARB）など）を使用する．利尿薬も使用される．高カリウム血症にはカリウム吸着薬などを使用する．低カルシウム血症や骨病変の予防には，活性型ビタミン D_3 製剤を投与する．高リン血症にはリン吸着薬を投与する．腎性貧血には赤血球造血刺激因子製剤（ESA）を用いる．食事療法や薬物療法で慢性腎不全をコントロールできず，体液の恒常性が保てない場合，透析療法を考慮する．

❸ 糖尿病性腎症（diabetic nephropathy），糖尿病性腎臓病
（diabetic kidney disease, DKD）（☞ p.93） ‥‥‥‥‥‥‥‥ 頻出

a 成因・病態

▶ 糖尿病によるメサンギウムの増生・微小血管病変により糸球体が障害を受け，腎機能が低下した病態

　糖尿病によるメサンギウムの増生・微小血管病変により糸球体が障害を受け，腎機能が低下した病態である．**糸球体ろ過量（GFR）が低下し，多くはたんぱく尿（アルブミン尿）を認め**，ネフローゼ症候群を呈する症例も多い．

表7-7 糖尿病性腎症病期分類 2023 と CKD 重症度分類との関係

アルブミン尿区分		A1 正常アルブミン尿	A2 微量アルブミン尿	A3 顕性アルブミン尿
尿中アルブミン・クレアチニン比（mg/g）		30 未満	30〜299	300 以上
尿蛋白・クレアチニン比（g/g）				0.50 以上
GFR 区分 (mL/分/1.73 m²)	G1　≧90	正常アルブミン尿期 （第 1 期）	微量アルブミン尿期 （第 2 期）	顕性アルブミン尿期 （第 3 期）
	G2　60〜89			
	G3a　45〜59			
	G3b　30〜44			
	G4　15〜29	GFR 高度低下・末期腎不全期 （第 4 期）		
	G5　＜15			
	透析療法中あるいは 腎移植後	腎代替療法期 （第 5 期）		

［糖尿病性腎症合同委員会・糖尿病性腎症病期分類改訂ワーキンググループ：糖尿病性腎症病期分類 2023 の策定.
日腎会誌 **65**：847-856，2023 より許諾を得て転載］

顕性たんぱく尿を伴う場合を**糖尿病性腎症**と診断する．**糖尿病性腎臓病**
（**DKD**）は，明らかな顕性たんぱく尿を伴わないまま GFR が低下する病態
も含む概念である．糖尿病のコントロールや血圧管理が不十分である場合，
慢性腎不全〜末期腎不全となり，透析導入が考慮される．わが国で透析療法
を開始する患者の 40% 以上を，糖尿病性腎症患者が占める．

b 症状・検査所見・診断

▶ 早期診断には，尿中微量アルブミンの検出が有用である

　糖尿病患者で CKD の診断基準（☞本章 B-**4 1 b**）を満たし，糖尿病が
腎機能低下の主な原因と考えられる場合，糖尿病性腎臓病（DKD）と診断
する．糖尿病性腎症では尿アルブミン値，尿たんぱく値および GFR を用い
て，その病期を判断する（☞**表 4-8**）（**表 7-7**）．

c 治　療

▶ 食事療法，薬物療法による血糖・血圧のコントロールが重要である

　食事コントロールや薬物療法による血糖コントロールと，減塩やレニン-
アンジオテンシン（RA）系阻害薬を中心とした降圧療法を行う．糖尿病性
腎症では，糸球体内血圧が上昇しているため，**RA 系阻害薬**による糸球体後
負荷軽減（輸出細動脈拡張）により，糸球体血圧が減少し，たんぱく尿の減
少や末期腎不全の発生率の低下（腎保護作用）が報告されている．

❹ 慢性糸球体腎炎（chronic glomerulonephritis）

a 成因・病態

▶ IgA 腎症が最も多い

　IgA 腎症は，わが国の慢性腎炎症候群で最も多い．原因は不明で，不明な抗原と IgA（免疫グロブリン A）が免疫複合体を形成し，糸球体のメサンギウム領域に沈着し，メサンギウム細胞やメサンギウム基質の増加がみられる．

b 症状・検査所見・診断

▶ たんぱく尿・血尿が長期にわたって持続し，腎機能低下をきたしうる

　通常，全身疾患などに伴うものは除外する．初期には自覚症状を認めないものが多く，健診で偶然にたんぱく尿，血尿を指摘されることが多い．持続的顕微鏡的血尿，持続的または間欠的たんぱく尿や，上気道感染後の肉眼的血尿，血清 IgA 高値などから疑う．

　たんぱく尿，血尿は長期にわたって持続し，腎機能低下をきたすことがある．腎生検を行い，組織学的に分類し，治療を考慮する．

c 治療

▶ 副腎皮質ステロイド薬，免疫抑制薬，抗血小板薬，RA 系阻害薬（ACE 阻害薬，ARB）といった薬物療法が主体

　副腎皮質ステロイド薬，免疫抑制薬，抗血小板薬，レニン–アンジオテンシン（RA）系阻害薬（アンジオテンシン変換酵素（ACE）阻害薬，アンジオテンシンⅡ受容体拮抗薬（ARB））が用いられる．

　口蓋扁桃摘出（＋ステロイドパルス療法）の有効性も示唆されている．予後は，それほど良好ではない．20～40％が 5～25 年の経過で末期腎不全に至ると考えられている．

❺ 腎硬化症（nephrosclerosis）

a 成因・病態

▶ 高血圧が原因で腎臓の血管に動脈硬化を起こし，腎臓の障害をもたらす疾患

　高血圧が長く続くと，腎臓の糸球体へ血液を送る細動脈に圧力がかかるため，細動脈に動脈硬化が起こる（細動脈硬化）．すると，糸球体では血流が徐々に悪くなり硬化，腎機能が低下し，慢性腎不全に至る．腎硬化症で慢性腎不全に至った患者では，同時にほかの動脈硬化も進行しているため，心血管病の危険性が高いと考えられる．

b 症状・検査所見・診断

▶ 症状はほとんどなく，尿所見も正常のことが多い

　ほとんど症状はなく，血圧も降圧治療により安定している場合もある．眼底検査では，高血圧や動脈硬化の程度がある程度判定できる．尿検査では，多くの場合で尿たんぱくを認めるが，尿たんぱくが陰性な場合も少なくない．血尿は認めない．特に高齢者で高血圧あるいは血圧が高かった者では，血液検査でクレアチニンを測定することが勧められ，推定糸球体ろ過量（eGFR）が 60 未満の場合，腎硬化症による慢性腎臓病である可能性が高い．

c 治　療

▶ 適切に血圧をコントロールすることが重要である

　生活習慣の改善や適切な降圧薬治療が必要である．多くはゆっくりとした経過をたどるが，高齢になり，透析が必要となることも少なくない．血圧変動や脱水などは，腎臓への血流が急激に低下するため，腎機能の急激な低下を招く場合がある．

❻ 尿路結石症 （urolithiasis）

a 成因・病態

▶ 尿の成分が結石となり尿路にとどまった状態．カルシウム結石が多数を占める

　尿の停滞，濃縮，細菌感染，尿の pH 変化などで，シュウ酸カルシウム結石（90％），リン酸カルシウム結石，リン酸マグネシウムアンモニウム結石，尿酸結石，シスチン結石などが形成される．

b 症状・検査所見・診断

▶ 背部痛や側腹部痛，下腹部痛などのほか，血尿を呈する

　背部の叩打痛を伴う．ときに無症状である．**血尿**はほぼ必発する．背部痛，側腹部痛，下腹部痛などの痛みは，結石の動きによって移動する．尿管を通過する際に，差し込むような激痛，悪心・嘔吐，冷汗，顔面蒼白（疝痛発作）を起こすことがある．

　カルシウム結石では異常石灰化像として尿路 X 線単純撮影（KUB）で認められる．腹部 CT 検査ではあらゆる結石が描出される．経静脈性腎盂造影検査では，腎盂尿管の拡張，逆行性腎盂造影で結石が描出される．腹部超音波検査では，結石を示す強いエコー像と，その後方に音響陰影を認める．

C 治療

> 疝痛発作には，鎮痛薬を用いる．水分摂取・点滴静注などを行い，自然排石を促す．保存的治療が無効な場合，体外衝撃波砕石術などを考慮する

長径 10 mm 以下では**自然排石**が期待できる．1日尿量が2L以上になるよう，水分摂取・点滴静注などを行う（両側性の場合は除く）．
体外衝撃波砕石術（ESWL）では，体外から衝撃波で結石を砕き，その後，自然流出を促す．これで無理な場合に，観血的手術を行う．
その他，内視鏡治療（経尿道的尿管砕石術，経皮的腎尿管結石砕石術）や，外科療法（腎盂切石術，腎切石術，腎摘除術など）がある．
結石溶解療法としては，尿酸結石やシスチン結石では，尿をアルカリ化すると溶解する．
日常生活管理では，尿が濃縮しないよう，一定量の水分を摂取し，尿量1.5 L 以上を保つようにする．シュウ酸を多く含む食品（ほうれん草，たけのこ，キャベツ，ブロッコリー，紅茶，コーヒー）を摂りすぎないようにし，摂取する場合は，カルシウムを摂取して便中への排泄を促す．適度な体動によって，排石を促し，長期臥床を避ける．高尿酸血症を抑制する食事療法を行い，ビタミンCの過剰摂取や肉類の摂取を避ける．

5 血液透析 (hemodialysis)，腹膜透析 (peritoneal dialysis)

毎年3万人以上の患者に新たに透析治療が導入されている．その原疾患は，第1位は**糖尿病性腎症**，第2位は**慢性糸球体腎炎**，第3位は**腎硬化症**である．
透析療法は，腎不全となった場合の代替療法である．たんぱく質代謝最終産物の除去，電解質の正常化，酸塩基平衡の是正，水分除去などの腎機能の一部を代償する．しかし，ホルモンの産生・代謝や血圧コントロールなどは代償できないので，薬物によって調整する必要がある．

❶ 透析導入の基準

一般的には，**血清 Cr 8 mg/dL 以上，BUN 100 mg/dL 以上，糸球体ろ過量 15 mL/分以下**などが目安となり，高カリウム血症や心不全症状の有無，QOL障害度などを含めて総合的に透析療法の導入を判断する．高齢者や糖尿病患者では，腎臓以外の臓器にも機能低下があるため，早期の導入が必要となることが多い．

❷ 透析の原理

透析は物理的な**拡散**と**ろ過**という原理を利用して行われる．**拡散**とは，液体の中の物質（溶質）が，分子運動によって自ら均一に分布しようとすることで，濃度差があれば，溶質は濃いほうから薄いほうへ移動する．半透膜とは，分子量の大きな溶質は通過させないが，液体（溶媒）や分子量の小さな溶質は自由に通す膜で，透析膜，腹膜などである．**限外ろ過**とは，半透膜を

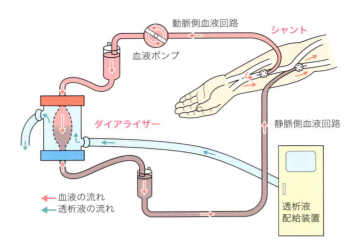

図7-8 血液透析療法の概略

介して圧力の高いほうから低いほうへと水と溶質が移動することで，血液透析では透析液側を陰圧にすることにより血液中の水分や濃度差の少ない物質（ナトリウムなど）を取り除くことである．透析療法には，**血液透析**と**腹膜透析**の2種類がある．わが国で慢性透析療法を受けている患者数は約33万人で，血液透析が大部分を占めている．

❸ 血液透析 (☞ p.66)

患者の血液を体外循環させて，透析装置に流し，血液中の老廃物などを透析膜（ダイアライザー）を通して透析液へ浸透させて，体外に排泄する治療法である（図7-8）．実際には，ブラッドアクセス（内シャント，ダブルルーメンカテーテル）を用いて血液を取り出し，血液が凝固しないように抗凝固薬を投与する．1回の透析療法に4～5時間を要し，週に2～3回施行される．内シャントは，一般には，利き手でないほうの橈骨動脈と橈側皮静脈間を吻合する．抗凝固薬には，主にヘパリンが用いられる．一般に分子量2,000以上の物質は透析膜の膜孔を通過できず，体内にとどまる．

a 不均衡症候群

透析により体液が正常化される過程で，血液と脳脊髄液との間で老廃物濃度に差が生じ，浸透圧格差が生じるために起こる．症状としては，頭痛，悪心・嘔吐，けいれんなどがあり，透析導入期に多くみられるが，時間の経過とともに軽減する．

比較的短時間で過剰な水分を除去するため，血圧低下や四肢のけいれんが生じることがある．体液過剰に伴い，高血圧や心不全を起こすことがある．血液を扱う関係から，肝炎感染の機会が多い．易感染性であり，感染症にかかりやすい．

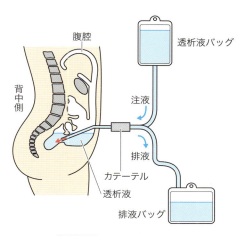

図7-9 腹膜透析の概略

b 透析アミロイドーシス

β₂-ミクログロブリンは，分子量が12,000と大きく，透析では除去されず，アミロイド線維となり組織へ沈着し，手根管症候群や関節痛を起こす．治療には，中分子量物質の除去が可能な透析膜を用いて透析を行う．

c 食事療法（表7-3）

適正なエネルギー，バランスのよいたんぱく質，塩分制限，水分制限，低カリウム，低リン食とする．

❹ 腹膜透析（☞ p.67）

患者の腹腔内に軟らかな腹膜灌流用カテーテルを留置して，透析液を注入し，血液中の老廃物が腹膜（半透膜）を通して透析液へ浸透した後に，透析液を廃棄する治療法である（図7-9）．透析液中にブドウ糖を添加することにより，体液との間に浸透圧格差をつくり，これにより水分を除去している．実際には，1日に数回，1回に1.5〜2.0Lの腹膜透析液を腹腔に入れ，6時間ほど貯留し，廃液を行う．表7-8に，血液透析と腹膜透析のメリット，デメリットを示す．

a 食事療法（表7-3, 9）

適正なエネルギー，適量たんぱく質，塩分制限，水分制限，低リン食とする．なお，エネルギーは，腹膜透析液から吸収されるエネルギーを差し引く必要がある．カリウム制限はないが，高カリウム血症を認める場合には血液透析同様に制限する．

表7-8　血液透析，腹膜透析のメリット，デメリット

	血液透析	腹膜透析
メリット	・医療施設での治療のため，状態変化への対応が早い ・家族の負担が少ない ・BUN，Cr などの除去能率が高い	・在宅治療のため通院の時間的束縛が少ない ・持続的に透析するため，血圧変動などの身体への負担が少ない ・残存腎機能（尿量）が長く保たれる ・カリウムやたんぱく質などの食事制限が穏やか ・抗凝固薬が不要なので出血傾向が少ない ・中分子量以上の老廃物の除去に優れている
デメリット	・週に2〜3回通院が必要で時間的束縛がある ・内シャントなどの血管アクセスを要する ・間欠的な透析のため，体重，電解質，尿毒素，血圧の変動が大きい ・比較的短時間で過剰な水分を除去するため血圧低下や四肢のけいれんが生じることがある ・体液過剰に伴い，高血圧や心不全を起こすことがある ・抗凝固薬による出血傾向 ・β_2-ミクログロブリンは除去されず，組織へ沈着し，手根管症候群や関節痛を起こす	・自己治療のため，厳重な自己管理を要する ・腹部にカテーテルがあり，美容上問題がある ・腹膜炎の危険性がある ・たんぱく質の喪失が大きい ・透析液に糖分があり，カロリー制限を要する．放置すると，肥満・高血糖・高血圧になりやすい ・腹膜機能の劣化が数年で起こり，永続的に行うことはできない． ・被囊性腹膜硬化症という重大な合併症を発症することもある

表7-9　透析患者の食事療法基準

ステージ 5D	エネルギー (kcal/kg 体重/日)	たんぱく質 (g/kg 体重/日)	食塩 (g/日)	水分	カリウム (mg/日)	リン (mg/日)
血液透析 （週3回）	30〜35[*1, 2]	0.9〜1.2[*1]	< 6[*3]	できるだけ 少なく	≦ 2,000	≦たんぱく 質 (g) ×15
腹膜透析	30〜35[*1, 2, 4]		PD 除水量 (L) ×7.5＋尿量 (L) ×5	PD 除水量 ＋尿量	制限なし[*5]	

[*1] 体重は基本的に標準体重（BMI = 22）を用いる．
[*2] 性別，年齢，合併症，身体活動度により異なる．
[*3] 尿量，身体活動度，体格，栄養状態，透析間体重増加を考慮して適宜調整する．
[*4] 腹膜吸収ブドウ糖からのエネルギー分を差し引く．
[*5] 高カリウム血症を認める場合には血液透析同様に制限する．
［日本腎臓学会（編）：慢性腎臓病に対する食事療法基準 2014 年版，東京医学社，p.2，2014 より許諾を得て転載］

コラム　腎移植の現状

　腎移植は腎代替療法の3つの選択肢の1つとして確立しているが，わが国での腎移植実施数は諸外国と比較して少数にとどまっている．実際，新規の腎移植は，2017年には1,700例に行われ，一般医療として定着した感があるが，その90％以上が生体腎移植であることは世界的にも例がない．腎臓提供者の不足が課題で，透析患者が移植を待機する平均年数は約15年である．1997年の臓器移植法制定によって，脳死下臓器提供が行われるようになり，脳死下腎移植も行われたが，心停止後の腎移植が増加していない．2001年のレシピエント選択基準変更に伴い，16歳未満への献腎移植が選択される傾向がある．最近の生体腎移植では先行的移植といわれる移植前の未透析症例や手術前の直前透析のみ症例の増加が目立つ．

　腎移植は移植手術の向上，免疫抑制薬の開発により年代ごとに移植腎の生着率は改善している．10年生存率は90％に及んでいる．

　移植患者の調査から，死因の上位は，感染症，脳・血管疾患，悪性新生物であった．これらのことからも，移植患者の綿密なフォローアップにより，生活習慣病のコントロールを行うことで予後の改善が期待される．

練習問題

以下の問題について，正しいものには○，誤っているものには×をつけなさい．

- Q1 赤血球は，糸球体でろ過される．
- Q2 腎血漿流量は，500〜700 mL/分である．
- Q3 原尿の約10％が，尿として体外に排泄される．
- Q4 糸球体を流れる血液は動脈血である．
- Q5 尿の比重は，1.000未満である．
- Q6 ヒトは最大約300 mOsm/L まで尿を濃縮することができる．
- Q7 ショックは，急性腎不全の原因になる．
- Q8 物質除去能率は，腹膜透析が血液透析よりも高い．
- Q9 糖尿病性腎症第2期では，微量アルブミン尿を認める．
- Q10 ネフローゼ症候群の診断に，脂質異常症は必須である．
- Q11 慢性腎不全では，副甲状腺ホルモンは低下する．
- Q12 レニンは，尿管から分泌される．
- Q13 アルドステロンは，ナトリウムの排泄を促進する．
- Q14 バソプレシンは，水の再吸収を抑制する．
- Q15 活性型ビタミンDは，カルシウムの再吸収を抑制する．
- Q16 副甲状腺ホルモンは，リンの再吸収を抑制する．
- Q17 カルシトニンは，カルシウムの再吸収を促進する．
- Q18 血液透析では，カリウムの摂取量を制限しない．
- Q19 腹膜透析では，カリウムの摂取量は3,000 mg/日とする．
- Q20 死体腎移植を受けた患者には，免疫抑制薬の投与は不要である．

8 内分泌系

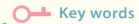

Key words

受容体, フィードバック, バセドウ病, 橋本病, 原発性アルドステロン症, クッシング症候群, 尿崩症

この章で学ぶこと

- 各種ホルモンの産生臓器とその生理作用を理解する．
- ホルモンのネガティブフィードバック機構について理解する．
- 水溶性ホルモンと脂溶性ホルモンの作用機構の違いについて理解する．
- 甲状腺機能亢進症と甲状腺機能低下症の症状・検査値異常の違いを理解する．
- 原発性アルドステロン症の病態および検査値異常を理解する．
- 褐色細胞腫の病態，症状，検査値異常について理解する．
- クッシング症候群の臨床症状と検査値異常について理解する．
- 先端巨大症の病態，検査値異常を理解する．
- バソプレシンの分泌異常に伴う疾患（尿崩症，SIADH）について理解する．
- 副甲状腺ホルモンの分泌異常について理解する．

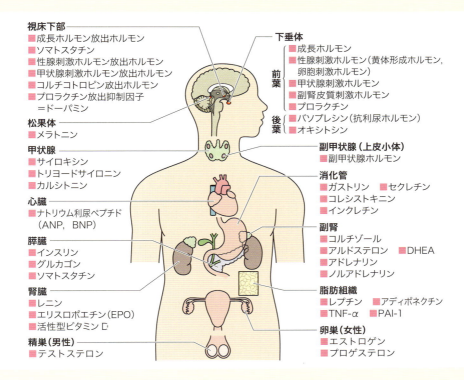

概略図　主な内分泌臓器とホルモン

206   8. 内分泌系

A 内分泌器官と分泌ホルモン

・内分泌とは，ある細胞から血液中に分泌された生理活性物質（**ホルモン**）が，血流に乗って全身の標的細胞に到達し，その細胞に発現する**受容体**に結合して生理作用を発揮することをいう．
・内分泌系は，神経系や免疫系と協調して，様々な環境変化に対応し，生体の内部環境を一定に保つ**ホメオスタシス（恒常性）の維持**に重要な役割を果たしている．
・内分泌腺以外の神経細胞，脂肪細胞，血管内皮細胞，消化管細胞などからもホルモンが分泌される（**表8-1**）．

1 ホルモンの種類

a ペプチドホルモン

・下垂体ホルモン，副甲状腺ホルモン，インスリンなど．

表8-1 主なホルモンとその生理作用

分泌臓器	ホルモン	主な生理作用
下垂体前葉	成長ホルモン（GH）	成長促進，代謝調節
	プロラクチン	乳腺発育促進，乳汁産生促進
	甲状腺刺激ホルモン（TSH）	甲状腺ホルモンの産生・分泌促進
	副腎皮質刺激ホルモン（ACTH）	副腎皮質ホルモンの産生・分泌促進
	卵胞刺激ホルモン（FSH）	卵胞発育促進，精子形成促進
	黄体形成ホルモン（LH）	黄体形成，排卵誘発，テストステロン分泌促進
下垂体後葉	バソプレシン（抗利尿ホルモン，ADH）	腎集合管での水の再吸収促進
	オキシトシン	子宮収縮，射乳
甲状腺	甲状腺ホルモン（トリヨードサイロニン，サイロキシン）	発育促進，代謝促進，熱産生
	カルシトニン	骨吸収抑制，カルシウム排泄促進（血中カルシウム低下）
副甲状腺（上皮小体）	副甲状腺ホルモン（PTH）	骨吸収促進，カルシウム再吸収促進（血中カルシウム上昇）
心房	心房性ナトリウム利尿ペプチド（ANP）	腎でのナトリウム排泄促進，血管拡張（血圧低下）
胃（幽門）	ガストリン	胃酸分泌促進
小腸	セクレチン	膵臓からの HCO_3^- 分泌促進（胃酸中和）
	コレシストキニン	膵臓からの消化酵素分泌促進，胆嚢収縮
	インクレチン（GIP，GLP-1）	膵 β 細胞からのインスリン分泌促進
副腎皮質	糖質コルチコイド（コルチゾール）	糖新生促進，抗ストレス作用，抗炎症作用
	アルドステロン	腎でのナトリウム再吸収，カリウム排泄促進（血圧上昇）
副腎髄質	カテコールアミン（アドレナリン，ノルアドレナリン）	交感神経刺激，心拍出量増大，血管収縮，血糖値上昇
膵臓	グルカゴン	血糖値上昇
	インスリン	血糖値低下
腎臓	レニン	アンジオテンシンⅠの産生（血圧上昇）
	エリスロポエチン（EPO）	骨髄での赤血球産生促進
卵巣	エストロゲン	子宮内膜増殖，二次性徴促進
	プロゲステロン	子宮内膜分泌促進，妊娠継続，排卵抑制
精巣	テストステロン	精子形成，二次性徴促進，たんぱく同化
脂肪組織	レプチン	食欲抑制，エネルギー消費促進
	アディポネクチン	インスリン感受性亢進，抗動脈硬化作用

- アミノ酸がペプチド結合でつながった**水溶性ホルモン**.

b ステロイドホルモン
- 副腎皮質ホルモン，性ホルモン，活性型ビタミン D など.
- コレステロールから合成される**脂溶性ホルモン**.

c アミノ酸誘導体
- アドレナリン，甲状腺ホルモンなど.
- 主に**チロシン**から合成される.
- カテコールアミンは**水溶性**，甲状腺ホルモンは**脂溶性**.

2 ホルモンの作用機構　　　頻出

a 水溶性ホルモン
- ペプチドホルモンやカテコールアミン.
- 細胞膜を通過できない⇒**細胞膜受容体**に結合⇒細胞内で**セカンドメッセンジャー**[*]の産生促進⇒細胞の生理機能を調節（図 8–1 左）.

b 脂溶性ホルモン
- ステロイドホルモンや**甲状腺ホルモン**.
- 細胞膜を通過できる⇒**細胞内受容体**に結合⇒ホルモンと受容体の複合体が核に移行⇒ DNA に結合⇒標的遺伝子の**転写**を調節⇒生理作用発揮（図 8–1 右）.

＊セカンドメッセンジャー
ホルモンが細胞膜受容体に結合すると，細胞内で二次的に産生される情報伝達物質. cAMP, cGMP, カルシウムイオン，ジアシルグリセロール，一酸化窒素などがある.

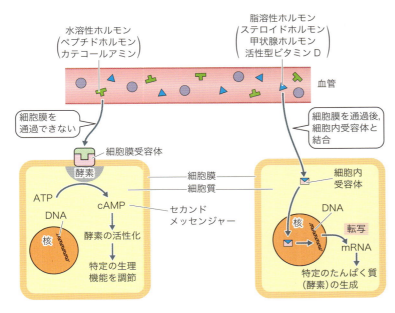

図8–1 水溶性と脂溶性ホルモンの作用機序の違い

3 ホルモン分泌の調節

a 上位ホルモンによる調節
- **視床下部**と**下垂体**は，全身の内分泌臓器におけるホルモン産生を制御する司令塔の役目を果たしている．
- 視床下部からの**放出ホルモン**は，下垂体前葉からの**刺激ホルモンの分泌を促進**し，刺激ホルモンは甲状腺，副腎，性腺など下位の内分泌臓器からのホルモンの**分泌を促進**する．視床下部から放出される**ドーパミン**は，下垂体前葉からの**プロラクチン分泌**を抑制する．

b 下位ホルモンによるネガティブフィードバック機構を介した調節
- 下位の内分泌臓器（甲状腺，副腎，性腺など）からのホルモンが過剰になると，上位の視床下部や下垂体に作用して，放出ホルモンや刺激ホルモンの分泌を抑制する．これを**ネガティブフィードバック**（負のフィードバック）**機構**といい，この働きで血中のホルモン濃度は一定に保たれる（図8-2）．

c 血中物質による調節
- **血糖値**や血中の**電解質**濃度の変化に伴い，ホルモンの分泌が調節される．
  例：血糖値上昇⇒膵β細胞からのインスリン分泌促進．
  　　血糖値低下⇒膵α細胞からのグルカゴン分泌促進．
  　　血中カルシウム濃度上昇⇒甲状腺C細胞からのカルシトニン分泌促進．
  　　血中カルシウム濃度低下⇒副甲状腺ホルモン分泌促進．

d 自律神経系による調節
- **交感神経**が興奮すると，副腎髄質からの**アドレナリン**分泌や膵α細胞からの**グルカゴン分泌が促進**され，**血圧上昇**や**血糖値上昇**に働く．
- **副交感神経**が興奮すると，インスリン分泌増加による**血糖値低下**作用や，ガストリンなどの**消化管ホルモン**や**消化酵素**の**分泌促進**作用を呈する．

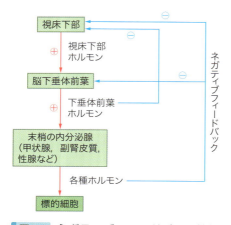

図8-2 ネガティブフィードバック機構

コラム　ポジティブフィードバック（正のフィードバック）

　生体内の恒常性を維持するために，ホルモン分泌調節においては，下位のホルモンの分泌が亢進して血中濃度が上昇すると，上位のホルモンの分泌を抑制してホルモンの分泌量を一定に保つ，ネガティブフィードバック機構が発達している．

　卵巣から分泌されるエストロゲンも，視床下部からのゴナドトロピン放出ホルモン（GnRH）および下垂体前葉からの黄体形成ホルモン（LH）や卵胞刺激ホルモン（FSH）の分泌を抑制するネガティブフィードバック作用を示すが，卵胞期後半になり，卵胞が成熟してエストロゲンの血中濃度高値が持続すると，エストロゲンは視床下部や下垂体前葉に対して促進的に作用して，上位ホルモンである GnRH や LH の急激な放出（LH サージ）が起こり，排卵が誘発される．このように，下位のホルモンの分泌増加により，上位のホルモンの分泌が促進される機構を，ポジティブフィードバック（正のフィードバック）という．ある特殊な条件下では，生体の恒常性を崩すことにより，1つの現象をさらに加速させる機構が存在する．

　分娩時のオキシトシン分泌もポジティブフィードバックの一例である．分娩時に下垂体後葉から分泌されるオキシトシンは子宮収縮を起こすが，それが刺激となり神経を介して視床下部に作用して，さらなるオキシトシンの分泌が起こり，強い子宮収縮が引き起こされることになる．

B 内分泌疾患の成因・病態・診断・治療

1 下垂体の疾患

　脳下垂体（下垂体）は前葉と後葉に分かれており，**下垂体前葉からは成長ホルモン（GH）**，**プロラクチン**，**副腎皮質刺激ホルモン（ACTH）**，**甲状腺刺激ホルモン（TSH）**，**黄体形成ホルモン（LH）**，**卵胞刺激ホルモン（FSH）**の 6 種類のホルモンが分泌され，これらは視床下部ホルモンによる調節を受けている．**下垂体後葉からはバソプレシンとオキシトシン**が分泌される．下垂体疾患では，各ホルモンの分泌が過剰になる機能亢進症と，分泌が低下する機能低下症を認める．ホルモン分泌過剰の原因は，良性の下垂体腺腫であることが多い．下垂体腺腫の画像診断には MRI が有用である．

❶ 先端巨大症（acromegaly）

ａ 成因・病態

> 先端巨大症は，下垂体腺腫からの成長ホルモンの過剰分泌によって起こる

　先端巨大症は，下垂体腺腫からの成長ホルモン（GH）の分泌過剰により

発症する．GH の分泌過剰，および肝臓で GH によって産生されるインスリン様成長因子-Ⅰ（IGF-Ⅰ）の分泌過剰により，特徴的な顔貌（眉弓部の膨隆，鼻・口唇の肥大，下顎の突出，巨大舌など）および手足の容積の増大を呈し，高血圧，耐糖能異常，脂質異常症，睡眠時無呼吸症候群，手根管症候群などを合併する．

なお，GH の過剰分泌が骨端線閉鎖以前の小児期に始まった場合は，著明な高身長をきたす下垂体性巨人症を呈する．

b 症状・検査所見・診断

▶ 先端巨大症特有の顔貌，手足の容積増大，巨大舌を認め，血中 GH，IGF-Ⅰ高値を認める

先端巨大症様の顔貌（眉弓部の膨隆，鼻・口唇の肥大，下顎の突出，巨大舌など）に加えて，発汗過多，月経異常，睡眠時無呼吸症候群，咬合不全（歯並びや咬み合わせが悪い），頭痛，視野狭窄などの症状を呈する．手足の容積の増大により，指輪や靴のサイズが合わなくなる．臨床症状は緩徐に進行するため，診断までに年単位の時間を要することが多い．顔貌の変化については，過去の写真と比較してみることも重要である．

検査所見では，血中の GH および IGF-Ⅰ高値を認める．

診断は，GH 過剰に伴う症候（手足の容積の増大，先端巨大症様顔貌，巨大舌）に加えて，血液検査で GH・IGF-Ⅰ高値，画像診断（MRI）で下垂体腺腫を確認する．

c 治療

▶ 手術による下垂体腫瘍の摘出が第 1 選択である

治療は，原因となる下垂体腫瘍の摘出（経蝶形骨洞下垂体摘出術）を行う．手術が困難な場合は，成長ホルモンの分泌を抑制する薬物療法や放射線療法が行われる．

❷ プロラクチン産生下垂体腺腫（プロラクチノーマ（prolactinoma））

▶ プロラクチン産生下垂体腺腫では，乳汁分泌・無月経を呈する

プロラクチンは，乳汁分泌を促進するホルモンで，乳児の吸綴刺激で分泌が増加する．プロラクチン産生下垂体腺腫（プロラクチノーマ）は，授乳を行っていない性成熟期の女性に多くみられ，プロラクチンの過剰分泌により高プロラクチン血症をきたし，乳汁分泌および月経不順・無月経を認め，不妊の原因にもなる．治療は，ドパミン作動薬による薬物療法が第 1 選択で用いられる．腫瘍が大きい場合や薬剤抵抗性の場合は，外科的治療が選択される．

他分野への橋わたし

吸啜刺激

乳児による吸啜刺激は，脊髄神経を介して脳に伝達され，母親の下垂体前葉からのプロラクチンと下垂体後葉からのオキシトシンの分泌を増加させる．プロラクチンは，乳腺の発育および乳汁の産生を促進し，オキシトシンは，乳腺組織の筋上皮細胞を収縮させることで，乳汁の排出（射乳）を促進する．〈関連科目：応用栄養学〉

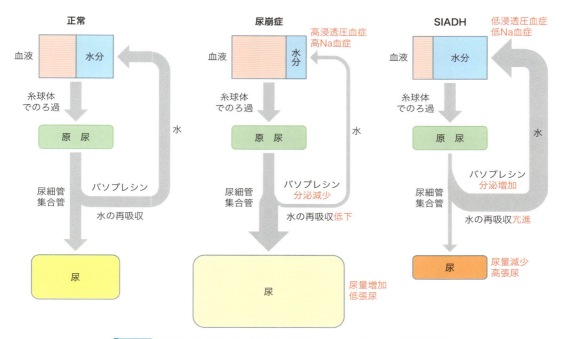

図8-3 尿崩症とSIADHの病態の比較（バソプレシン分泌異常）

❸ ACTH産生下垂体腺腫（クッシング病（Cushing's disease））

▶ 下垂体腺腫からのACTH過剰分泌により高コルチゾール血症をきたす

　副腎皮質ホルモンであるコルチゾールの過剰分泌に伴い，満月様顔貌や中心性肥満などの特徴的な症状を呈する**クッシング症候群**（Cushing's syndrome）（☞本章B-❹❷）の中で，**下垂体腺腫が産生する副腎皮質刺激ホルモン（ACTH）の過剰分泌により高コルチゾール血症をきたしたものをクッシング病**という．治療は手術（経蝶形骨洞下垂体摘出術）が第1選択である．

❹ 尿崩症（diabetes insipidus, DI） 頻出

a 成因・病態

▶ （中枢性）尿崩症は，バソプレシンの分泌不全により多尿をきたす疾患である

　尿崩症は，バソプレシン*の分泌不全（**中枢性尿崩症**）あるいは作用不全（**腎性尿崩症**）により多尿をきたす疾患である．
　中枢性尿崩症は，バソプレシン（抗利尿ホルモン，ADH）の**合成・分泌の低下**により，腎集合管における**水の再吸収が低下**（尿濃縮力障害）し，**低張多尿**（低比重，低浸透圧尿），**高張性脱水**（血漿浸透圧上昇）を呈する（図8-3）．その結果，**口渇，多飲**を認めるようになる．成因としては，視床下部-下垂体に器質的異常を認めない特発性，遺伝的に発症する家族性，視床

*バソプレシンの作用
下垂体後葉から分泌されるバソプレシンは，**腎集合管での水の再吸収を促進**することにより，血液量，血圧，血漿浸透圧を調節している．

下部-下垂体の器質的病変による続発性に分類される.

　腎性尿崩症は，バソプレシンは正常に分泌されているにもかかわらず，腎臓のホルモン感受性が低下するため多尿を呈する疾患である．原因としては，遺伝性，薬剤性，疾患に伴うものがある.

b 症状・検査所見・診断

▶ （中枢性）尿崩症は，口渇・多飲・多尿を認める

　尿崩症の主要徴候は，**口渇・多飲・多尿**である．口渇は口内灼熱感を伴うため，冷水を好む傾向にある．尿量は1日3〜6Lに達し，重症例では1日10Lに及ぶこともある．夜間の排尿回数が多くなるため，睡眠障害をきたしやすい.

　診断は，主徴候である口渇・多飲・多尿に加えて，低浸透圧尿，バソプレシン分泌低下，バソプレシン負荷による尿量減少・尿浸透圧上昇などで診断する.

c 治　療

▶ （中枢性）尿崩症の治療では，デスモプレシンを補充する

　中枢性尿崩症の治療には，補充療法として**デスモプレシン**経口薬（または点鼻薬）が用いられる.

　腎性尿崩症の治療では，十分な水分摂取，塩分制限などの対症療法が行われる.

❺ 抗利尿ホルモン不適合分泌症候群 (syndrome of inappropriate antidiuretic hormone secretion, SIADH) ························· 頻出

a 成因・病態

▶ 抗利尿ホルモン不適合分泌症候群（SIADH）は，バソプレシンの分泌過剰により発症する

　抗利尿ホルモン不適合分泌症候群（SIADH）は，**バソプレシンの分泌過剰**により腎臓での**水の再吸収が亢進**して，体液貯留に伴う**低浸透圧・低ナトリウム血症**を呈する病態である（**図8-3**）．**尿量は減少**し，**高張尿**（尿浸透圧高値，尿中ナトリウム濃度高値）を認める.

　SIADHの病因としては，中枢神経疾患（髄膜炎，くも膜下出血など），肺疾患（肺炎，肺結核など），悪性腫瘍（肺がん，膵がんなど），薬剤（ビンクリスチン，カルバマゼピンなど）などがある.

b 症状・検査所見・診断

> SIADHでは，低ナトリウム血症をきたす

　症状は，低ナトリウム血症による倦怠感，食欲低下，意識障害などを認めることがある．また通常，脱水の所見は認めない．

　検査所見では，血液検査において**低ナトリウム血症**，**低浸透圧血症**を認める．低ナトリウム血症および低浸透圧血症の場合，正常であれば血漿バソプレシン濃度は抑制されるが，SIADHでは血漿バソプレシン濃度が抑制されない（測定感度以上）．尿検査では，**高張尿**（高浸透圧尿），**尿中ナトリウム濃度上昇**を認める．

c 治療

> SIADHの治療では，原因疾患の治療に加え，水分制限，塩分負荷による低ナトリウム血症の是正を行う

　治療は，原因疾患（中枢神経系疾患，肺疾患，腫瘍など）の治療や原因薬剤の中止に加えて，水分制限，**塩分負荷**による**低ナトリウム血症の是正**を行う．

2 甲状腺の疾患

　甲状腺ホルモンは，アミノ酸であるチロシンとヨウ素（ヨード）から合成され，**トリヨードサイロニン**（T₃）と**サイロキシン**（T₄）が生理活性を有している．甲状腺ホルモンの分泌は，**下垂体前葉から分泌される甲状腺刺激ホルモン**（thyroid-stimulating hormone，**TSH**）と，視床下部から分泌される甲状腺刺激ホルモン放出ホルモン（thyrotropin-releasing hormone，TRH）によって調節されている．血中の甲状腺ホルモンが過剰になると，視床下部や下垂体に抑制的に作用してTRHやTSHの分泌を低下させる**ネガティブフィードバック機構**が働き，血中の甲状腺ホルモン濃度は一定に保たれている（図8–2）．

　甲状腺ホルモンは，**成長・発達の促進**，**交感神経系の活動促進**，**代謝促進**などの多彩な作用を有する．甲状腺ホルモンが過剰に分泌されている状態を甲状腺機能亢進症といい，反対に甲状腺ホルモンの分泌が低下した状態を甲状腺機能低下症という．

❶ 甲状腺機能亢進症（hyperthyroidism）（バセドウ病（Basedow's disease））

a 成因・病態

> バセドウ病が最も多い．バセドウ病は抗TSH受容体抗体により発症する

　甲状腺機能亢進症は，甲状腺ホルモンの合成・分泌が亢進した状態で，原因としては**バセドウ病**が最も多い．バセドウ病は**若年女性**に多くみられ，

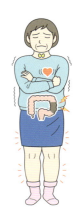

	甲状腺機能亢進症（バセドウ病）		甲状腺機能低下症（橋本病）
特　徴			
バセドウ病	代表疾患	橋本病	
若年女性に多い	好発年齢	中高年女性に多い	
症　状			
倦怠感，暑がり，体温上昇	全身症状	倦怠感，寒がり，体温低下	
湿潤，発汗過多	皮膚	乾燥，発汗低下，顔面浮腫	
体重減少	体重	体重増加	
頻脈，動悸，息切れ，心房細動，収縮期血圧上昇	循環器系	徐脈，心嚢水貯留（心拡大）	
下痢，食欲亢進	消化器系	便秘，食欲低下	
イライラ，不穏，せん妄、手指振戦，近位筋筋力低下，周期性四肢麻痺	運動・神経系	動作緩慢，無気力，うつ状態，記銘力低下，集中力低下，傾眠	
希発月経，無月経，流早産	生殖系	過多月経，不妊症，流早産	
眼球突出	その他	嗄声	
検査所見			
トリヨードサイロニン（T_3），サイロキシン（T_4）高値	甲状腺ホルモン	トリヨードサイロニン（T_3），サイロキシン（T_4）低値	
低値	TSH	高値	
低値	コレステロール	高値	
抗TSH受容体抗体陽性　アルカリホスファターゼ高値	その他	抗甲状腺自己抗体陽性　クレアチンキナーゼ高値	
びまん性腫大（血流増加）	甲状腺	びまん性腫大（表面不整，内部不均一）	

図8-4 甲状腺機能亢進症と甲状腺機能低下症の比較

TSH受容体に対する自己抗体（**抗TSH受容体抗体**，**TRAb**）が白血球によって産生され，甲状腺が常に刺激を受けて甲状腺ホルモンが過剰に合成・分泌される**自己免疫疾患**（V型アレルギー，☞14章B-**1** **e**，**3** **2**）である．また，喫煙や精神的ストレスが発症の危険性を高めることが知られている．

b 症状・検査所見・診断

▶ T_3，T_4高値，TSH低値を認め，バセドウ病では抗TSH受容体抗体が陽性

　バセドウ病では，**びまん性甲状腺腫大**（両側の甲状腺が全体的に腫れる），**眼球突出**，**頻脈**が3大主徴であるが，その他にも甲状腺ホルモン過剰による**全身の代謝亢進**に伴って，**動悸，体温上昇，発汗過多，手指振戦，食欲亢進，下痢，体重減少**，過少月経，イライラ感などの多彩な症状を認める．また，暴飲暴食や激しい運動の後に，手足に力が入らなくなる低カリウム性周期性四肢麻痺を認めることがある（男性に多い）（**図8-4左**）．

　上記の症状を認める場合は，血中の遊離**トリヨードサイロニン**（free T_3）および遊離**サイロキシン**（free T_4）**高値**と，**TSH低値**により，血中の甲状腺ホルモン過剰を診断する．バセドウ病では，自己抗体である**抗TSH受容体抗体（TRAb）が陽性**になる．一般の血液検査では，**コレステロール低値**，アルカリホスファターゼ（骨型）高値，**食後高血糖**などを認める．画像検査では，甲状腺超音波検査において甲状腺のびまん性腫大と血流増加を認め，

甲状腺シンチグラフィでは摂取率高値が診断に有用である．

c 治療

▶ 薬物療法，アイソトープ治療，手術療法の3種類がある

バセドウ病に対する治療は，**抗甲状腺薬**（チアマゾール，プロピルチオウラシル）による**薬物療法**が一般的で，それ以外には無機ヨード（ヨウ化カリウム）の内服，^{131}I内用療法（**アイソトープ治療**），**手術療法**（**甲状腺摘出術**）がある．抗甲状腺薬による治療では，皮疹，肝機能障害，**無顆粒球症**＊などの副作用に注意が必要である．動悸や手指振戦などの交感神経動亢進に対しては，**β遮断薬**を併用する．

バセドウ病では，基礎代謝亢進，発汗過多を認めるため，十分なエネルギー，たんぱく質，水分などの摂取が必要である．

＊無顆粒球症
抗甲状腺薬の副作用で，白血球のなかでも好中球が著しく減った状態．抗甲状腺薬投与開始後2～3ヵ月以内に発症することが多く，高熱，悪寒，咽頭痛などの症状を認める．

❷ 甲状腺機能低下症（hypothyroidism）
（橋本病（Hashimoto's disease））

a 成因・病態

▶ 甲状腺機能低下症の原因は，慢性甲状腺炎（橋本病）が最も多い

甲状腺機能低下症は，体内の標的臓器における甲状腺ホルモンの作用が低下した状態のことで，**慢性甲状腺炎（橋本病）**に伴う甲状腺ホルモンの産生・分泌低下が原因であることが最も多い．慢性甲状腺炎は，甲状腺組織に対する自己抗体によって引き起こされる**自己免疫疾患**で，**中高年女性**に多く，**成人女性の約10％が罹患**していると推定されている．

一方，出生時に甲状腺ホルモン作用低下を認める**先天性甲状腺機能低下症**は**クレチン症**とも呼ばれ，甲状腺形成障害が原因のことが多く，出生3,000～5,000人に1人程度といわれており，**知能低下や発達障害**をきたす．

b 症状・検査所見・診断

▶ T_3，T_4低値，TSH高値を認め，総コレステロール，CKが高値

甲状腺機能が低下すると全身の代謝が低下して，**倦怠感**，四肢や顔面の**浮腫**，**体重増加**，**無気力**，**うつ状態**，**寒がり**，**便秘**，**皮膚乾燥**，**嗄声**（声のかすれ）などの症状が認められる．慢性甲状腺炎では，びまん性甲状腺腫大を認めることが多い（図8-4右）．

先天性甲状腺機能低下症では，出生早期に元気がない，哺乳不良，体重増加不十分，黄疸の遷延，便秘，手足が冷たい，泣き声がかすれるなどの症状がみられる．

甲状腺機能低下症は，前述の症状を認め，血中の遊離**トリヨードサイロニン**（free T_3）および遊離**サイロキシン**（free T_4）**低値**と，**TSH高値**により診断する．橋本病の場合には，甲状腺に対する自己抗体（抗甲状腺ペルオキ

シダーゼ抗体あるいは抗サイログロブリン抗体）が陽性になる．一般の血液検査では，**総コレステロール（LDL-コレステロール）高値，クレアチンキナーゼ（CK）高値**などを認める．甲状腺超音波検査では，表面凹凸，内部エコー不整を伴う甲状腺のびまん性腫大を認める．

先天性甲状腺機能低下症は，新生児マススクリーニングの対象疾患でTSH高値を呈する場合は精密検査を行い，甲状腺ホルモン補充を検討する．

c 治　療

▶ 甲状腺機能低下症に対する治療は，甲状腺ホルモンの補充を行う

甲状腺ホルモン産生低下に起因する甲状腺機能低下症の場合には，**甲状腺ホルモン製剤の補充**を行う．先天性甲状腺機能低下症では，治療が遅れれば知能障害が残存するため，できるだけ早い治療開始が望まれる．

甲状腺機能低下症において，肥満や高コレステロール血症が高度な場合は，エネルギーや脂質の摂取制限を行う．

❸ 甲状腺がん（thyroid cancer）

a 成因・病態

▶ 甲状腺がんの組織型では，乳頭がんが圧倒的に多い

甲状腺がんの罹患率は近年上昇傾向にあるが，これは健診などでの頸部超音波検査の普及によるところが大きい．

甲状腺がんの組織型では，**乳頭がんが90％以上**を占め，その他では濾胞がん，髄様がん，未分化がん，悪性リンパ腫などがある．乳頭がんおよび濾胞がんは，女性に多くみられ，発症年齢は50歳代がピークである．髄様がんは，カルシトニンを産生する傍濾胞細胞由来で，家族性に発症することがあり，褐色細胞腫や副甲状腺過形成などを伴うことがある．甲状腺未分化がんは，甲状腺がんの1％程度だが，高齢者に多く予後不良である．悪性リンパ腫も高齢者に多く，橋本病を発生母地とすることが多い．

b 症状・検査所見・診断

▶ 甲状腺がんは症状に乏しい．診断には，頸部超音波検査が有用で，良悪性の鑑別には穿刺吸引細胞診が行われる

甲状腺がんは症状に乏しく，大きくなると頸部腫瘤としてみつかる．反回神経に浸潤すると，嗄声が出現する．血液検査では，濾胞がんおよび乳頭がんにおいてサイログロブリンが高値を示し，**髄様がんでは，CEAとカルシトニンが高値**を示す．

甲状腺がんの診断には**頸部超音波検査**が有用で，悪性が疑われる場合（腫瘍径1cm以上，形状不整，微細高エコー多発，血流豊富など）には**穿刺吸引細胞診**を行い，良悪性の鑑別および組織型の分類を行う．

C 治療

▶ 手術療法が基本であり，放射線療法，化学療法も行われる

　甲状腺分化がん（乳頭がん，濾胞がん）の治療は手術療法が基本で，甲状腺摘出とリンパ節郭清（かくせい）を行う．さらに放射性ヨード内用療法を追加することもある．また近年では分子標的治療薬も用いられる．未分化がんや悪性リンパ腫に対しては，主に化学療法，放射線療法が行われる．

　甲状腺乳頭がんの多くは予後良好であるが，高齢発症，腫瘍径が大きい，局所浸潤や遠隔転移を認める場合は，予後がわるくなる．甲状腺未分化がんは非常に予後がわるく，平均余命は1年以内である．

コラム　甲状腺疾患とヨード制限食

　バセドウ病や甲状腺がんに対する検査や治療で放射性ヨード（ヨウ素）を用いる場合には，放射性ヨードを甲状腺へ効率よく取り込ませるために，投与前1〜2週間はヨード制限を行う．ヨードは海藻類（特に昆布）や魚介類に多く含まれており，昆布だしや昆布エキスが入っているものや，増粘多糖類が入っている食品（ゼリー，アイスクリームなど）も制限する必要がある．

3 副甲状腺（上皮小体）の疾患

❶ 原発性副甲状腺機能亢進症（primary hyperparathyroidism）

▶ 原発性副甲状腺機能亢進症では，PTHの過剰分泌により，高カルシウム血症・低リン血症をきたす

　副甲状腺由来の腺腫あるいは過形成からの**副甲状腺ホルモン（PTH）***の**過剰分泌**により，**骨吸収促進，腎臓でのカルシウム再吸収およびリンの排泄の促進**を認め，**高カルシウム血症，低リン血症，骨粗鬆症，尿路結石**をきたす．中年以降の女性に好発する．治療は，腫大した副甲状腺の外科的摘出である．

❷ 二次性副甲状腺機能亢進症（secondary hyperparathyroidism）

▶ 副甲状腺以外の原因で，二次的にPTHの過剰分泌をきたす

　副甲状腺以外の疾患による低カルシウム血症あるいは高リン血症が原因で，慢性的なPTHの過剰分泌が引き起こされた状態を二次性副甲状腺機能亢進症という．慢性腎臓病におけるリンの排泄障害およびビタミンDの活性化障害が原因としては最も多い．

＊副甲状腺ホルモン（PTH）の作用
PTHは，血中カルシウム濃度が低下すると分泌が高まり，骨吸収を促進し，腎臓でのカルシウム再吸収を促進することにより，血中カルシウム濃度を上昇させる．また，PTHは腎臓でのリンの再吸収を抑制（排泄を促進）して，血中リン濃度を低下させる．

❸ 副甲状腺機能低下症 (hypoparathyroidism)

> 副甲状腺機能低下症では，PTH の分泌不全あるいは作用不全により，低カルシウム血症・高リン血症をきたす

　副甲状腺機能低下症は，副甲状腺ホルモンの分泌低下や作用不全により，低カルシウム血症，高リン血症を呈する．副甲状腺機能低下症の原因は，遺伝子異常，頸部手術後，肉芽腫性疾患，免疫異常など多岐にわたる．低カルシウム血症では，神経・筋の興奮性が亢進し，口周囲や手足のしびれ感，テタニー（四肢の不随意収縮），けいれんを認める．画像検査では，CT で大脳基底核の石灰化をしばしば認める．治療は，活性型ビタミン D 製剤による低カルシウム血症の治療が主体になる．

4 副腎の疾患

　副腎は皮質と髄質からなっており，**副腎皮質**からは**アルドステロン，コルチゾール，副腎アンドロゲン**が分泌され，**副腎髄質**からは**カテコールアミン**（**アドレナリン，ノルアドレナリン**）が分泌される．**副腎皮質ホルモン**は，いずれも**ステロイドホルモン**で，**コレステロール**から生合成される．一方，**副腎髄質ホルモン**である**カテコールアミン**は，アミノ酸である**チロシン**から合成される．コルチゾールの合成・分泌は，下垂体前葉から分泌される**副腎皮質刺激ホルモン**（adrenocorticotropic hormone，**ACTH**）と，視床下部から分泌される副腎皮質刺激ホルモン放出ホルモン（corticotropin-releasing hormone，CRH）によって調節されている．甲状腺ホルモンの場合と同様に，血中コルチゾール濃度が上昇すると，視床下部−下垂体へのネガティブフィードバックにより血中コルチゾール濃度は一定に保たれている．アルドステロンの分泌は，主に**レニン-アンジオテンシン-アルドステロン系**によって調節されている．**カテコールアミン**の分泌は，**交感神経**の活動が高まることによって増加する．

❶ 原発性アルドステロン症 (primary aldosteronism, PA) 　頻出

a 成因・病態

> 高血圧と低カリウム血症をきたす

　原発性アルドステロン症は，副腎皮質由来の腺腫あるいは過形成からの**アルドステロン**＊の**過剰分泌**によって，**高血圧，低カリウム血症，低レニン血症**をきたす疾患である．アルドステロンの作用により，腎臓での**ナトリウム再吸収**が促進され，体内にナトリウムと水が貯留し**循環血液量が増加**して**高血圧**をきたす．また，ナトリウムの再吸収と交換に，**カリウムと H^+ の排泄が増加**して，**低カリウム血症，代謝性アルカローシス**をきたす．原発性アルドステロン症は，全高血圧患者の 5% 程度を占めると推定されており，30〜50 歳代の比較的若い年齢でも発症する．また，本態性高血圧症患者と比較

他分野への橋わたし

副腎皮質刺激ホルモン（ACTH）および副腎皮質ホルモン（コルチゾール）の分泌は，早朝が高く夜が低い日内変動を認める．コルチゾールは，糖新生促進，脂肪分解，たんぱく質分解（窒素出納は負），抗炎症などの作用を有している．ストレス時には，視床下部−下垂体−副腎系が亢進し，ACTH や副腎皮質ホルモン（コルチゾール）の分泌が増加する．〈関連科目：基礎栄養学，応用栄養学〉

＊**アルドステロンの作用**

アルドステロンは，副腎皮質から分泌され，腎臓でのナトリウム再吸収を促進し，カリウムの排泄を促進する．その結果，循環血液量の増加，血圧上昇をもたらす．アルドステロンの分泌調節は，主にレニン-アンジオテンシン-アルドステロン系によって行われる．

すると心血管系合併症の頻度が高いことが示されている.

b 症状・検査所見・診断

▶ **高血圧を認めるが無症状で経過することが多い. 血液検査所見では, 低レニン, 高アルドステロン, 低カリウムを呈する**

原発性アルドステロン症の典型例では, 高血圧に伴う頭痛や, 低カリウム血症による口渇, 多飲, 多尿, 筋力低下, 周期性四肢麻痺などの症状を認めるが, 低カリウム血症を呈する症例は全体の20%程度とされており, ほとんどは無症状で経過し健診などで偶然みつかることも多い.

高血圧患者のなかで, **低カリウム血症**を合併している, 比較的年齢が若い, 治療抵抗性, 副腎腫瘍を認めるなどの場合は, 原発性アルドステロン症を疑い, 血漿レニン活性とアルドステロンを測定する. **低レニン, 高アルドステロン**を認める場合には, 負荷試験などの機能確認検査やCTなどの画像検査を行い, 診断を確定する. 治療として手術を考慮する場合は, 副腎静脈サンプリングによる局在診断が推奨される.

c 治　療

▶ **病変が片側性の場合は手術療法, 両側性の場合は薬物療法が選択される**

副腎の病変が**片側性**の場合は, 腹腔鏡下**副腎摘出術**を行う. 病変が**両側性**の場合は, アルドステロン拮抗薬(スピロノラクトン, エプレレノン)による**薬物療法**が選択される. 血圧が正常化しない場合は降圧薬の投与を行い, 低カリウム血症が持続する場合はカリウム製剤の補充を行う. 食事療法は, 高血圧の改善を目的とした塩分制限を行う.

❷ クッシング症候群 (Cushing's syndrome) 〈頻出〉

a 成因・病態

▶ **コルチゾールの過剰分泌により発症する**

クッシング症候群は, 副腎皮質で産生される**糖質コルチコイド(コルチゾール)**＊の慢性的な**過剰分泌**によって様々な全身症候を呈する疾患で, 女性に多くみられる. 原因としては, **副腎腫瘍**(腺腫が多い)からのコルチゾール過剰分泌によるものが多く, それ以外には, **下垂体腺腫からの副腎皮質刺激ホルモン(ACTH)過剰分泌**によるもの(**クッシング病**)(☞本章B-❶❸), 下垂体以外の臓器の腫瘍(肺小細胞がんが多い)から異所性にACTHが分泌されるものがある. さらに治療などで**副腎皮質ステロイド薬の長期投与**を受けた場合に生じる**薬剤性(医原性)クッシング症候群**がある. クッシング症候群では, **中心性肥満**や**満月様顔貌**などの特徴的な身体徴候(**クッシング徴候**)に加えて, **高血圧, 糖尿病, 脂質異常症, 骨粗鬆症**などを高頻度に合併する. クッシング徴候は伴わないものの, 副腎腫瘍からのコ

他分野への橋わたし

高温環境では, 体温を下げるために, 熱産生低下や熱の放散(発汗・皮膚血管拡張)が起こる. 脱水に対しては, アルドステロンやバソプレシンの分泌が亢進して, 腎臓でのナトリウムや水の再吸収を促進し循環血液量を増加させる. 一方, 低温環境では, 体温を上げるために, 熱産生亢進(ふるえなど)や, アドレナリン・甲状腺ホルモンの分泌促進が起こり, 皮膚血管収縮(熱放散抑制)や基礎代謝亢進をもたらす.〈関連科目: 応用栄養学〉

＊**糖質コルチコイド(コルチゾール)の作用**
糖質コルチコイド(コルチゾール)は, 副腎皮質から分泌され, 肝臓での糖新生促進, たんぱく質・脂肪の分解促進などの代謝作用に加えて, 抗炎症・免疫抑制作用, 抗ストレス作用, 骨代謝作用など多彩な生理機能を有している.

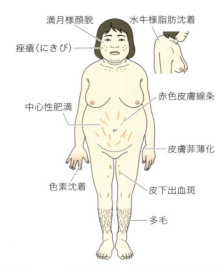

図8-5 クッシング症候群における特徴的な身体所見

ルチゾールの自律分泌を認め，高血圧，耐糖能異常，脂質異常症などを合併したものをサブクリニカルクッシング症候群*という．

b 症状・検査所見・診断

▶ 中心性肥満，満月様顔貌などのクッシング徴候に加え，高血圧，糖尿病，骨粗鬆症などをしばしば合併．血中および尿中コルチゾール高値

　クッシング症候群では，**満月様顔貌，中心性肥満，水牛様脂肪沈着，皮膚菲薄化，皮下出血，赤色皮膚線条**，痤瘡（にきび），近位筋筋力低下，多毛などのクッシング徴候に加えて，**高血圧，糖尿病，脂質異常症，骨粗鬆症（骨折），感染症**，月経異常，精神障害などの非特異的な所見も認める（図8-5）．
　クッシング症候群では，血中および尿中**コルチゾール高値**を認め，**日内変動が消失**する（夜間コルチゾール高値）．ACTHは，副腎性の場合は低値，下垂体性や異所性の場合は高値を示す．コルチゾールの自律性分泌の評価には，デキサメタゾン抑制試験が有用である．一般血液検査では，好中球増加，好酸球・リンパ球減少，**低カリウム血症，高コレステロール血症，耐糖能異常**などを認める．画像診断は，CT，MRI，^{131}I-アドステロールシンチグラフィなどを用いて，副腎，下垂体などの腫瘍性病変の有無を調べる．

c 治療

▶ 手術療法が第1選択である

　副腎性クッシング症候群に対する治療は，**手術療法（腹腔鏡下副腎摘出術）** が原則である．下垂体腫瘍が原因のクッシング病では，経蝶形骨洞下垂体腺腫摘出術を行う．手術が困難な場合には，ステロイド合成阻害薬による薬物

＊サブクリニカルクッシング症候群
副腎腫瘍からのコルチゾールの自律分泌を認めるものの，クッシング症候群に特徴的な身体所見を認めず，しばしば高血圧・耐糖能異常・脂質異常症などの合併を認める．腫瘍摘出により，これらの合併症が改善することが報告されている．

療法を行う.

クッシング症候群に対する食事療法は, 合併する肥満, 高血圧, 糖尿病, 脂質異常症, 骨粗鬆症などの改善を目的として行われる.

③ 褐色細胞腫 (pheochromocytoma)

a 成因・病態

▶ カテコールアミンの過剰分泌によって発症する

褐色細胞腫は, 副腎髄質あるいは傍神経節細胞から発生する**カテコールアミン (アドレナリン, ノルアドレナリン)***産生腫瘍で, カテコールアミン過剰による循環器系や代謝系への作用により, **高血圧, 高血糖, 代謝亢進**をきたす. 褐色細胞腫の約40％が遺伝性であり, コハク酸脱水素酵素関連の遺伝子異常が多く指摘されている.

b 症状・検査所見・診断

▶ 高血圧, 代謝亢進に伴う多彩な症状を示す. 血液および尿検査では, カテコールアミン高値を認める

褐色細胞腫では, 高血圧と代謝亢進に伴い, **頭痛, 動悸 (頻脈), 発汗過多, 体重減少**, 胸痛, 顔面蒼白, 起立性低血圧 (循環血液量減少による), 不安感など多彩な症状を認める. 褐色細胞腫の高血圧のタイプは, 持続性のものが多いが, 一部は発作性で, 様々な刺激 (運動, 過食, 飲酒, ストレス, 排便・排尿, 腹部触診, 造影剤投与, 薬剤 (制吐薬, 向精神薬)) が高血圧発作を誘発する.

褐色細胞腫では, 血中および尿中の**カテコールアミン (アドレナリン, ノルアドレナリン)** および代謝産物である**メタネフリン, ノルメタネフリン**が**高値**を示す. 一般検査では, **脂質異常症**や**耐糖能障害**をしばしば合併する. 画像検査は, 超音波検査, CT, MRIなどで, 副腎だけでなく後腹膜, 膀胱部, 頸部なども調べる. また, ^{123}I- (または ^{131}I-) MIBG (メタヨードベンジルグアニジン) シンチグラフィにおける腫瘍への集積が局在診断に有用である.

c 治療

▶ 手術療法が原則である

褐色細胞腫に対する治療は, 手術療法 (腹腔鏡下腫瘍摘出術) が原則である. 循環血液量を増加させるために, 術前に十分量の α 遮断薬の投与を行う.

***カテコールアミンの作用**
カテコールアミン (アドレナリン, ノルアドレナリン) は, 副腎髄質または傍神経節細胞から分泌され, 交感神経を活性化し, 血圧上昇, 心拍数増加, グリコーゲン分解促進, インスリン分泌抑制 (血糖値上昇), 脂肪分解などの作用を有している.

❹ 副腎皮質機能低下症 （hypoadrenocorticism） （アジソン病 （Addison's disease））

a 成因・病態

▶ **コルチゾールの欠乏で起こる**

副腎皮質機能低下症（**副腎不全**）は，副腎から分泌されるホルモン（特に**コルチゾール**）が**欠乏**した状態で，**副腎皮質に病変**がある場合の原発性副腎皮質機能低下症（**アジソン病**）と，視床下部-下垂体機能異常に伴う続発性副腎皮質機能低下症に分類される．アジソン病の原因としては，**自己免疫**，**感染**（**結核**，**真菌**など），**悪性腫瘍の転移**などがある．また，ステロイド薬の長期服用後に，不適切な薬剤の減量や中止に伴って起こる場合もある．

b 症状・検査所見・診断

▶ **コルチゾール低下による諸症状を認める．検査では血中および尿中コルチゾールが低下する**

副腎皮質機能低下症では，**易疲労感**，**倦怠感**，**体重減少**，**食欲低下**，**腹痛**，無気力，腋毛・恥毛の脱落，皮膚の色素沈着（原発性の場合のみ）などの症状が認められ，重症例ではショックや昏睡を呈する．

副腎皮質機能低下症では，**血中および尿中コルチゾール濃度の低下**を認め，原発性の場合は ACTH 高値，続発性の場合は ACTH 低値となる．一般の血液検査では，**低ナトリウム血症**を高率に認め，さらに高カリウム血症，低血糖，貧血，好酸球・リンパ球増多，好中球減少などを認める．

c 治療

▶ **ヒドロコルチゾンの補充療法を行う**

コルチゾールの日内変動に合わせて，**ヒドロコルチゾン**の**分割投与**を行う．低ナトリウム血症が改善しない場合は，鉱質コルチコイドの併用も行う．

国試過去問をもとにした
〇×問題を解いてみよう!!

- **Q1** 先端巨大症では，血清成長ホルモン（GH）値が低下する．
- **Q2** 吸啜刺激は，プロラクチン分泌を低下させる．
- **Q3** バソプレシンは，水の再吸収を抑制する．
- **Q4** 尿崩症では，高張尿がみられる．
- **Q5** 抗利尿ホルモン不適合分泌症候群（SIADH）では，高ナトリウム血症を起こす．
- **Q6** バセドウ病では，血清コレステロール値上昇を認める．
- **Q7** バセドウ病では，徐脈がみられる．
- **Q8** バセドウ病では，甲状腺刺激ホルモン（TSH）受容体抗体が陽性である．
- **Q9** バセドウ病では，血清甲状腺刺激ホルモン（TSH）値が上昇する．
- **Q10** 原発性甲状腺機能低下症では，血清甲状腺刺激ホルモン（TSH）値が上昇する．
- **Q11** 原発性甲状腺機能低下症では，血清総コレステロール値が低下する．
- **Q12** 新生児の甲状腺機能低下症では，脳の発達障害が起こる．
- **Q13** 原発性副甲状腺機能亢進症では，血清リン値が低下する．
- **Q14** 原発性アルドステロン症では，血漿レニン活性が上昇する．
- **Q15** 原発性アルドステロン症では，高カリウム血症を起こす．
- **Q16** クッシング症候群では，中心性肥満がみられる．
- **Q17** クッシング症候群では，低血糖をきたす．
- **Q18** クッシング症候群では，骨粗鬆症をきたす．
- **Q19** 褐色細胞腫では，高血圧を起こす．
- **Q20** アジソン病では，コルチゾールの分泌が増加する．

9 神経・精神系

Key words

軽度認知障害, アルツハイマー病, 脳血管性認知症, レビー小体型認知症, パーキンソン病, パーキンソン症候群, 摂食障害, 過食エピソード, アセチルコリン, グルタミン酸, セロトニン, カテコールアミン, アルコール依存症

この章で学ぶこと

- 脳および脊髄と, 入出力する神経の構造と機能を理解する.
- 神経と, 出力先の筋・腺, 入力元の感覚器との関係を理解する.
- 自律神経系（交感神経, 副交感神経）について理解する.
- 認知症の分類と診断, 病態について理解する.
- パーキンソン病の病因, 症状, 診断と病態について理解する.
- 筋萎縮性側索硬化症（ALS）の進行, 判断, ケアについて理解する.
- 精神疾患の概要, 病態, 社会との関わり方について理解する.
- 摂食障害である神経性食欲不振症と神経性大食症の病因, 診断, 治療について理解する.
- アルコール依存症の病態, 治療と合併症について理解する.

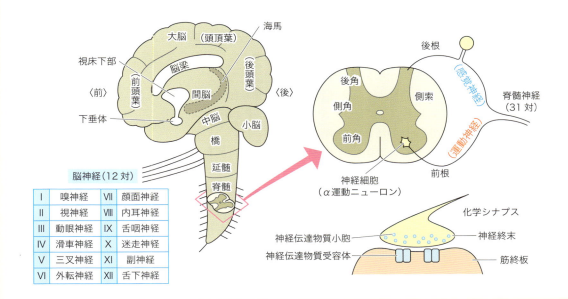

概略図　脳・脊髄の模式図

A 神経系の構造と機能

神経系は脳と脊髄からなる**中枢神経系**と，そこから出る**末梢神経系**からなる．神経は出力先として筋と腺に電気信号（活動電位，神経インパルス）を送り，入力元として感覚器につながる感覚神経から電気信号を受ける．**神経細胞（ニューロン）**と出力先の筋・腺細胞，入力元の感覚器細胞，および他の神経細胞の間の接合部は**シナプス**と呼ばれる．シナプスには化学シナプスと電気シナプスがある．

化学シナプスでは，神経伝達物質がシナプス前細胞からシナプス間隙に放出され，シナプス後細胞の神経伝達物質受容体を活性化し，膜電位変化を起こすことにより信号が伝達される．作用を終えた神経伝達物質は，細胞膜の酵素による分解や，**グリア細胞**（神経膠細胞）に取り込まれることより，シナプス間隙から速やかに除かれる．電気シナプスでは，細胞同士がギャップ結合により連絡しており，シナプス前細胞の膜電位変化がシナプス後細胞に伝わる．

1つの神経細胞は軸索と多数の樹状突起をもつ．樹状突起には，他の神経細胞から発した数百本の軸索からのシナプスをもち，たくさんの種類の神経伝達物質受容体を発現し信号を受ける．1つの神経細胞は出力のための1本の軸索をもち，1秒間に最大120回ほどの頻度で電気信号を送る．軸索のうち，高速で電気信号を送るものには，軸索の周囲に**髄鞘**（末梢神経ではシュワン（Schwann）鞘）がある．

1 神経伝達物質

- **アセチルコリン**は，運動神経と骨格筋間の化学シナプスである神経筋接合部で働く．また，アセチルコリンは，副交感神経と平滑筋や分泌腺の間のシナプスなど様々なシステムでも使用され，脳ではアセチルコリン性神経伝達の障害が認知症の病態の一部を構成する．
- **ノルアドレナリン**は，交感神経と心筋・平滑筋の間の神経伝達物質として働くとともに，脳内では脳幹（主に延髄）で産生され軸索を脳全体に送り，覚醒レベルの調節など脳全体の活動性の制御を行う．
- **ドーパミン**は中脳では骨格筋の緊張の制御を行い，大脳では興奮や快情動に関与する．
- **セロトニン**はトリプトファンを材料としてつくられる神経伝達物質で，気分を前向きにする作用があり，うつ病の治療の標的である．
- 中枢神経系では，**グルタミン酸**が主にシナプス後細胞に興奮を伝える興奮性神経伝達物質として働き，**γ-アミノ酪酸（GABA）**が抑制性神経伝達物質として働く．GABA受容体の活性化薬であるベンゾジアゼピンは神経細胞の興奮を抑え，不安を和らげ，気分を落ち着かせる作用がある．
- 上記の小分子伝達物質のほかに，神経伝達物質として働くペプチドがあり，**ニューロペプチドY（NPY）**と**アグーチ関連ペプチド（AgRP）**は食欲を

亢進させ，**プロオピオメラノコルチン**（POMC）や**CART**（**コカイン・アンフェタミン調節転写産物**）には食欲を抑制する作用がある．

2 脳と脊髄の構造，脳神経と脊髄神経

- **脊髄**の上位には，**延髄**，**橋**，**中脳**，**間脳**，**終脳**（大脳）が順に位置する．
- 大脳は表面が大脳皮質，その下に白質，深部に大脳基底核がある．側頭葉内側部の大脳皮質に海馬がある．
- **間脳**は**視床**と**視床下部**からなり，視床下部は**下垂体**に接続する．
- 延髄には生存に必須な循環中枢や呼吸中枢が存在し，延髄−橋−中脳は**脳幹**と呼ばれる．脳幹が不可逆的に活動を停止した状態を**脳死**という．
- 脊髄は**頸髄**，**胸髄**，**腰髄**，**仙髄**に分けられる．
- 脳からは **12 対**の**脳神経**が出ており，脊髄からは **31 対**の**脊髄神経**が出て電気信号を送受する．
- 脳神経は運動性神経（第Ⅴ脳神経（三叉神経）の下顎枝は咀嚼筋群を，第Ⅶ脳神経（顔面神経）は表情筋を，第Ⅻ脳神経（舌下神経）は舌筋を支配する），感覚性神経（第Ⅰ脳神経（嗅神経），第Ⅱ脳神経（視神経），第Ⅷ脳神経（内耳神経）は，それぞれ嗅覚，視覚，聴覚を伝える．味覚は第Ⅶ脳神経（顔面神経）の枝の鼓索神経と第Ⅸ脳神経（舌咽神経）により伝えられる），副交感神経（第Ⅹ脳神経（迷走神経），第Ⅲ脳神経（動眼神経）副交感線維）など，12 対それぞれが独自の役割をもつ．
- 脊髄神経は前根と後根に別れて脊髄に入る．運動神経などの脊髄からの出力は**前根**から出る．感覚器からの感覚神経は**後根**から脊髄に入る（ベル・マジャンディ（Bell-Magendie）の法則）．
- 脳の表面は**軟膜**が密着し，その上に**くも膜**，**硬膜**があり，硬膜は頭蓋骨に接する．軟膜とくも膜の間を**くも膜下腔**という．
- 骨格筋の運動命令は大脳の中心溝前方の一次運動野から発して，脳幹の前方を下降し，延髄下部で左右反対側に交叉し（**錐体交叉**），脊髄では**側索**を下降して，脊髄前核の**α運動ニューロン**に指令を送る．これを**錐体路**という．

3 自律神経系

- 自律神経系は**交感神経**，**副交感神経**に二別される．
- 交感神経は，心臓血管系の働きを強め，消化器系の働きを抑制する．交感神経の神経細胞は頸髄，胸髄，腰髄の側角にあり，前根として中枢神経を出て，いったん脊髄神経に合流したのち，脊髄神経から分かれて交感神経節をつくる．交感神経節は，縦方向につながり交感神経幹となる．筋，腺の接合部では**ノルアドレナリン**（一部はアドレナリン）を放出する．瞳孔を散大，気管支を拡張，血糖を上げ，心収縮力を上げ，血管を収縮させて血圧を上げる．

他分野への橋わたし

脳の機能局在

脳では，部位によって機能が分化している．視覚は後頭葉，運動性言語中枢（ブローカ野）が前頭葉，感覚性言語中枢（ウェルニッケ野）が側頭葉，呼吸と循環の中枢は延髄，摂食行動や飲水に関わる中枢は視床下部にある．詳細は，本シリーズの『解剖生理学』第8章を参照してほしい．〈関連科目：解剖生理学〉

・副交感神経は，消化器系の働きを促進し，心臓血管系の働きを抑制する．副交感神経の神経細胞は迷走神経（第Ⅹ脳神経）などの副交感神経線維を含む脳神経核と仙髄の側角にある．平滑筋，心筋，分泌腺との接合部で**アセチルコリン**を放出する．瞳孔を収縮，唾液・胃酸・膵液の分泌を増し，消化管の運動を促進する．

B 神経疾患の成因・病態・診断・治療

脳梗塞，脳出血，くも膜下出血などの脳血管障害は脳卒中と呼ばれ（☞6章B-⑨），悪性新生物，心臓病とならぶ主要な死因で，本書では6章循環器系で扱った．また，グリア細胞より生じる原発性脳腫瘍や，他の臓器で原発したがんによる転移性脳腫瘍もみられる．脳には，全身の手足や諸臓器の地図があり，脳内のどの部位に傷害を受けたかにより多彩な症状が出現する．この章では，神経疾患のうち，認知症，パーキンソン病・症候群，筋萎縮性側索硬化症について説明する．

① 認知症 （dementia）

慢性進行性の脳疾患による，記憶など多数の高次脳機能の障害と定義される疾患であり，患者の97.5%が65歳以上，86.8%が75歳以上と高齢者に多い．男女比では女性が1.5倍多い．75〜79歳の13.6%，95歳以上の79.5%は認知症に罹患している．65歳未満で発症した場合を若年性認知症という．

a 成因・病態

▶ **アルツハイマー型認知症，脳血管性認知症，レビー小体型認知症が多い**

全患者のうち約半数が**アルツハイマー型認知症**（**アルツハイマー（Alzheimer）病**＊）で最も多く，次いで，それぞれ2割前後が**脳血管性認知症**と**レビー（Lewy）小体型認知症**で，残りが**慢性硬膜下血腫，正常圧水頭症**，前頭側頭型認知症などのその他の認知症に分類される．アルツハイマー型認知症やレビー小体型認知症は神経細胞の変性を原因とする．脳血管性認知症は脳動脈の血管障害を原因とし，太い主幹動脈の梗塞や出血，およびラクナ梗塞＊を多数起こすことによる．

b 症状・検査所見・診断

▶ **認知機能の低下だけでなく，行動心理症状も問題となる**

軽度認知障害（mild cognitive impairment, MCI）＊の段階を経て認知症に至るケースが増えている．認知症の診断は，「問診と身体診察」「認知機能テスト」「脳の画像診断」の3つにより，総合的に判断して診断される．

＊**アルツハイマー病**
アルツハイマー病は疾患全体を指し，アルツハイマー型認知症は症候を指すが，前者は症候も含有し，後者は原因として前者を含んでおり，事実上は同義に使われている．

＊**ラクナ梗塞**
脳深部の細い動脈（穿通枝）が閉塞し，直径3〜15 mmの小梗塞巣を生じる．高血圧，脂質異常症，糖尿病が危険因子である．

＊**軽度認知障害**
全般的な認知機能は正常で高率に日常生活も自立しているが「物忘れの訴え」がある．現時点で一般的な診断基準はなく，様々な認知や記憶に関するテストが開発されている．

B. 神経疾患の成因・病態・診断・治療　229

表9-1 脳血管性認知症とアルツハイマー型認知症の主な違い

	脳血管性認知症	アルツハイマー型認知症
発症年齢	60歳代からみられる	75歳から急増する
男女比	男性に多い	女性に多い
進行様式	階段状に悪化する	ゆっくり徐々に進行する
他の疾患の共存	生活習慣病（高血圧，糖尿病など）があることが多い	既往症との関係は少ない
比較的みられやすい症状（※全例にみられるわけではない）	症状に波がある（まだら認知症） 感情が溢れてくる（感情失禁） 麻痺など脳卒中の症状の合併がしばしばみられる	人格の変化をきたす 病識がない
画像所見	低い脳血流部位 小梗塞巣，小出血巣	大脳皮質，海馬周辺の萎縮 脳室の拡大

画像所見でアルツハイマー病に脳血流障害が認められる患者では，脳血管性認知症の症状をきたす場合があり，混合型認知症ということがある．

1）問　診

　問診では，受け答えができるかどうかを観察し，感情障害やうつ病による記憶障害の除外など，他の疾患を鑑別する．認知機能に関わる症状は，道に迷う，金銭管理などにミスが目立つ，服薬管理ができない，1人で留守番ができない，電話応対ができないなどで，これを**中核症状**という．実際の認知症ケア上でより深刻なのは，不安，興奮，異常行動，妄想，幻覚，無為，無関心などの，行動心理症状（behavioral and psychological symptoms of dementia，BPSD）で，**周辺症状**とも呼ばれる．周辺症状は，個人個人の性格や素質，環境や人間関係によって現れ方が異なる．

　脳血管性認知症では，血行障害によって失われた部位の機能が低下するため，記憶力は低下しても判断力は維持されるなど，高次脳機能がところどころ障害された**まだら認知症**を起こすことがある．また，脳血管障害に特徴的な所見として，すぐ泣くなど感情のコントロールが効かないことが高率に起こり，**感情失禁**といわれる（**表9-1**）．**レビー小体型認知症**では，「小さな虫が這いまわっている」といった**幻視**や**妄想**を伴うことが多く，障害されやすい部位があることが示唆される．レビー小体型認知症ではしばしばパーキンソン病の症状を伴うことがある．

2）認知機能テスト

　対面式で実施される**改訂長谷川式簡易知能評価スケール**（Hasegawa's dementia scale revised，HDS-R）*と，**MMSE**（mini-mental state examination）*が広く利用されている．時間と空間の見当識，暗算の能力，記憶（作業記憶，短期記憶，長期記憶），視覚や聴覚による認知がテストされる．どちらも15分ほどで実施できる30点満点のテストで，HDS-RとMMSEに共通する検査項目も多数ある．20点以下のとき，認知症の可能性が高い．地域包括システムにおけるアセスメントシートのDASC-21*も認知症の重症度や必要な支援の把握のために用いられる．認知症専門医はこれに加え，ウェクスラー記憶尺度（WMS-R），臨床認知症評価尺度（CDR-J）など複数の尺度を用いる．高齢者のうつ病を除外し，脳の画像診断も組み合

＊改訂長谷川式簡易知能評価スケール（HDS-R）
一般の高齢者から認知症の高齢者を検査者の主観的評価を入れずに，短時間でスクリーニングすることを目的に作成された検査．記憶を中心に高齢者の大まかな認知機能障害の有無を検査することができる．回答方法は，口頭のみで10分程度で実施できる．30点満点で点数が低いほど機能が損なわれていると判定する．

＊MMSE（ミニメンタルステート検査）
時間と場所の見当識，計算，文章復唱，図形模写など11の評価項目で構成され，HDS-Rと共通する項目も多い．原文は英語であり，わが国では日本語版が使われる．現時点での世界標準の心理学的検査法である．30点満点で点数が低いほど機能が損なわれていると判定する．

＊DASC-21（ダスク21，地域包括システムにおける認知症アセスメントシート）
認知症は要介護となる最大の事由であり，介護のために重症度を評価するシート．点数が高いほど機能が損なわれていると判定し，12項目4点の計84点中，31点以上で認知症の可能性ありと診断する．遠隔記憶，場所の見当識，社会的判断力，身体的ADLに関する項目の得点で軽度，中等度，重度認知症の可能性ありと判定する．

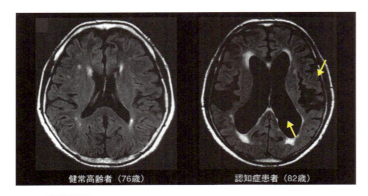

図9-1 認知症患者のMRI（脳を水平に切った画像）
健常高齢者に比べて脳室の拡大や脳表面の萎縮（矢印）が著しい．しかし，この画像だけでは認知症の判断はできない．
［成冨博章：認知症を理解するために．知っておきたい循環器病あれこれ 68, 公益財団法人循環器病研究振興財団，2008より許諾を得て転載］

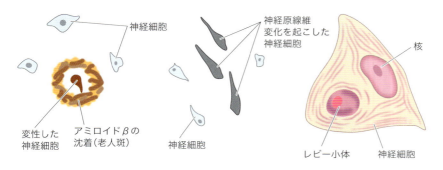

図9-2 認知症でみられる脳の病理変化

わせて，認知症の診断に至る．

3) 脳の画像診断

磁気共鳴画像（magnetic resonance imaging, MRI）検査（☞2章C-**9** **d**）は診断のために必須である（図9-1）．MRIで測定された脳の容積をコンピュータ画像上で統計解析するVSRAD（voxel-based specific regional analysis system for Alzheimer's disease）がスクリーニングに用いられている．**アルツハイマー病**では，**大脳皮質に広範な萎縮**がみられ，特に海馬傍回といわれる側頭葉内側部の萎縮が顕著である．脳血管性認知症では，ラクナ梗塞や脳血流が低下した脳部位が認められる．

4) 病理診断（図9-2）

死後脳の顕微鏡的検査で，**アルツハイマー病**では**タウたんぱく***の細胞内蓄積による**神経原線維変化**と，**アミロイドβたんぱく***の沈着による**老人斑**が認められる．レビー小体型認知症では，大脳皮質の神経細胞内にαシヌクレイン*の凝集体であるレビー小体が認められる．

***タウたんぱく**
脳の神経細胞に発現する微小管結合たんぱくで，アミノ酸351〜441残基の6アイソフォームがある．微小管を安定化するが，過剰なリン酸化により凝集する．

***αシヌクレイン**
神経細胞の細胞質に存在するアミノ酸140残基からなるたんぱく質．

***アミロイドβたんぱく**
アミノ酸40または42残基からなる細胞外のたんぱく質．凝集性が高い．

B. 神経疾患の成因・病態・診断・治療　231

C 治　療

▶「治る認知症」「進行を抑えられる認知症」を見逃さない

　神経細胞の変性によるアルツハイマー型認知症は徐々に進行するが，認知機能の低下が急激に進むこともある．脳血管性認知症は，小さな脳梗塞が加わるたびに段階的に進行していくが，加齢による認知機能の衰えも加わっており，急に進行する時期を伴い徐々に進行する．80歳以降に発症する例が多いことから，認知症の平均罹患期間は8年前後である．

　アルツハイマー病ではアミロイドβたんぱくの沈着は発症の25年前より生じていることが報告されている．アミロイドβたんぱくは，細胞膜を構成するアミロイド前駆体たんぱくの代謝物であり，アミロイド前駆体たんぱくを過剰に発現させたマウスは，加齢に伴い認知症に似た病理所見，行動学的な認知機能の低下がみられる．アミロイドβたんぱくの沈着の結果，まずアセチルコリン産生細胞が障害を受け，アセチルコリンにより維持されていた神経細胞に変性が起こり，認知症は進行していくという説が広く支持されている．薬物療法は，アセチルコリン分解酵素を阻害してアセチルコリン濃度を高める薬剤（ドネペジルなど）が用いられる．またグルタミン酸の受容体のサブタイプの1つであるNMDA型受容体*の阻害薬（メマンチン）が，神経細胞の過興奮を抑制して神経細胞の変性の進行を抑えるために使用される．2023年より，アミロイドβたんぱくの蓄積を抑えるレカネマブが保険適用の対象となった．

　脳血管性認知症は，血管障害の原疾患である糖尿病，高血圧症，脂質異常症などの治療を行うことにより進行をある程度食い止めることができる．

　脳外科手術の適応がある慢性硬膜下血腫，正常圧水頭症は，それぞれ，血腫の除去，脳脊髄液の排出経路の設置により完治し，予後はよい．

　認知症の興奮・不眠・抑うつなどの行動心理症状（BPSD）に対しては，心理的サポートや，やむをえない場合に限り，向精神薬，抗精神病薬も使用される．食事については適切な量の，バランスのとれた一般的な食事指導が行われている．

　認知症は患者数が多く，要介護認定の最大の原因である．90歳以上では半数以上が認知症となることから，半ば生理的であるとも考えられる．医療と介護の緊密な連携は，患者の生活の質の確保のための認知症ケアに必要である．

* **NMDA型受容体**
神経細胞の細胞膜に発現するイオンチャネルを共役する受容体の1つ．グルタミン酸によって活性化する．カルシウム（Ca^{2+}）をよく通す．

2 パーキンソン病（Parkinson's disease），パーキンソン症候群（Parkinsonian syndrome）　頻出

　パーキンソン病は，中脳の黒質のドーパミンを産生する神経細胞の変性を主体とする進行性の神経変性疾患である（患者数は約30万人）．振戦，筋固縮，無動などの運動症状のみならず，精神症状などの非運動症状もほとんどの症例で生じる．50歳以降に発症することが多く，有病率は高齢になるほ

232   9. 神経・精神系

ど増加する．40歳以下で発症するものは若年性パーキンソン病と呼ばれる．パーキンソン症候群とは，パーキンソン病に類似した症状を脳血管障害など黒質の変性以外の原因で生じるものをいう．

a 成因・病態

▶ **パーキンソン病は，原因不明の黒質の変性疾患である**

　パーキンソン病は，**中脳の黒質のドーパミン産生細胞が変性**し，**脳内のドーパミンが減少**する疾患である．黒質のドーパミン産生神経細胞の細胞質に**αシヌクレインが凝集**するが，その理由は不明である．αシヌクレイン遺伝子の異常は常染色体優性の家族性パーキンソン病の原因となるが，患者割合はパーキンソン病全体の5〜10%程度である．ドーパミン産生神経細胞を特異的に障害する薬物により発症するケースもあるが，薬物を摂取した明らかな既往がある例は少ない．パーキンソン症候群は，パーキンソン病以外の疾患（脳血管障害，外傷，アルツハイマー病などの神経変性疾患など）により黒質が侵されてパーキンソン症状を示すものである．障害されている範囲は広範囲で，眼球運動障害，失語や失行などの高次脳障害，認知症様の症状，幻覚・妄想といった精神症状を認めやすく，抗パーキンソン病薬も効きにくい．

　黒質のドーパミン産生神経細胞は，大脳基底核を抑制している．黒質のドーパミンが欠乏すると大脳基底核の出力が強くなり，筋固縮や無動などの症状が現れる．すなわち，パーキンソン病は麻痺を伴わない**錐体外路疾患**である．また，黒質のドーパミン産生神経細胞からは大脳に広範に送られる軸索もあり，便秘など自律神経系の症状や，睡眠障害などの非運動症状を引き起こす．近年，線条体*のドーパミンが作業記憶と動機づけに関与することが示され，パーキンソン症状との関連が示唆されている．

＊線条体
大脳基底核の主要部分で黒質からドーパミン性の入力を受ける．

b 症状・検査所見・診断

▶ **筋緊張亢進型の運動機能障害が起こり，ほぼ全例で非運動症状を伴う**

　パーキンソン病の4大症状として，① 特に運動を意図しないときでも生じる**安静時振戦**，② 運動を意図しないときでも筋肉の緊張が高まる**筋固縮**，③ **無動・寡動**，④ **姿勢反射障害**がある（**図9-3**）．このほか，⑤ 同時に2つの動作をする能力の低下，⑥ 自由にリズムをつくる能力の低下もみられる．

　運動症状として，**初発症状は振戦が最も多く**，次に動作の拙劣さが続く．症状の左右差があることが多い．表情は変化に乏しく（**仮面様顔貌**），言葉は単調で低くなり，なにげない自然な動作が減少する．動作は遅く拙劣となる．**歩行は前傾前屈姿勢**で，歩幅が狭く，歩行速度は遅くなる．病気が進むと，歩行時に足が地面に張りついて離れなくなり，いわゆるすくみ足がみられる．

　運動症状に加えて，98%以上の症例で，非運動症状が認められる．意欲の

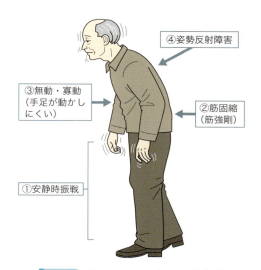

図9-3 パーキンソン病の4大症状

パーキンソン病は，黒質のドーパミン神経細胞の変性を主体とする進行性変性疾患である．4大症状として①安静時振戦，②筋固縮（筋強剛），③無動・寡動，④姿勢反射障害を特徴とする．

表9-2 パーキンソン病の診断基準

1. パーキンソニズムがある．
   (1) 典型的な左右差のある安静時振戦（4～6 Hz）がある．
   (2) 歯車様強剛，動作緩慢，姿勢反射障害のうち2つ以上が存在する．
2. 脳CTまたはMRIに特異的異常がない．すなわち，多発脳梗塞，被殻萎縮，脳幹萎縮，著明な脳室拡大，著明な大脳萎縮など他の原因によるパーキンソニズムであることを明らかに示す所見はない．
3. パーキンソニズムを起こす薬物・毒物への曝露がない．
4. 抗パーキンソン病薬にてパーキンソニズムに改善がみられる．すなわち，レボドパ製剤またはドーパミン受容体刺激薬により症状の改善がみられる．

低下，**認知機能障害**，幻視，幻覚，妄想，睡眠障害（昼間の過眠，レム睡眠期に暴れるなどのレム睡眠行動異常など），自律神経障害（便秘，頻尿，発汗異常，起立性低血圧），**摂食嚥下障害**，嗅覚の低下，痛みやしびれ，浮腫など様々な症状を伴う．

　診断基準では，表9-2の4項目を満たした場合，パーキンソン病と診断する．

　死後脳の病理診断（顕微鏡的検査）では，中脳黒質神経細胞の脱落がみられる．パーキンソン病では，黒質ばかりでなく広範に他の中枢神経系や末梢神経系，自律神経系にもαシヌクレインの凝集が高率にみられる．

　パーキンソン病で中脳黒質ドーパミン産生細胞にみられるレビー小体は，レビー小体型認知症では大脳皮質の神経細胞にみられることから，これら2つの疾患には関係性があると考えられている．MIBG（メタヨードベンジルグアニジン）心筋シンチグラフィは心臓の交感神経の障害を判定する循環器

機能検査法である．ノルアドレナリンの構造類似体を放射性ヨウ素［^{123}I］で標識したMIBGを投与して，臓器分布をみると，パーキンソン病およびレビー小体型認知症の両方で，MIBGが心臓に集まらないことが知られ，両疾患の診断の参考となる．

C 治　療

▶ **ドーパミン前駆体のレボドパの服薬とドーパミン受容体刺激薬で治療**

病勢の進行そのものを止める治療法は現在までのところ開発されていない．すべての治療は対症療法であるので，症状の程度によって適切な薬物療法や手術療法を選択する．

1）薬物療法

パーキンソン病治療の基本薬は，ドーパミンの前駆物質である**レボドパ（L-ドーパ）**の投与とドーパミン受容体刺激薬である．若年者は，レボドパによる運動合併症が起こりやすいのでドーパミン受容体刺激薬で治療開始し，高齢者や認知症を合併している患者は，ドーパミン受容体刺激薬によって幻覚・妄想が誘発されやすいのでレボドパで治療を開始するのが原則である．症状の出現の程度，治療効果，副作用などに応じて薬剤の選択を考慮する．

2）手術療法

安静時振戦を抑えることを目的として定位脳手術が行われる．定位脳手術は，脳深部に電極を1mm以内の精度で正確に刺入し，過剰に興奮している線条体の部位を破壊する．病勢の進行そのものを止める治療法ではないが，持続的に治療効果を発現させることができる．

3）予　後

パーキンソン病は，通常発症後10年程度は普通の生活が可能である．患者によって進み方はそれぞれであるが，一般的に振戦が主症状だと進行は遅く，動作緩慢が主症状だと進行が速い．パーキンソン病自体は致死的な病気ではなく生命予後は合併症に左右され，肺炎などの感染症が直接死因になることが多い．高齢者では，安全確保，脱水と栄養障害の予防を心掛ける．身体がスムーズに動かせなくなると，生活のなかでのストレスが大きくなり，活動意欲を低下させ，さらなる症状悪化を招く．身体がスムーズに動かせなくなることによる症状の軽減や，転倒予防，リハビリテーションに役立つ福祉用具が開発されており，デイケアやデイサービスなどの介護サービスの利用，車いすなどの補助具で歩行を続けることで生活の質の維持を図る．

③ 筋萎縮性側索硬化症（amyotrophic lateral sclerosis, ALS）

筋萎縮性側索硬化症（ALS）は，大脳皮質運動野と脊髄運動ニューロンをつなぐ脊髄側索が変性して硬くなり，運動ニューロンは変性し，支配する骨格筋の筋萎縮をきたす病気である．主に中年以降に発症し，10万人あたり年間約1～2.5人が罹患し，全国に約1万人の患者がいる神経変性疾患とし

ては比較的多い病気である．

a 成因・病態

▶ 運動ニューロンの変性・消失が，末端より進行性に生じ，麻痺を生ずる

　95％は孤発性である．家族性 ALS は 5％で，フリーラジカルによる酸化ストレスに対する脆弱性(ぜいじゃくせい)の関与が示唆されている．手や足に力が入りにくくなる四肢型と，舌や口に初期症状が現れる球(きゅう)麻痺型に分けられる．早いと数年の経過で進行し，呼吸筋が萎縮すると人工呼吸器を必要とする．知能や，眼球運動に関わる筋肉の機能は最後まで保たれる．

b 症状・検査所見・診断

▶ 四肢や嚥下，構音の障害が進行性に生じ，麻痺となるが感覚機能，知能は保たれる

　四肢型では足が前に出ない，うまくつかめない，立ち上がりにくい，球麻痺型では，構音障害と，嚥下障害の症状がみられる．血液生化学的診断マーカーは存在しない．運動ニューロンより上位の症状である腱反射の亢進，痙縮，病的反射と，下位の症状である筋の萎縮が脊髄の多数の領域で起こっていることが確認され，進行性の運動ニューロンに限局した麻痺の徴候により診断される．鑑別すべき他の疾患として，ポリオ感染症の後遺症，脱髄疾患などがある．麻痺により動けなくなっても，褥瘡(じょくそう)を起こさないことも ALS の特徴である．

c 治　療

▶ 人工呼吸器により生命予後は改善されたが，高度に倫理的な判断が必要となる

　現在，ALS に対する根治的な治療薬はなく，リハビリテーションやケアにより，生活の質を保っていく．喉の筋肉が弱り，口から食事を摂れなくなった場合は，食物の形態を飲み込みやすいものに変更し，痰がたまってしまう場合は吸引を行う．進行した場合は，胃瘻(いろう)，経鼻胃管，静脈栄養により栄養を補給する．呼吸筋に障害が及び呼吸が困難になってきた際は，患者家族の希望により，気管切開をして人工呼吸器をつけることにより生命予後は大幅に改善される．この状況でも，眼球運動を利用した意思疎通が可能である．フリーラジカルを除去する酵素である SOD1 に変異がある型の患者には，SOD1 遺伝子に働きかける核酸医薬が試みられている．

236 9. 神経・精神系

C 精神疾患の成因・病態・診断・治療

　精神疾患では，脳波検査により診断されるてんかんを別として，血液検査や生理検査で異常が認められることは少ない．慢性的な精神疾患では，脳画像診断で脳萎縮がみられることもあるが，一般的とはいえない．一方，脳に作用する薬剤が精神疾患に効果があることから，近代精神医学では精神疾患を脳の病気として考える．脳に作用する薬剤には，抗うつ薬（抑うつや意欲低下を改善），抗不安薬（異常な不安感や恐怖を低減，不眠症の改善），抗精神病薬（異常な興奮，妄想，思考混乱を抑制）といった名称が使われており，それらの薬の多くはセロトニン，カテコールアミン*などの神経伝達物質の生合成や代謝，受容体や輸送体に作用する．精神の病の現れ方は多彩であり，専門の精神科医の間でも診断の一致率が低いことと，人権に対する配慮の必要性などから，客観的に症状と経過から診断を行う目的で「精神障害の診断と統計マニュアル」（Diagnostic and Statistical Manual of Mental Disorders, DSM*，現行は DSM-5-TR）が開発され，国際疾病分類（International Statistical Classification of Diseases and Related Health Problems, ICD，現行は ICD-10*）とともに広く利用されている．これには人格傾向が社会規範と異なる**パーソナリティ障害**や，**自閉症スペクトラム障害**のように乳児期・小児期に発症するもの，認知症など脳の**器質的障害による精神疾患**，アルコールを代表とする**薬物使用性障害**も含まれる．

　精神疾患の発症は，遺伝的，生物学的な脆弱性に加え，個人および社会の規範の経時的変化，ストレスやライフイベントの状況が関わり合った複雑なものと考えられている．

> **＊カテコールアミン**
> カテコール環にアミノ基をもつ，ドーパミン，ノルアドレナリン，アドレナリンの総称．フェニルアラニンからチロシンを経て生合成される．

> **＊ DSM**
> 米国精神医学会による精神疾患の診断基準である．従来，精神疾患の診断は個々の医師によるばらつき，国による文化背景の違いなどにより，診断基準が不明瞭であった．1980 年の DSM 第 3 版より客観的な診断法が導入され，世界的に普及している．直近の版は 2022 年の DSM-5-TR である．

> **＊ ICD-10**
> 世界保健機関（WHO）が世界的な統計の基準として用いているすべての疾病の分類である．神経疾患，精神疾患は大分類 F（精神および行動の障害）と大分類 G（神経系の疾患）に属する．国内では ICD-10（2013 年版）が使用されているが，2022 年に ICD-11 が発効し日本語訳が進行中である．

1 神経性やせ症（神経性食欲不振症）(anorexia nervosa, AN) 〈頻出〉

　2017 年の厚生労働省特定疾患・神経性食欲不振症調査研究班の調査によると，**神経性やせ症**（AN）の患者推定数は 12,670 人，**神経性過食症**（BN）は 4,600 人，診断基準の 1 つ以上を欠くために神経性食欲不振症にも神経性過食症にも診断されない特定不能の摂食障害（eating disorder not otherwise specified, EDNOS）は 3,600 人である．神経性やせ症は**神経性食欲不振症**や**拒食症**とも呼ばれ，食行動の異常のために，やせをきたす疾患である．摂食障害のうちで最も患者数が多く，低栄養により死亡することもある．

a 成因・病態

> ▶ 若い女性に生じ肥満恐怖を伴う．ストレス的なライフイベントや性格も関与

　性比は **90％以上が女性**で，主に **10〜20 歳代に発症**し，やせ願望，肥満恐怖があり，多くは **BMI が 16.5 未満の低体重**で，栄養障害による様々な合併症を呈する．やせにもかかわらず，一般に**活動的**で，学校，職場，ス

ポーツへの積極的な参加を希望する．また，経過中には**過食になる時期もあ
り**，過食時には，後述の神経性過食症と同様に，しばしば**自己誘発性嘔吐**や
下剤・利尿薬の乱用を伴う．発症のきっかけとして，しばしばダイエットや
胃腸症状や食欲不振などの身体の不調がある．ダイエットでは，「どんどん
体重が減り，スリムになっていく身体と顔が嬉しくてたまらない」「体重を
落とす達成感がある」「人より少ない量しか食べない自分が誇らしい」など
の快情動がきっかけとなる．一方，高率に発症直前に学業不振などの**心理的
社会的ストレス**を経験している．自信がなく，それを補うために強迫的な努
力を行ったり，他者の評価を極端に気にするなどの**強迫的なパーソナリティ
傾向**も報告されている．

b 症状・検査所見・診断

▶ **3ヵ月以上持続する25%以上のやせ，食事を食べない，身体認知の歪み
がみられる**

　以下に神経性やせ症の診断基準の概要を示す．
　1．標準体重の－20%以上のやせ：典型例では－25%以上やせている状態
が最低3ヵ月以上持続する．基準体重は以下を用いる．
①15歳以下では学校保健統計調査報告書の値．
②15歳を超えていれば，（a）身長150cmまでは身長（cm）－100，（b）身
　長150～160cmでは身長（cm）×0.4－10，（c）160cm以上では（身長（cm）
　－100）×0.9．
　2．食行動の異常（不食，大食，隠れ食いなど）：食べないばかりでなく，
経過中に，やせを保ちつつも過食になることがある．自己誘発性嘔吐では口
から指を喉に差し込んで胃の内容物を嘔吐するため，指に歯の傷や吐きだこ，
胃液による歯のエナメル質の融解がみられることがある．また，食物の貯蔵，
盗食などがみられる．
　**3．体重や体型についての歪んだ認識（体重増加に対する極端な恐怖な
ど）**：ひどくやせていても，これでよいと考えたり，太っていると感じたり，
足など体のある部分がひどく太っていると信じることなど，極端なやせ願望，
ボディーイメージの障害を含む．本人には病識がないことが多く，医療従事
者の立場からは，希望する体重を聞いて驚かされたり，低体重を維持しよう
とする患者の言動に違和感を感じたりすることがある．
　4．発症年齢（30歳以下）：ほとんどは初発年齢が25歳以下で，13～20
歳に多い．最近の傾向では30歳以上の発症例も多くみられる．
　5．（女性ならば）無月経：患者の9割は女性である．無月経になっても，
体重が標準体重の85%以上に増加すると，一般的には約6ヵ月後に月経は再
来する．その他の身体症状としては，**低体温，徐脈，低血圧**，便秘，浮腫な
どを伴うことがある．なお，神経性食欲不振症に特徴的な症状の1つである
産毛の密生は，低体温に対する反応であると考えられる．
　6．やせの原因と考えられる器質性疾患がない：やせをきたす器質性疾患

には，慢性炎症，悪性腫瘍，甲状腺機能亢進症などがあり，これらを除外する．統合失調症による拒食，うつ病による食欲不振，ライフイベントに伴う反応による一時的な摂食低下なども鑑別する．しかし，神経性やせ症でも，強いうつや不安・情緒不安定が認められたり，自傷行為・自殺願望を有したり，万引きや性的逸脱などを繰り返すなどパーソナリティ障害に類似した症状を示すことがあり，鑑別は容易でないことも多い．

　血液検査は一般には正常範囲内に収まるが，栄養障害の結果として，**低カリウム血症**などの電解質異常，肝機能障害，**総コレステロール上昇**，低血糖，**甲状腺ホルモンや女性ホルモンの低下**，**骨密度の低下**などがみられることがある．

ⓒ 治　療

▶ 生命の危機にある場合は入院し内科治療を行う．薬物は SSRI を使用

　神経性やせ症の死亡率は約 7%と高い．主な死因は，低血糖による意識消失発作や感染症といった内科的合併症，飢餓，および自殺である．緊急入院が必要となるのは，起立困難なほどの全身衰弱，低血糖昏睡，感染症，腎不全，不整脈，心不全，電解質異常などの内科的合併症，標準体重の 55%以下のやせの場合で，経腸栄養などの積極的な治療が行われる．この段階では生存のために最低限必要なエネルギーの確保と，情緒の安定，思考力を回復させることに注力する．急に多量のエネルギーを投与すると致死的になることがあるので（リフィーディング症候群，☞ p.78），栄養補給は 5〜10 kcal/kg/日より開始する．

　通院治療での薬物治療としては，**選択的セロトニン再取り込み阻害薬（SSRI）などの抗うつ薬**が効果があるが，薬物だけでの完治は困難だと考えられている．当座の危機は回避できても，背景にはパーソナリティ障害や，身体認知，社会的認知の歪みがみられることが多い．心理療法としては，身体認知の変容を目的として，**認知行動療法**が行われており，症状やその背景を本人が記録し，それを検討しながら，カウンセラーと症状のコントロールについて考えていく．

　断食は，様々な宗教で身体的欲求の抑制のための修行とされてきた行為でもあり，実施しやすく，誰にでもふとした契機に拒食に陥ることはありうることであると思われる．「太っていることは醜い」という価値観からの脱却は，全人的な成長により治癒することもある．10歳代で神経性やせ症を発症し，嘔吐などの代償行動がなく順調に治療が進んだ患者は治療後の経過も良好な傾向にある．

② 神経性過食症（神経性大食症）(bulimia nervosa, BN)

　通常の分量を激しく超えた量の食物を一度に摂取する，過食エピソード（むちゃ食いエピソード）をもつ．しかし，過食の後には嘔吐や下剤の服用

> **表9-3 DSM-5-TR の神経性過食症／神経性大食症の診断基準**
>
> A. **反復する過食エピソード**：短時間に明らかに多い食物を食べ，その間，食べるのをやめることができないという感覚をもつ．
> B. **反復する代償行動**：自己誘発性嘔吐，緩下剤，利尿薬，絶食，過剰な運動などを行う．
> C. **過食と代償行動がともに3ヵ月間に週1回以上起こっている**：重症度分類は，軽度では週に平均して1〜3回，中等度では4〜7回，重度では8〜13回，最重度では14回以上．
> D. **自己評価が体重や体型に過度に影響される．**
> E. **神経性食欲不振症は除外されること．**

［日本精神神経学会（日本語版用語監修），髙橋三郎，大野裕（監訳）：DSM-5-TR 精神疾患の診断・統計マニュアル，医学書院，2023 をもとに著者作成］

などの代償行為を行うため，体重変動は大きいが，常態的に肥満の者は多くない．神経性食欲不振症に比べると，認知の歪みの程度は小さく，過食を恥ずかしいことだと思っていることに特徴がある．

a 成因・病態

▶ **大量の食事を摂取し，自分では抑制できない．過食後は，嘔吐などの代償行動を行う．肥満になることは少ない**

極端に食べることが好きで，1回の食事でときには5kg以上を摂食する過食が繰り返される．食べることを自分で抑制できない感覚も伴う．満腹で気持ちが悪くなったり，胃が痛くなったりするまで続くことが多い．また，代償行動として，自己誘発性嘔吐，下剤の服用，絶食を行う．過食後に自己誘発性嘔吐を行う過食嘔吐は，本人にとっては快情動を伴うことが多く，これが治療の困難性につながっている．

b 症状・検査所見・診断

▶ **過食と代償行動を繰り返す．やせが持続することはない**

ICD-10 と DSM-5-TR では若干，疾患概念に違いがある．ICD-10 では神経性無食欲症と交互に起こることがあるという見方をするのに対し，DSM-5-TR では神経性過食症を単極性にとらえて再発を繰り返し慢性的に経過すると考える．ICD-10 の確定診断は，①摂食没頭と食物への渇望，②代償行動，③肥満への恐怖の3つを必要とする．**表9-3** に記した DSM-5-TR の神経性過食症／神経性大食症の診断基準では過食エピソードと代償行為に着目している．

神経性やせ症に比べ，うつなどの感情障害やアルコール依存症など他の精神疾患を合併している頻度が高いとされる．

C 治療

▶ 過食嘔吐には快情動を伴うことがあり習慣化する

過食嘔吐を長年にわたって続けると，胃酸喪失による低カリウム血症など電解質異常や，腎不全，肝不全など生命の危険を脅かすような合併症をきたすことがある．また，神経性大食症では自殺の頻度が高いことが報告されており，その点にも注意する．

過食嘔吐は快情動を伴うことが多く，習慣になりやすい．また，食物は生存に必須なものであるため，食物に対する依存症を完全になくすことは困難で，神経性過食症から脱却することは難しい．治療は，心理療法が中心であり，対人関係を中心とする生活環境の改善，認知行動療法的アプローチも行われ，過食嘔吐の背後にある不適切な食事習慣や対人関係上の問題の解決を図る．薬物治療としては，神経性やせ症と同様に，抗うつ薬であるSSRIが使用されるが，補助的な役割にとどまる．

3 アルコール依存症（alcoholism） 頻出

飲用アルコールであるエタノール（以下，アルコールと記す）は神経細胞を抑制するが，大脳皮質の抑制性のGABA作動性神経細胞に，より速く，強く働く．抑制の抑制，すなわち脱抑制により気分を開放的にする．快情動をもたらすダウナー系ドラッグに似た薬理作用がある．逆にアルコールの抑制的作用からうつ様症状が現れることもある．アルコールがより高濃度になると，神経細胞全般にアルコールの抑制効果が現れ，注意力の低下，意識混濁，昏睡から死に至ることもある．アルコール依存症（alcohol dependence syndrome）の疑いのある人は全国で440万人，治療の必要なアルコール依存症患者は80万人いると推計されている．

* **GABA作動性神経細胞**
抑制性の神経伝達物質のGABAを産生し放出する．小型の細胞で軸索は短いものが多い．

a 成因・病態

▶ 精神依存と身体依存があり，身体依存は重篤である

最初にアルコール摂取の欲求が高まる精神依存が生じる．飲酒を続けていくうちに，体内のアルコール分解や排出の機能が高まり，次第に以前と同じ量ではアルコールによる快情動を得られなくなる（アルコール耐性）．その結果，より多い量のアルコールを摂取するようになる．アルコールが体内に存在することが常態化して，アルコールが切れると不快感を生じる身体依存が起こる．アルコール依存症とはこの精神依存と身体依存を合わせたものをいう．

C. 精神疾患の成因・病態・診断・治療　**241**

表9-4　ICD-10 のアルコール依存症の診断基準

1. 飲酒したいという強い欲望あるいは強迫感がある.
2. 飲酒の開始, 終了, あるいは飲酒量に関して行動をコントロールすることが困難である.
3. 禁酒あるいは減酒したときの離脱症状がある.
4. 耐性の証拠がある.
5. 飲酒に代わる楽しみや興味を無視し, 飲酒せざるをえない時間やその効果からの回復に要する時間が延長する.
6. 飲酒が悪い結果を招くことがわかっているが, 飲酒を続けてしまう.

b 症状・検査所見・診断

▶ 酒が中心の生活となり, 社会性の低下が問題. 禁断症状を生じると身体的にも危険

　精神依存により, 強迫的なアルコールへの欲求が生じる. 酒を求めることが生活の中心目的となり, 仕事を失ったり, 家庭崩壊につながったりする. 身体依存が生じると, 飲酒をやめて数時間で, 手足の震え, イライラ感, 集中力の低下, 幻視, 幻聴などが生じる. その状態はアルコール摂取を再開すると速やかに収まる. しかし, 飲酒をやめた状態を続けると, 数日後には嘔吐, 不整脈, 血圧上昇, 昏迷, 興奮, 意識消失を伴うけいれん発作などの自律神経症状を含むいわゆる禁断症状が生じる.

　ICD-10 のアルコール依存症の診断基準を**表9-4**に示す. 過去1年間に6項目中3項目以上が同時に1ヵ月以上続くもしくは繰り返した場合をアルコール依存症とする.

　アルコール依存症の結果生じる慢性的なアルコール障害には, 食道がん, 痛風, 脂質異常症, **ビタミン B1**＊**欠乏症**, アルコール性肝障害など多くの病気が関連する.

　アルコールは, アセトアルデヒド, 酢酸を経て代謝される. アセトアルデヒドへの変換は, アルコール脱水素酵素（alcohol dehydrogenase, ADH）とミクロソーム＊のエタノール酸化系（microsomal ethanol oxidizing system, MEOS）によって行われるが, 後者はビタミン B1 を消費する. またアルコールには, 腸管からのビタミン B1 吸収抑制作用と, 尿中へのビタミン B1 排出促進作用があり, アルコールは多面的に働いてビタミン B1 欠乏を起こしやすくする. ビタミン B1 は体内備蓄量が少なく, 急性的な欠乏では脚気による心不全を起こすが, 慢性的なアルコール障害による欠乏では脳に障害が起こりやすく, 意識障害, 眼球運動障害, 失調性歩行を3大特徴とする**ウェルニッケ**（Wernicke）**脳症**や, 新しい物事を長期的に記憶することが困難となるコルサコフ（Korsakoff）症候群を起こす（ウェルニッケ・コルサコフ（Wernicke-Korsakoff）症候群）.

　アルコール性肝障害には, アルコール性脂肪肝, アルコール性肝炎, アルコール性肝硬変があり, 通常この順に進行する. アルコール代謝により生じた多量の NADH＊はピルビン酸を乳酸に還元するために利用され, 乳酸の排泄の亢進は, 尿酸の排泄を低下させ, 高尿酸血症から痛風を発症させる. ま

9

神経・精神系

＊ビタミン B1
チアミンともいう. ピルビン酸脱水素酵素の補酵素であるが, 他にも糖質やアルコール代謝に関わる酵素の補酵素となる.

＊ミクロソーム
滑面および粗面小胞体の周辺部. 実験的に小胞体を単離するときに, 断片化したもの.

他分野への橋わたし

ビタミン B1 欠乏症
ブドウ糖からピルビン酸, TCA回路-電子伝達系を経てATPを産生する好気的糖質代謝において, ビタミン B1 はピルビン酸脱水素酵素の補酵素およびαケトグルタル酸脱水素酵素の補酵素であり, その欠乏は糖質由来のエネルギーを大量に必要とする脳神経系では激しい症状を生じる.〈関連科目：基礎栄養学, 生化学〉

＊ NADH
ニコチンアミドジヌクレオチド（NAD）の還元型. 生体エネルギーの重要な中間物質で, 健常では主にクエン酸回路（TCA回路）によって産生される. ミトコンドリア内膜の電子伝達系により酸化される. NADH の酸化が進まないと, 脂肪酸が酸化されず, アセチル CoA の蓄積が起こる.

た，胆管でつくられ解毒に関与するγ-GTP*（ガンマーグルタミル・トランスペプチダーゼ）が飲酒による影響を強く受け，高値になる．

なお，急性アルコール中毒は多量のアルコールによる急性毒性によるものであり，急性膵炎や胆石発作と関連するが，アルコール依存症とは無関係である．

ⓒ 治 療

▶ **精神依存は容易に再燃するため，断酒とそのサポートが必要**

アルコールにより形成された精神依存は報酬系の記憶として，脳内に強く生涯にわたって保存される．そのため，一度断酒に成功しても，何かきっかけがあると容易に再燃する．生涯にわたり断酒を継続することは多大な努力を要し，断酒を補助する抗酒薬，禁酒会などの互助組織への参加，家族のサポート体制の確立などが進められている．

薬物療法としては抗酒薬とアカンプロサートが用いられる．抗酒薬はアセトアルデヒドを酢酸に変換するのを阻害する．アセトアルデヒドによる不快な症状である悪心，頭痛，動悸などを引き起こさせることにより，飲酒を断念させる．抗酒薬には，ジスルフィラムとシアナミドがある．アカンプロサートには，飲酒欲求を減弱する効果がある．

アルコール依存症の結果生じた，慢性的なアルコールによる障害のうち，ビタミン B₁ の欠乏に対しては，ビタミン B₁ の大量投与が行われる．ビタミン B₁ 欠乏によって生じた神経細胞の脱落は修復できないが，症状の改善および病気の進行は抑制される．アルコール性肝障害に関しては，アルコール性脂肪肝は断酒，アルコール性肝炎に対しては，高たんぱく，高エネルギー食を原則として，欠乏に応じてビタミンや微量元素を補充する．アルコール性肝硬変に対しては，一般的な肝不全に対するのと同じ治療が行われる．

---

*γ-GTP
ミクロソームに存在する酵素で，細胞が破壊されると血中に放出される逸脱酵素の1つである．ALT（GPT）など肝臓の他の逸脱酵素と比べて値が高いと，肝臓のミクロソームの活動が高まっていることが示唆される．酵素の名称はγ-GT（γ-glutamyltransferase）の使用が勧告されている．

練習問題

国試過去問をもとにした
○×問題を解いてみよう！！

- **Q1** くも膜は，脳の表面に密着している．
- **Q2** 中脳は，橋と脊髄の間にある．
- **Q3** 交感神経が興奮すると，皮膚の血管は拡張する．
- **Q4** 消化管運動は，交感神経系により促進される．
- **Q5** 副交感神経が興奮すると，唾液の分泌は減少する．
- **Q6** 迷走神経は，副交感神経線維を含む．
- **Q7** 迷走神経が興奮すると，胃酸の分泌は抑制される．
- **Q8** 脳神経は，中枢神経系に属する．
- **Q9** 脳神経は，31対である．
- **Q10** 舌運動は，舌咽神経支配である．
- **Q11** アルツハイマー病では，見当識は保たれる．
- **Q12** アルツハイマー病では，脳萎縮がみられる．
- **Q13** アルツハイマー病では，症状が階段状に進行する．
- **Q14** 脳血管性認知症では，感情失禁がみられる．
- **Q15** パーキンソン病では，脳内のドーパミンが欠乏している．
- **Q16** パーキンソン病では，嚥下障害をきたす．
- **Q17** 筋萎縮性側索硬化症では，感覚路が障害される．
- **Q18** ウェルニッケ脳症は，ビタミンB_{12}欠乏でみられる．
- **Q19** 神経性やせ症は，男子より女子のほうが少ない．
- **Q20** 神経性やせ症では，リフィーディング症候群をきたすことはない．
- **Q21** アルコールには，身体依存はない．

10 呼吸器系

Key words

動脈血酸素分圧（PaO$_2$），動脈血二酸化炭素分圧（PaCO$_2$），1秒率，閉塞性換気障害，％肺活量，拘束性換気障害，慢性閉塞性肺疾患（COPD），気管支喘息，肺炎，誤嚥性肺炎，動脈血ガス分析，パルスオキシメータ，スパイロメータ

この章で学ぶこと

- 呼吸器系の構造と機能について復習する．
- 動脈血ガス分析とパルスオキシメータによる呼吸不全の見方を理解する．
- スパイロメータによる換気障害の評価を理解する．
- 慢性閉塞性肺疾患（COPD），気管支喘息，肺炎，肺がんの成因・病態，症状・検査所見・診断，治療を学ぶ．
- COPDは主にたばこの喫煙が原因で非可逆的に気流閉塞を起こす疾患であることを理解する．
- 気管支喘息は気道炎症により可逆性の気道狭窄を生じる疾患であることを理解する．
- 肺炎は感染症によって肺実質に急性に炎症を起こす疾患であることを理解する．
- 肺がんは主に4つの組織型からなり，非小細胞がんと小細胞がんの違いについて理解する．

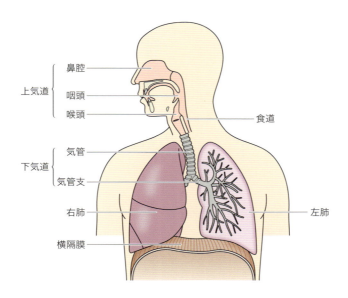

概略図　呼吸器系の構造

A 呼吸器系の構造と機能

　呼吸器系は，空気の通り道となる**気道**と，ガス交換を行う**肺**からなる．肺におけるガス交換によって，ATP産生に必要となるO_2を吸気から血液中に送り込み，老廃物のCO_2を血液中から呼気中に排出する．呼吸が停止するとO_2が取り込めなくなりATPが産生できなくなるため人は生きていけない．生命を維持するために呼吸器系はなくてはならない大切な器官系である．

1 呼吸器系の構造

・呼吸器系は主に**気道**と**肺**からなる．

a 気道の構造

・気道には，**上気道**と**下気道**がある．
・上気道は，**鼻腔**，**咽頭**，**喉頭**からなる．
・咽頭は，気道と食物路の共通路である．
・嚥下時には，嚥下反射により**喉頭蓋**が気管を塞ぎ誤嚥を防ぐ．
・下気道は，**気管**と**気管支**がある．
・声帯より末梢が，下気道である．
・気管は，縦隔に存在し食道に接する．
・気管は，右主気管支と左主気管支に分岐する．
・右主気管支は，左主気管支よりも太くて短く傾斜が急なため，誤嚥により異物が入りやすい．
・気管と気管支の周囲は，**軟骨**と**平滑筋**が取り囲む．
・軟骨は気道の骨組み，平滑筋は気管支の太さを調節する．

b 肺の構造

・肺は，無数の**肺胞**で構成される．
・右肺は**上葉**・**中葉**・**下葉**の3つに，左肺は**上葉**・**下葉**の2つに分かれている．
・左には心臓があるため，右肺は左肺よりも容量が大きい．
・右肺は10の区域，左肺は8の区域がある．

c 胸膜と縦隔の構造

・**胸膜**は，漿膜の1つである．
・臓側胸膜は肺の表面を，壁側胸膜は胸壁の表面を覆う漿膜である．
・臓側胸膜と壁側胸膜の間が，**胸膜腔**である．
・胸膜腔には，少量の胸膜液が存在する．疾病により著しく増加すると**胸水**と呼ばれる．
・**縦隔**は，胸部の左右の肺に挟まれた部分で肺は含まれない．
・縦隔には，心臓・胸腺・食道・気管・気管支・大動脈・大静脈などが存在する．

2 呼吸器系の機能

・呼吸器系の主な機能は**ガス交換**である.

a 呼吸運動

・呼吸運動で，肺に入る空気を**吸気**，肺から出る空気を**呼気**という.
・吸気は**吸息**によって，呼気は**呼息**によって生じる.
・**換気**は，吸息と呼息による肺の空気の入れ替わりのことである.
・肺の動きは受動的である.
・胸腔内は，常に陰圧である.
・肺には弾性収縮力がある.
・**横隔膜**は呼吸筋の1つで，**吸息時に収縮**し胸腔を拡大する骨格筋である.

b 肺気量分画

・**肺気量**は肺内に含まれる空気の量で，様々な**肺気量分画**で構成される.
・肺気量分画は，呼気や吸気による様々な肺内の空気の量のことで，年齢・性・身長によって予測される.
・**スパイロメータ**は，呼気や吸気の量を測定する肺活量計である.
・**呼吸数**は，成人では12～15回/分が正常で，運動・呼吸不全・貧血・疼痛などで増加する.
・**1回換気量**とは，1回の吸気または呼気の量で約500 mLである.
・**死腔**とは，肺胞に到達しない空気で，ガス交換に関与しない.
・**肺胞換気量**とは，1回換気量から死腔量を除いた空気である.
・**残気量**とは，最大限の呼息時に肺に残った空気である.

c ガス交換

・**ガス交換**とは，呼吸によってO_2とCO_2が交換されることである.
・**外呼吸**とは**肺におけるガス交換**，**内呼吸**とは**末梢（組織）におけるガス交換**をいう.
・外呼吸は，肺胞中の吸気と毛細血管中の血液の間で行われる.
・外呼吸によって，O_2が吸気から血液へ，CO_2が血液から呼気へ移動する.
・外呼吸によって，静脈血はO_2が豊富な動脈血となる.
・内呼吸は，毛細血管中の血液と組織の間で行われる.
・内呼吸によって，O_2が血液から組織へ，CO_2が組織から血液へ移動する.
・内呼吸によって，動脈血はO_2を組織へ渡しCO_2を受け取り静脈血となる.
・O_2とCO_2などの呼吸ガスは脂溶性で，肺胞などの細胞膜をスムーズに通過する.
・ガス交換におけるガスの移動は，濃度勾配により高濃度から低濃度へ**拡散**する.
・ガス交換における分圧差は$O_2 > CO_2$で，拡散係数は$O_2 < CO_2$であり，**O_2よりCO_2のほうが拡散しやすい**.

- O_2 は，赤血球中の**ヘモグロビン**と結合して血液中で運ばれる．
- CO_2 は，90％は**重炭酸イオン**（HCO_3^-）として血液中で運ばれる．

d 呼吸運動の調節

- 呼吸運動の調節は，**脳幹の延髄**にある**呼吸中枢**によって行われる．
- **化学受容器**には**中枢化学受容器**と**末梢化学受容器**がある．
- 中枢化学受容器は延髄にあり，CO_2 濃度の上昇による，pHの低下を感知する．
- 末梢化学受容器は頸動脈小体と大動脈小体にあり，O_2 濃度の低下を感知する．
- 呼吸中枢は，化学受容器からの情報を得て，呼吸筋の動きを調節する．

3 動脈血ガス分析とパルスオキシメータによる呼吸状態の評価

a 動脈血ガス分析 (arterial blood gas analysis)

- **動脈血ガス分析**では，**動脈血酸素分圧**（arterial oxygen partial pressure, PaO_2）と**動脈血二酸化炭素分圧**（arterial carbon dioxide partial pressure, $PaCO_2$）を測定することで呼吸状態を評価することができる．
- 液体中に溶けている気体（ガス）の濃度は分圧で表し，成人の正常の呼吸状態では以下のとおりである．

    $PaO_2 = 96$ mmHg, $PaCO_2 = 40$ mmHg

b 呼吸不全 (respiratory failure)

- 肺のガス交換では O_2 を体内に取り込み CO_2 を体外に排出するため，呼吸状態が悪化すると PaO_2 は低下し $PaCO_2$ は上昇する．$PaO_2 \leqq 60$ mmHg を**呼吸不全**といい，**換気障害**があると $PaCO_2$ が上昇する．
- 呼吸不全にはⅠ型とⅡ型があり，$PaO_2 \leqq 60$ mmHg で $PaCO_2$ の上昇を伴わない場合を**Ⅰ型呼吸不全**，$PaCO_2$ の上昇を伴う場合を**Ⅱ型呼吸不全**という（**表10-1**）．
- 換気障害はスパイロメータで評価できる．
- 動脈血ガス分析は動脈穿刺により動脈血を採取するため医師にしか施行できず，痛みを伴い患者に対し侵襲性*がある．

*侵襲性
外的要因によって生体内の恒常性を乱す可能性があること．

表10-1 動脈血ガス分析と呼吸不全

動脈血ガス分析	正常	Ⅰ型呼吸不全	Ⅱ型呼吸不全
PaO_2	96 mmHg	$\leqq 60$ mmHg	$\leqq 60$ mmHg
$PaCO_2$	40 mmHg	$\leqq 45$ mmHg	> 45 mmHg

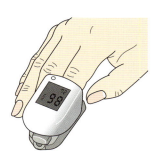

図10-1 パルスオキシメータ

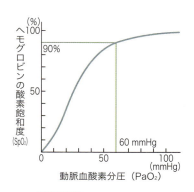

図10-2 酸素解離曲線

c パルスオキシメータ（pulse oximeter）

- パルスオキシメータ（図10-1）では，動脈血ガス分析を行わなくても呼吸状態の評価ができる．経皮的に動脈血の**酸素飽和度**[*]が測定でき，血圧計と同じように患者に負担なく，また医療従事者でなくても使用できる．
- パルスオキシメータで測定した動脈血の酸素飽和度を，**経皮的酸素飽和度**（percutaneous arterial oxygen saturation, SpO_2）という．パルスオキシメータのプローブを指先に装着し，爪の下の動脈拍動から SpO_2 が計算される．現在の臨床では，SpO_2 は呼吸の**バイタルサイン**（☞2章B-①）としてなくてはならない指標である．成人の SpO_2 の基準値はおおよそ 96〜98%である．

[*] **酸素飽和度**
酸素と結合しているヘモグロビンの割合のこと．

d 動脈血ガス分析とパルスオキシメータの関係

- PaO_2 は SpO_2 と相関がある．SpO_2 の低下は PaO_2 の低下を意味し，呼吸不全の評価ができる．
- 血液中の酸素分圧と酸素飽和度の関係を示した **S字曲線**を**酸素解離曲線**という（図10-2）．このグラフでわかるように，$PaO_2 = 60\ mmHg$ は $SpO_2 = 90\%$ に相当するため，$SpO_2 \leq 90\%$ は $PaO_2 \leq 60\ mmHg$ と同じで呼吸不全であることを意味する．

e 呼吸不全の管理

- 呼吸不全では**酸素投与**が必要となるが，パルスオキシメータによって SpO_2 を測定すれば，動脈採血なしで酸素投与の必要性が判断できる．
- パルスオキシメータによる SpO_2 の測定は簡便であるため，呼吸状態の評価のために臨床の現場では日常的に頻繁に使用されている．一方，$PaCO_2$ はパルスオキシメータでは推測することができず，動脈血ガス分析による測定が必要となる．
- $PaCO_2$ の上昇は換気障害を意味しており，$PaCO_2$ の上昇が著しい場合は**人工呼吸器**の装着が必要となる．

4 スパイロメータによる呼吸機能の評価

- **スパイロメータ**（spirometer）（図10-3）は，呼気や吸気の量を測定する肺活量計で，スパイロメータによる肺機能検査のことを**スパイロメトリー**（spirometry）という．
- スパイロメトリーは基本的な肺機能検査の1つであり，**％肺活量**と**1秒率**を測定することができる．**％肺活量**と**1秒率**によって，**換気障害**の評価ができる．

a ％肺活量（% vital capacity, %VC）と 1秒率（forced expiratory volume % in one second, FEV 1.0%）

- ％肺活量は，実測肺活量の予測肺活量に対する割合（％）で，**肺の伸展性の低下**で減少する．
- 1秒率は，1秒量の**努力性肺活量**（forced vital capacity, FVC）に対する割合（％）で，**気道の狭窄**で減少する．
- 努力性肺活量は，最大の吸息位（思いっきり吸う）から最大の速度で吐く（思いっきり吐く）際に得られる最大限の呼気量（吐き切ったときの呼気量）である．1秒量はこのとき最初の1秒間に呼出される空気の量である（図10-4）．1秒率＝（1秒量/努力性肺活量）×100（％）で求められる．

b 拘束性換気障害（restrictive ventilation impairment）と閉塞性換気障害（obstructive ventilation impairment）

- 換気障害には，**拘束性換気障害**と**閉塞性換気障害**がある．**％肺活量が80％未満で拘束性換気障害**，**1秒率が70％未満で閉塞性換気障害**といい，両方みられる場合を**混合性換気障害**という（図10-5）．
- 拘束性換気障害では肺の伸展性がなく肺が拘束されており，代表疾患は**肺**

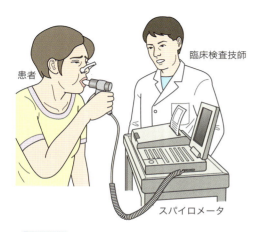

図10-3 肺機能検査（スパイロメトリー）

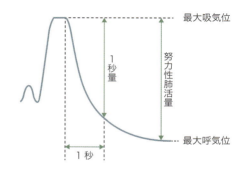

図10-4 努力性肺活量と1秒量

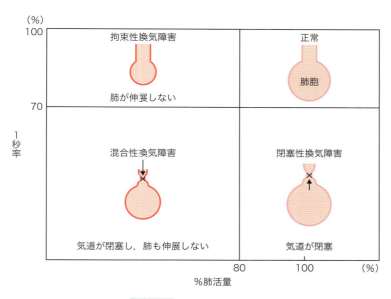

図10-5 換気障害の分類

線維症（間質性肺炎の一種）である．
- 閉塞性換気障害では気道が狭窄あるいは閉塞しており，代表疾患は**慢性閉塞性肺疾患**（COPD）と**気管支喘息**である．典型例ではCOPDは非可逆性，気管支喘息は可逆性の閉塞性換気障害を示す．つまり，COPDでは常に1秒率は低下しているが，気管支喘息では増悪のないときには1秒率は正常であり，増悪時に1秒率が低下する．

B. 呼吸器疾患の成因・病態・診断・治療

1 慢性閉塞性肺疾患
（chronic obstructive pulmonary disease, COPD）

a 成因・病態

▶ 主に喫煙によって，非可逆性の閉塞性換気障害を起こす疾患

慢性閉塞性肺疾患（COPD）は，**たばこの煙**を主とする有害物質を長期に吸入することによって発症する肺疾患で，わが国のCOPDのほとんどは**喫煙**が原因である．従来，**慢性気管支炎**や**肺気腫**などの病名で呼ばれてきた疾患である．気道が狭くなっていて呼吸機能検査では**気流閉塞**を示し，常に**1秒率が低下**し**閉塞性換気障害**となる．典型例では気流閉塞は**非可逆的**であり，治療しても1秒率は正常には戻らない．**気管支喘息**は同じ閉塞性肺疾患であるが典型例では気流閉塞は可逆的であり，多くの場合は治療により1秒率が正常まで回復する．

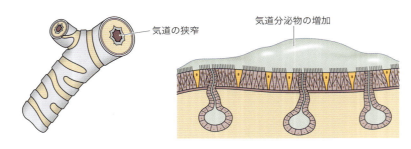

図10-6 COPDの気道病変

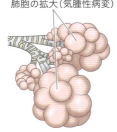
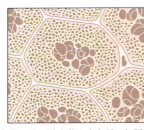
初期では，肺小葉の中心部に気腫性病変がみられることが多い．
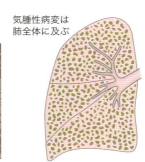

図10-7 COPDの気腫性病変

　COPDの主な原因はたばこの煙であり，喫煙により**慢性進行性に悪化**する．禁煙しても一度破壊された肺は正常には戻らないが，**禁煙により進行は止まる**．個人によってたばこの煙の感受性に差があり，喫煙しても発症しない人もいる．喫煙率と相関して，COPDは女性よりも**男性に多い**．また，COPDは**長期の喫煙歴**がみられる**高齢者に多い**．たばこの煙以外に，ディーゼルの廃棄物などの大気汚染，小児期の呼吸器感染症，職業上の有害物質などの原因があげられる．遺伝的な原因として，α1-アンチトリプシン欠損症があげられるが，日本人にはほとんどいない．

　COPDは，**気道病変**（図10-6）と**気腫性病変**（図10-7）によって形成される．中枢気道では，粘液腺が肥大し**気道分泌物が増える**ため痰が多くなる．末梢気道は，変形と**狭窄**が生じ気流閉塞の原因になる．肺胞領域では，**肺胞壁が非可逆的に破壊**されて**肺胞は拡大**し気腫性病変が生じる．気腫性病変は肺の弾性収縮力を低下させて，気道の内腔を広げる力を弱め，末梢気道が虚脱して気流閉塞の原因になる．気流閉塞により息を吐き出しづらくなり，肺内に空気がたまる．その結果，肺は空気でパンパンとなり**過膨張**となる．気流閉塞と肺過膨張により**労作時（運動時）の呼吸困難**が生じる．

　COPDでは，肺胞壁の破壊に伴い肺胞周囲の毛細血管も破壊されるため血管抵抗が増大し**肺高血圧症**が生じ，進行すると**右心不全**となる．肺疾患による右心不全を**肺性心**という．

　COPDの肺の合併症には気管支喘息や肺線維症，肺がんがある．また，

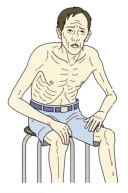

図10-8 COPDによるやせ

表10-2 COPDの栄養障害の原因

エネルギー消費量の増加
エネルギー摂取量の低下
組織の低酸素血症
全身性炎症の影響
摂食調節ホルモンの関与

COPDの主な原因はたばこ煙であるため、脳梗塞や心筋梗塞などの動脈硬化性疾患や悪性腫瘍など喫煙に関連する疾患を伴いやすい.

b 症状・検査所見・診断

▶ 労作時の呼吸困難，慢性の咳・痰が主な症状で，進行すると体重減少や食欲低下が出現する

　COPDは，臨床的には徐々に進行する**労作時の呼吸困難**や**慢性の咳・痰**を示すが，これらの症状が乏しいこともある．**喘鳴**（ゼーゼーすること）がみられることがあるが，この場合，気管支喘息や心不全が併存している可能性がある．COPDが進行すると，**体重減少**や**食欲不振**が出現する．また重症例では，過膨張を反映して**樽状胸郭**，気流閉塞を反映して**呼気の延長**と**口すぼめ呼吸**などの身体所見がみられる．

　重症のCOPDでは高頻度に体重減少がみられる．軽度の体重減少は脂肪量の減少が主であるが，中等度以上の体重減少は**筋たんぱく質量の減少**を伴う**マラスムス型のたんぱく・エネルギー栄養障害**（☞4章B-2）である．気流閉塞が高度なほど**やせ**ている（図10-8）．体重減少が高度であるほど予後がわるく，特に**除脂肪体重**（lean body mass，**LBM**）は体重よりも鋭敏に予後を反映する．COPDのやせの原因は，様々な要素が複合的に関与している．また，高齢のCOPDでは，サルコペニアの合併が多い．

　COPDの栄養障害の主な原因は，**エネルギー消費量の増加，エネルギー摂取量の低下，組織の低酸素血症，全身性炎症の影響，摂食調節ホルモンの関与**などである（表10-2）．COPDでは，気流閉塞により呼吸の仕事量が増加しているため，**呼吸をするのにエネルギーを要する**ためやせてくる．安静にしていても呼吸をするのが大変で，呼吸筋のエネルギー消費量は10倍に増加し，**安静時エネルギー消費量**は120～140％に増加する．また，COPDでは，肺が過膨張し横隔膜の位置が下がっているため，胃を圧迫して一度にたくさん食べられない．また，食事をするのにも呼吸するのが大変で，**食欲が低下**する．このため，**食事摂取量が低下**し，十分なエネルギーを摂取でき

表10-3 COPDの診断基準

長期の喫煙歴などの曝露因子があること
気管支拡張薬吸入後のスパイロメトリーで1秒率が70%未満であること
他の気流閉塞をきたしうる疾患を除外すること

[日本呼吸器学会COPDガイドライン第6版作成委員会（編）：COPD（慢性閉塞性肺疾患）診断と治療のためのガイドライン，第6版，p.50，メディカルレビュー社，2022より許諾を得て転載]

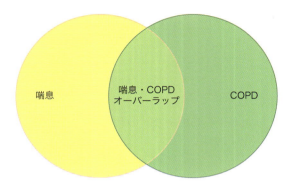

図10-9 喘息とCOPDのオーバーラップ（ACO）

ずやせてくる．また，低酸素血症はATP産生に不利であるし，炎症性メディエーターの増加や，摂食調節ホルモンのレプチンやグレリンの分泌動態の変化も関与してくる．その他に，加齢，喫煙や薬剤の影響，社会的・精神的要因，遺伝的要因なども栄養障害の原因となる．

長期にわたる喫煙歴がある場合，COPDを疑う．長年の喫煙が主な原因であるので，喫煙者が**高齢者**であればあるほどCOPDの可能性が高い．**労作時呼吸困難**と**咳・痰**が主な症状であるが，**軽症の場合は自覚症状がない**こともある．労作時呼吸困難とは体を動かしたときの息切れで，重症の場合は日常動作でも息苦しさを自覚する．

COPDの診断には，完全には正常化しない**気流閉塞を証明**することが必要である．完全には正常化しない気流閉塞を証明するためには，気管支拡張薬吸入後のスパイロメトリーで**1秒率が70%未満**であることが診断の必要条件である．また，**表10-3**にCOPDの診断基準を示す．

近年，気管支喘息とCOPDの両方の特徴をあわせもつ，**気管支喘息とCOPDのオーバーラップ**（asthma and COPD overlap, **ACO**）という概念が提唱されている．この場合はCOPDの病態を反映して1秒率は常に70%未満であるが，気管支喘息の病態を反映して気管支拡張薬吸入後に1秒量の改善がみられる（**図10-9**）．

COPDの病期分類（**表10-4**）には，予測1秒量に対する比率（**対標準1秒量**）を用いる．いずれの病期も気管支拡張薬吸入後の1秒率が70%未満であることが必須条件である．

COPDの画像診断には，**胸部X線写真**と**胸部CT**を用いる．胸部X線写真では，**肺の過膨張**や肺野の透過性の亢進，横隔膜の平低化，滴状心などが

B. 呼吸器疾患の成因・病態・診断・治療　255

表10-4　COPD の病期分類

病　期		定　義
Ⅰ期	軽度の気流閉塞	80%≦対標準1秒量
Ⅱ期	中等度の気流閉塞	50%≦対標準1秒量<80%
Ⅲ期	高度の気流閉塞	30%≦対標準1秒量<50%
Ⅳ期	極めて高度の気流閉塞	対標準1秒量<30%

［日本呼吸器学会 COPD ガイドライン第6版作成委員会（編）：COPD（慢性閉塞性肺疾患）診断と治療のためのガイドライン，第6版，p.2，メディカルレビュー社，2022 より許諾を得て転載］

みられる．胸部 CT では**気腫性病変**の描出に有用で，肺高分解能 CT は特に優れており，臨床の場で多用されている．

　COPD の呼吸状態の評価には，**動脈血ガス分析**と**パルスオキシメータ**を用いる．前述したように $PaO_2 \leqq 60$ mmHg または $SpO_2 \leqq 90$％の場合は**呼吸不全状態**で，進行した COPD や COPD の増悪時にみられる．COPD の慢性呼吸不全はⅠ型とⅡ型の両方があるが，Ⅱ型の場合は**呼吸性アシドーシス**となり，**CO_2 ナルコーシス**[*]に注意する必要がある．

　COPD の**運動負荷試験**は，重症度や予後の評価などに有用である．**6分間歩行試験**が一般的で，労作時の脈拍数や SpO_2 を評価する．

[c] 治　療

> ▶ **禁煙が最も重要である．栄養障害には高エネルギー・高たんぱく食の食事指導を行う**

　COPD の治療は**禁煙**にまさるものはない．禁煙は COPD の進行や発症を抑えるのに最も効果的でお金のかからない方法である．ほとんどの COPD は禁煙によって予防可能であり，どの病期でも禁煙を勧めるべきである．専門の医療機関では**禁煙外来**が行われている．禁煙の薬物療法には**ニコチン置換療法**があり，ニコチンパッチ，ニコチンガム，内服薬がある．

　インフルエンザワクチンは COPD の増悪頻度と死亡率を低下させる．このため，すべての COPD 患者に毎年のインフルエンザワクチンの接種が勧められる．重症や高齢の CCPD 患者には，肺炎球菌ワクチンの接種も勧められる．

　薬物療法は，抗コリン薬や β_2 刺激薬などの**気管支拡張薬**を，主に吸入薬で使用する．ACO では，気管支喘息の治療として吸入ステロイド薬も併用する．

　呼吸リハビリテーションは，他の治療に上乗せして一定の効果が期待できるが，専門の理学療法士も少なく十分に普及はしていない．

　BMI（body mass index）**の低下**は COPD の予後不良因子の1つで，**体重**は COPD の必須の栄養評価項目である．体重は**％理想体重**（％ ideal body weight，**%IBW**）と **BMI** で評価する．COPD 患者では**栄養障害**が高頻度に認められ，特にⅢ期（重症），Ⅳ期（最重症）の COPD では高度のことが多い．

＊ CO_2 ナルコーシス
CO_2 の蓄積により意識が低下し呼吸が停止する可能性がある重篤な病態である．パルスオキシメータは誰にでも簡便に SpO_2 が測定でき，患者も痛みを伴わないため COPD の呼吸状態の評価にはなくてはならない機器であるが，PaO_2 しか推測できない．CO_2 ナルコーシスを回避するためには，動脈血ガス分析による $PaCO_2$ の測定が必要である．

10
呼吸器系

LBM低下は体重減少よりも鋭敏にCOPDの栄養障害を検出できる指標である．％IBWが80％未満のCOPDでは積極的な栄養介入が必要である．血清アルブミンは栄養指標としてよく使われているが，COPDの栄養障害ではあまり低下しない．握力はサルコペニアの評価に有用である．プレアルブミンやレチノール結合たんぱくなどのRTP（rapid turnover protein）の低下や，分枝鎖アミノ酸（branched chain amino acids, BCAA）/ 芳香族アミノ酸（aromatic amino acids, AAA）比（**フィッシャー比**）**の低下**などのたんぱく代謝の異常がみられる．COPDの栄養障害には，**高エネルギー・高たんぱく食の食事指導**を行う．基礎代謝量の1.7倍程度の高エネルギー，体重あたり1.2～1.5gの高たんぱく食が基本となる．たんぱく源としてはBCAAを多く含む食品の摂取が推奨される．果物，野菜，魚類，食物繊維の摂取もCOPDの進行抑制に有効である．また，呼吸筋の機能維持にリンの摂取，骨粗鬆症の予防にカルシウムやビタミンDの摂取も重要である．

　呼吸不全状態にあるCOPD患者では**酸素療法**が行われる．COPDは**在宅酸素療法**のよい適応である．また，換気障害が高度で$PaCO_2$の上昇がみられる場合，**換気補助療法**が考慮される．慢性期の換気補助療法は，**非侵襲的陽圧換気療法**（noninvasive positive pressure ventilation，**NPPV**）が第1選択である．NPPVはマスクを用いるため，導入が容易で装着が簡単で，会話や食事摂取も可能であり在宅でも行うことができる．

　COPDでは呼吸器症状が悪化することがあり，**COPDの増悪または急性増悪**という．COPDの増悪とは，**息切れの増加**，**咳や痰の増加**，胸部不快感・違和感の出現あるいは増強などを認め，安定期の治療の変更が必要となる状態をいう．増悪の原因として多いのは**気道感染症**などの**呼吸器感染症**である．増悪時には緊急入院となることが多い．増悪は患者のQOLや呼吸機能を低下させ，**生命予後を悪化**させる．

2 気管支喘息 （bronchial asthma）

a 成因・病態

▶ 気道の慢性炎症により，可逆性の気道狭窄が生じる疾患である

　気管支喘息は主に**好酸球**による**気道の慢性炎症**のため**気道狭窄**が生じる疾患である．喘息の気道狭窄は**可逆性**で変動し，よくなったりわるくなったりする．最近では，好中球による炎症で起こる喘息の存在も考えられている．

　喘息の原因は様々で，**遺伝的な要因**と**環境の影響**がある．一般的にアレルゲンに対する**IgE抗体**が検出される**アトピー型（外因型）**とIgE抗体が検出されない**非アトピー型（内因型）**に分類される．小児期に発症する喘息はアトピー型，成人になって発症する喘息は非アトピー型が多い．アトピー型の病態は**I型アレルギー**であるが，成人発症の非アトピー型の発症要因は不明な部分が多い．アレルゲンとは，アレルギーの原因となる抗原のことである．喘息の代表的なアレルゲンは，室内では**チリダニ**，ペット，カビ，屋外

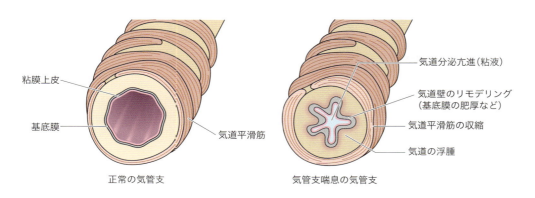

図10-10 気管支喘息の気道炎症による気流制限

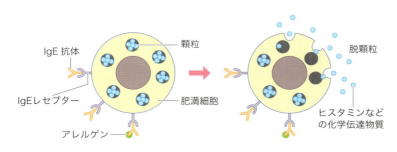

図10-11 アトピー型喘息の機序（I型アレルギー）

では花粉などで，特に小児喘息ではチリダニが重要である．アトピー型では，チリダニに対する**特異的IgE抗体**が存在することが多く，チリダニを吸い込むと増悪が生じる．

喘息の気流制限は，**気道平滑筋の収縮，気道の浮腫，気道分泌亢進，気道壁のリモデリング**によって生じる（図10-10）．アトピー型喘息ではアレルゲンの吸入後，**肥満（マスト）細胞**の表面の**IgE抗体**にアレルゲンが結合すると，肥満細胞は**ヒスタミン・ロイコトリエン・プロスタグランジン**などの**メディエーター**を**脱顆粒**させ遊離し，**気道平滑筋を収縮**させて気道を狭窄させる（図10-11）．冷気，煙，化学物質，気象変化，運動，心理的ストレスなども，気道平滑筋を収縮させて気道を狭窄させる．また，気管支喘息の気道には好酸球やリンパ球などの炎症細胞が浸潤しており，炎症細胞から放出されるメディエーターが血管透過性を亢進させ気道に浮腫を生じさせる．気道浮腫や気道分泌亢進による過剰な粘液は気流制限を引き起こす．粘液が気道を閉塞すると窒息状態となり，**喘息重積状態**や**喘息死**の原因となる．気道炎症が長期にわたると気道粘膜の線維化や平滑筋肥厚などが生じ，気道壁が肥厚して不可逆的な気流制限が起こる．これを**リモデリング**という．気道壁のリモデリングが起こっているとCOPDとの鑑別が困難となる．

258 　10. 呼吸器系

■表10–5　気管支喘息の診断の目安

1. 発作性の呼吸困難，喘鳴，胸苦しさ，咳（夜間，早朝に出現しやすい）の反復
2. 可逆性の気流制限
3. 気道過敏性の亢進
4. アトピー素因の存在
5. 気道炎症の存在
6. 他疾患の除外

b 症状・検査所見・診断

▶ 発作性の呼吸困難や喘鳴，咳が夜間や早朝に出現しやすい

　気管支喘息の症状は，**発作性の呼吸困難，喘鳴，咳**で，これらの症状は**夜間や早朝**に出現しやすい．安定しているときにはまったく症状がない．

　気管支喘息の診断の目安を**表10–5**に示す．気管支喘息では**可逆性の気流制限**がみられる．増悪時には**スパイロメトリー**で**閉塞性換気障害**を示し，1秒率が70％未満となる．最大呼気速度を**ピークフロー**といい，ピークフローは**ピークフローメータ**で簡便に測定でき，増悪時には1秒量と同様に低下する．可逆性の気流制限は**気道可逆性検査**で調べ，気管支拡張薬（β_2刺激薬）吸入後に1秒量が増えることで確認される．気管支喘息では**気道過敏性の亢進**がみられる．健常者では気道が反応しない程度の弱い刺激でも気道収縮反応が起こる．気道炎症によって，気道表面に神経が露出するためと考えられている．気管支喘息では**アトピー素因***の存在がみられることがある．アトピー素因は血液検査で調べることが多く，**血清総 IgE 値の上昇**やチリダニなどのアレルゲンに対する**特異的 IgE 抗体**がみられる．気管支喘息では**気道炎症**がみられ，特に**好酸球による炎症**が重要である．**呼気中の一酸化窒素（NO）濃度の測定**は好酸球性気道炎症を反映する指標の1つであり，簡便な検査のため広く普及し日常臨床でよく行われている．好酸球性気道炎症が強いと**呼気中の NO 濃度が高値**となり，治療により低下する．また，**血液中の好酸球数増加**や **IgE 高値**は好酸球による気道炎症を示唆する．

＊アトピー素因
種々の環境アレルゲンに対して特異的 IgE 抗体を産生しやすい体質のことで，同一家族にみられることが多い．いわゆる "アレルギー体質" のことである．

c 治　療

▶ 吸入ステロイド薬が中心で，重症度に合わせて投薬量を増減する

　気管支喘息の治療は，気道炎症を抑えるために**吸入ステロイド薬**を中心とした薬物治療を行う．増悪の頻度，症状の強度，ピークフロー値，1秒量などで重症度分類をして，重症度に合わせて吸入ステロイド薬の量を増減する．交感神経を刺激する**β_2刺激薬**は，収縮している気道平滑筋を弛緩させ気管支を拡張させる．安定期は長時間作用性β_2刺激薬をステロイド薬と混ぜた吸入薬の使用が，現在の主流となっている．重症例では，β_2刺激薬とステロイド薬に長時間作用性抗コリン薬を加えた3剤の吸入薬を使用する．増悪時は短時間作用性β_2刺激薬を吸入で用いる．吸入ステロイド薬とβ_2刺激薬に加えて，**ロイコトリエン受容体拮抗薬，テオフィリン徐放製剤**，抗コリン

薬，経口ステロイド薬などを病状や病態に合わせて使用する．重症例では，抗IgE抗体や抗IL-5抗体などの生物学的製剤の使用も考慮される．増悪時の治療は，前述の短時間作用性β₂刺激薬の吸入とステロイド薬やテオフィリン製剤の点滴静注，**酸素吸入**などを行い，緊急の場合は**アドレナリンの皮下注射**をする場合がある．

アスピリン喘息は成人喘息の5～10%程度にみられ，非ステロイド性抗炎症薬（NSAIDs）によって強い気道症状が誘発され注意を要する．気管支喘息の患者には鎮痛薬や解熱薬を安易に投与してはならない．

運動誘発喘息は運動の数分後に増悪が生じる喘息で，運動直前の短時間作用性β₂刺激薬の吸入が有用である．**アスリート**は非競技者と比べて気管支喘息になる人が多い．

妊婦の気管支喘息の場合，妊娠中の吸入ステロイド薬の使用は安全性が高いと考えられている．

3 肺　炎（pneumonia）

肺炎は微生物によって引き起こされた**感染症**により，肺実質に**急性**に**炎症**を起こした疾患である．肺胞領域を**肺実質**，肺胞壁を**間質**という（図10-12）．肺胞領域に炎症が起こった場合を**実質性肺炎**，肺の間質に炎症が起こった場合は**間質性肺炎**という．この項では肺炎は感染症による実質性肺炎を指し，感染症以外の肺炎や間質性肺炎は取り扱わない．

a 成因・病態

▶ 肺炎は感染症によって肺実質に急性に炎症を起こした疾患である

肺炎は原因菌によって**細菌性肺炎**と**非定型肺炎**に大別される．使用する抗菌薬*が異なるため，治療開始時の鑑別が重要となる．非定型肺炎の特徴を表10-6にあげる．

肺炎は発症する場所で患者背景や原因菌が異なっている．このため発症の

***肺炎の抗菌薬**
細菌性肺炎はよく使用されるペニシリン系やセフェム系などのβラクタム系の抗菌薬が有効であるが，非定型肺炎ではβラクタム系薬は無効で，マクロライド系，キノロン系，テトラサイクリン系の抗菌薬が有効である．

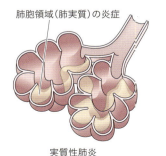
実質性肺炎

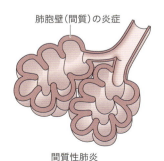
間質性肺炎

図10-12 実質性肺炎と間質性肺炎

表10-6 非定型肺炎の特徴

1. 年齢60歳未満
2. 基礎疾患がない，あるいは軽微
3. 頑固な咳がある
4. 胸部聴診上所見が乏しい
5. 痰がない，あるいは迅速診断法で原因菌が証明されない
6. 末梢血白血球数が 10,000/μL 未満である

場によって，**市中肺炎，院内肺炎，医療・介護関連肺炎**に大別される．

市中肺炎は基礎疾患がない，あるいは軽微な人に起こる肺炎で，病院外で発症する肺炎をいう．市中肺炎の原因菌は，**肺炎球菌やインフルエンザ菌**などが多く，多くは**薬剤非耐性菌**である．また，市中肺炎では，**肺炎マイコプラズマ**，クラミジア属，レジオネラ・ニューモフィラなどの非定型病原体による非定型肺炎もみられる．

院内肺炎は，**入院後48時間以上経過してから発症した肺炎**で，入院時にすでに感染していたものは除かれる．院内肺炎は，何らかの基礎疾患を有している人に起こり，**メチシリン耐性黄色ブドウ球菌**（methicillin-resistant *Staphylococcus aureus*, **MRSA**）や**緑膿菌**などの**薬剤耐性菌**が原因菌となることが多い．このため市中肺炎に比べて死亡率が高い．

医療・介護関連肺炎は，主に介護施設や長期療養型の病院に入所していて，介護を必要とする高齢者に生じる肺炎である．薬剤耐性菌の頻度や死亡率は市中肺炎と院内肺炎の中間に位置する．原因菌は，MRSA や緑膿菌などの薬剤耐性菌に加えて，肺炎球菌や肺炎桿菌などの薬剤非耐性菌もみられる．医療・介護関連肺炎では**誤嚥性肺炎**が多い．

誤嚥性肺炎は，**老衰**や**脳血管障害，認知症**などの寝たきり状態の人に多くみられ，**嚥下反射が低下**しているため，口腔内常在菌を**不顕性誤嚥**して肺炎が起こる．誤嚥性肺炎では原因菌が不明な例も多い．重力の影響を受けて肺の下肺野背側に好発する．誤嚥性肺炎は何度も繰り返す場合が多く，予後不良の肺炎の終末期像である．肺炎は65歳以上の**高齢者**に多い．また，肺炎は日本人の**死因の上位**の疾患である．誤嚥性肺炎が多くを占める肺炎の死亡者数が増加している主な原因は，わが国が超高齢社会になったためと考えられている．特に誤嚥性肺炎は寿命に近い高齢者に多く発症するため，医療費や延命措置などの社会的問題を多く抱えている．

b 症状・検査所見・診断

▶ **咳嗽・喀痰・呼吸困難などの呼吸器症状と発熱などの全身症状がある**

肺炎の症状は**呼吸器症状**と感染症に共通する**全身症状**がある．肺炎の呼吸器症状は，**咳嗽，喀痰**，呼吸困難，胸痛などである．黄色の**膿性痰**は細菌感染を疑わせる．肺炎の全身症状は，**発熱**，倦怠感，食欲不振，意識障害などである．身体所見では，胸部に**ラ音**[*]を聴取し，発熱，頻脈，頻呼吸を認め，重症例では意識障害やショックをきたす場合もある．

＊ラ音（ラッセル音）
ラ音とは空気が気道内を通るときに聞こえる雑音の一種である．健常者には聞かれず，病気のときに聞かれる異常音である．気道内に分泌物が多いときや，気道が狭窄しているときに，胸部の聴診で聞くことができる．

血液検査では，**白血球増多**，**CRP上昇**，**血沈亢進**などの**炎症反応**がみられる．**胸部X線検査**では肺野に**浸潤影**が認められる．呼吸状態が悪化している例ではSpO_2とPaO_2の低下が認められる．**細菌学的検査**で原因菌を推定・同定する．**喀痰**で塗抹の**グラム**（Gram）**染色**と**培養検査**を行い，原因菌を同定する．グラム染色では原因菌は好中球に貪食されている（**好中球貪食像**）．**血液培養**で原因菌が同定される場合もある．また喀痰が採取できない場合，尿による肺炎球菌尿中抗原やレジオネラ尿中抗原の検出，咽頭ぬぐい液による肺炎マイコプラズマ抗原・DNAの検出は，原因菌を推定する迅速診断法として有用である．原因菌の推定・同定は適切な抗菌薬の選択のため極めて重要である．

肺炎の診断は上記にあげた，症状，身体所見，血液検査所見，胸部X線所見により総合的に判断する．

c 治　療

▶ **抗菌薬の投与を行う．原因菌に感受性のある抗菌薬を選択する**

肺炎の治療の基本は原因菌に感受性のある**抗菌薬**を投与することである．しかしながら原因菌の同定に培養結果を数日待たねばならず，治療開始時は喀痰のグラム染色や迅速診断法で原因菌を推定する．検査によって原因菌が推定できない場合は，患者の背景や検査所見から原因菌を推定する．原因菌の推定によって抗菌薬を選択し投与する方法を**エンピリック治療**という．治療を開始して数日後，培養検査で原因菌が同定され薬剤感受性試験の結果が判明したら，より適切な抗菌薬を選択し**標的治療**を行う．**不適切な抗菌薬の使用**や**長期の抗菌薬の投与**に薬剤耐性菌をつくる原因となる．

市中肺炎では，患者背景や身体所見，検査所見などから重症度に応じて**外来診療か入院診療**かを決定する．院内肺炎と医療・介護関連肺炎では，疾患の末期状態であったり老衰であったりする場合が多く，患者や家族と相談をして，延命措置をするか否かを含めて個人の意思を尊重する．

誤嚥性肺炎は繰り返すため**予防**が大切で，**嚥下訓練**，**ギャッジアップの体位**，**口腔ケア**が有用である．誤嚥性肺炎を繰り返し経口摂取が困難な場合，**経鼻や胃瘻造設による経管栄養**が行われる場合がある．

4 肺がん （lung cancer）

肺の**悪性腫瘍**の代表は**肺がん**である．肺に発生したがんを**原発性肺がん**と呼び，ほかの臓器のがんから肺に転移して発生したがんを**転移性肺がん**という．肺は血流が豊富な臓器のため，血行性転移により転移を受けやすい臓器である．一般に肺がんといった場合，原発性肺がんを指し，ここでは原発性肺がんを取り上げる．

表10-7 肺がんの組織型からみた特徴

組織型	頻　度	好発者	発生部位	増殖速度	転　移	放射線・抗がん剤の効果
腺がん	高い	女性肺がんの70%	末梢	ゆるやか	多い	低い
扁平上皮がん	中程度	喫煙者・男性	中枢	比較的遅い	比較的少ない	中程度
大細胞がん	まれ	男性	末梢	比較的速い	多い	低い
小細胞がん	低い	喫煙者・男性	中枢	速い	非常に多い	高い

a 成因・病態

▶ 死亡数が多く罹患率が高いがんで，発症には喫煙が関与している．組織型は主に腺がん，扁平上皮がん，大細胞がん，小細胞がんの4つ

　肺がんはわが国の男性のがん死亡の1位で，女性のがん死亡の2位である．肺がんは頻度の多いがんで罹患率も高い．肺がんの生存率は低く，予後不良のがんである．

　肺がんの発症に最も関与しているのは喫煙である．**たばこ煙**のなかには，ベンツピレンなどの発がん物質が含まれている．非喫煙者に対し，喫煙者は肺がんになりやすい．**能動喫煙**だけでなく**受動喫煙**も影響する．職業的な曝露としては，石綿（**アスベスト**）が**悪性中皮腫**や肺がんの発生に関与している．肺がんにはがん抑制遺伝子の1つである $p53$ の突然変異など種々の**遺伝子異常**がみられることが多い．

　肺がんの病理は主に4つの**組織型**からなる．**腺がん**，**扁平上皮がん**，**大細胞がん**，**小細胞がん**の4つで，それぞれの特徴を**表10-7**に示す．腺がんは末梢に発生しやすく，胸膜に浸潤して**がん性胸膜炎**を起こしやすい．扁平上皮がんは中枢（肺門部）に発生しやすく，気管支を塞いで無気肺や閉塞性肺炎を起こすことがある．小細胞がんは**ホルモン産生腫瘍**のことがあり，副腎皮質刺激ホルモン（ACTH）産生によるクッシング（Cushing）症候群（☞ 8章 B-**4**❷）や抗利尿ホルモン（ADH）産生による抗利尿ホルモン不適合分泌症候群（SIADH）（☞ 8章 B-**1**❺）がみられることがある．

b 症状・検査所見・診断

▶ 早期では胸部異常影として発見され無症状のことが多い．診断は主に胸部X線検査や胸部CTなどの画像検査と気管支鏡検査によってなされる

　早期の肺がんでは**無症状**のことが多く，健康診断で行われる胸部X線検査で**胸部異常影**としてみつかる．末梢に多い腺がんや大細胞がんは，**孤立性結節影**[*]としてみつかることが多い．中枢に発生する扁平上皮がんや小細胞がんでは，気管支への浸潤により**咳嗽**，**喀痰**，**血痰**などの症状が出現しやすい．進行すると体重減少やがん性胸膜炎による呼吸困難や胸痛，閉塞性肺炎による発熱，周辺臓器への浸潤や遠隔転移による症状がみられる．

　肺がんの診断は主に**画像検査**と**気管支鏡検査**によってなされる．肺がんは

＊孤立性結節影
胸部X線で肺野のなかに1つだけある小さな丸い形の陰影．

B. 呼吸器疾患の成因・病態・診断・治療　263

画像では原発巣も転移巣も結節状の丸い形（**結節影**）で描出されることが多い．原発巣は**胸部 X 線検査**と**胸部 CT** で検査する．胸部 CT では胸部のリンパ節転移や肺内転移の有無も評価する．がんかどうかの判断や遠隔転移の有無は陽電子放射断層撮影法（positron emission tomography，**PET**）*が有用である．肺がんは肝臓や副腎に転移しやすく，遠隔転移の有無の評価には**腹部 CT** も用いる．脳転移の有無については**脳 MRI** を，骨転移の有無については**骨シンチグラフィ**を用いて評価する．気管支鏡検査によってがん組織を採取して**病理検査**により**確定診断**がなされる．喀痰や胸水の**細胞診**でがん細胞が検出されることもある．病期は **TNM 分類***をもとに早期の I 期から末期の Ⅳ 期まで分類される．肺がんの**腫瘍マーカー**は，全体のマーカーとして CEA，加えて腺がんでは SLX，扁平上皮がんでは SCC と CYFRA，小細胞がんでは NSE と ProGRP が用いられるが，いずれの腫瘍マーカーも診断の有用性は乏しく，治療効果や経過観察に補助的に用いる．

＊ PET
がん細胞は正常細胞に比べ 3〜8 倍ほどのブドウ糖を吸収する性質がある．放射性物質を取り込んだブドウ糖を体内に注射し，放射線が多く集まる部分を画像化することでがんの位置を特定する検査．

＊ TNM 分類
悪性腫瘍の病期判定に用いられる分類法．T（tumor）は腫瘍（原発巣）の大きさと浸潤の程度，N（nodes）はリンパ節転移の有無と範囲，M（metastasis）は遠隔転移の有無と範囲を示し，これらの因子を評価してがんの病期を分類する．

C 治　療

▶ 早期の非小細胞がんでは手術が，小細胞がんではどの病期でも抗がん剤治療が基本である

　がん治療の基本は**手術**，**放射線**，**抗がん剤**（殺細胞性抗がん剤）の 3 つの選択と組み合わせでなされ，肺がんの治療は組織型と病期，患者の状態や年齢によって決定する．**非小細胞がん**（腺がん・扁平上皮がん・大細胞がん）と**小細胞がん**では治療法が大きく異なり，早期の非小細胞がんでは手術を行うが，小細胞がんではどの病期でも基本的に手術は行わない．

　早期の**非小細胞がん**では手術を行う．病期によって手術に抗がん剤を併用する．限局しているが重要な臓器に浸潤して手術できない場合は**放射線**，遠隔転移がある場合は**抗がん剤**を中心に使用する．脳転移は血液脳関門のため抗がん剤が効きにくく放射線を使用する．近年，進行非小細胞がんの治療は，抗がん剤から，**分子標的治療薬***と**免疫チェックポイント阻害薬***が主軸となった．ドライバー遺伝子*や免疫チェックポイント分子の発現は個人によって異なるため，個人に合わせた**がん個別化医療**が進んでいる．これらの遺伝子や分子の発現がある場合，がんが消えてしまうほどの効果が得られる場合もある．

　小細胞がんは転移しやすいがんで，発見されたときには画像ではみえないような小さな転移巣がすでにたくさんあると考えられている．このため，どの病期でも**抗がん剤治療**を行うことが原則である．病変が一側の胸腔にとどまる限局型の場合は**放射線**を併用する．ごく早期の場合は手術を行う場合もある．病変が一側の胸腔をこえる伸展型の場合は抗がん剤のみの治療となる．初期治療が奏功して画像上はどこにもがん病巣がみられなくなった場合，脳転移の予防に予防的全脳照射を行う．

＊分子標的治療薬
がん組織から，変異上皮成長因子受容体（epidermal growth factor receptor，EGFR）遺伝子が検出された肺がん患者では EGFR 阻害薬が奏功する．また未分化リンパ腫リン酸化酵素（anaplastic lymphoma kinase，ALK）融合遺伝子が検出された場合は ALK 阻害薬が著明な効果を示す．

＊免疫チェックポイント阻害薬
がん細胞が免疫チェックポイントに結合しないようにする薬．免疫チェックポイントによりがん細胞は T 細胞からの攻撃を免れている．免疫チェックポイント阻害薬により，T 細胞はがん細胞を攻撃できるようになる．この薬の開発に貢献した本庶佑は 2018 年にノーベル医学生理学賞を受賞した．

＊ドライバー遺伝子
ドライバー遺伝子とは，がん細胞の増殖・生存に必須の遺伝子で，変異 EGFR 遺伝子に代表される．

練習問題

- **Q1** COPD は，女性に多い病気である．
- **Q2** COPD では，高齢になるほど患者数が減少する．
- **Q3** COPD では，喫煙がリスク因子である．
- **Q4** COPD では，体重が増加する．
- **Q5** COPD では，除脂肪体重（LBM）が増加する．
- **Q6** COPD では，安静時エネルギー消費量（REE）は減少する．
- **Q7** COPD では，動脈血中の酸素分圧が上昇する．
- **Q8** COPD では，動脈血二酸化炭素分圧（$PaCO_2$）が低下する．
- **Q9** COPD では，呼吸機能検査において拘束性換気障害のパターンを示す．
- **Q10** COPD では，1 秒率が上昇する．
- **Q11** COPD では，フィッシャー比が低下する．
- **Q12** 気管支喘息では，拘束性換気障害を呈する．
- **Q13** 気管支喘息では，増悪時に気道が拡張する．
- **Q14** アドレナリン（エピネフリン）は，気管支を拡張させる．
- **Q15** 気管支平滑筋は，副交感神経の興奮で弛緩する．
- **Q16** ツベルクリン反応は，肺がんの検査である．
- **Q17** 肺炎球菌は，非定型肺炎の原因となる．
- **Q18** 市中肺炎は，入院後 48 時間以降に発症した肺炎である．
- **Q19** 誤嚥性肺炎は，肺の上葉に好発する．
- **Q20** 肺がんは，女性に多い．

11 運動器（筋・骨格）系

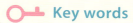

> **Key words**
>
> 骨粗鬆症，骨軟化症，変形性関節症，関節リウマチ，サルコペニア，フレイル，ロコモティブシンドローム

この章で学ぶこと

- 運動器の構造と機能を理解する．
- 骨量および筋肉量の加齢に伴う変化について理解する．
- 破骨細胞と骨芽細胞の機能および骨代謝調節機構について理解する．
- 骨粗鬆症の病態，症状，治療法について理解する．
- 骨軟化症・くる病の病態，症状，治療法について理解する．
- 変形性関節症の病態，症状について理解する．
- 関節リウマチの病態，病状，治療法について理解する．
- サルコペニアの病態，診断法について理解する．
- フレイルの概念について理解する．
- ロコモティブシンドロームの概念について理解する．

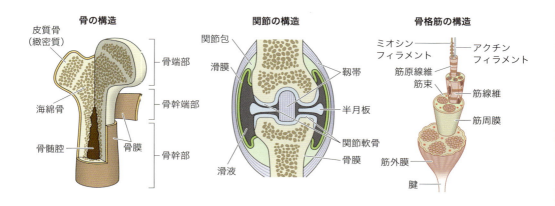

概略図 運動器の構造

Ⓐ 運動器系の構造と機能

　運動器とは，**骨・関節，筋肉，神経**などの身体を支えて動かす器官の総称で，それらが連携して働くことで，身体を自由に動かすことが可能になる．

　近年，骨や筋肉などの運動器は，身体を動かすだけでなく，内外の環境変化に適応するために，他の内臓と臓器間ネットワークを形成して，恒常性の維持に寄与していることが示されている．

　加齢に伴い運動器の機能は次第に低下するため，移動機能低下をきたし，要介護に至る危険性が高くなる．

1　骨 （bone）

・骨の役割は，**身体を支える，運動の支点になる**（関節），**重要な臓器を保護する**（脳・心臓など），**造血機能を有する，カルシウムを貯蔵する**など多彩である．

・骨組織は，細胞成分（**骨芽細胞，骨細胞，破骨細胞**）と，Ⅰ型コラーゲンに**リン酸カルシウム**塩（無機質成分）の結晶（**ヒドロキシアパタイト**）が沈着した**骨基質**（有機質成分）から構成される．

・一度出来上がった骨は，見かけ上変わらないように思えるが，実際には，**破骨細胞**によって古い骨が壊される**骨吸収**と，**骨芽細胞**によって新しい骨に置き換えられる**骨形成**を繰り返しており，これを**骨リモデリング**（**再構築，骨代謝回転**）という（図11-1）．

・骨吸収と骨形成がバランスよく行われることで，骨密度は維持され骨の強度が保たれるが，このバランスが崩れて骨吸収が優位になると骨量（骨密度）は減少する．

・骨リモデリングは，**副甲状腺ホルモン**[*]，**カルシトニン，ビタミンD，性ホルモン**などのホルモンや，骨にかかる**力学的負荷**によって調節されている．

＊副甲状腺ホルモン
副甲状腺ホルモンは，血中カルシウム（Ca）濃度が低下すると分泌され，骨吸収を促進し，腎臓ではカルシウムの再吸収促進，リンの排泄促進，ビタミンDの活性化促進に作用して，血中カルシウム濃度を上昇させ，血中リン濃度を低下させる．

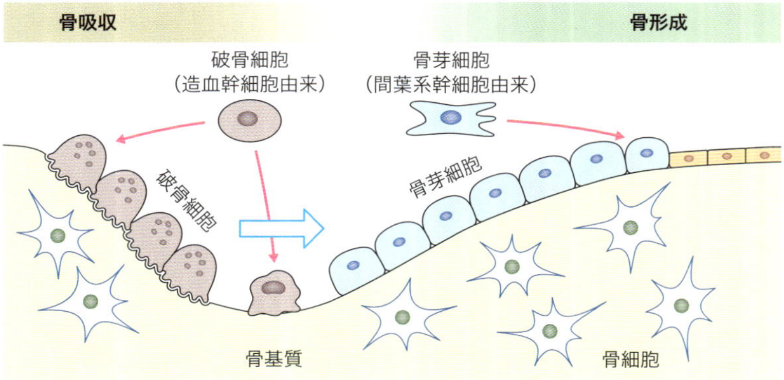

図11-1　骨のリモデリング

[Imai Y et al：Nuclear receptors in bone phisiology and disease. Physiol Rev **93**：481, 2013 を参考に著者作成]

A. 運動器系の構造と機能　267

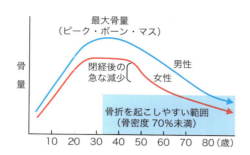

図11-2 加齢に伴う骨量の変化

[黒川清，松本俊夫：骨粗鬆症　正しい知識と予防法，日本メディカルセンター，p.51，1995より許諾を得て転載]

- **骨量（骨密度）**は，思春期に増加し，男女とも **20歳前後で最大骨量**に達する．40歳前後までは最大骨量が維持されるが，その後は**加齢とともに低下**する（図11-2）．特に女性は，**閉経に伴うエストロゲンの欠乏**で顕著な**骨量低下**を認めるため，男性よりも骨粗鬆症を発症しやすい．

2 関　節（joint）

- 2つの骨が連結する場合，骨同士が靱帯や軟骨で結合してほとんど動かない不動結合に対して，**可動性の連結**（可動結合）を一般に関節という．2つの骨が接する部分は，**関節軟骨**で覆われており，周りは**関節包**で包まれている（**概略図参照**）．
- 関節包は，外層が線維性の結合組織で，内層は血管に富む**滑膜**で構成されており，滑膜からは関節包内を満たす**滑液**（関節液）が分泌される．滑液（関節液）は，**ヒアルロン酸**，糖たんぱく質，リン脂質などを含む．

3 筋　肉（muscle）（**骨格筋**（skeletal muscle））

- 骨格筋の役割としては，**運動，姿勢の維持，内臓の保護，エネルギー（グリコーゲン）貯蔵，熱産生（体温の維持），筋ポンプ（静脈血を心臓に戻す）**などがある．
- 骨格筋は，**筋線維**と呼ばれる細胞の束で構成されており，筋線維の細胞内は，**アクチンフィラメント**と**ミオシンフィラメント**が交互に配列された**筋原線維**で満たされている（**概略図参照**）．
- 骨格筋は，**ミオグロビン***やミトコンドリアを多く含み，持続的な筋収縮に適した**赤筋**（遅筋）と，ミオグロビンやミトコンドリアが少なく，瞬発力を要する運動に適した**白筋**（速筋）に分類される．
- 筋肉量も，骨量と同様に，30歳代から加齢とともに減少する．特に下肢の筋肉量減少が著しい．

*ミオグロビン
ヘモグロビンと同じ鉄を含むヘムたんぱく質で，筋組織，特に赤筋に多く含まれる．筋線維内での酸素の運搬・貯蔵を行う．ミオグロビン1分子は酸素1分子と結合できる．

268 11. 運動器（筋・骨格）系

Ⓑ 運動器疾患の成因・病態・診断・治療

　運動器疾患の有病率は，加齢とともに増加し，高齢者では身体活動に支障をきたし，健康寿命を損なう原因となる．

　特に後期高齢者では，生活習慣病対策に加えて，運動器疾患の発症および進展の抑制に重点を置くことが，健康寿命の延伸，家族の介護負担軽減，医療・介護費用の抑制という観点からも重要である．

１ 骨粗鬆症（osteoporosis） 〔頻出〕

ⓐ 成因・病態

▶ 骨の強度が低下して骨折しやすくなった病態で，原発性骨粗鬆症と続発性骨粗鬆症に分類される

　骨粗鬆症は，骨強度が低下して骨折の危険性が増大した疾患である．骨強度の低下は，**骨吸収が骨形成を上回る**ことによって起こる**骨密度低下**（骨量減少）と，加齢や糖尿病などで増加する**Ⅰ型コラーゲン架橋の異常**による**骨質劣化**が原因となる．骨粗鬆症は，明らかな原因疾患を有しない**原発性骨粗鬆症**と，他の基礎疾患に伴って発症する**続発性骨粗鬆症**に分類される．原発性骨粗鬆症の発症には，**遺伝的素因，加齢，閉経（エストロゲン欠乏），栄養（カルシウム，ビタミンD，ビタミンKの摂取不足），生活習慣（多量飲酒，喫煙，運動不足）**などが複合的に関与する（**表11-1**）．

　続発性骨粗鬆症の原因としては，**表11-2**に示すように，**副甲状腺機能亢進症**や**クッシング（Cushing）症候群**などの内分泌疾患，**胃切除**，ステロイ

表11-1 原発性骨粗鬆症の危険因子

除去できない危険因子	1. 加齢 2. 女性 3. 大腿骨近位部骨折の家族歴 4. 骨折の既往 5. 早期閉経 6. 遅い初経 7. 胃切除 8. ステロイド薬の長期使用経験
除去できる危険因子	1. やせ 2. 極端な食事制限（ダイエット） 3. 低骨密度 4. 喫煙 5. 運動不足 6. カルシウム摂取不足 7. ビタミンD，K摂取不足 8. 日光曝露不足 9. 長期臥床 10. 食塩，リンの過剰摂取 11. アルコール多飲 12. コーヒー多飲

表11-2 続発性骨粗鬆症の原因

内分泌性	副甲状腺機能亢進症，クッシング症候群，甲状腺機能亢進症，性腺機能不全など
栄養性	胃切除後，神経性食欲不振症，吸収不良症候群，ビタミンC欠乏症，ビタミンAまたはD過剰
薬　物	ステロイド薬，抗けいれん薬，ワルファリン，性ホルモン低下療法治療薬，SSRI，メトトレキサート，ヘパリンなど
不動性	全身性（臥床安静，対麻痺，廃用症候群，宇宙旅行），局所性（骨折後など）
先天性	骨形成不全症，マルファン症候群
その他	糖尿病，関節リウマチ，アルコール多飲（依存症），慢性腎臓病（CKD），慢性閉塞性肺疾患（COPD）など

原発性骨粗鬆症と類似の骨代謝異常をもたらす原因は多彩である．これらの原因については，病歴聴取や診察ならびにスクリーニング検査などを駆使して，慎重に検討することが重要である．
［骨粗鬆症の予防と治療ガイドライン作成委員会（編）：骨粗鬆症の予防と治療ガイドライン2015年版，ライフサイエンス出版，p.126，2015より許諾を得て転載］

B. 運動器疾患の成因・病態・診断・治療　269

表11-3 骨粗鬆症診療で用いられる骨代謝マーカー

種　類	名　称	検　体	腎機能低下の影響	日内変動
骨吸収マーカー	TRACP-5b（酒石酸抵抗性酸ホスファターゼ-5b）	血清	受けにくい	小さい
	NTX（I 型コラーゲン架橋 N-テロペプチド）	血清・尿	受けやすい	大きい
	CTX（I 型コラーゲン架橋 C-テロペプチド）	血清・尿	受けやすい	大きい
	DPD（デオキシピリジノリン）	尿	受けやすい	大きい
骨形成マーカー	BAP（骨型アルカリホスファターゼ）	血清	受けにくい	小さい
	P1NP（I 型プロコラーゲン-N-プロペプチド）	血清	受けにくい	小さい
骨マトリックス（基質）関連マーカー	ucOC*（低カルボキシル化オステオカルシン）	血清	受けやすい	小さい

*ucOC：ビタミン K の作用不足の指標になる.

ド薬*や性ホルモン低下療法治療薬（乳がん・前立腺がんなどに使用）の投与，**糖尿病・慢性腎臓病（CKD）・慢性閉塞性肺疾患（COPD）** などの**生活習慣病**，**関節リウマチ**などがある.

　骨粗鬆症の有病率は加齢とともに上昇するが，女性の場合，最大骨量が低く，閉経期に骨密度が急激に減少するため，男性よりも**女性のほうが約 3 倍高い有病率**を認める（図 11-2）.

　骨粗鬆症では，軽微な外力によって骨折（**脆弱性骨折**）を発症する.骨折部位は，椎体，大腿骨近位部，下腿，橈骨遠位端，上腕骨近位部，肋骨などである.**骨粗鬆症**で**椎体骨折や大腿骨近位部骨折**を起こすと，**身体機能が低下する**だけでなく，**死亡率が上昇する**ことが報告されている.

b 症状・検査所見・診断

▶ 脆弱性骨折と骨密度低下によって診断.自覚症状を伴わないことが多い

　骨粗鬆症においては，骨密度が低下しただけでは症状を認めない.また椎体骨折（脊椎圧迫骨折）を起こした場合でも，約 3 分の 2 の患者では自覚症状を認めないため，骨粗鬆症があるにもかかわらず治療を受けていないことが多い.骨折に伴う症状としては，体動時の**腰背部痛**，椎体の変形（**背中が曲がる：円背**），**身長低下**などがある.**大腿骨近位部骨折**を起こすと，**日常生活動作の低下や寝たきり**になる可能性がある.また，椎体骨折が多発して背中が曲がると，胃食道逆流症や呼吸機能障害などの内臓機能障害も伴う.

　骨粗鬆症患者の血液所見では，**血清カルシウム，リン，アルカリホスファターゼは正常範囲**であることが多く，これらの検査所見に異常がある場合には，**続発性骨粗鬆症を疑う必要**がある.骨粗鬆症患者では，**骨リモデリング**を評価する指標である**骨代謝マーカー*（骨吸収マーカー，骨形成マーカー）**が高値を示すことが多い（表 11-3）.

＊ステロイド性骨粗鬆症
副腎皮質ステロイド薬（以下，ステロイド）は，強力な抗炎症作用を有しており，多様な疾患の治療に用いられる.ステロイドを 3 ヵ月以上長期服用すると，副作用として骨粗鬆症を発症するリスクが高くなる.ステロイドを長期服用する場合は，骨折を予防するために，骨粗鬆症治療薬を予防投与することが推奨されている.

11
運動器（筋・骨格）系

＊骨代謝マーカー
血液あるいは尿検査により，骨リモデリングを評価する指標で，破骨細胞による骨吸収を反映する骨吸収マーカーと，骨芽細胞による骨形成を反映する骨形成マーカーがある.骨粗鬆症治療薬の選択や効果判定に有用である.骨吸収マーカーでは TRACP-5b，骨形成マーカーでは BAP，P1NP が腎機能低下の影響を受けにくく，日内変動が小さいためよく用いられる（表 11-3）.

270 11. 運動器（筋・骨格）系

表11-4 原発性骨粗鬆症の診断基準

低骨量をきたす骨粗鬆症以外の疾患または続発性骨粗鬆症を認めず，
骨評価の結果が下記の条件を満たす場合，原発性骨粗鬆症と診断する．

Ⅰ. **脆弱性骨折あり**（軽微な外力で発生した非外傷性骨折）
  1. **椎体骨折または大腿骨近位部骨折あり**
  2. その他の脆弱性骨折[*1]があり，骨密度がYAM[*2]の80％未満

Ⅱ. **脆弱性骨折なし**
  骨密度[*3]が**YAMの70％以下**または**−2.5 SD以下**

[*1] その他の脆弱性骨折：肋骨，骨盤，上腕骨近位部，橈骨遠位端，下腿骨．
[*2] YAM：若年成人平均値（腰椎：20〜44歳，大腿骨近位部：20〜29歳）
[*3] 骨密度：原則として腰椎，大腿骨近位部骨密度．
［日本骨代謝学会，日本骨粗鬆症学会合同原発性骨粗鬆症診断基準改訂検討委員会：原発性骨粗
鬆症の診断基準（2012年度改訂版），p.11，2012を参考に著者作成］

　原発性骨粗鬆症を診断するには，まず続発性骨粗鬆症や他の骨量低下を伴う疾患（骨軟化症など）を除外して，**表11-4**に示すように，**脆弱性骨折の存在**と**骨密度低下**を評価する．骨粗鬆症のリスクが高い場合は，症状の有無にかかわらず，胸椎・腰椎の単純X線検査を行うべきである．骨密度の測定は，**二重エネルギーX線吸収測定法**（dual-energy X-ray absorptiometry，**DXA法**）を用いて，**腰椎**または**大腿骨近位部**で評価する．骨密度が若年成人の平均値（young adult mean，**YAM**）の**70％以下**の場合は，脆弱性骨折の有無にかかわらず骨粗鬆症と診断できる．

c 治　療

▶ **骨折予防が最大の目的であり，薬物治療が中心になる**

　骨粗鬆症に対する治療は，**骨折予防**が一番の目的である．特に生活機能障害をもたらし死亡率を上昇させる椎体骨折と大腿骨近位部骨折を防ぐことが重要である．骨粗鬆症の治療は**薬物療法**が中心になるが，**食事療法**（カルシウム，ビタミンD，ビタミンKの十分な摂取），**運動療法**，生活習慣の改善（**禁煙**，**節酒**），**転倒予防対策**などを行い，骨折リスクを軽減させることも重要である．

　骨粗鬆症治療薬としては，**骨吸収抑制薬**である**ビスホスホネート製剤**[*]，**抗RANKL抗体**（デノスマブ），**選択的エストロゲン受容体モジュレーター**（**SERM**）が，わが国では主に用いられている．また，**活性型ビタミンD製剤**（アルファカルシドール，エルデカルシトール），骨形成促進薬である**PTH製剤**，抗スクレロスチン抗体も使用されている．続発性骨粗鬆症の場合には，原因疾患の治療や原因薬物の減量・中止も検討する必要がある．

＊ビスホスホネート製剤
強力な骨吸収抑制効果を有し，骨密度を増加させて骨折リスクを軽減させる．内服薬と注射薬がある．ビスホスホネートは体内に吸収されると，骨に沈着し，破骨細胞に取り込まれ，破骨細胞のアポトーシスを誘導して，骨吸収を抑制する．

2 骨軟化症 (osteomalacia), くる病 (rickets)

a 成因・病態

> 骨の石灰化障害を特徴とする疾患で, 成人期に発症したものを骨軟化症, 小児期に発症したものをくる病という

骨軟化症とくる病は, 骨の石灰化障害 (リン酸カルシウムの沈着障害) により**骨の変形**や**骨折**をきたす全身性の代謝性骨疾患で, 骨端線閉鎖後の**成人期**に発症したものを**骨軟化症**, 骨端線閉鎖前の**小児期**に発症したものを**くる病**と呼ぶ. 骨の絶対量は正常であるが, カルシウムやリンが不足するため, 未完成の類骨が増加する (図11-3). 発症要因としては, **ビタミンDの作用不足**によるものが多く, また**リンの不足**が原因になることもある. ビタミンDの作用不足の原因としては, ビタミンD摂取不足, 日光 (紫外線) 曝露不足による体内でのビタミンD産生低下, 胃切除後・胆汁分泌不全・回腸病変などによるビタミンD吸収不良, 肝機能あるいは腎機能障害によるビタミンDの活性化障害, ビタミンD受容体の異常などがある. リンの不足は, リンの摂取不足・吸収障害, 腎尿細管でのリン再吸収障害などが原因となる.

b 症状・検査所見・診断

> 骨軟化症では, 高アルカリホスファターゼ血症, さらに低リン血症あるいは低カルシウム血症を認める. 骨軟化症では骨密度が低下する

くる病では, 成長障害, O脚・X脚などの骨変形, 歩行障害, 脊柱の弯曲などを認め, 骨軟化症では, 骨痛, 筋力低下, 胸郭・脊柱の変形, 偽骨折などを認める. 血液検査では, **高骨型アルカリホスファターゼ*血症**が特徴的で, **低リン血症**あるいは**低カルシウム血症**を伴う. 単純X線検査では, 骨軟化症では低石灰化領域を示すLooser's zone (偽骨折) を認め, くる病では骨幹端の杯状陥凹, 骨端線の拡大や毛羽立ちなどの所見を認める. 骨軟化症では**骨密度低下**を認めるため, 骨粗鬆症との鑑別が重要である. 骨シンチグラフィでは, 肋軟骨への多発取り込みを認める.

***アルカリホスファターゼ**
アルカリ性の環境でリン酸化合物を加水分解してリン酸を遊離させる酵素. 肝臓, 骨, 小腸, 胎盤に多く発現している.

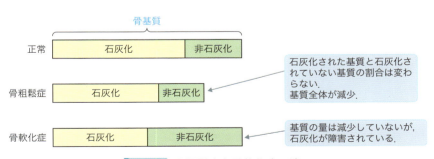

図11-3 骨粗鬆症と骨軟化症の違い

c 治　療

▶ 骨軟化症・くる病の治療は，ビタミンD不足が原因の場合はビタミンD製剤，リン不足が原因の場合はリン製剤を用いる

　ビタミンDの不足が骨軟化症・くる病の発症要因となっている場合には，**ビタミンD製剤**の補充を行う．リンの不足が原因の場合には**リン製剤**の投与を行う．発症予防のための生活指導として，ビタミンDの十分な摂取や日光浴を奨励する．

3 変形性関節症 （osteoarthritis, OA）

a 成因・病態

▶ 関節軟骨の変性・摩耗を生じ，関節内部の炎症や関節変形を生じる疾患．膝関節や股関節に起こりやすく，中年以降の肥満女性に多くみられる

　関節表面を覆う**関節軟骨**は，関節への衝撃を和らげるクッションの役割を果たしている．**変形性関節症**は，加齢に伴う退行性変化を基盤として，関節への力学的負荷（肥満，運動，外傷など）が加わることで，関節軟骨の変性・摩耗を生じ，関節内部の炎症や関節変形を生じる疾患である．**膝関節**，**股関節**，**肘関節**，**脊椎**に起こりやすく，加齢とともに発症頻度は増加し，特に**中年以降の肥満女性**に多く発症する．原因がはっきりせず，加齢や肥満，運動負荷などで発症する一次性関節症と，骨折などの外傷やリウマチ・痛風などの疾患に続いて発症する二次性関節症に分類されるが，ほとんどが一次性で，膝関節に発症することが多い．

b 症状・検査所見・診断

▶ 初期には動作開始時の痛みを認め，次第に安静時も痛みを自覚する．診断には関節のX線検査を用いる

　最も多い**変形性膝関節症**の症状は，初期には**立ち上がりや歩きはじめ**などの**動作開始時の痛み・違和感**で，安静により症状は改善する．次第に動作中にも痛みを認めるようになり，**階段の昇降**，特に降りるときに痛みを自覚し，**正座が困難**になる．さらに進行すると，安静時にも痛みを自覚するようになり，関節の変形，関節の可動域制限，歩行困難を認め，日常生活に支障をきたす．診断は，問診，視診，触診を行い，最終的に関節の**X線検査**にて，関節裂隙の狭小化，骨棘形成などの所見を確認する．

c 治　療

▶ 保存的治療が主体となるが，痛みや変形が強い場合には手術療法も検討

　変形性膝関節症において，一度摩耗した関節軟骨や変形した関節を元通り

にする治療法はなく，痛みや症状を和らげて，それ以上病状を進行させないための保存的治療が中心になる．薬物療法としては，抗炎症薬の内服・外用，ヒアルロン酸の関節内注射が行われる．関節機能維持のための運動療法，関節に対する負荷を軽減させる装具療法，温熱療法などの物理療法も効果が示されている．保存的治療を行っても痛みや変形が強い場合には手術療法を検討する．手術療法には，関節鏡視下手術，骨切り術，人工関節置換術がある．

4 関節リウマチ（rheumatoid arthritis, RA）

a 成因・病態

▶ 関節リウマチは，関節内の滑膜の炎症が主体の自己免疫疾患である

　関節リウマチは，関節の内側を覆っている滑膜の炎症により，全身の様々な関節に痛みや腫れを生じる慢性疾患で，進行すると関節が破壊され，著しい身体機能障害を呈する疾患である．免疫系の異常によって発症する自己免疫疾患の1つである．30〜50歳代の女性に多く発症し，男女比は1:4である．関節病変に加えて，胸膜炎，間質性肺炎，皮下結節，血管炎，貧血，骨粗鬆症などを合併することがある．

b 症状・検査所見・診断

▶ 初期症状として，朝のこわばり，関節の腫れ，痛みがある

　関節リウマチの初期症状としては，朝のこわばり（morning stiffness），関節の腫れ・痛みなどがある．手足の指の関節に，左右対称に起こることが多い．病変が進行すると，骨・軟骨の破壊をきたし，関節の変形を認め，関節の可動域（動く範囲）が制限され，日常生活に大きな支障をきたす．関節以外の症状としては，微熱，倦怠感，体重減少，食欲不振などが認められる．

　関節リウマチの診断は，少なくとも1つ以上の関節に滑膜炎（関節の腫れ）を認め，関節リウマチ以外の疾患の可能性が低い場合に，①腫れや痛みのある関節数，②自己抗体（リウマトイド因子または抗シトルリン化ペプチド（CCP）抗体），③炎症反応（CRP，血沈），④症状の持続期間，の4項目をスコア化して判断する．

c 治療

▶ メトトレキサートや生物学的製剤による治療で寛解導入を目指す

　関節リウマチの治療は，近年目覚ましい進歩を遂げており，従来の痛みを和らげる治療から，寛解導入と長期予後の改善を目標とした治療に変化してきている．

　診断後の早期から，抗リウマチ薬（メトトレキサート，MTX）の内服を開始する．MTX内服開始後3〜6ヵ月で効果が十分に得られない場合には，

生物学的製剤や分子標的治療薬を含めた他剤の使用を考慮する．関節の腫れや痛みなどの症状を抑えるためには，**非ステロイド性抗炎症薬（NSAIDs）**やステロイド薬も有用である．関節機能回復のために手術療法が行われることもある．

日常生活では，炎症が強い時期には安静，十分な睡眠，禁煙，栄養バランスのとれた食事摂取などを心掛け，病状が落ち着いたら関節機能の維持や筋力の回復を目的としたリハビリテーションを行う．

5 フレイル（虚弱）(frailty)

a 成因・病態

▶ 加齢に伴う機能低下により，病気の発症や身体機能障害を起こしやすく，要介護や死亡に至りやすい状態のこと

フレイル（フレイルティ，虚弱）とは，加齢に伴う種々の機能低下（予備能力の低下）により，病気の発症や身体機能障害を起こしやすく，要介護や死亡に至りやすい状態のことである（図11-4）．

フレイルは，**身体的問題**（低栄養，サルコペニア，ロコモティブシンドローム，口腔機能低下，転倒・骨折など）だけでなく，**精神・心理的問題**（認知機能障害，うつ，意欲低下など）や**社会的問題**（独居，経済的困窮，閉じこもりなど）も含んでおり，3つの問題が相互に負の影響を及ぼして，悪循環（フレイル・サイクル）を形成する．フレイルを早期に発見して，食事や運動などの適切な介入・支援を行えば，生活機能や日常生活動作（activity of daily living, ADL）の維持・向上が期待でき，要介護に至る時期を先延ばしすることが可能で，健康寿命を延ばすことが示されている．

> **他分野への橋わたし**
>
> **日常生活動作（ADL）**
> ADLとは，人が日常生活を送るために行う活動の能力のことである．ADLは，食事，排泄，着替え，入浴，移動などの基本的ADL（basic ADL）と，買い物，食事の準備，金銭管理，服薬管理，電話の使用，交通機関を利用しての外出など高次のADLである手段的ADL（instrumental ADL：IADL）に分けられる．
> 〈関連科目：応用栄養学〉

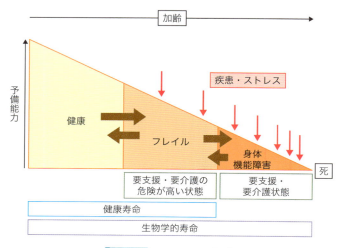

図11-4 フレイルの概念

［葛谷雅文：老年医学におけるSarcopenia & Frailtyの重要性．日本老年医学会雑誌 **46**：279-285, 2009 を参考に著者作成］

65歳以上の高齢者の約10％がフレイルで，高齢になるほどその頻度は高くなり，80歳以上では男女とも30％を超える人がフレイルとされている．

b 症状・検査所見・診断

▶ フレイルに関しては，現時点で統一された基準はないが，現在のところフリードらが提唱した基準や後期高齢者の質問票が用いられている

現時点で，フレイルに関する統一された基準はないが，フリード（Fried）らが提唱した身体的フレイルの評価基準（**CHS基準**）が多く用いられている．この基準は，①体重減少，②疲れやすさ，③身体活動量の低下，④歩行速度の低下，⑤筋力（握力）の低下，の5項目を評価して，このなかで3項目が当てはまればフレイル，1～2項目が当てはまる場合はプレフレイル（フレイルの前段階），まったく該当しない場合を健常高齢者と判断する．

わが国で介護予防事業の一環として，要介護に至る危険性の高い高齢者を見つけ出すために用いられている「**基本チェックリスト**」もフレイルの3つの要素（身体的問題，精神・心理的問題，社会的問題）を含んでおり，フレイルを評価するうえで優れたツールであると考えられている．

また，厚生労働省は，2020年より75歳以上の後期高齢者を対象に，フレイルになっていないかどうかをチェックする「後期高齢者の質問票」を導入しており，フレイルの早期発見を目指している（**フレイル健診**）．

c 治療

▶ フレイルの病態の中核は，低栄養とサルコペニアであるため，フレイルの予防には食事療法と運動療法の併用が重要である

フレイルの病態の中核を形成しているのは，**低栄養**と**サルコペニア**であるため，**適切な栄養摂取**（たんぱく質，ビタミン類，ミネラルなど）や**運動**（有酸素運動と筋力トレーニングの併用）を行うことで，生活機能の改善が認められ，要介護に至るのを遅らせることができる．食事療法と運動療法は併用したほうが，単独で行った場合よりも効果が出ることが示されている．また，持病のコントロール，口腔ケア，感染症予防などに加え，社会との関わりをもつこともフレイル対策に有効である．

6 サルコペニア（sarcopenia）

a 成因・病態

▶ 加齢に伴い全身の骨格筋量が減少して，筋力・身体機能が低下した状態で，進行すると要介護や死につながる

サルコペニアとは，ギリシャ語のsarx（筋肉）とpenia（減少）を組み合わせた造語で，**加齢に伴い全身の骨格筋量が減少して，筋力・身体機能が低

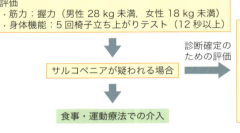

図11-5 サルコペニアの診断アルゴリズム

*DXA：dual-energy X-ray absorptiometry（二重エネルギーX線吸収測定法）
**BIA：bioelectrical impedance analysis（生体電気インピーダンス法）
[Chen LK et al：Asian Working Group for Sarcopenia：2019 Consensus Update on Sarcopenia Diagnosis and Treatment. J Am Med Dir Assoc 21：300-307, 2020 を参考に著者作成]

下した状態である．サルコペニアが進行すると，転倒・骨折のリスクの増大，日常生活動作（ADL）の低下，身体機能障害，自立性の喪失などをきたし，要介護，そして死につながる*．サルコペニアは，加齢に伴う**一次性サルコペニア**と，活動不足（寝たきりなど），疾患（重症臓器不全，悪性腫瘍など），栄養不良（エネルギー・たんぱく質の摂取不足など）によって起こる**二次性サルコペニア**に分類される．後期高齢者では，サルコペニアと糖尿病を合併することが多く，骨格筋量減少による糖の取り込みの低下や，筋力低下による運動量減少が，血糖コントロールの悪化に関与していることが示唆されている．

＊サルコペニア肥満
骨格筋量の減少と体脂肪の増加を同時に有する状態をサルコペニア肥満という．サルコペニア肥満は，心血管病変発症と要介護の両方のリスクが同時に高くなった状態で，サルコペニア単独や肥満単独の場合と比べて，死亡リスクが高くなる．

b 症状・検査所見・診断

▶ 診断する際には，骨格筋量減少，筋力低下，身体機能低下の3つを評価

サルコペニアを診断するためには，**四肢骨格筋量の減少，筋力低下，身体機能低下**の3つを評価する．筋力低下は**握力**で評価し，身体機能低下は**歩行速度**や**5回椅子立ち上がりテスト**などで評価する．いずれかに低下がみられる場合に，**二重エネルギーX線吸収測定法（DXA法）**あるいは**生体電気インピーダンス法（BIA）**を用いて**骨格筋量を測定**し，骨格筋量の減少を認める場合にサルコペニアと診断する（図11-5）．

また，サルコペニアのリスクのある人を早期に特定するために，下腿周囲長測定やSARC-Fなどの質問票によるスクリーニングも推奨される．

C 治　療

▶ 予防・治療は，栄養療法と運動療法を組み合わせて，筋肉量および筋力を維持・改善させることを目標とする

　現時点でサルコペニアに対して確立された薬物療法はなく，**栄養療法**および**運動療法**を組み合わせることによって，筋肉量および筋力の維持・改善を目指す．栄養療法は，十分なエネルギー摂取に加えて，**ロイシンなどの分枝鎖アミノ酸**[*]を中心とした**たんぱく質**の摂取，**ビタミン D** 摂取を推奨する．運動療法は，**有酸素運動**と**レジスタンス運動**を組み合わせることで，筋肉量および筋力の改善効果が期待できる．

*分枝鎖アミノ酸
分岐鎖アミノ酸とも呼ばれる．炭素骨格が枝分かれした構造をもつ必須アミノ酸で，バリン，ロイシン，イソロイシンの3種類が存在する．骨格筋のエネルギー代謝や合成に関与する．なかでもロイシンは，筋たんぱく質の合成を促進することが知られている．

7 ロコモティブシンドローム （locomotive syndrome）

　ロコモティブシンドローム（運動器症候群，略称ロコモ）は，日本整形外科学会が提唱している，**運動器（骨，関節，筋・神経）の障害**によって**移動機能が低下**し，**要介護になるリスクが高い状態**のことである．ロコモティブシンドロームには，サルコペニアをはじめ，骨粗鬆症による骨折，変形性関節症，脊柱管狭窄症などの運動器疾患が含まれる．

　ロコモ度テストは，①下肢の筋力を調べる「**立ち上がりテスト**」，②歩幅を調べる「**2 ステップテスト**」，③ 25 のチェック項目で身体の状態・生活状況を調べる「**ロコモ 25**」の 3 つのテストから構成されており，年齢相応の移動能力を維持できていない場合は，ロコモティブシンドロームが始まった状態あるいは進行した状態と判定する．

　ロコモティブシンドロームの予防・治療は，運動の継続が重要である．日本整形外科学会では，バランス能力をつける「片脚立ち」，下肢の筋力をつける「スクワット」の 2 つを「ロコトレ（ロコモーショントレーニング）」として毎日継続することを推奨している．食事に関しては，炭水化物，脂質，たんぱく質，ビタミン，ミネラルの 5 大栄養素をバランスよく摂取することが勧められる．なかでも骨と筋肉の材料になるたんぱく質，カルシウム，ビタミン D，K，B_6，B_{12}，葉酸，マグネシウムなどの十分な摂取が勧められる．

コラム 妊娠後骨粗鬆症

　骨粗鬆症は，閉経後の女性に多く認められるが，若年女性でもまれに，妊娠後期または授乳期に骨粗鬆症による脊椎圧迫骨折を発症することがある．これを妊娠後骨粗鬆症（あるいは妊娠・授乳関連骨粗鬆症）という．

　授乳に伴い，乳腺からの副甲状腺ホルモン関連たんぱく（PTHrP）の分泌促進と，下垂体前葉からのプロラクチン分泌増加，エストロゲン分泌抑制が生じる．これらのホルモンの作用により，母体の骨吸収が促進され，骨から血液へカルシウムが移行し，乳児の成長に必要なカルシウムが母乳に供給される．授乳婦は骨密度が一過性に減少するが，授乳をやめると骨量は回復する．しかしながら，やせなどで妊娠前からすでに骨密度が低い人は，特に授乳期に骨粗鬆症を発症しやすいと考えられている．妊娠後骨粗鬆症を発症した場合には，骨量回復のために断乳が必要である．

国試過去問をもとにした
○×問題を解いてみよう！！

Q1 骨の主な有機質成分は，コラーゲンである．

Q2 骨芽細胞は，骨吸収に働く．

Q3 カルシウム濃度が上昇すると，副甲状腺ホルモン（PTH）の分泌が促進される．

Q4 可動関節は，関節包で覆われている．

Q5 遅筋線維は，速筋線維よりミオグロビンが少ない．

Q6 骨粗鬆症は，骨の石灰化障害である．

Q7 骨粗鬆症では，肥満がリスク因子である．

Q8 糖尿病は，骨折のリスクを高める．

Q9 CKD（慢性腎臓病）は，骨折のリスクを高める．

Q10 骨型アルカリホスファターゼ（BAP）は，骨吸収マーカーである．

Q11 骨粗鬆症は，高齢者の身長低下の原因となる．

Q12 副腎皮質ステロイド薬（糖質コルチコイド薬）の長期投与は，骨粗鬆症のリスク因子である．

Q13 ビスホスホネート薬は，骨形成を促進する．

Q14 DXA（DEXA）法は，骨密度の評価に用いられる．

Q15 小児期のビタミンD欠乏では，くる病が起こる．

Q16 やせは，変形性関節症のリスク因子である．

Q17 フレイル（虚弱）の予防では，身体活動を制限する．

Q18 サルコペニアでは，筋萎縮がみられる．

Q19 サルコペニアは，たんぱく質摂取不足が要因となる．

Q20 ロコモティブシンドロームでは，要介護になるリスクが高い．

12 生殖器系

Key words

妊娠高血圧症候群，妊娠糖尿病，エストロゲン依存性疾患，更年期障害，子宮頸がん，子宮体がん，乳がん，ヒトパピローマウイルス，遺伝子の異常，ウォルフ管，ミュラー管，ライディッヒ細胞，セルトリ細胞，加齢による疾患，排尿障害

この章で学ぶこと

- 女性生殖器系を構成する器官の構造と働きを理解する．
- 女性の性周期と，性周期を調節するホルモンの働きを理解する．
- 妊娠高血圧症候群の病態，症状，病型，治療の概要を理解する．
- 妊娠糖尿病の病態，診断，母児に生じる合併症，治療を理解する．
- 子宮頸がんの原因，症状，予防・治療の概要を理解する．
- エストロゲンが関わる子宮体がん，子宮筋腫，子宮内膜症の原因，症状，治療の概要を理解する．
- 乳がんの原因，症状，サブタイプ分類，治療の概要を理解する．
- 男性生殖器系を構成する器官の構造と働きを理解する．
- 前立腺肥大症を中心とした排尿障害の症状，治療を理解する．
- 男性の性機能障害について成因，症状，検査の概要を理解する．
- 前立腺がんの原因，症状，検査，治療の概要を理解する．

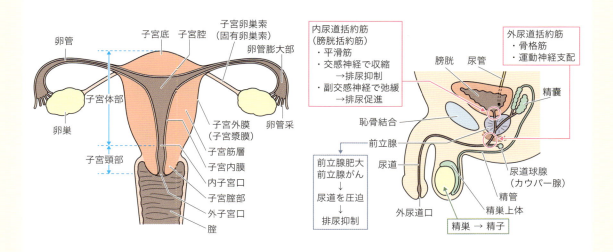

概略図　女性生殖器系（左）と男性生殖器系（右）

A 生殖器系の構造と機能

1 女性生殖器系の構造と機能

　生物が自分と同じ種の個体をつくり出し，同じ種の仲間の数を殖やすことを**生殖**という．生殖器系とは，生殖に関わる器官系である．生殖器は，生殖細胞の産生や輸送，受精と胚子・胎児の発育のための器官である**内生殖器**と，性交時に交接器官として働く**外生殖器**に分けられる．女性生殖器は，卵巣，卵管，子宮，腟からなる内生殖器と外陰からなる外生殖器で構成されている（概略図参照）．

a 卵　巣
・左右1対の母指頭大の実質性器官である．
・**卵子の形成・成熟，排卵**を行う．
・**性ステロイドホルモン（エストロゲンとプロゲステロン）の産生・分泌**を行う．

b 卵　管
・子宮底から左右の卵巣に向かって横走する管状の器官である．
・卵巣から排卵された卵子をとらえて子宮へ運ぶ．
・通常，卵管膨大部と呼ばれる管腔が広くなったところで精子と卵子が出合い，**受精**する．

c 子　宮
・膀胱と直腸の間にある平滑筋性の中空性器官である．
・子宮は，**子宮体部**と**子宮頸部**に大きく分けられる．
・受精卵が**着床**する場である．
・**胚子・胎児の発育**の場になる．

d 腟
・子宮頸部と腟前庭をつなぐ管状の器官である．
・月経血を排出する．
・交接器官である．
・分娩時，**産道**となる．
・腟内に常在する**デーデルライン桿菌**がつくる乳酸により，腟内は酸性に保たれ，外部からの細菌が繁殖しにくい環境にある．

e 外　陰
・恥丘，大陰唇（だいいんしん），小陰唇（しょういんしん），腟前庭，陰核，会陰（えいん），大前庭腺（バルトリン腺）からなる．

2 女性の性周期

　成熟した女性では，毎月1つの卵子が卵巣から排卵される．28日間の周期で子宮内膜の剝離に伴う出血（月経）がある．女性の性周期は視床下部から分泌される**ゴナドトロピン放出ホルモン**（gonadotropin-releasing hormone, **GnRH**）および下垂体から分泌される**卵胞刺激ホルモン**（follicle-stimulating hormone, **FSH**）と**黄体形成ホルモン**（luteinizing hormone, **LH**），卵巣から分泌される**エストロゲンとプロゲステロン**によって調節されている（図12-1）．

- 卵巣に生じる周期的な変化を**卵巣周期**といい，**卵胞期**，**排卵期**，**黄体期**に分かれる（図12-2）．
- 子宮に生じる周期的な変化を**月経周期**（月経開始日から次回の月経開始前日まで）といい，**月経期**，**増殖期**，**分泌期**に分かれる．
- 卵胞期には，卵巣で卵胞が発育，成熟する．成熟とともに**卵胞からのエストロゲンの分泌**が増加する．卵胞から分泌されるエストロゲンにより子宮内膜は急激に増殖する（増殖期）．
- 血中のエストロゲン濃度が増加し続けることにより，LHサージ*（下垂体からLHが大量に分泌される）が起こり，LHの作用により卵巣から卵子が放出される（排卵期）．
- 黄体期には，排卵した後の卵胞が黄体になる．**黄体からはプロゲステロンとエストロゲンが分泌**される．黄体から分泌されるプロゲステロンとエストロゲンにより，血管や子宮内膜腺はさらに発達する（分泌期）．
- 受精しない場合は，黄体が白体になり，プロゲステロンとエストロゲンの分泌が減る．プロゲステロンとエストロゲンの急激な低下により，子宮内膜の機能層が剝離し，血液とともに腟から排出される（月経期）．

* LHサージ
末梢の内分泌腺から分泌されたホルモンが，視床下部や下垂体に作用して，放出ホルモンや刺激ホルモンの分泌を促進することを**ポジティブフィードバック**（正のフィードバック）という．卵巣で発育・成熟した卵胞から分泌されたエストロゲンが，一定のレベル以上に増加すると，ポジティブフィードバックにより下垂体からLHのサージ状分泌が惹起されて，排卵が引き起こされる．

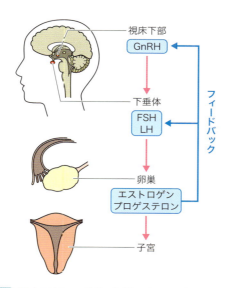

図12-1 視床下部-下垂体-卵巣における内分泌調節機構

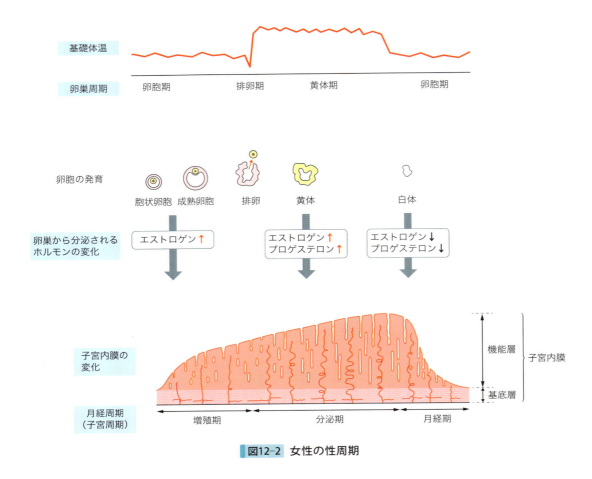

図12-2 女性の性周期

3 男性生殖器系の構造と機能

a 男性生殖器の分化（図12-3）

- 男性への性分化は，Y染色体にある性決定遺伝子（sex-determining region Y, **SRY**）で規定される．
- XY個体では未分化性腺は精巣に分化し，精巣の働きで**ウォルフ管**（Wolffian duct）の発育と**ミュラー管**（Müllerian duct）の退化が促され，男性型への分化が進む．
- 胎生期には精巣はまだ腹腔内にある．胚子が成長するにしたがって，腹部が頭部に伸び，精巣は相対的に下降する．
- 精巣は腹圧とアンドロゲンの作用も加わって，胎生32週まで下降を続け，最終的に陰囊内に落ち着く．
- 精巣の**ライディッヒ**（Leydig）**細胞**より分泌される男性ホルモンが，生殖結節，生殖隆起，尿生殖洞，ウォルフ管といった男性の内外生殖器を発達させる．
- 精巣の**セルトリ**（Sertoli）**細胞**から分泌されるミュラー管退縮物質が，女性の内生殖器の原器であるミュラー管を退縮させる（図12-3 ┄▶）．

A. 生殖器系の構造と機能　285

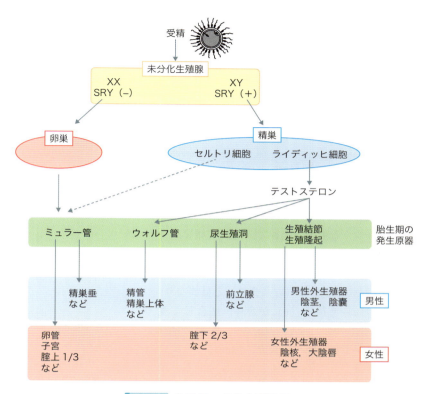

図12-3 生殖器の分化と誘導因子

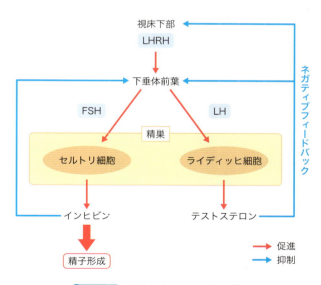

図12-4 男性ホルモンの分泌機序

b 男性ホルモン（図12-4）

- 思春期以降，間脳の視床下部からのゴナドトロピン放出ホルモン（GnRH（特にLHRH））の分泌が増加する．

- LHRH が下垂体から出る卵胞刺激ホルモン（FSH）と黄体形成ホルモン（LH）の分泌を促す．
- FSH は，精巣の**セルトリ細胞**に働き，**精子産生**を促進する．
- LH は，精巣の**ライディッヒ細胞**に働き男性ホルモン（**テストステロン**）の分泌を促す．このテストステロンは男性化の作用をもつ．

B 妊娠と分娩・妊娠合併症

1 生殖（reproduction），発生（development）

　生物が自らと同じ種に属する個体をつくる**生殖**の過程で，遺伝情報を次世代に伝える役割を担う細胞を**生殖細胞**という．有性生殖を行うヒトの場合，配偶子（卵子と精子）と配偶子のもとになる細胞が生殖細胞である．配偶子（1倍体，n）は，体細胞（2倍体，$2n$）の細胞分裂（有糸分裂）とは異なり，**減数分裂**によってつくられる．卵子（n）と精子（n）が合体，融合して**受精卵**（$2n$）になる．受精卵は細胞分裂（卵割）を行いながら，**胞胚**（細胞間に液がたまり胞胚腔と呼ばれる液腔が生じた胚）になり，胞胚は子宮内腔に達する．胞胚は子宮内膜に進入し**着床**する．着床をもって妊娠の成立とする．胞胚は表面を覆う一層の栄養膜と，将来胚子（胎芽）になる内細胞塊に分かれる．栄養膜細胞（トロホブラスト）は絨毛膜になり，その一部は母体の脱落膜（子宮内膜が受精卵の着床により肥大・増殖したもの）とともに**胎盤***を形成する．胞胚は発生第2週に入ると，二層性胚盤を形成する．発生第3週目に入ると原始線条が出現し三層性胚盤を形成，外胚葉，中胚葉，内胚葉に分かれる．発生第3週以降，三層性胚盤の各胚葉はそれぞれの器官原基の形成に向けて分化する．**妊娠**とは，受精卵の着床（妊娠の成立）から胎児およびその付属物が母体外に娩出される（**分娩**）までをいう．

＊胎盤
胎盤は，母体と胎児の間でのガス交換や物質交換を行う．また，妊娠維持や胎児の発育に必要なホルモンを産生する．受精すると妊娠黄体からプロゲステロンとエストロゲンが産生されるが，妊娠7週頃からプロゲステロンとエストロゲンの主な産生場所は胎盤になる．胎盤は，ヒト絨毛性ゴナドトロピン（hCG）とヒト胎盤性ラクトゲン（hPL）も産生・分泌する．

2 妊娠高血圧症候群
（hypertensive disorders of pregnancy, HDP）

a 成因・病態

▶ 妊娠高血圧症候群の発症には様々な要因が関与する．主要な成因として胎盤形成不全がある

　妊娠高血圧症候群（HDP）の危険因子には，**母体の年齢**（40歳以上，15歳以下），**肥満**（BMI が25以上），**初産婦**，遺伝的素因（高血圧・2型糖尿病・HDP の家族歴，HDP の発症に関連する遺伝子多型），合併症（高血圧，2型糖尿病，易血栓形成性，全身性エリテマトーデスなど），多胎妊娠，前回の妊娠からの間隔が5年以上空いている，HDP の既往などがある．

　妊娠高血圧症候群の発症には様々な原因が関与し，その詳細は明らかでは

ないが，HDP の成因に胎盤機能不全がある．受精卵は卵割を繰り返し，胎児になる内細胞塊と胎盤の形成にあずかる栄養膜に分かれる．正常な妊娠では，栄養膜細胞のうち，絨毛外性栄養膜細胞が子宮筋層の 1/3 まで浸潤し，らせん動脈*の血管壁を構成する細胞が絨毛外性栄養膜細胞に置き換わる（らせん動脈のリモデリング）．そのため，交感神経の支配を受けなくなったらせん動脈は常に拡張して，絨毛間腔に十分な血液を供給できる．一方，妊娠高血圧症候群では，絨毛外性栄養膜細胞の子宮筋層への浸潤が不十分であり，らせん動脈の血管壁が絨毛外性栄養膜細胞に置き換わらない（らせん動脈のリモデリング不全）．絨毛間腔への血液供給が減少し，低酸素になった胎盤から血管内皮障害を引き起こす物質が放出され，母児双方に広範な障害を生じる．

b 症状・検査所見・診断

▶ 妊娠時に高血圧を認めた場合，妊娠高血圧症候群とする

　母体の主な症状には，**高血圧**，**たんぱく尿**，浮腫，頭痛などがある．血管内皮障害による血管攣縮や血管透過性の亢進が生じ，腎機能障害，肝機能障害（HELLP 症候群*），頭蓋内出血，**子癇**（eclampsia）*，播種性血管内凝固症候群（disseminated intravascular coagulation, DIC）など，重篤な合併症をきたしやすい．胎児では，胎盤形成不全に伴う胎児発育不全，胎児機能不全，胎児死亡を認める．妊娠高血圧症候群は，母体死亡，周産期死亡の主な原因疾患である．

　妊娠高血圧症候群における高血圧の診断基準は，収縮期血圧が 140 mmHg 以上，または，拡張期血圧が 90 mmHg 以上である．下記①，②，③のいずれかに該当する場合，たんぱく尿と診断する．① 24 時間尿で 300 mg/ 日以上のたんぱく尿が検出される，②随時尿でたんぱく質 / クレアチニン（protein/creatinine, P/C）比が 0.30 以上である，③ 24 時間蓄尿や随時尿での P/C 比測定のいずれも実施できない場合には，2 回以上の随時尿を用いたペーパーテストで 2 回以上連続して尿たんぱく 1+ 以上陽性である．高血圧がなく，たんぱく尿のみの妊娠たんぱく尿*は妊娠高血圧症候群に含めない．

　病型は，**妊娠高血圧**（gestational hypertension, GH），**妊娠高血圧腎症**（preeclampsia, PE），**加重型妊娠高血圧腎症**（superimposed preeclampsia, SPE），**高血圧合併妊娠**（chronic hypertension, CH）に分類される（**図 12-5**）．重症 HDP のみが規定されており，軽症という用語は，ハイリスクでない妊娠高血圧症候群と誤解されるため用いない．重症 HDP は，①収縮期血圧が 160 mmHg 以上，または，拡張期血圧が 110 mmHg 以上，②妊娠高血圧腎症・加重型妊娠高血圧腎症において，母体の臓器障害または子宮胎盤機能不全を認める，①，②のいずれかを満たす．たんぱく尿の多寡による重症分類は行わない．また，発症時期により，妊娠 34 週未満に発症するものを早発型（early onset type, EO），妊娠 34 週以降に発症するものを遅発型

＊らせん動脈
非妊娠時には，子宮内膜の機能層に血液を供給する動脈である．妊娠中は，母体から胎児に酸素や栄養素を多く含んだ血液を送っている．

他分野への橋わたし

母体にみられる循環器系の生理学的変化
胎児への血液を確保するために，母体の循環血液量は増加するが，母体の血圧は非妊娠時に比べて変化しないか，やや低下する．血圧は心拍出量と末梢血管抵抗の積で表すことができる（☞p.153）．循環血液量の増加は心拍出量を増加させるが，妊娠中，胎盤から分泌されるエストロゲンの血管拡張作用やプロゲステロンの平滑筋弛緩作用により血管抵抗性が減少するため，母体の血圧は不変か軽度に低下する．〈関連科目：応用栄養学，臨床栄養学〉

＊HELLP 症候群
溶血（Hemolysis），肝酵素上昇（Elevated Liver enzymes），血小板減少（Low Platelet）の三徴を示す症候群である．

＊子癇
妊娠 20 週以降にはじめてけいれん発作を起こし，てんかんや二次性けいれんが否定されるものをいう．けいれん発作の起こった時期によって，妊娠子癇・分娩子癇・産褥子癇と称する．

＊妊娠たんぱく尿
妊娠 20 週以降にはじめてたんぱく尿が指摘され，分娩後 12 週までに消失した場合をいう．症状がたんぱく尿のみの場合，妊娠高血圧症候群の病型分類には含めない．

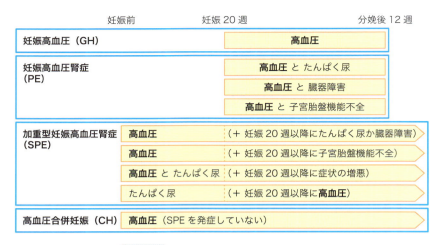

図12-5 妊娠高血圧症候群の病型分類

(late onset type, LO) に分類する.

c 治　療

▶ 最終的には妊娠の終結（ターミネーション）が必要である

　治療の基本は，**妊娠の終結（ターミネーション）**である．ただし，胎児が未熟な場合，可能な限り妊娠を継続させる．妊娠を継続させるための対症療法には，安静，食事療法，降圧薬の投与を中心とした薬物療法がある．食事療法では，適切なエネルギー摂取による体重管理と，食塩摂取を7～8 g/日程度とする緩やかな**食塩制限**が基本となる．妊娠中に投与可能な降圧薬には，中枢性交感神経抑制薬のメチルドパ，交感神経αβ遮断薬のラベタロール，カルシウム拮抗薬のニフェジピン，血管拡張薬のヒドララジンがある．**アンジオテンシン変換酵素阻害薬やアンジオテンシンⅡ受容体拮抗薬は，ヒトでの妊娠中期以降の使用で胎児毒性が確認されているため，妊娠中の使用は禁忌である**（☞ p.160）．子癇発作の予防や治療には硫酸マグネシウムを投与する．妊娠の継続は，胎児の肺サーファクタントが十分に産生されて，胎児が自力で呼吸して胎外生活が可能になる妊娠34週頃を目標とする．母児に危険な症候が生じた場合には，妊娠週数によらず，分娩誘発または帝王切開によるターミネーションが必要になる．

3 妊娠糖尿病 (gestational diabetes mellitus, GDM)

a 成因・病態

▶ 妊娠するとインスリン抵抗性が増す．インスリンが効きにくい状態になり，高血糖を引き起こす

　妊娠中，胎盤から産生・分泌される**ヒト胎盤性ラクトゲン**（human

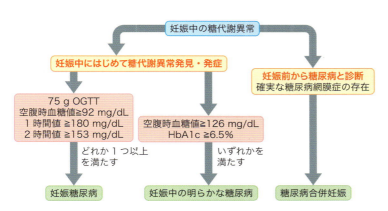

図12-6 妊娠中の糖代謝異常と診断基準

placental lactogen, **hPL**）は，母体に対して，細胞へのグルコース取り込みを抑えて，脂肪分解を促す．そのため，母体の血中グルコースは，胎児に優先的に供給されて，母体はグルコースの代わりに脂質分解を促進して必要なエネルギーを獲得する．これは母体に生じる生理的な代謝の変化であるが，**インスリン抵抗性**が増すため，非妊娠時に比べて食後血糖値が高くなる．さらに，様々な原因により**インスリン抵抗性**が強くなると，母体は高血糖になる．また，脂質分解を促進して脂肪酸のβ酸化で生じたアセチルCoAは，クエン酸回路（TCA回路）に入ってATP産生に使われるが，余剰のアセチルCoAからはケトン体が生成される．酸性の物質であるケトン体が母体血中に蓄積すると，血液を酸性に傾けて**ケトアシドーシス***を引き起こす．

妊娠糖尿病（GDM）の危険因子には，**糖尿病の家族歴**，**肥満**，**高齢（35歳以上）**，巨大児出産の既往，原因不明の習慣流早産歴，原因不明の周産期死亡歴，先天奇形児の分娩歴，尿糖陽性，妊娠高血圧症候群，羊水過多症などがある．

b 症状・検査所見・診断

▶ 妊娠糖尿病の診断には，75g経口ブドウ糖負荷試験が用いられる

妊娠中の糖代謝異常には，糖尿病が妊娠前から存在している**糖尿病合併妊娠**と，妊娠中にはじめて発見された糖代謝異常がある．後者にはさらに糖尿病に至っていない軽度の糖代謝異常を認める**妊娠糖尿病**と，**妊娠時に診断された明らかな糖尿病**の2つがある（図12-6）．

妊娠糖尿病では，特に自覚症状はない．妊娠糖尿病の母体合併症として，**妊娠高血圧症候群**，**流産・早産**，**羊水過多症**がある．母体の血中グルコースが濃度依存性に胎盤を通過して胎児が高血糖になると，浸透圧利尿のため胎児は多尿になり，羊水過多症を生じる．胎児が器官形成期（妊娠5～8週）に高血糖に曝されると細胞の分化が障害されて先天異常を起こしやすい．また，胎児の高血糖は胎児の膵臓からのインスリン分泌を促す．過剰に分泌さ

***ケトアシドーシス**
血中にケトン体が蓄積して，血液のpHを下げる病態．

他分野への橋わたし

母体にみられる糖代謝
胎児発育の主要なエネルギー源はグルコースである．妊娠中，胎児に必要なグルコースを供給するため，母体の糖代謝は非妊娠時に比べて大きく変化する．胎盤から分泌されるhPLの抗インスリン作用により母体ではインスリン抵抗性が増し，母体でのグルコース利用が抑えられる．母体の細胞に取り込まれなかった血中グルコースは胎児へ優先的に供給される．〈関連科目：応用栄養学，臨床栄養学〉

れたインスリンの作用により，胎児のグリコーゲン，脂肪，たんぱく質の合成が促進され，児は**巨大児**になりやすい．出生後には，母体からのグルコースの供給が途絶え，児の膵臓からインスリンが過剰に分泌され続けるため，**新生児**は**低血糖**に陥りやすい．また，妊娠糖尿病の女性では，**将来の糖尿病発症率が高い**．

妊娠糖尿病のスクリーニング検査としては，妊娠初期および妊娠中期に随時血糖値測定あるいは 50 g グルコースチャレンジテストを行う．随時血糖値が 100 mg/dL 以上，50 g グルコースチャレンジテストの負荷後 1 時間値が 140 mg/dL 以上の場合に，75 g 経口ブドウ糖負荷試験（oral glucose tolerance test，OGTT）を行う．

75 g OGTT において，①負荷前の空腹時血糖値 ≧ 92 mg/dL，② 1 時間値 ≧ 180 mg/dL，③ 2 時間値 ≧ 153 mg/dL のいずれか 1 つ以上を満たす場合，妊娠糖尿病と診断する（**図 12-6**）．**妊娠中に診断された明らかな糖尿病および糖尿病合併妊娠は，妊娠糖尿病には含めない．**

C 治 療

> ▶ 食事療法が基本で，目標血糖値を達成できない場合にはインスリン療法を行う

胎児・新生児の合併症の予防，母体の糖尿病への移行防止を治療の目的として，厳格な血糖コントロールを行う．空腹時血糖値が 95 mg/dL 未満，食後 1 時間血糖値が 140 mg/dL 未満または食後 2 時間血糖値が 120 mg/dL 未満，HbA1c が 6.0～6.5％ 未満（妊娠週数や低血糖のリスクなどを考慮し，個別に設定する）を目標に管理する．

食事療法とインスリン療法を中心に行う．食事療法では，適切なエネルギー摂取とバランスのとれた食品構成が基本である．高血糖を避け，血糖の日内変動を少なくするために，食事を 4～6 回に分けてとる分割食が有用である．

適切な食事療法を行っても血糖コントロールの目標が達成できない場合は，頻回の自己血糖測定（self-monitoring of blood glucose，SMBG，☞ p.93）を行いながら，強化インスリン療法*を行う．**妊娠中に使用する糖尿病治療薬には，胎盤を通過せず安全性が確立されたインスリンを用いる**．毎回の食事前の超速効型インスリンおよび就寝前の持効型溶解インスリンの頻回皮下注射，あるいは持続皮下インスリン注入療法（continuous subcutaneous insulin infusion，CSII）を行う．**ほとんどの経口血糖降下薬は胎児の安全性が確立されておらず，胎盤通過性もあるため，妊娠が成立したら内服を中止する**．

妊娠糖尿病既往女性では糖尿病発症率が高いので，分娩後 6～12 週に再度 75 g OGTT を行うなど，フォローアップが必要である．

＊強化インスリン療法
インスリンの頻回注射や CSII に SMBG を併用し，医師の指導のもとで患者自身がインスリン注射量を決められた範囲内で調整しながら，良好な血糖コントロールを目指す治療法である．

B. 妊娠と分娩・妊娠合併症　291

④ 妊娠悪阻 （hyperemesis gravidarum）

a 成因・病態

▶ 成因は解明されていないが，妊娠初期の急激なホルモン環境の変化，代謝の変化，精神的な負担などが発症に関わるとされている

　妊娠悪阻の主たる病態は，嘔吐による**脱水**と摂食障害による**飢餓状態**である．妊娠に伴い，**エストロゲン，プロゲステロン，ヒト絨毛性ゴナドトロピン**（human chorionic gonadotropin, **hCG**）の産生・分泌が増し，高濃度のエストロゲン，hCG が嘔吐中枢を刺激することが一因と考えられている．また，プロゲステロンの増加により平滑筋が弛緩し，消化管の蠕動運動が低下することも一因と考えられている．

b 症状・検査所見・診断

▶ 妊娠悪阻は消化器症状（悪心・嘔吐，食欲不振など）が悪化し，栄養・代謝障害をきたし，治療を必要とする状態

　主な症状は，頻回の嘔吐，食事摂取困難，それに伴う 5%以上の体重減少，脱水，飢餓状態である．早期には嘔吐による胃液（胃酸）の喪失によって，代謝性アルカローシスがみられる．摂食障害によりグルコースが不足した状態が続くと脂肪の分解が亢進して，ケトン体が生成・蓄積され，代謝性アシドーシスとなる．長期にわたる摂食障害により**ビタミン B₁**（チアミン，thiamine）が不足すると**ウェルニッケ**（Wernicke）**脳症**＊を引き起こす．検査所見では，脱水による血液濃縮のため，ヘマトクリット値が上昇する．ケトン体の生成により，尿中ケトン体が陽性になる．母体血中の電解質異常，肝機能異常，腎機能異常を認める．

　つわり＊の症状が増悪し，嘔吐を頻回に繰り返し，尿中ケトン体陽性，5%以上の体重減少を認めた場合，妊娠悪阻と診断する．妊娠悪阻と鑑別すべき疾患には，妊娠に由来する疾患として hCG を過剰に産生する胞状奇胎や，虫垂炎，胃炎，胃・十二指腸潰瘍，胃がんなどの消化器疾患，脳腫瘍，精神疾患などがあり，これらの疾患を除外することが必要である．

c 治療

▶ 食事療法，輸液療法が基本的な治療である

　心身の安静と休養を心掛け，少量頻回の食事摂取，水分補給を促す．脱水が認められる場合，5%以上の体重減少があり経口水分摂取ができない場合，尿中ケトン体強陽性が続く場合などには，末梢静脈から十分に輸液をする．ウェルニッケ脳症を予防するために，輸液にビタミン B₁ を添加する．それでも体重減少が続く場合には，中心静脈栄養も考慮する．嘔吐が著しいときには，ビタミン B₆（ピリドキシン，pyridoxine）や制吐薬（メトクロプラミ

＊**ウェルニッケ脳症**
ビタミン B₁ の欠乏による中枢神経障害．意識障害，眼球運動障害，運動失調が主な症状である（☞ p.241）．

＊**つわり**
妊娠初期にみられる悪心・嘔吐，食欲不振，嗜好の変化などの消化器症状を中心とした症候．症状の多くは一過性で，全身状態を障害することなく自然に消失する．

12
生殖器系

ド）を投与する．薬物の投与については有効性と安全性を勘案して制吐薬を選択し使用する．これらの治療が奏功せず，母体の生命予後に影響を与える場合には，人工妊娠中絶を考慮する．妊娠悪阻では，脱水や長期臥床により**深部静脈血栓症**（deep vein thrombosis, **DVT**）＊を発症しやすいので，十分な飲水，補液を心掛ける．

＊**深部静脈血栓症**
深部静脈系に血栓を生じ，静脈閉塞を起こす．血栓の形成には，血流の停滞，血管内皮の障害，血液凝固能の亢進が関わっている．

C 女性生殖器疾患の成因・病態・診断・治療

1 子宮筋腫（uterine myoma／uterine fibroids）

a 成因・病態

▶ 子宮筋腫は子宮筋層の平滑筋に発生する良性腫瘍で，子宮筋腫の発生や増大にエストロゲンが関与する

　子宮筋腫は，子宮筋層の平滑筋に発生する良性腫瘍で，発生や増大にエストロゲンが関与する**エストロゲン依存性疾患**である．そのため**30〜40歳代の女性に好発**し，閉経後，筋腫は縮小する．

　筋腫の発育方向により，①**粘膜下筋腫**（筋腫が子宮内膜直下に発生して子宮腔内に向かって発育する），②**筋層内筋腫**（子宮筋層内に発生して発育する），③**漿膜下筋腫**（子宮漿膜直下に発生して発育する）の3つに分類される（図12-7）．

b 症状・検査所見・診断

▶ 子宮筋腫の多くは無症状である．筋腫の代表的な症状は，過多月経，月経困難症，不妊である

　子宮筋腫の多くは無症状であるが，粘膜下筋腫は過多月経，過長月経，不正性器出血，**鉄欠乏性貧血**などを伴い，妊娠率，着床率の低下を認める．そ

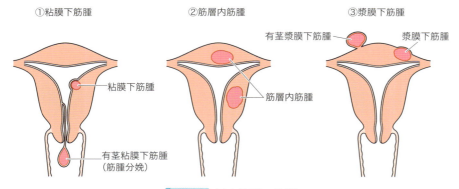

図12-7 子宮筋腫の分類

C. 女性生殖器疾患の成因・病態・診断・治療　293

の他の症状として，筋腫による腹部の圧迫感，下腹部痛，周辺臓器を圧迫することによる排便障害（直腸の圧迫），頻尿や排尿困難（膀胱・尿管の圧迫）などがみられる．筋腫の発生部位，発育方向，数，大きさなどにより症状は多様である．

　内診で硬く腫大した子宮を触れ，超音波検査，MRI，子宮鏡などで，比較的境界が明瞭な腫瘤が認められた場合，子宮筋腫と診断する．

c 治　療

▶ **妊孕性温存の希望や症状により，様々な治療の選択肢がある**

　無症状で筋腫が巨大でない場合には，定期的に経過を観察する．日常生活に影響を及ぼす症状があり，挙児希望がない場合には，原則，子宮摘出術（根治療法）を行う．子宮摘出術を選択しない場合の代替治療として，子宮動脈塞栓術（uterine artery embolization, UAE）* がある．症状があり，挙児希望がある場合は，妊孕性が保たれる筋腫核出術，あるいは薬物療法であるGnRHアゴニスト療法（偽閉経療法）を行う．また，閉経直前の年代には，GnRHアゴニスト療法を行い，閉経を待つ．

＊**子宮動脈塞栓術**
栄養血管の子宮動脈に塞栓物質を詰めて血流を遮断して，子宮筋腫を壊死，縮小させる．

2 子宮内膜症 (endometriosis)

a 成因・病態

▶ **何らかの原因により，子宮内膜様組織が子宮腔内面以外の部位で異所性に発生・発育する**

　子宮内膜症は，何らかの原因により，子宮内膜様組織が子宮腔内面以外の部位で異所性に発生・発育する疾患である．エストロゲンが関与する**エストロゲン依存性疾患**である．そのためエストロゲン分泌量が多い**性成熟期（20〜40歳代）の女性に好発**し，閉経を迎えると減少する．子宮内膜症は，主に骨盤内の臓器表面に発生する．好発部位としては**ダグラス窩**（子宮と直腸の間のくぼみ），**卵巣**，子宮漿膜などがあげられる（図12-8）．

　子宮内膜様組織が子宮筋層内に浸潤し，エストロゲン依存性に増殖したものは，子宮内膜症と分けて，子宮腺筋症という別の疾患として取り扱われる．

b 症状・検査所見・診断

▶ **主な症状は，疼痛と不妊である**

　子宮内膜症の主な症状は，月経痛（月経困難症），慢性骨盤痛，排便痛，性交痛などの**疼痛**と，**不妊**である．内膜に類似した組織からの滲出物により，炎症が繰り返される．炎症により過剰に分泌されたプロスタグランジンが，必要以上に子宮を収縮させて月経痛を生じる．月経痛は月経を重ねるごとに増強する．繰り返す炎症により，卵巣は周囲と癒着する．またダグラス窩の

12
生殖器系

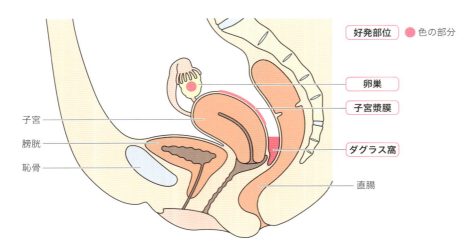

図12-8 子宮内膜症の好発部位

癒着は子宮と直腸を固定し，可動性を制限する．このような炎症と癒着が，骨盤痛，排便時や性交時の痛みを引き起こす．卵巣に子宮内膜様組織が発生すると，子宮内膜様組織から月経のたびに出血し，**卵巣チョコレート囊胞**を形成する．卵巣チョコレート囊胞による排卵障害や，卵管・卵管采の癒着は不妊の原因になる．

　子宮内膜症は，腹腔鏡検査で病変を確認して，病変の組織学的診断により確定診断を行う．すべての症例で確定診断を行えるとは限らず，その場合には，自覚症状，内診・直腸診，経腟超音波検査やMRIなどの画像検査により，臨床子宮内膜症と診断する．

C 治　療

▶ 薬物療法と手術療法がある

　治療方針は，治療目的，病変部位，年齢，症状の程度，挙児希望の有無などを考慮して決める．

　疼痛の緩和には，薬物療法，手術療法のいずれも有効であるが，まずは鎮痛薬（非ステロイド性抗炎症薬，NSAIDs）を用いた対症療法を行う．鎮痛薬の効果が不十分な場合や，子宮内膜症自体の治療が必要な場合には，ホルモン療法薬の低用量エストロゲン・プロゲスチン配合薬，もしくはプロゲスチンを第1選択薬として使用する．GnRHアゴニスト，ダナゾールは第2選択薬として用いる．

　手術療法は，薬物療法でコントロールしきれない疼痛の緩和と妊孕性の改善を目的として行われる．挙児希望がある場合，卵巣チョコレート囊胞を伴わない子宮内膜症には，腹腔鏡下手術による子宮内膜病変の焼灼・摘除，癒着剝離を行う．卵巣チョコレート囊胞は，卵巣がんの発生母地となる可能性があることや悪性腫瘍を含む卵巣腫瘍との鑑別が必要であることから，卵巣チョコレート囊胞の治療では，確定診断をかねた囊胞摘出術などの手術療法

を優先する．挙児希望がない場合には，根治手術（単純子宮全摘出術*と両側付属器切除術）を行うこともある．

子宮内膜症は，根治手術以外のどの治療法を選択しても**再発することが多い**ため，繰り返して治療を行う必要がある．

＊単純子宮全摘出術
子宮を摘出する手術である．

③ 更年期障害 (climacteric disturbance)

a 成因・病態

▶ 更年期障害の主たる原因は卵巣機能の低下に伴うエストロゲンの減少である

更年期障害は，**卵巣機能の低下に伴うエストロゲンの減少**を主たる原因とし，これに加齢に伴う身体的変化，精神・心理的要因，社会文化的な環境因子などが複雑に影響する．

b 症状・検査所見・診断

▶ 器質的変化に起因しない多彩な症状を呈する

更年期*に現れる，器質的変化に起因しない多彩な症状を更年期症状という．更年期症状には，①顔のほてり，のぼせ（ホットフラッシュ），発汗などの血管運動神経症状，②易疲労感，めまい，動悸，肩こり，腰痛，関節痛，足腰の冷えなどの身体症状，③不眠，イライラ，不安感，抑うつ気分などの精神症状がある．更年期症状のなかで日常生活に支障をきたす状態を更年期障害という．

検査所見では**血中エストラジオール**（estradiol，E_2）**値の低下，黄体形成ホルモン（LH）値と卵胞刺激ホルモン（FSH）値の上昇**を認める．

更年期障害の明確な診断基準は存在しないが，更年期の女性が多彩な症状を訴えて受診した場合には本疾患を疑う．主訴の原因となる明らかな器質性疾患との鑑別が必要である．症状と好発年齢の類似性から，甲状腺疾患やうつ病との鑑別には特に注意を払う．

＊更年期
生殖期から非生殖期への移行期であり，閉経の前後5年の合計10年間をいう．

他分野への橋わたし
更年期のホルモン分泌
更年期には卵巣の機能（☞本章A-①a）が低下し，消失する．月経周期が不規則になり，排卵を伴わない月経様の出血を繰り返し，閉経に至る．更年期の女性では，①卵巣からの**エストロゲンの分泌が低下する**，②エストロゲン分泌の低下によりネガティブフィードバックが弱まり，視床下部からのGnRHや下垂体からの**FSHとLHの分泌が増加する**（図12-1），③排卵が起こらず，卵胞から黄体が形成されないため，主に黄体から産生される**プロゲステロンの分泌が低下する**．〈関連科目：応用栄養学〉

c 治療

▶ 薬物療法と非薬物療法がある

更年期障害の薬物療法には，**ホルモン補充療法**（hormone replacement therapy，**HRT**），向精神薬，漢方薬がある．ホルモン補充療法は，エストロゲン欠乏に伴う諸症状や疾患の予防および治療を目的とした治療法で，エストロゲンのみ，またはエストロゲンと黄体ホルモンの両方を投与する．エストロゲンには骨吸収抑制作用や脂質代謝改善作用があるため，HRTは閉経後にエストロゲンの低下によって発症する骨粗鬆症や脂質異常症に効果がある．精神症状が重い場合には，抗うつ薬，抗不安薬，催眠鎮静薬などの向精

他分野への橋わたし
閉経後骨粗鬆症
エストロゲンには破骨細胞を抑制する作用がある．閉経後，エストロゲンの欠乏により，破骨細胞への抑制が解除されると骨吸収が亢進し，骨量が減少する．そのため，閉経後の女性は骨粗鬆症（☞11章B-①）を発症しやすい．〈関連科目：応用栄養学，臨床栄養学〉

神薬の使用を考慮する．不定愁訴*と呼ばれる多彩な症状を訴える場合には，漢方薬が有効である．更年期障害に対しては，当帰芍薬散，加味逍遙散，桂枝茯苓丸が用いられる．

非薬物療法としては，食事と運動を中心とした生活習慣の改善や，カウンセリングや認知行動療法などの心理療法がある．

> *不定愁訴
> 多彩で変化する自覚的な身体症状があり，他覚的検査では異常が認められず，症状を説明する身体的疾患を特定できない場合に不定愁訴と呼ぶことが多い．

4 子宮頸がん（uterine cervical cancer）

a 成因・病態

▶ 子宮頸部へのヒトパピローマウイルス（HPV）の感染により発生する

子宮頸がんの95％以上は，子宮頸部へのヒトパピローマウイルス（human papillomavirus, **HPV**）の持続的な感染により発症する上皮性悪性腫瘍である（図12-9）．HPVは200種類以上の遺伝子型に分類されている．子宮頸がんの発症リスクが高い種類はハイリスク型と呼ばれ，ハイリスク型HPVにはHPV 16, 18, 31, 33, 35, 39, 45, 51, 52, 56, 58, 59, 68, 73, 82型がある．子宮頸がんから最も高頻度に検出されるのはHPV 16型であり，次いでHPV 18型である．

子宮頸部には，単層円柱上皮から重層扁平上皮に移行する**扁平上皮-円柱上皮境界**（squamocolumnar junction, **SCJ**）がある．SCJには未分化な予備細胞が存在し，円柱上皮，扁平上皮のいずれにも分化できる．予備細胞は異形成を生じやすく，SCJは子宮頸がんの発生母地と考えられている．子宮頸がんの組織型は主に2つあり，扁平上皮がんが約75％，腺がんが約23％を占める．

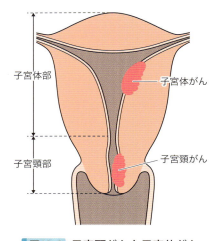

図12-9 子宮頸がんと子宮体がん

C. 女性生殖器疾患の成因・病態・診断・治療　297

b 症状・検査所見・診断

▶ 接触出血などの不正性器出血や帯下などが主な症状である

　早期には症状がなく，子宮がん検診で発見されることが多い．主な症状としては，**接触による不正性器出血**，帯下，進行すると疼痛，周辺臓器への浸潤による尿路閉塞とそれに伴う尿毒症，悪液質がみられる．

　子宮頸部細胞診で，核の腫大化や大小不同，細胞質の空胞などの所見がみられる．このような悪性が疑われる所見がある場合，コルポスコピー（腟拡大鏡で子宮腟部と子宮頸部を観察する）を行う．異常な所見がある場合にはその部位から生検を行い，異常な所見がない場合には頸管内搔爬により組織を採取する．組織診でがん組織を認めれば子宮頸がんと診断する．内診・直腸診や，CT や MRI などの画像検査により，病巣の広がりや転移の有無を調べて進行期を診断する．

c 治療

▶ 手術療法，放射線療法，薬物療法を単独あるいは組み合わせて治療する

　がんの治療は，手術療法，放射線療法，薬物療法*の 3 つが基本となる．進行度や組織型に応じた標準治療*を基本として，挙児希望や生活環境，年齢などを考慮して治療法を選択する．早期の子宮頸がん（前がん病変，ステージⅠ・Ⅱ）では，手術療法が主な治療法になる．子宮頸部円錐切除術，単純子宮全摘出術，広汎子宮全摘出術*などの術式があり，進行期に合わせて術式を選択する．放射線療法は，子宮頸がんの多くを占める扁平上皮がんに対して治療効果が高い．進行した子宮頸がん（ステージⅢ・Ⅳ）では，放射線療法と薬物療法が主な治療法になる．子宮頸がんの薬物療法では，細胞障害性抗がん剤*，分子標的治療薬*が用いられる．また，治療開始時から，支持療法（抗がん剤の副作用やがんの症状に対する治療）や緩和ケアを適切に行う．

　子宮頸がんの予防には，**HPV ワクチン**接種が有効である．HPV は性交渉を介して感染するので，性交渉開始前に HPV ワクチンを接種することが感染予防に効果的である．わが国では，2013 年 4 月に HPV ワクチンが予防接種法に基づく定期接種となった．現在，国内で承認されている HPV ワクチンには，2 価ワクチン（HPV 16，18 型），4 価ワクチン（HPV 6，11，16，18 型），9 価ワクチン（HPV 6，11，16，18，31，33，45，52，58 型）がある．日本人における HPV 陽性子宮頸がんの 90% 以上を占めているハイリスク型 HPV が 9 価ワクチンによって予防可能である．

＊薬物療法
がんに対して行われる薬物療法とは，がん細胞を死滅させる効果やがん細胞の増殖を抑える効果のある薬を，全身に広がったがん細胞に作用させる治療である．抗がん剤には，細胞障害性抗がん剤，分子標的治療薬，ホルモン療法薬，免疫チェックポイント阻害薬がある．

＊標準治療
標準治療とは，科学的な根拠に基づき，現時点で最良とされる治療のことである．がんの種類や進行度などによって異なる．

＊広汎子宮全摘出術
子宮と子宮傍組織，腟壁の一部を摘出し，骨盤リンパ節を郭清する手術である．

＊細胞障害性抗がん剤
DNA 合成や細胞分裂といった細胞増殖の過程を阻害する薬物である．がん細胞に加えて，正常細胞の増殖も阻害する．

＊分子標的治療薬
がん細胞に特異的，あるいは正常細胞に比べてがん細胞に過剰に発現する分子を標的にする薬物である．子宮頸がんには，血管新生を促す血管内皮増殖因子（vascular endothelial growth factor, VEGF）に対する抗体薬が用いられる．

12
生殖器系

5 子宮体がん（子宮内膜がん）
（uterine corpus cancer / endometrial cancer）

a 成因・病態

▶ 子宮体がんの多くは，エストロゲン依存性に発生する

子宮体がんは，子宮内膜に発生した上皮性悪性腫瘍である（**図12-9**）．子宮体がんは発生原因により，Ⅰ型とⅡ型に分けられる．Ⅰ型は**エストロゲン依存性**に発生し，Ⅱ型はエストロゲンと関係なく発生する．子宮体がんの80〜90%がエストロゲン依存性に発生するⅠ型であり，プロゲステロンに対してエストロゲンが相対的に過剰である状態が長期間続くこと（**unopposed estrogen**[*]）により，子宮内膜異型増殖症（子宮体がんの前がん病変）を経て，子宮体がんになる．エストロゲン依存性に発生するⅠ型子宮体がんの危険因子として，①**肥満**（脂肪細胞でのエストロゲン合成），②エストロゲン製剤の長期投与やエストロゲン産生腫瘍，③卵巣機能の異常（排卵がなく黄体ができないためにプロゲステロンが分泌されないなど），④**不妊**や**未経産**（妊娠中に大量のプロゲステロンに曝される状態がない）がある．子宮体がんの組織型は，腺がんが約95%を占める．

[*] unopposed estrogen
エストロゲンがプロゲステロンに拮抗されることなく作用し，持続的にエストロゲンに曝されている状態.

b 症状・検査所見・診断

▶ 主な症状は不正性器出血である

好発年齢が**40〜60歳**であり，初発症状として**閉経後の不正性器出血**，出血が少ない場合には血性帯下を認める．進行すると子宮体がんが骨盤内組織に浸潤し下腹部痛を生じる．

子宮体がんの検査は，スクリーニングとして子宮内膜細胞診を行い，その結果を陰性，擬陽性，陽性に分類する．また，経腟超音波検査を行う．子宮内膜細胞診で陽性，擬陽性の場合，あるいは陰性であっても出血や帯下などの症状がある場合や経腟超音波検査で子宮内膜の肥厚など子宮体がんを疑う所見がある場合には，子宮内膜組織診を行い，確定診断をする．組織診でがん組織を認めれば子宮体がんと診断する．CTやMRIなどの画像検査により病巣の広がりや転移の有無を調べて，手術の術式を決める．

c 治療

▶ 基本的な治療は手術療法である

子宮体がんに対する放射線療法や薬物療法の治療効果は高くない．そのため，子宮体がんの治療では，いずれの病期においても可能な限り手術を行い，子宮と両側付属器（卵巣・卵管）を取り除く．子宮全摘出術と両側付属器摘出術を基本とし，必要に応じてリンパ節の郭清や大網切除を行う．手術ができない場合や，術後に再発リスクを評価し，再発リスクが中リスク・高リス

C. 女性生殖器疾患の成因・病態・診断・治療　299

クと判定された場合には，薬物療法や放射線療法を行う．子宮体がんの薬物療法では，細胞障害性抗がん剤，ホルモン療法薬*が用いられる．

6 乳がん（breast cancer）

a 成因・病態

▶ **乳がんの発生にはエストロゲンの曝露や遺伝因子が関わる**

乳がんは，乳腺の乳管あるいは小葉の上皮細胞から発生した悪性腫瘍である．乳がんの発生には，**エストロゲンの曝露が深く関わって発生するもの**と遺伝子の異常によるものの2つがある．エストロゲンへの長期にわたる曝露，①初経が早い，閉経が遅い，②出産経験がない，初産年齢が遅い，授乳経験がない，③経口避妊薬の使用や閉経後のホルモン補充療法（体外からのエストロゲンの投与）は，乳がんの発症リスクを高める．また，乳がんの5〜10%が遺伝性である．乳がんや卵巣がんを発症した血縁者がいる場合や，乳がんの主な原因遺伝子である BRCA1，BRCA2 に病的バリアントがある場合には，乳がんの発症リスクが高くなる．さらに，飲酒，喫煙，運動不足，肥満などの食生活・生活習慣も乳がん発症のリスク因子である．

b 症状・検査所見・診断

▶ **主な症状は乳房の腫瘤（しこり），乳頭陥凹，乳頭や乳輪のびらん，乳頭からの血性分泌物である**

乳がんは，女性が罹患するがんのなかで最も頻度が高いがんである．乳がんが疑われたら，視診・触診，マンモグラフィや超音波検査を行う．視診では，乳頭陥凹，乳頭や乳輪のびらん，皮膚の陥凹，皮膚の発赤，乳頭からの分泌物を認める．触診では，**乳房の腫瘤（しこり）**や皮膚にえくぼ徴候*，乳頭からの血性分泌物，腋窩リンパ節の腫脹などがみられる．**マンモグラフィ***では，不整形な腫瘤とその周囲に広がる棘状の突起や細かい石灰化を認める．**超音波検査**では，不整形な腫瘤像を認める．

乳がんを疑わせる腫瘤が存在する場合には，細い針で腫瘤を穿刺し，採取した細胞や血性分泌物を用いて細胞診を行い，良性と悪性の鑑別を行う．また，病変部から採取した組織を使用して組織診を行い，確定診断をする．さらに，免疫組織学的方法を用いて，エストロゲン受容体，プロゲステロン受容体，ヒト上皮成長因子受容体2型（human epidermal growth factor receptor type 2，HER2）の発現の有無と，増殖中の細胞核に出現する Ki-67 の発現量を調べ，病変組織における乳がんの特徴を分類（**サブタイプ分類***）する．CT，MRI，骨シンチグラフィなどの画像検査により，病巣の広がりや他臓器への遠隔転移の有無を調べる．

遺伝性乳がんが疑われた場合，遺伝学的検査を行うことがある．BRCA1，BRCA2 遺伝子の病的バリアントの有無を血液を用いて調べる．遺伝学的検

＊ホルモン療法薬
エストロゲンの作用を抑制し，エストロゲン依存性のがん細胞の増殖を抑制する．子宮体がんに対するホルモン療法では，エストロゲンに拮抗する黄体ホルモン（プロゲステロン）を高用量投与する．

＊えくぼ徴候
腫瘤を中心として皮膚を持ち上げると，皮膚がひきつれてえくぼ状に陥凹する．乳腺を固定しているクーパー靱帯が乳がんに巻き込まれて生じる．

＊マンモグラフィ
乳房のX線検査である．乳房を板で挟み，薄く伸ばした状態でX線を利用して撮影する．

＊サブタイプ分類
①エストロゲンにより増殖する性質をもつか否かをホルモン受容体の発現の有無で，②細胞増殖や抗アポトーシスのシグナル伝達に関わる HER2 を発現しているか否かを HER2 の発現の有無で，③増殖するスピードが速いか遅いかを Ki-67 の発現量で調べる．これらのたんぱく質の染色結果に基づいて，乳がんを便宜的に分類する．

12
生殖器系

査を行うかどうかは患者の自由意思に基づいて決める.

c 治 療

▶ **手術療法，放射線療法，薬物療法を組み合わせた治療が行われる**

乳がんの治療は，進行度に応じた標準治療を基本として，体の状態，年齢，患者の希望などを考慮し，治療方針を決める．局所療法（手術療法と放射線療法）と全身療法（薬物療法）を組み合わせた治療を行う．

手術療法には，乳房の一部を切除する乳房温存術と，乳房をすべて切除する乳房切除術がある．手術前に腋窩リンパ節に転移があると診断された場合には，腋窩リンパ節の郭清を行う．手術前に腋窩リンパ節に転移がない場合やリンパ節への転移が明らかでない場合には，術中センチネルリンパ節生検*を行い，転移がある場合には腋窩リンパ節の郭清を行い，転移がない場合には腋窩リンパ節の郭清を省略する．手術後，再発を防ぐために，温存した乳房や乳房を切除した胸壁全体，その周囲のリンパ節に放射線を照射する．

乳がんの薬物療法では，腫瘍の特徴（サブタイプ）によって使用する薬物を選択する．ホルモン療法薬*，分子標的治療薬*，細胞障害性抗がん剤が用いられる．免疫チェックポイント阻害薬*を乳がんの治療に用いることもある．

D 男性生殖器疾患の成因・病態・診断・治療

1 前立腺肥大症 （benign prostate hyperplasia, BPH）

a 成因・病態

▶ **前立腺肥大症は加齢に伴い移行領域に発生**

前立腺肥大は，紀元前 1500 年頃のエジプトのパピルスにもその記載がみられ，男性にとっては大昔から悩みの種である疾患である．

組織的にいえば，**加齢に伴って出現する疾患**で，40 歳頃から認められはじめ，70 歳以上の男性にはほぼすべて認められるといってもよい．肥大症は**移行領域**（transition zone：内腺と呼ばれる尿道周囲腺）に発生する（図**12-10**）．前立腺の肥大が進むに伴い，本来の前立腺である**辺縁領域***（peripheral zone：外腺）が圧迫され薄く皮膜のように変化し，尿道も圧迫され様々な症状が出現する．

b 症状・検査所見・診断

▶ **尿道の周囲腺が肥大し，尿道が圧迫されることで排尿困難をきたす**

1）症 状

前立腺肥大症では尿道の周囲腺が肥大するので，**尿道は圧迫**され尿が出に

＊センチネルリンパ節生検
腋窩リンパ節のなかで最初にがん細胞がたどり着くと考えられるリンパ節（センチネルリンパ節）を摘出して，がん細胞があるかないか（転移の有無）を調べる検査である．

＊ホルモン療法薬
ホルモン受容体陽性の乳がんに使用される．乳がんのホルモン療法薬には，①卵巣からのエストロゲンの分泌を低下させるGnRH アゴニスト，②エストロゲンの代わりにエストロゲン受容体に結合して，エストロゲン作用を抑制する抗エストロゲン薬，③アンドロゲンをエストロゲンに変える酵素であるアロマターゼの働きを阻害する薬（アロマターゼ阻害薬）がある．

＊分子標的治療薬
HER2 陽性の乳がんに使用される分子標的治療薬には，抗HER2 抗体薬と HER2 チロシンキナーゼ阻害薬がある．その他，乳がん患者に保険適用がある分子標的治療薬には，NF-κB活性化受容体リガンド（RANKL）に対する抗体薬（抗 RANKL 抗体薬），血管新生阻害薬（抗VEGF 抗体薬），サイクリン依存性キナーゼ阻害薬，ポリADP リボースポリメラーゼ（PARP）阻害薬，哺乳類ラパマイシン標的たんぱく（mTOR）阻害薬がある．

＊免疫チェックポイント阻害薬
免疫チェックポイントを阻害し，がん細胞に対する免疫反応を持続させる薬物である．免疫チェックポイント分子であるプログラム細胞死リガンド 1（PD-L1）を発現したがん細胞は，活性化した T 細胞に発現する受容体であるプログラム細胞死1（PD-1）に PD-L1 を結合することにより，免疫応答を回避して増殖する．PD-L1 陽性で，エストロゲン受容体，プログステロン受容体，HER2 のいずれも陰性（トリプルネガティブ）の乳がんの手術不能・再発に対して，免疫チェックポイント阻害薬の抗 PD-L1 抗体や抗 PD-1 抗体を用いる．

＊前立腺がんの多くは辺縁領域から発生する．

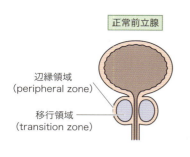
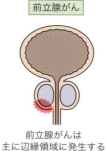
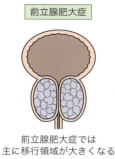

図12-10 前立腺がんと前立腺肥大症

くくなり**排尿困難**をきたす．

　ここで，直腸診や前立腺超音波検査などでわかる解剖学的な前立腺肥大の程度と，患者の訴える排尿障害の程度は相関しないということに注意が必要である．明らかな排尿障害を認める患者であっても，検査で前立腺肥大がさほど認められない症例もある．このような場合は，尿禁制*を保つ交感神経α受容体の働きが非常に亢進していると考えられている．

　高度の残尿を認めた場合には，手術を行うことを前提に，さらなる検査や治療を行うのが一般的である．

2）診　断
①直腸診
　正常の前立腺は直腸前壁にクルミ大の弾力性のある腫瘤として触れ，表面は平滑で中心溝を触れ，圧痛はない．肥大症では前立腺が腫大し，中心溝が消失する．
②残尿測定
　排尿直後に膀胱に残っている尿を，経尿道的にカテーテル挿入して直接測定する．あるいは超音波検査にて推定**残尿量を測定**する．
③膀胱機能検査
　尿流測定にて排尿障害の程度を数値化することができる（図12-11）．
④超音波検査
　がんとの鑑別や治療法の決定のうえで欠かすことができない検査となっている．これにより前立腺重量も正確に評価できるようになってきた．
⑤排泄性尿路造影・CT・MRI
　より詳細な情報が必要なときに追加検査を行う．

c 治　療

> 薬物療法と手術療法がある

1）薬物療法
　患者の年齢，重症度，性的活動度に配慮して薬を選択する．薬物療法には，

*尿禁制
尿禁制とは，自分の意思のもとに適切な場所，適切な場面で排尿ができる状態をいう．したがって「尿失禁」とは，自分の意思に反して，自分が排尿しようとしていないのに，不適切な場面で尿が出てしまう（漏れる）状態である．

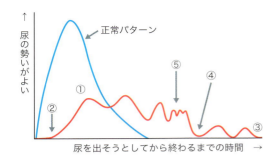

図12-11 尿流測定

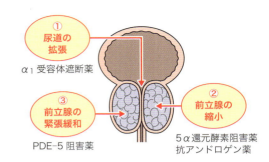

図12-12 前立腺肥大症の薬物療法

①最大尿流量率がわるい（尿の勢いがよくない）．
②排尿しようと思ってから尿が出るまで時間がかかる．
③排尿が終わるまでの時間がかかる．
④排尿している間に，途中で中断する．
⑤腹圧排尿（低い山が連続する）．

尿道を拡張する薬や前立腺の肥大を抑える薬が処方される（図12-12）．

i）尿道を拡張させる
- $α_1$受容体遮断薬：前立腺の緊張を緩めて尿道を拡張させる．

ii）前立腺の肥大を抑える
- 5α還元酵素阻害薬：血中の男性ホルモンが前立腺組織に作用するのを抑える．
- 抗アンドロゲン薬：前立腺に作用する男性ホルモンの生成を抑制する．

iii）血管拡張作用や前立腺および膀胱における平滑筋弛緩作用
- PDE-5（ホスホジエステラーゼ-5）阻害薬[*]：血管拡張作用によって血流および酸素供給が増加し前立腺肥大症に伴う排尿障害が改善する．

2）手　術

薬による治療で改善が得られない場合，手術療法が考慮される．現在では，基本的には内視鏡手術であり，開腹手術はまれである．

[*]本剤の成分を使用した「肺動脈性肺高血圧症」や「勃起不全」の治療薬がある．

2 男性の性機能低下

a 成因・病態

> 性機能障害に影響を与える因子は身体的要因（器質性）や心理的要因（心因性）など多々あり，それぞれが複雑に影響しあっている

男性の性機能障害とは，性欲，勃起を維持する能力，射精する能力，陰茎の形，オルガスムに達する能力などの要因が複雑に重なり合い，性交に関与する能力が阻害された状態である．

このうち**性欲**は，性機能のうち意識が関与する要素で，男性ホルモン（テストステロン）濃度の影響を敏感に受けるほか，一般的な栄養，健康，および薬剤からも強く影響を受ける．男性更年期障害のLOH症候群（加齢男性性腺機能低下症候群）[*]も，男性ホルモン（テストステロン）の減少が引き金

[*] LOH（late-onset hypogonadism）症候群
加齢に伴う男性ホルモンに関連したリビドー（性欲）と勃起能の質と頻度，とりわけ夜間睡眠時勃起の減退，知的活動，認知力，見当識の低下および疲労感，抑うつ，短気などに伴う気分変調および睡眠障害などの症状を呈するようになった状態．

になっていると考えられる．性欲減退をきたす可能性が特に高い病態として，慢性腎臓病，うつ病などがあり，男性の糖尿病患者も性腺機能低下症をきたす可能性がある．

また**勃起**とは，特定の心理的および，または触覚刺激に対する神経血管性反応であり，勃起反応は，一酸化窒素（NO）*が陰茎動脈の平滑筋細胞内に拡散して，多くの血液が陰茎海綿体に流入するようになる．海綿体が血液で充満するにつれ，海綿体の内圧が上昇することで，最終的に勃起が成立する．勃起不全はこの機能が障害された状態であることをいう．

陰茎の変形による障害として，陰茎海綿体に固い瘢痕組織が形成されてしまい陰茎が屈曲してしまうペイロニー病（Peyronie disease）がある．勃起時に陰茎が曲がって痛みを起こし性行為ができづらくなってしまう．

> **＊一酸化窒素（NO）**
> NOは，喫煙や大気汚染の有毒ガスとして悪名が高いが，NOは"もろ刃の剣"であり，NO産生が低下しすぎても，増加しすぎても，酸化ストレスは過剰になる．NOは，血管内皮細胞から産生され，血管拡張作用（降圧作用），血小板凝集抑制作用（抗動脈硬化作用），単球などの白血球が血管内皮細胞に接着し内皮細胞下組織に浸潤するのを防ぐ作用などがある．

b 症状・検査所見・診断

> ▶ 性行為に対する関心・意欲が薄れたり，能力が低下してしまい，性的な力が欠如する．男性不妊の原因にもなっている

1）症　状

勃起障害（erectile dysfunction, **ED**）は，「満足な性行為を行うのに十分な勃起が得られないか，または維持できない状態が持続または再発すること」と定義されている．また射精障害は早漏などをいい，男性の性機能障害の中でも最も多くみられる．

2）検査・診断

心因性EDと器質的EDを鑑別するためには，夜間勃起現象を測定する必要がある．このため夜間に陰茎硬度および増大幅を，陰茎硬度膨張連続測定装置（RigiScan®）にて評価する必要があるが，一般には問診などによる診察が中心で行われているのが現状である．

c 治　療

> ▶ 原因が心理的なものである場合はカウンセリングが必要となるが，ホルモン剤などの薬剤も併用されている

まずビタミン剤（B1，B12，E）や漢方を投与しながら，精神療法や行動療法が中心として行われる．薬剤としては，テストステロンの補充療法や，勃起を抑制する酵素（PDE-5）の働きを阻害し，NO作動性神経に作用して陰茎海綿体の血管を拡張させ，血流量を増加させる薬が開発されている（☞本章D-**1** **c** 1）ⅲ））．

3 前立腺がん（prostate cancer）

a 成因・病態

▶ 進行が遅く，がん特有の症状がないため排尿トラブルなどで気づく

　前立腺がんの発がんのメカニズムは明らかになっていないが，食生活の欧米化や加齢，男性ホルモンの影響があるといわれている．前立腺がんの特徴は，進行が遅く，がん特有の症状がないため，がんが膀胱や尿道を圧迫し，排尿トラブルなどが出てから気づくことが多い病気である．前立腺がんは進行すると，がん細胞が**骨やリンパ節に転移**しやすく，まれに下半身麻痺などの症状がある．

　最近の研究で，前立腺がんの発症には遺伝的因子*および環境因子が関係していると考えられている．**PSA 検査**と**前立腺生検**による早期発見が可能となったことなどを要因として，近年著しく増加している．

*HBOC（遺伝性乳がん・卵巣がん症候群）などのがん関連遺伝子陽性の場合，検査で前立腺がんを早期発見できる可能性が高くなる．

b 症状・検査所見・診断

▶ 初期症状はほぼ認められず，PSA 検査が重要となる．がんの進行に伴い前立腺肥大症と似た症状を呈する

　早期ではほとんど症状が認められない．これは外腺より発症することが多いからであるが，がんの増殖に伴い，尿道を圧迫・閉塞するようになると，前立腺肥大症と似た症状となる（☞本章 D-**1**）．また，**骨転移**による骨の疼痛が出現することが多い．前立腺がんは病初期には自覚症状が乏しいため，PSA 検査などによる集団検診でのスクリーニングが重要である（**図 12-13** の①）．

1）前立腺と PSA 値

　PSA（前立腺特異抗原）*は，前立腺がんの発生に敏感に反応するため，早期がんの発見に非常に重要な検査である．しかし前立腺肥大症や前立腺炎などでも上昇する（**図 12-14**）．

*前立腺から分泌される特異的たんぱく質のこと．

2）前立腺生検

　PSA が高値の場合，前立腺肥大などの鑑別のため，骨盤 MRI や**前立腺生検を施行して確定診断**を行う（**図 12-13** の②）．

3）病期分類の診断

　生検による確定診断された後，CT や骨シンチグラフィなどで病期分類を行い治療法の選択をする（**図 12-13** の③）．

c 治療

▶ 男性ホルモンの分泌または作用機序を抑えてがん細胞の増殖を抑制

　生検による確定診断がなされた後，治療法が選択される（**図 12-13** の④）．

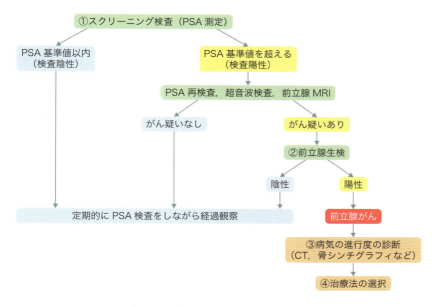

図12-13 前立腺がん診断の流れ

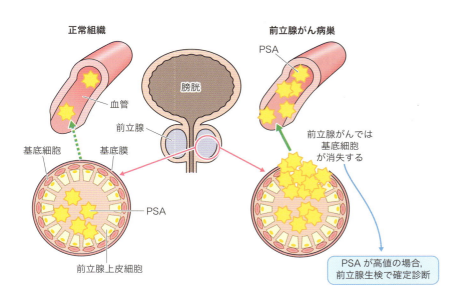

図12-14 PSA は前立腺から分泌される特異的たんぱく質で血管に漏出

1）内分泌療法（図12-15）

前立腺がん細胞の増殖を抑制する方法としては，2つの方法がある．

①精巣あるいは副腎からの男性ホルモンの分泌を抑える方法

LHRH アゴニスト，LHRH アンタゴニストによるテストステロンの分泌を抑制（図12-15の①），精巣摘除術（図12-15の②），女性ホルモン剤投与（図12-15の③）．

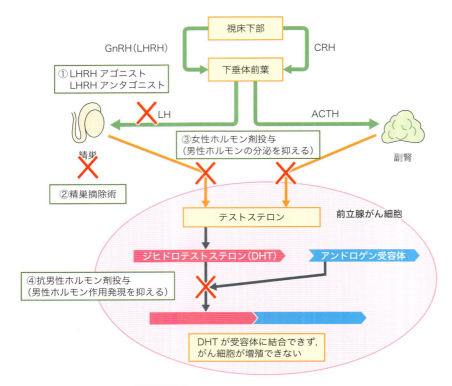

図12-15 前立腺がんの内分泌療法

②前立腺細胞内において，男性ホルモンの作用発現を抑える方法

抗男性ホルモン剤投与によるがん細胞の増殖抑制（図12-15の④）．

内分泌療法では，①，②を併用することが多い．

2）その他

がん進行度などにより前立腺全摘出術*や放射線治療*（☞3章C-7）が選択される．

*ロボット支援前立腺全摘除術が中心になってきている．

*外部照射療法，組織内照射療法，重粒子線治療などがある．

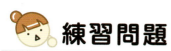

Q1 着床後，受精卵の卵割が始まる．

Q2 プロゲステロンは，平滑筋を収縮させる．

Q3 妊娠期には，母体の循環血液量が減少する．

Q4 妊娠時には，母体のインスリン感受性が増大する．

Q5 妊娠中に発症した明らかな糖尿病のことを，妊娠糖尿病という．

Q6 妊娠糖尿病は，経口血糖降下薬によって治療する．

Q7 妊娠高血圧症候群の重症度は，浮腫の有無で分類する．

Q8 妊娠高血圧症候群は，アンジオテンシン変換酵素阻害薬やアンジオテンシンⅡ受容体拮抗薬によって治療する．

Q9 エストロゲンは，骨吸収を促進する．

Q10 更年期には，卵胞刺激ホルモン（FSH）と黄体形成ホルモン（LH）の分泌量は減少する．

Q11 ヒトパピローマウイルス（HPV）ワクチンは，子宮体がんの予防に用いる．

Q12 閉経後の肥満は，乳がんのリスク因子である．

Q13 緩和ケアは，がんの診断初期から行う．

Q14 卵胞刺激ホルモン（FSH）は，精子形成を促進する．

Q15 精子は，精嚢でつくられる．

Q16 セルトリ細胞は，テストステロンを分泌する．

Q17 精子細胞は，2倍体としての染色体を有す．

Q18 前立腺は，内分泌腺である．

Q19 精子には，22本の染色体が存在する．

13 血液・凝固系

Key words

貧血，ヘモグロビン，平均赤血球容積，凝固因子，鉄欠乏性貧血，巨赤芽球性貧血，再生不良性貧血

この章で学ぶこと

- 疾患の病態を理解するために，各血球の特性，止血血栓の生理的機構を復習する．
- 貧血，特に鉄欠乏性貧血と巨赤芽球性貧血の病態と診断のための検査項目を理解する．
- 出血性疾患の病態を理解する．
- 白血病などの造血器腫瘍の病態を理解する．

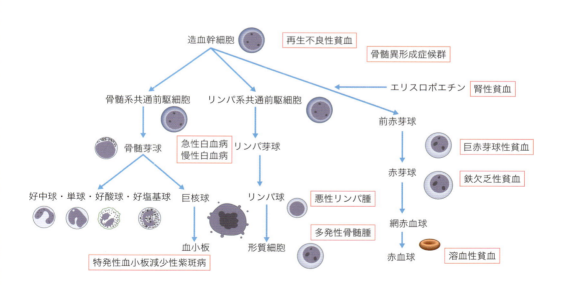

概略図 血球の分化と血液疾患

A 血液・凝固系の構造と機能

1 血液の成分

- 細胞成分である血球（**白血球**，**赤血球**，**血小板**の3系統）と液体成分である**血漿**（plasma）からなる．
- 血漿は，たんぱく質のほか，糖質，脂質，代謝産物，電解質，水分などから構成されていて，90％は水分である．

2 白血球（white blood cell, WBC）

- **白血球**は，血液中1 mm³（1μL）あたり3,000～8,000個と健常人でも個人差が大きい．**好中球**，**リンパ球**，**単球**，**好酸球**，**好塩基球**に分けられる．
- **好中球**は，自ら移動できる遊走能があり，細菌などの異物を取り込む貪食能および活性酸素やリゾチームなどによる殺菌能力を備えている．
- **リンパ球**は，免疫に重要な役割があり，血液を循環するほか，全身のリンパ節などのリンパ系臓器にも分布する．**T細胞（Tリンパ球）**，**B細胞（Bリンパ球）**，**ナチュラルキラー**（natural killer, **NK**）**細胞**などに分けられる．T細胞前駆細胞は，胸腺に移行してT細胞となり，主として細胞性免疫を担当するが，一部は体液性免疫を担当する．B細胞は，**形質細胞**に分化して免疫グロブリンを産生し，体液性免疫を担当する．NK細胞は，非自己と認識した腫瘍細胞やウイルス感染細胞に，非特異的に細胞障害を示す．
- **単球**は，組織内に移行するとマクロファージに分化し，貪食作用に加えて，T細胞への抗原提示作用を行う．
- **好酸球**は，寄生虫に対する防御機構やアレルギー反応に関与する．
- **好塩基球**は，組織内に入ると肥満細胞となり，細胞内より脱顆粒が起こり，Ⅰ型アレルギー反応を起こす．

3 赤血球（red blood cell, RBC）

- **赤血球**は，核がなく，中央がくぼんだ円盤状の直径7～8μmの細胞であり，その形状にて高い変形能をもち，赤血球自身より小さい毛細血管の通過も可能となる．
- ヘモグロビン（**Hb**）は2価鉄を含み，赤血球の成分の1/3を占め，肺で取り入れた**酸素**と結合し，末梢組織に運ぶ役割がある．
- 末梢組織からの二酸化炭素は，赤血球内で重炭酸イオン（HCO_3^-）に変換され，肺へ運搬すると共に，HCO_3^-は，血液の酸塩基平衡の役目を果たす．
- **赤血球**は，**寿命が約120日**であり，**脾臓**などに取り込まれて**分解**されるが，ヘモグロビンの一部であるヘムは，**間接ビリルビン**となる．その後，

肝臓にてグルクロン酸抱合により直接ビリルビンに変化し，胆汁とともに腸管に排泄される．
- 骨髄中の赤芽球が脱核して末梢血に出現するが，出現間もない赤血球を**網赤血球***といい，ニューメチレンブルーなどで染色すると網状のRNAが染色される．

＊網赤血球数は，幼若な赤血球で造血能を反映し，通常は網赤球比率として検査を行う．

- 血液型は，赤血球抗原によるタイプであり，ABO血液型はその主たるものである．A型は，赤血球にA抗原があり血漿に抗B抗体がある．B型は，赤血球にB抗原があり血漿に抗A抗体がある．AB型は，赤血球にA，B抗原があり血漿に抗A抗体および抗B抗体はない．O型は，赤血球にA，B抗原ともになく血漿に抗A，B抗体の両方がある．

4 血小板（platelet），凝固因子（coagulation factor）と止血（hemostasis）

- **血小板**は，骨髄巨核球の細胞質より分離した小体であり，末梢血1mm^{3}中に15〜30万個存在し，寿命は約10日である．血管の損傷部位の血管壁に血小板が粘着，血小板同士も凝集し，**血小板血栓**（一次血栓，一次止血）を形成する．
- **凝固因子**の反応系（凝固カスケード）（図13-1）は内因系と外因系の反応があり，内因系は血管損傷によるコラーゲンとの接触により活性化され，外因系は組織因子の血管内への流入や発現により活性化される．両方の系とも第X因子*を活性化し，共通系の反応になり，最終的に**フィブリノーゲン**を**フィブリン**に変え，より強固な二次血栓（二次止血）を形成する．
- 凝固系の検査として，**プロトロンビン時間**（prothrombin time, **PT**）と**活性化部分トロンボプラスチン時間**（activated partial thromboplastin time,

＊凝固因子のなかで，第Ⅱ，Ⅶ，Ⅸ，Ⅹ因子は肝臓で産生され，ビタミンKを必要とする．ビタミンKが欠乏すると出血症状が出現する．ワルファリンは，ビタミンKと拮抗することにより，血栓形成を阻害する薬剤である．

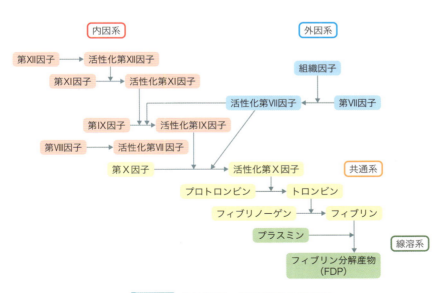

図13-1 血液凝固・線溶機序の概略図

APTT）があるが，PT は外因系と共通系の異常を，APTT は内因系と共
通系の異常を検出する検査である．
・止血が完了すると，プラスミンがフィブリンを溶解する．これを**線溶**とい
う．フィブリンは，線溶によりフィブリン分解産物（fibrin degradation
product, FDP）となる．

5 造血器 （hematopoietic organ）

・造血器は，全身を循環する血球の産生臓器で，骨髄が含まれる．骨髄には，
造血幹細胞が存在しており，すべての血球に分化できる能力と，分裂・増
殖ができる能力がある．
・造血幹細胞は，造血支持細胞や各種サイトカインにより骨髄系共通前駆細
胞とリンパ系共通前駆細胞に分化し，最終的にリンパ系共通前駆細胞はリ
ンパ球に，骨髄系共通前駆細胞はリンパ球以外の血球に分化する（**概略図**
参照）．

6 血 漿 （plasma）

・血漿は，吸収した栄養素のほか，代謝物，ホルモン，老廃物などを含み，
運搬していく．血漿からフィブリノーゲンを除いたものを**血清**（serum）
という．
・血漿中のたんぱく質は主にアルブミンとグロブリン分画に分けられる．ア
ルブミンは，肝臓で合成され，種々の物質の輸送，血液膠質浸透圧の維持
などに働く．グロブリンは α_1，α_2，β，γ 分画に分けられ，γ 分画には
免疫グロブリンが含まれ，体液性免疫の役割を担う．

Ⓑ 血液系疾患の成因・病態・診断・治療

1 貧 血 （anemia）

　貧血は，末梢血中のヘモグロビン（Hb）濃度が低下した状態をいい，一
般には Hb 濃度が指標となり，成人男性で 13 g/dL 未満，成人女性で 12 g/dL
未満，高齢者では 11 g/dL 未満をいう．貧血の原因は，出血，溶血，造血不
全などが原因となり，慢性出血による鉄欠乏性貧血が最も多い．栄養性の貧
血では，鉄のほかに銅，葉酸，ビタミン B_{12} などの欠乏で起こる．
　貧血の診断には，赤血球（RBC）数，Hb 濃度，ヘマトクリット（Ht）値
を用いた**赤血球指数**（赤血球恒数）にて，貧血を大別できる．ヘマトクリッ
トとは，血液に対する血球成分が占める量の割合である．赤血球指数には，
平均赤血球容積（mean corpuscular volume, MCV），**平均赤血球ヘモグロビ
ン量**（mean corpuscular hemoglobin, MCH），**平均赤血球ヘモグロビン濃度**

表13-1 赤血球指数による貧血の分類

MCV (fL)	MCHC (%)	貧血の種類
小球性（80未満）	低色素性（30未満）	**小球性貧血**（小球性低色素性貧血） 鉄欠乏性貧血，サラセミア，鉄芽球性貧血，炎症性貧血
正球性（80〜100）	正色素性（30〜36）	**正球性貧血**（正球性低色素性貧血） 再生不良性貧血，腎性貧血，溶血性貧血，出血性貧血，骨髄異形成症候群
大球性（100以上）	（正色素性あるいは高色素性）	**大球性貧血** 巨赤芽球性貧血，溶血性貧血，骨髄異形成症候群

（mean corpuscular hemoglobin concentration, MCHC）があり，下記の計算式で求めることができる．

$$\mathrm{MCV(fL)} = \frac{\mathrm{Ht(\%)}}{\mathrm{RBC}(\times 10^4/\mu\mathrm{L})} \times 1000$$

$$\mathrm{MCH(pg)} = \frac{\mathrm{Hb(g/dL)}}{\mathrm{RBC}(\times 10^4/\mu\mathrm{L})} \times 1000$$

$$\mathrm{MCHC(\%)} = \frac{\mathrm{Hb(g/dL)}}{\mathrm{Ht(\%)}} \times 100$$

MCV[*]を用いて，表13-1のように大きく3つに貧血が分類できる．

*現在は赤血球指数での貧血を大別する際には，MCVの値により，小球性貧血，正球性貧血，大球性貧血とする．

❶ 鉄欠乏性貧血（iron deficiency anemia, IDA）

a 成因・病態

▶ 原因の1つである慢性出血の有無と精密検査が必要

赤血球中のヘモグロビンは，ヘムとグロビンからなり，ヘムは酸素と結合する2価鉄を含む．鉄が欠乏することにより，ヘム合成が障害され，鉄欠乏性貧血をきたす．鉄欠乏性貧血を引き起こす原因としては，鉄摂取や吸収あるいは利用の低下，鉄喪失の増大，鉄や造血の必要性の増加がある．成長期では，鉄需要の増大が原因となることもあるが，鉄喪失の増大が原因となることが多い．血液1 mL中に約0.5 mgの鉄が含まれており，**慢性出血**で血液が失われると鉄欠乏状態となる．そのために，鉄欠乏性貧血の診断のみならず，原因を突き止めることが重要である．

また，**スポーツ貧血**[*]と呼ばれるアスリートによる貧血のなかにも鉄欠乏性貧血が含まれる．特に，成長期においては，鉄需要が高まっているにもかかわらず，供給不足となっている例がある．発汗が過多になっていることも鉄喪失量の増加になっているともいわれている．

*スポーツ貧血
スポーツ貧血の原因は，鉄欠乏性貧血のほかに陸上競技での足底の過度の持続的な反復衝撃により溶血をきたすとされている．ただし，足底の持続的反復衝撃をきたすスポーツ以外でも溶血が起こるとされており，ほかの原因も示唆されている．

b 症状・検査所見・診断

▶ 血液検査では，小球性低色素性貧血，血清鉄低値，血清フェリチン値低値を示す

鉄欠乏性貧血では，運動時の息切れ，動悸，全身倦怠感などの貧血症状を

314　13. 血液・凝固系

表13-2　鉄欠乏の進行と検査所見

	潜在性鉄欠乏	軽度鉄欠乏性貧血	進行した鉄欠乏性貧血
ヘモグロビン値	→	↓	↓　↓
平均赤血球容積	→	↓	↓　↓
血清鉄値	→	↓	↓　↓
血清フェリチン値	↓	↓　↓	↓　↓　↓

→：正常，↓：低下，↓↓：より低下，↓↓↓：非常に低下

認める．手掌や眼瞼結膜に赤みが低下する．また，進行してくると，組織鉄欠乏による症状として，**さじ状爪**（スプーンネイル），口角の亀裂，嚥下障害，舌炎，氷や米粒などを食べたくなる異食症を認めることがある．

血液検査にて，**MCV および MCHC が低下**し，**小球性低色素性貧血**＊を示す．**血清鉄低値**，**総鉄結合能**（total iron binding capacity, **TIBC**＊）**高値**，**不飽和鉄結合能**（unsaturated iron binding capacity, **UIBC**）**高値**となる．

鉄欠乏では，生体内の貯蔵鉄を反映する血清**フェリチン値が低下**する．また，貧血まできたしていない潜在性の鉄欠乏状態においても，血清フェリチン値が低下する（**表13-2**）．

鉄欠乏性貧血そのものの診断だけでなく，鉄欠乏となる原因の精査が重要となる．女性では1回の月経で約20 mg の鉄を喪失するとされており，それによって鉄欠乏をきたしやすいが，子宮筋腫をはじめとする婦人科腫瘍などの併発で，より多く慢性的な出血をきたしている場合がある．また，胃・十二指腸潰瘍，消化器系腫瘍，痔疾など消化管からの慢性出血が原因となることがある．特に，男性の場合は，消化管検査を行うことが重要である．

C　治　療（図13-2）

▶ **鉄剤投与は，原則として経口投与とする**

鉄剤投与は，原則として経口投与とする．内服による消化器症状が強い場合もあるが，最近使用できるようになったクエン酸第二鉄水和物は，これまでの経口鉄剤より消化器症状が少ない．経口投与が難しい場合や Hb 量が著明に低下している場合，静脈注射用鉄剤にて静脈内投与を行う．その場合，鉄必要量を計算する必要があったが，最近は複雑な計算式が不要な静注用鉄剤が使用できるようになった．

通常は，経口鉄剤を投与＊する．1ヵ月程度で貧血は改善し始めるが，貧血が回復しても生体内の貯蔵鉄は欠乏状態であるため，貧血の回復後も数ヵ月投与を続けて，血清フェリチン値を目安に，生体内の鉄の貯蔵を十分に行う．

鉄欠乏性貧血は，慢性的に貧血が進行していることと鉄剤投与によって改善することから原則として赤血球輸血は行わない．鉄欠乏があるときは，食事療法だけでは改善が難しいため，薬物療法とともに補助的に行い，薬物療

＊小球性低色素性貧血
慢性炎症による貧血でも，小球性低色素性貧血，血清鉄の低下を示すため，鉄欠乏性貧血との鑑別が重要となる．慢性炎症では，トランスフェリンの産生が低下するために TIBC や UIBC が低値となり，血清フェリチン値が高値となる．

＊TIBC
血清鉄と UIBC の和である．血清鉄は，**トランスフェリン**に結合している血中の鉄の量を，TIBC は血中で鉄に結合可能なトランスフェリンの鉄結合の総量を，UIBC は鉄と結合していないトランスフェリンの鉄結合量を示す．鉄欠乏では，トランスフェリンの産生を増やして，鉄欠乏を補おうとする生体の反応のために TIBC と UIBC が高値となる．

＊緑茶などに含まれるタンニン酸は，鉄吸収を低下させるものの，臨床的に問題になることはなく，特にお茶で飲むことを禁止しなくてもよい．

他分野への橋わたし
鉄欠乏性貧血は，食事療法のみでの改善は難しいが，薬物療法との併用あるいは鉄欠乏の予防については，食事療法は必要となる．植物性食品に含まれる非ヘム鉄は吸収率が低いため，ビタミンCと摂取することで吸収率が促進する．動物性食品に含まれるヘム鉄は吸収率が高いため，多めに摂取する．〈関連科目：基礎栄養学，臨床栄養学〉

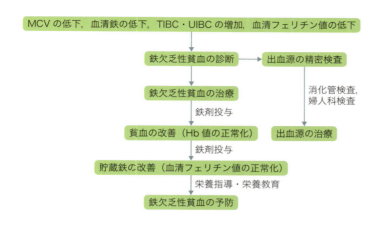

図13-2 鉄欠乏性貧血の治療

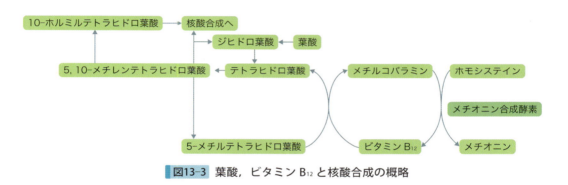

図13-3 葉酸，ビタミンB_{12}と核酸合成の概略

法が終了した後は予防のために，食事療法を行う．

❷ 巨赤芽球性貧血 (megaloblastic anemia) 〈頻出〉

a 成因・病態

▶ 主にビタミンB_{12}や葉酸の欠乏により生体内のDNA合成障害にて発症する

　主に**ビタミンB_{12}**や**葉酸**の欠乏によって，生体内のDNA合成（図13-3）障害により，特に代謝回転の速い造血器細胞に影響があるため，貧血として発症する．

　ビタミンB_{12}は，たんぱく質と結合した状態で胃内に入り，ペプシンによってたんぱく質が分解され，ビタミンB_{12}が遊離される．ビタミンB_{12}は，ハプトコリン（Rたんぱく）と結合することで，強酸性下での分離を免れる．その後，膵酵素によってハプトコリンが分解されると，胃の壁細胞から分泌された**内因子**と結合する（図13-4）．ビタミンB_{12}と内因子の結合体は，回腸末端部で吸収される．

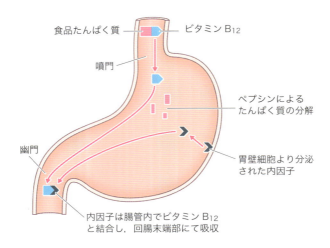

図13-4 内因子の結合とビタミン B₁₂ の吸収
*ハプトコリンは省略している.

　ビタミン B₁₂ 欠乏の原因は，完全菜食主義者や低栄養などの摂取不足，小腸術後や炎症性腸疾患，薬剤性などがあるが，原因として最も多いのは，内因子不足である．内因子不足の原因は，**悪性貧血**＊や**胃切除後**がある．悪性貧血では，自己免疫性の萎縮性胃炎が存在し，抗内因子抗体や抗胃壁細胞抗体が出現している．同様に胃切除後の巨赤芽球性貧血も内因子の欠乏によって起こる．ビタミン B₁₂ の推定必要量は1日2〜3μgに対して，体内に2,000〜5,000μgと多く貯蔵されているため，十分に貯蔵されていれば，胃切除後でも数年の間，貧血はきたさない．ただし，高齢者で貯蔵量が少ない場合は，早めに枯渇する可能性がある．

　葉酸は，ビタミン B₁₂ の内因子にあたるものはなく，空腸にて吸収される．体内の貯蔵量は数ヵ月分と少ないため，摂取不足ですぐに不足することが多い．十分な栄養素を摂取しない大酒家は，全般的な低栄養となり，特に体内貯蔵量の少ない葉酸は欠乏しやすい．また，極端な偏食による葉酸の摂取不足で起こることが多い．ほかに吸収障害や葉酸拮抗薬などの薬剤性，需要亢進でも起こることがある．特に，妊娠時の欠乏は，胎児や妊婦への影響があり，妊娠可能年齢の女性は，葉酸欠乏の予防が重要である．

＊**悪性貧血**
ビタミン B₁₂ が原因とわからなかったときにつけられた名称で，現在までそのまま名称が使われている．内因子という名称も悪性貧血を治す物質が胃内容物に含まれることがわかりかけていた時代の名称で，現在もそのまま使われている．その当時，食物に含まれている「外因子」と名づけていた因子が，今のビタミン B₁₂ である．

b 症状・検査所見・診断

> ▶ ハンター舌炎や萎縮性胃炎を伴うことがある．ビタミン B₁₂ 欠乏では，神経症状が現れることがある

　巨赤芽球性貧血では，運動時の息切れ，動悸，全身倦怠感などの貧血症状を認める．舌乳頭の萎縮や発赤などを伴い，**ハンター舌炎**と呼ばれる症状を示し，味覚障害をきたすことがある．また，萎縮性胃炎を伴うことがあり，胃の壁細胞の減少で内因子分泌の減少となる．ビタミン B₁₂ 欠乏では，四肢

の麻痺と感覚異常，脱力，運動失調などの**神経障害**を示し，脊髄の側索や後索の脱髄病変とされる亜急性脊髄連合変性症が知られる．葉酸欠乏は，神経障害をきたさないが，大酒家に多く認められるため，多くの栄養素欠乏が合併していることが多く，アルコールや栄養素欠乏による合併症がみられることがある．

　血液検査では，**MCVが高値**となり，**大球性貧血**を示し，過分葉好中球を認め，LDHも著増する．**血清ビタミンB₁₂値**あるいは**血清葉酸値**が**低下**する．進行すると汎血球減少となることもある．骨髄検査では，成熟障害にて核が収縮しないため，巨赤芽球が認められる．

c 治　療

▶ ビタミンB₁₂や葉酸を補充する

　胃切除や悪性貧血によるビタミンB₁₂欠乏の場合には，ビタミンB₁₂の非経口投与（筋肉内注射，静脈内注射）が原則となる．内因子がない場合では吸収率が1/20程度に低下するものの，経口投与でも高用量の投与であれば，効果が得られるため，経口投与を行うこともある．また胃切除した場合は，貧血予防のため，数ヵ月に1回程度，ビタミンB₁₂製剤の非経口投与が行われる．葉酸欠乏の場合，葉酸の経口投与あるいは非経口投与を行う．貧血の改善に伴い，鉄欠乏が顕在化することがあるため，鉄剤の投与を併用して行うことがある．

他分野への橋わたし
ビタミンB₁₂欠乏の場合，摂取不足が原因であれば，ビタミンB₁₂を多く含む食品を摂取する必要があるが，内因子欠乏による吸収障害の場合は，薬物療法を持続する必要がある．葉酸欠乏は他の栄養障害を考慮し，葉酸を十分に摂取するとともに規則正しい食生活が必要である．
〈関連科目：臨床栄養学〉

❸ 再生不良性貧血（aplastic anemia） 頻出

a 成因・病態

▶ 末梢血での汎血球減少および骨髄での低形成を認める

　末梢血での白血球・赤血球・血小板の3系統すべての血球が減少を示す**汎血球減少**と**骨髄**の**低形成**（細胞密度の低下）を認める．成因としては先天性と後天性があるが，後天性では，T細胞による自己免疫学的異常による造血幹細胞の障害のほか，薬物や感染症などが考えられている．

　再生不良性貧血の重症度分類は，好中球数，網赤血球数，血小板数によって分類され（表13-3），易感染性を考慮し，好中球数が最も重視される．

b 症状・検査所見・診断

▶ 汎血球減少による症状を認め，骨髄では有核細胞数が減少

　汎血球減少の程度*の差はあるものの，赤血球減少による貧血症状，血小板数減少による出血傾向，白血球数の減少があり，なかでも好中球数減少による発熱と易感染を認める．減少の程度が軽度であれば，症状を認めないことがある．

　貧血は**網赤血球**が減少し，**正球性貧血**を認めることが多い．白血球減少は，

＊末梢血所見は，2系統のみの減少になることもある．また，「貧血」という名前がついているものの，貧血を認めないこともあり，むしろ血小板減少を伴わない高度貧血は，再生不良性貧血以外の疾患であることも多い．

13. 血液・凝固系

表13-3 再生不良性貧血の重症度基準

		好中球数	網赤血球数	血小板数	診断条件	赤血球輸血
ステージ1	軽症	下記以外で輸血を必要としない				
ステージ2a	中等症	1,000/μL 未満	6万/μL 未満	5万/μL 未満	好中球数, 網赤血球数, 血小板数のうち, 2項目以上を満たす	赤血球輸血を必要としない
ステージ2b	中等症					毎月2単位*未満の定期的輸血を必要
ステージ3	やや重症					毎月2単位*以上の定期的輸血を必要
ステージ4	重症	500/μL 未満	4万/μL 未満	2万/μL 未満	好中球数に加えて, 網赤血球数, 血小板数のうち, 1項目以上を満たす	
ステージ5	最重症	200/μL 未満	2万/μL 未満			

*全血 200 mL からつくられる量を 1 単位とする.
[特発性造血障害に関する調査研究班：再生不良性貧血診療の参照ガイド令和4年度改訂版を参考に著者作成]

好中球減少を認めることが多い.

骨髄所見では，有核細胞数や骨髄巨核球の減少および脂肪細胞の割合が高くなっていることが多い.

c 治　療

▶ **シクロスポリンや同種造血幹細胞移植を行う**

症状が軽度の場合は，無治療で経過観察する，あるいはたんぱく同化ホルモンまたは免疫抑制薬であるシクロスポリンを用いる．重症例では，ウサギ抗ヒト胸腺細胞免疫グロブリンとシクロスポリンの併用，あるいは40歳未満でヒト白血球抗原（human leukocyte antigen, HLA）が一致するドナーがいれば，同種造血幹細胞移植*を行う．最近は，トロンボポエチン受容体作動薬も用いられるようになってきた.

好中球減少による感染症がある場合は，抗菌薬に顆粒球コロニー刺激因子（granulocyte-colony stimulating factor, G-CSF）製剤を併用して投与を行う．赤血球輸血，血小板輸血は必要に応じて行う．ただし，頻回の赤血球輸血は，輸血後鉄過剰症のリスクがあり，頻回の血小板輸血は輸血不応性のリスクがあるため，注意が必要となる.

＊造血幹細胞移植は，以前は骨髄移植だけであったが，末梢血幹細胞移植や臍帯血移植も行われるようになり，合わせて造血幹細胞移植という．どの移植方法がよいかは，症例によって異なる.

❹ 自己免疫性溶血性貧血（autoimmune hemolytic anemia, AIHA）…

a 成因・病態

▶ **赤血球膜上の抗原と反応する自己抗体が産生され，溶血をきたす**

溶血性貧血の原因は，先天性と後天性を含め多くみられるが，最も多いのは，37℃の環境において赤血球に結合する温式抗体による自己免疫性溶血性貧血である．赤血球膜に対する抗原と反応する抗体が産生され，抗原抗体反応により**溶血**し，貧血をきたす**Ⅱ型アレルギー**疾患である．自己抗体の産生

B. 血液系疾患の成因・病態・診断・治療　319

される機序は不明の部分が多い特発性であるが，自己免疫疾患や悪性リンパ腫などに続発することがある．

b 症状・検査所見・診断

▶ 間接ビリルビン増加による黄疸をきたし，血清ハプトグロビン値が低下

溶血性貧血では，運動時の息切れ，動悸，全身倦怠感などの貧血症状を認める．**間接ビリルビン増加**のため，**黄疸**をきたす．間接ビリルビンが増加すると，体内にとって毒性をもつために間接ビリルビンのもととなる遊離したヘモグロビンと**ハプトグロビン**が結合する．そのことにより，**血清ハプトグロビン値が低下**するため，溶血を確認する感度の高い検査である．IgG と補体の特異的抗血清による直接クームス（Coombs）テストは陽性となり，LDH も高値となる．通常は正球性貧血であるが，溶血による貧血を補うために造血能は高まるため，**網赤血球が増加**する．網赤血球は，通常の赤血球よりややサイズが大きいため，MCV が上昇することがある．

c 治　療

▶ 副腎皮質ステロイド薬や免疫抑制薬の投与，あるいは脾臓摘出を行う

副腎皮質ステロイド薬の投与が第 1 選択となる．治療効果が不十分あるいは副腎皮質ステロイド薬の投与ができない場合は，免疫抑制薬やヒト化抗CD20 モノクローナル抗体の投与，または脾臓摘出術を行う．赤血球輸血はできるだけ避けることが望ましいが，重症の場合は輸血を行うことがある．

❺ 腎性貧血 （renal anemia） ･･････････････････････････

a 成因・病態

▶ 腎機能低下に起因し，腎臓からのエリスロポエチン産生が低下

腎機能低下に伴う，腎臓からの**エリスロポエチン**（erythropoietin, **EPO**)*産生低下が主な要因である．腎不全による酸素分圧のバランスの異常により，EPO 産生が貧血に対して適切に反応できないことが原因としてあげられる．

b 症状・検査所見・診断

▶ 血中 EPO 濃度が低下

腎性貧血では，運動時の息切れ，動悸，全身倦怠感などの貧血症状を認めるが，進行が緩徐なため，症状に乏しいことがある．慢性腎不全が進行し，**正球性貧血**を認め，ほかに貧血の原因がない場合は腎性貧血の可能性が高い．血中 EPO 濃度は低下することも多いが，貧血にもかかわらず，血中 EPO濃度が増加していないことが重要である．

＊エリスロポエチン（EPO）
赤血球をつくる働きを促進するホルモンであり，腎臓で産生される．

13
血液・凝固系

c 治　療

▶ **遺伝子組み換え EPO 製剤や持続型赤血球造血刺激因子製剤を投与する**

　日本腎臓学会や日本透析医学会のガイドラインによる推奨治療に準じるが，ヒト遺伝子組み換え **EPO 製剤**や持続型の赤血球造血刺激因子製剤（erythropoiesis stimulating agent, ESA）を投与する．Hb 値が 11 g/dL 未満になったら，治療を開始し，Hb 値を 11〜13 g/dL 程度までを目標値（日本腎臓学会のガイドライン）とする．低酸素誘導因子プロリン水酸化酵素阻害薬も使用できるようになった．場合によって，鉄剤の補充を行うこともある．

2 出血性疾患

　血栓形成には，血小板と凝固因子の凝固カスケードによるフィブリン形成が重要であり，出血傾向をきたす疾患は，血小板の減少，血小板機能異常，凝固因子の減少あるいは欠損や異常などがあげられる．

① 特発性血小板減少性紫斑病
（idiopathic thrombocytopenic purpura, ITP）

a 成因・病態

▶ **血小板に対する自己抗体により血小板減少をきたす**

　特発性血小板減少性紫斑病（ITP）*は，発症後 6 ヵ月以内の，自然寛解する急性型と，6 ヵ月以上血小板減少が続く慢性型があり，急性型は小児に多く，出血症状は慢性型より強いことが多い．主に血小板膜糖たんぱくに対する**自己抗体**が結合した血小板が，脾臓などで破壊されることにより血小板減少を生じる**Ⅱ型アレルギー**疾患である．

b 症状・検査所見・診断

▶ **皮下出血をはじめとする出血傾向をきたす．網状血小板比率が増加する**

　末梢血で**血小板数が減少**し，特に血小板が 2 万/μL 未満になると，**皮下に点状出血や紫斑**が出現する．その他に鼻出血や口腔内出血などをきたすこともある．
　診断としては，血小板減少をきたす他の疾患を除外する必要がある．凝固線溶検査は正常で，他の血球に異常がなく，血小板数の減少の原因となりそうな基礎疾患や薬剤歴がないことを確認する．血小板産生能を示す網状血小板比率が増加するため，診断の参考となる．**ヘリコバクター・ピロリ**感染が，この疾患と関連があるとされており，ヘリコバクター・ピロリ感染の有無を確認することが重要である．

＊ITP は原因不明ということで，特発性という名称がつけられていたが，免疫の関与があることと，必ずしも紫斑のように出血傾向を示さないことから，国際的には「免疫血小板減少症（immune thrombocytopenia, ITP）」とすることが推奨されている．

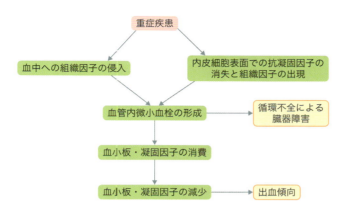

図13-5 播種性血管内凝固症候群（DIC）の発症機序

c 治療

▶ ヘリコバクター・ピロリの除菌療法，副腎皮質ステロイド薬，脾臓摘出，トロンボポエチン受容体作動薬

　ヘリコバクター・ピロリ陽性の場合，除菌療法を行う．ヘリコバクター・ピロリ陰性で，血小板数が2万/μL未満あるいは出血傾向が出現する場合，副腎皮質ステロイド薬の投与を行う．第2選択としては，脾臓摘出術あるいはトロンボポエチン受容体作動薬やヒト化抗CD20モノクローナル抗体の投与を行う．

❷ 播種性血管内凝固症候群
（disseminated intravascular coagulation, DIC）

a 成因・病態

▶ 様々な重症疾患を基礎として，微小血栓による臓器障害と消費性出血傾向をきたす

　産科重症疾患，悪性腫瘍，広範外傷，敗血症などの基礎疾患を有する場合に，血管内皮細胞や腫瘍細胞内の組織因子が出現するほか，エンドトキシンによる凝固カスケードの活性化により，血管内の凝固反応が活性化する．そのために血管内に多くの**微小血栓**が形成され，**臓器障害**を引き起こす．微小血栓は，血小板と凝固因子を消費し，**血小板数と凝固因子量の低下**をきたすとともに，形成されたフィブリンを溶解するために**線溶系が活性化**され，**出血傾向**をきたす（図13-5）．播種性血管内凝固症候群（DIC）は，基礎疾患により凝固優位な状態と線溶優位な状態に分けられる．

b 症状・検査所見・診断

▶ 臓器障害と出血傾向が出現する．診断には，DIC 診断基準を用いる

線溶系の亢進による出血症状と微小血栓による臓器内の循環不全による臓器障害をきたす．**血小板数の減少**，凝固因子を測定するプロトロンビン時間（PT）や活性化部分トロンボプラスチン時間（APTT）の延長*，フィブリノーゲンの減少，**フィブリン分解産物（FDP）の増加**などを認める．

診断基準としては，厚生労働省の基準や急性期 DIC 診断基準，日本血栓止血学会 DIC 診断基準 2017 年版などがある．

＊ PT や APTT は凝固因子の量や異常を反映する検査であるが，凝固する時間を測定しているので，凝固因子が減少あるいは働かなくなると，時間が延長する．

c 治療

▶ 原因となる基礎疾患の治療および抗凝固療法を行う

DIC を引き起こす基礎疾患の治療を行うとともに，凝固系が亢進した状態にあるため，基礎疾患が安定するまで，抗凝固療法を行う．ヘパリン類は，アンチトロンビンを介して凝固系を制御する．そのために，ヘパリン類やアンチトロンビン製剤などの投与を行う．その他に，凝固因子の活性化を抑制するための合成プロテアーゼ阻害薬を用いる．線溶優位な場合，抗プラスミン療法を併用することもあるが，抗プラスミン療法のみは禁忌である．

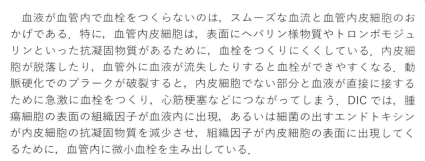

コラム　凝固反応の血管内環境での変化

血液が血管内で血栓をつくらないのは，スムーズな血流と血管内皮細胞のおかげである．特に，血管内皮細胞は，表面にヘパリン様物質やトロンボモジュリンといった抗凝固物質があるために，血栓をつくりにくくしている．内皮細胞が脱落したり，血管外に血液が流失したりすると血栓ができやすくなる．動脈硬化でのプラークが破裂すると，内皮細胞でない部分と血液が直接に接するために急激に血栓をつくり，心筋梗塞などにつながってしまう．DIC では，腫瘍細胞の表面の組織因子が血液内に出現，あるいは細菌の出すエンドトキシンが内皮細胞の抗凝固物質を減少させ，組織因子が内皮細胞の表面に出現してくるために，血管内に微小血栓を生み出している．

❸ 血友病 (hemophilia)

a 成因・病態

▶ 凝固因子の第Ⅷ因子または第Ⅸ因子の欠損や異常による出血性疾患

凝固因子の**第Ⅷ因子**欠損あるいは異常に伴う先天性出血性疾患を血友病 A，凝固因子の**第Ⅸ因子**欠損あるいは異常に伴う先天性出血性疾患を血友病 B と呼び，いずれも **X 染色体上の遺伝子異常**による．潜性遺伝*のため，患児はほとんどが**男児**である．後天的に産生された抗凝固因子自己抗体（インヒ

＊潜性遺伝
対となっている染色体の片方に遺伝子異常があっても，疾病が出現しないものをいう．男性は，X 染色体が 1 つしかないため，X 染色体上の遺伝子に異常があると，血友病を発病する．劣性遺伝といっていたが，日本遺伝学会は，優性，劣性を顕性，潜性と言い換えることを提案し，2021 年開催の日本医学会用語管理委員会において，推奨用語として決定した．

ビター）により凝固因子活性が低下したものを後天性血友病といい，まれな疾患だが，出血死のリスクを生じることがある．

b 症状・検査所見・診断

▶ 幼少時からの深部出血があり，凝固因子活性が低下する

出生時より反復する**筋肉内出血**や**関節内出血**などの**深部出血**が特徴である．凝固検査では，活性化部分トロンボプラスチン時間（APTT）が延長する．血友病 A では，第Ⅷ因子活性が，血友病 B では，第Ⅸ因子活性が低下する．後天性血友病では，凝固因子のインヒビター力価を測定する．

c 治　療

▶ 第Ⅷ因子製剤あるいは第Ⅸ因子製剤を投与する

原則としては，第Ⅷ因子製剤あるいは第Ⅸ因子製剤の投与となる．なかには，先天性の血友病でも，反復投与によりインヒビター保有例が出現する．それに対しては，インヒビター中和療法，バイパス止血療法，免疫寛容療法がある．後天性血友病に対しても同様の治療法がある．

3 白血球系疾患

❶ 急性白血病 （acute leukemia）

a 成因・病態

▶ 造血細胞に増殖・分化に関連する遺伝子異常が加わることにより発症

血球のもとになる造血細胞に，細胞の増殖や分化に関連する複数の遺伝子の異常により腫瘍性の増殖能をもった白血病細胞となる．急性白血病は，大きく**急性骨髄性白血病**（acute myeloid leukemia, AML）と**急性リンパ性白血病**（acute lymphocytic leukemia, ALL）に分類される．急性白血病の病型分類は，長年 FAB（French-American-British）分類が用いられてきたが，現在は WHO 分類もよく用いられるようになってきている．

b 症状・検査所見・診断

▶ 正常な白血球の減少，貧血，血小板減少があり，骨髄検査にて診断される

末梢血では，正常な血球の減少があり，易感染症状や腫瘍熱および貧血の症状や血小板減少による出血傾向が現れることがある．末梢血に白血病細胞も認められることが多い．**骨髄検査**では白血病細胞を多く認め，WHO 分類では一部の急性白血病を除き，20％以上認めた場合と定義されている．白血病細胞の形態や特殊染色あるいはフローサイトメトリーによる細胞表面マーカーで AML と ALL を鑑別する．ALL は小児に多く，中枢神経系への浸潤

を認めることが多い.

AMLのなかで，アウエル小体を含む細胞形態とDICの合併を特徴とする白血病を急性前骨髄性白血病（acute promyelocytic leukemia, APL）という.

C 治療

> ▶ 多剤併用化学療法が基本となる．若年者では造血幹細胞移植が適応

抗がん剤を用いた**多剤併用化学療法**が基本となり，正常造血の回復を目指す寛解導入療法と寛解*を維持させるための寛解後療法がある．寛解後療法には，遺伝子変異を予後因子として，化学療法や**同種造血幹細胞移植**を選択する．現在，成人AMLで，1/3が長期生存し，AML第一寛解期での同種造血幹細胞移植では，半数以上の長期生存が期待できるようになった．成人ALLは，AMLに比べると治療成績はやや劣るものの，3割が長期生存するようになった．

APLに対しては，**全トランスレチノイン酸**（all-trans retinoic acid, ATRA）による分化誘導療法を中心として，抗がん剤を用いた化学療法を組み合わせた治療を行う．再発時には亜ヒ酸を含めた化学療法や自家末梢血幹細胞移植などを行う．APLは，ATRA導入後90%以上の寛解率となり，長期生存率も70%以上が期待できるようになった．

原疾患や化学療法の影響で，著明な汎血球減少をきたしやすいため，抗菌薬投与，G-CSF製剤投与，赤血球輸血，血小板輸血を適宜行っていく．化学療法や造血幹細胞移植は，感染予防のため，無菌室で行うことが多い．また，同種造血幹細胞移植後には移植片対宿主反応（GVHD）が起こることが多い．GVHDはドナー由来の免疫細胞が体細胞に対して免疫反応を起こすもので，臨床症状や病理組織所見をもとに急性GVHDや慢性GVHDを診断する．GVHD予防のためにシクロスポリンなどの免疫抑制薬を投与する．

*白血病細胞が骨髄や末梢血にも認められず，正常組織が回復することを血液学的完全寛解という．ただし，寛解でも体内には白血病細胞が残っているので，寛解後療法が必要となる．5年間無治療で再発しない場合，治癒とされる．現在は，遺伝子検査により細胞遺伝学的完全寛解を調べることも行われる．

コラム　化学療法剤の進歩

急性白血病と慢性白血病の大きな違いは，白血病細胞が分化能力を有しているかどうかである．急性白血病は，基本的に分化能力は失われているのだが，APLは骨髄芽球の段階でなく，DICをきたしやすい物質を含むアズール顆粒が多く存在する前骨髄球の段階で悪性化しており，急性白血病のなかでも予後のわるいものであった．そのため，APLの分化を誘導する治療方法は以前から模索されていた．そのなかで，1988年に上海の医師グループが，ビタミンA誘導体の1種であるATRAによるAPLの分化誘導療法を発表した．全世界で臨床研究が追加して行われ，現在ではAPLの標準治療になるとともに，分子標的治療の先駆けともなった．その後，CMLに対するチロシンキナーゼ阻害薬や，悪性リンパ腫や固形がんに対するモノクローナル抗体を用いた抗体療法など，従来の抗がん剤のイメージを覆していくものとなった．

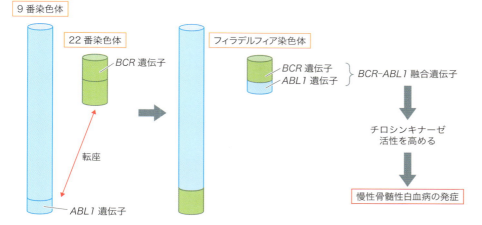

図13-6 慢性骨髄性白血病の発症機序

❷ 慢性骨髄性白血病 (chronic myelocytic leukemia, CML)

a 成因・病態

▶ 9番染色体と22番染色体の異常による融合遺伝子が原因となる

慢性骨髄性白血病（CML）は，骨髄増殖性腫瘍（myeloproliferative neoplasm, MPN）*に属しており，9番染色体と22番染色体の相互転座という染色体の変異（**フィラデルフィア染色体**）により BCR-ABL1 融合遺伝子ができ，異常な**チロシンキナーゼ活性**を示すために起こる（図13-6）．

慢性期が数年続いた後，移行期，急性転化期に進行する．慢性期は造血分化障害をきたしていないため，症状は安定しているが，進行すると造血分化障害をきたし，急性白血病様の急性転化期という病態となる．

* MPNには，CMLのほかに慢性好中球性白血病，原発性骨髄線維症，真性多血症，本態性血小板血症が含まれる．また，骨髄異形成症候群/MPNというカテゴリーもあり，慢性骨髄単球性白血病や非典型的CMLが含まれる．

b 症状・検査所見・診断

▶ BCR-ABL1 融合遺伝子の検出が重要となる

慢性期の症状として，倦怠感，食欲不振，肝脾腫がある．末梢血検査にて，白血球数の増多と白血球分画で骨髄球や後骨髄球が出現し，好酸球や好塩基球も増加する．貧血や血小板増多を示す．骨髄検査による過形成の所見と染色体検査によるフィラデルフィア染色体の検出および FISH（fluorescence in situ hybridization）法による BCR-ABL1 融合遺伝子の検出が重要である．

c 治療

▶ 慢性期には，チロシンキナーゼ阻害薬を用いる

慢性期には，チロシンキナーゼ阻害薬を投与する．チロシンキナーゼ阻害薬にて，CMLの予後は劇的に改善しており，治癒の可能性も示されている．チロシンキナーゼ阻害薬による治療が不十分な場合は，同種造血幹細胞移植

を行う．チロシンキナーゼ阻害薬による長期生存率は80％を超え，それまでの治療と比べて治療効果が高い．現在，無治療寛解維持の可能性も検討されている．

移行期や急性転化期は，チロシンキナーゼ阻害薬の変更を行い，移植可能であれば，同種造血幹細胞移植を行う．

❸ 骨髄異形成症候群 （myelodysplastic syndrome, MDS） …………

a 成因・病態

▶ 造血幹細胞の異常によって起こるとされている

骨髄異形成症候群（MDS）は，造血幹細胞に段階的に発生した複雑な遺伝子異常をもつ造血幹細胞に由来する疾患で，造血幹細胞の異常な増殖と血球の異型および無効造血*による汎血球減少という特徴がある．原因は不明な部分が多いが，造血幹細胞のDNA変異，骨髄微小環境の変化などが関連しているとされる．病型分類には，FAB分類あるいはWHO分類を用いる．

* 無効造血
産生された血球が骨髄から末梢血中に出る前にアポトーシスなどで破壊されてしまうこと．

b 症状・検査所見・診断

▶ 血球減少による貧血症状，易感染性，出血傾向がある．血球形態異常が出現

MDSは高齢者に多く認められ，末梢血では，1系統の血球から3系統の血球までの異常や，血球の形態が正常の形態と異なる異形成を認める．白血球減少による易感染性，貧血に伴う症状，血小板減少による出血傾向などが出現する．骨髄においても血球形態異常があり，環状鉄芽球，低分葉好中球，脱顆粒好中球，微小巨核球などの血球形態異常が出現し，骨髄芽球の割合も増加する．約半数に染色体異常が認められる．

c 治　療

▶ 低リスク群は，無治療あるいはビタミンDやビタミンK投与を行う．高リスク群は，同種造血幹細胞移植を行う

予後予測*に基づいて，低リスク群や高リスク群などを診断し，リスクに合わせた治療を行う．低リスク群は，血球減少が軽度のため，無治療または，ビタミンDやビタミンKあるいはたんぱく同化ホルモンの投与を行う．高リスク群は，血球減少が進行しており，同種造血幹細胞移植を行う．高齢などで同種造血幹細胞移植が行えない場合は，DNAメチル化阻害薬の投与などを行う．

* MDSの予後予測指数として，血球減少の程度・骨髄での芽球比率・染色体異常をスコア化するIPSS（International Prognostic Scoring System）およびその改訂版であるIPSS-R（Revised IPSS）やWPSS（WHO classification-based Prognostic Scoring System）などを用いる．

4 成人T細胞白血病・リンパ腫
（adult T-cell leukemia／lymphoma, ATL）

a 病因・病態

▶ ヒトT細胞白血病ウイルス1型が原因である

　ヒトT細胞白血病ウイルス1型（HTLV-1）が原因であり，このウイルスに感染するT細胞が腫瘍化した疾患である．西南日本や中南米などで多発する．HTLV-1は，母乳を介して母子感染をきたす．

b 症状・検査所見・診断

▶ リンパ節腫脹，皮膚病変，高カルシウム血症など症状は多彩である．抗HTLV-1抗体が陽性であり，末梢血やリンパ節に異常リンパ球が出現する

　高齢者に多く，臨床症状は極めて多彩であり，リンパ節腫脹，皮膚病変，高カルシウム血症，免疫不全による日和見感染などがある．臨床病型は，急性型，リンパ腫型，慢性型，くすぶり型に分類される．抗HTLV-1抗体が陽性であり，末梢血やリンパ節に異常リンパ球が出現する．確定診断には，腫瘍細胞へのHTLV-1プロウイルスDNAの単クローン性の組み込みを証明する．

 コラム リンパ系腫瘍

　リンパ系腫瘍疾患には，急性リンパ性白血病や悪性リンパ腫などがある．急性リンパ性白血病は，リンパ系前駆細胞が骨髄において分化を停止して増殖するリンパ系腫瘍性疾患である．リンパ系前駆細胞は，リンパ球への分化が方向づけられたリンパ芽球で，骨髄の造血幹細胞より分化したものである．リンパ系前駆細胞からさらに分化したリンパ球は骨髄外へ流出するが，そのリンパ球が腫瘍化したものが悪性リンパ腫である．悪性リンパ腫はリンパ節をはじめとする体内のリンパ組織で腫瘍化する．急性リンパ性白血病や悪性リンパ腫は，抗体薬などを含めた多剤併用化学療法にて治療を行い，原則的に手術は行われない．悪性リンパ腫の一種であるホジキンリンパ腫は，放射線療法を併用することもある．成人T細胞白血病・リンパ腫は，末梢性T細胞の腫瘍であり，急性型という急性白血病のように末梢血に腫瘍細胞を認めるタイプもあるが，分化度からみると悪性リンパ腫に近いといえる．

c 治　療

▶ 急性型，リンパ腫型，予後不良因子のある慢性型は，化学療法が必要である.

　急性型，リンパ腫型，予後不良因子のある慢性型は，抗がん剤を用いた多剤併用療法を行う. 難治性疾患であるが，抗CCR4抗体薬や免疫調整薬も投与されるようになった. 予後不良因子のない慢性型やくすぶり型は，進展するまで無治療経過観察が行われる.

5 多発性骨髄腫 （multiple myeloma）

a 病因・病態

▶ 抗体を産生する形質細胞が腫瘍化し，骨髄で増殖する疾患である

　多発性骨髄腫は，形質細胞が腫瘍化し骨髄で増殖する疾患で，意義不明の単クローン性γグロブリン血症（MGUS）から発生するとされている. Mたんぱくと呼ばれる単クローン性の抗体を大量に産生する.

b 症状・検査所見・診断

▶ 貧血，骨痛，骨折などを伴い，Mたんぱくが陽性となる

　貧血症状のほかに骨髄より骨に腫瘍が浸潤し，骨痛や骨の脆弱化による骨折が起こりやすい. 血清γグロブリンは増加するが，単クローン性であるため，易感染性である. 無症候性の場合には健診でみつかることもあり，高齢者に多い. 正球性貧血を示し，Mたんぱくを認める. Mたんぱく以外の正常免疫グロブリンは減少する. 骨髄では形質細胞の腫瘍化した骨髄腫細胞を認める. 骨X線像にて骨折像や骨融解像がみられることがある. 進行例では腎障害や高カルシウム血症をきたす.

　血清たんぱく分画，血清・尿免疫固定法あるいは免疫電気泳動でMたんぱくの同定を行う. 骨髄検査にて骨髄腫細胞を確認する.

c 治　療

▶ プロテアソーム阻害薬や免疫調節薬などを用いる. 可能なら，造血幹細胞移植を行う

　化学療法として，プロテアソーム阻害薬，免疫調節薬，抗体薬，副腎皮質ステロイド薬を組み合わせて行う. 年齢などを考慮して可能であれば，造血幹細胞移植を行う.

練習問題

国試過去問をもとにした ○×問題を解いてみよう！！

Q1 鉄欠乏性貧血では，総鉄結合能（TIBC）が低下する．

Q2 鉄欠乏性貧血では，不飽和鉄結合能（UIBC）高値となる．

Q3 鉄欠乏性貧血では，血清フェリチン値が低下する．

Q4 ビタミン B_{12} 欠乏は，巨赤芽球性貧血をきたす．

Q5 胃全摘の合併症として，巨赤芽球性貧血がある．

Q6 再生不良性貧血では，造血幹細胞が増加している．

Q7 再生不良性貧血は，葉酸欠乏により起こる．

Q8 悪性貧血では，内因子の作用が増強する．

Q9 悪性貧血は，エリスロポエチン産生低下によって起こる．

Q10 溶血性貧血では，ハプトグロビン高値となる．

Q11 腎性貧血では，エリスロポエチン産生が亢進する．

Q12 ビタミンKの補給は，新生児の頭蓋内出血の予防に有効である．

Q13 特発性血小板減少性紫斑病（ITP）では，ビタミンK欠乏がみられる．

Q14 特発性血小板減少性紫斑病（ITP）では，骨髄の低形成がみられる．

Q15 血友病では，プロトロンビン時間が短縮する．

Q16 血友病は，ビタミンK欠乏で起こる．

Q17 播種性血管内凝固症候群（DIC）では，フィブリン分解産物（FDP）が増加する．

Q18 多発性骨髄腫では，低カルシウム血症が起こる．

Q19 急性白血病では，出血傾向がみられる．

Q20 成人T細胞白血病は，ヒト免疫不全ウイルス（HIV）によって起こる．

14 免疫・アレルギー

Key words

食物アレルギー，抗体，免疫グロブリン，食物依存性運動誘発アナフィラキシー，口腔アレルギー症候群，橋本病

この章で学ぶこと

- 免疫系の基本的なしくみを学ぶ．
- アレルギー疾患の成因，病態，治療を学ぶ．
- 自己免疫疾患の成因，病態を学ぶ．

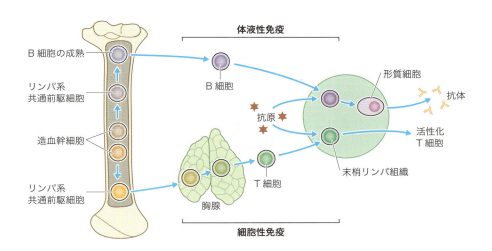

概略図 抗原刺激によってリンパ組織で抗体と活性化リンパ球が形成される

獲得免疫はリンパ球によって担われている．骨髄にある造血幹細胞からリンパ球が分化し，T細胞は胸腺で成熟し，B細胞は骨髄で成熟する．リンパ球は末梢のリンパ節で抗原と遭遇して活性化される．

A 免疫系の構造と機能

1 免疫とは

- 身体には有害なものから自らを守るしくみがあり，その働きを**免疫**（疫から免れる）という．
- 免疫系の役割は，体内に入り込んだ「自分とは異なる異物」（非自己）を排除することである．免疫系は，内分泌系や神経系と並び，生体の**内部環境**の維持に働いている（**ホメオスタシス**）．
- 絶えず外界の異物と接している消化管には，体のなかで最大の免疫系が存在する．免疫に関係する細胞のうち，およそ50％は腸管免疫系に由来する．消化管の免疫機能は，食物の消化吸収活動とともに維持されていると考えられている．
- 免疫系は，大きく，**自然免疫**と**獲得免疫**に分けられる．

 コラム　腸内細菌叢

ヒトの胃から腸にかけておよそ100兆個の細菌叢が存在し，ヒトに共生しながら腸管免疫系を活性化し，腸管壁を覆い病原性細菌の増殖を防ぐ．また，食物繊維やオリゴ糖から短鎖脂肪酸を合成し，大腸上皮のエネルギー基質としたり，ビタミンKなどを産生する．

2 自然免疫（innate immunity）

- 自然免疫は，**抗原非特異的な生まれつきもっている防御機構（非特異的防御機構）**である．皮膚や消化管上皮粘膜，消化管を覆う粘液は細菌や毒素の侵入を防ぎ，また，消化管上皮は抗菌ペプチドβ-ディフェンシンや細菌細胞壁を分解する酵素である**リゾチーム**を産生している．さらに免疫細胞として，**好中球**，**好酸球**，**好塩基球**（肥満細胞，マスト細胞），**ナチュラルキラー（NK）細胞**，**マクロファージ**（単球），**樹状細胞**などから構成される（図14-1）．好中球やマクロファージは貪食能をもつ．
- **好中球**は，**急性炎症**でよく認められる顆粒球である．細菌や異物を貪食して細胞内酵素を用いて消化する．
- **好酸球**は，気管支喘息などのアレルギー疾患や，寄生虫感染症でみられる顆粒球である．
- **好塩基球**は，組織中では，肥満細胞（マスト細胞）と呼ばれ，細胞内の顆粒中には，**ヒスタミン**などが含まれている．アレルギー反応の際，肥満細胞上にある**IgE抗体**に抗原が結合することによりヒスタミンが放出され，蕁麻疹・気管支喘息・アナフィラキシーショックなどを引き起こす．

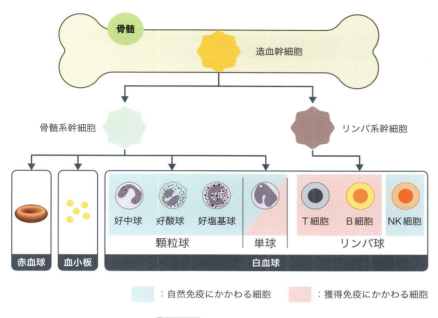

図14-1 血液細胞の分類

- **NK細胞**は，全身を循環しながら，がん細胞やウイルス感染細胞などをみつけ攻撃するリンパ球である．
- **マクロファージ**は，細菌などの異物を細胞内に取り込み，細胞内酵素を使って消化する．また，ヘルパーT細胞に対して**抗原提示**する役割ももつ．
- **樹状細胞**は，もっぱらヘルパーT細胞に対する**抗原提示細胞**として機能する免疫細胞である．皮膚組織をはじめとして，外界に触れる鼻腔や肺，胃，腸管に存在し，周囲に突起を伸ばしている．

3 獲得免疫 (acquired immunity)

- 獲得免疫は，出生後形成される**抗原特異的防御機構（特異的防御機構）**である．外来抗原への曝露の後，マクロファージや樹状細胞から特異的な抗原提示を受けたヘルパーT細胞は，認識した抗原に応じて**細胞性免疫**や**体液性免疫**を誘導，活性化し，免疫反応を調節する．
- 細胞性免疫は胸腺で教育され，抗原特異的に活性化されると，**ヘルパーT細胞**はサイトカインであるインターフェロンγを分泌して**キラーT細胞**を活性化し，細胞内寄生細菌やウイルスに対する感染防御を行う．T細胞（**Tリンパ球**）は胸腺で成熟する．
- 体液性免疫は骨髄で教育され，抗原特異的に活性化されると，ヘルパーT細胞はサイトカインIL-4を分泌して**B細胞（Bリンパ球）**は成熟して**形質細胞**となり，**抗体（免疫グロブリン）**を産生し病原微生物を捕えられる．B細胞は骨髄で成熟する．

コラム　IL-17 産生ヘルパーT細胞

　サイトカインIL-17を産生するヘルパーT細胞が最近注目されている．消化管周囲に多数存在し，アレルギーや自己免疫，細胞外増殖性の細菌感染防御で中心的な役割を果たすことが知られるようになった．好中球の働きを促進し，また，腸管上皮からの抗菌ペプチドの産生を刺激する．

 コラム　制御性T細胞

　サイトカインIL-10を産生するヘルパーT細胞も最近注目されていて，制御性T細胞と呼ばれている．自己に対する過剰な免疫反応を抑制する役割を果たしている．免疫自己寛容や生体の恒常性維持において重要な役割を担っていると考えられている．

- 抗体とは，B細胞・形質細胞が産生するたんぱく分子で，**特定のたんぱく質などの分子（抗原）を認識して結合する働き**をもつ．抗体が抗原へ結合すると，その抗原と抗体の複合体を白血球やマクロファージといった食細胞が認識・貪食して体内から除去したり，炎症を引き起こしたりする．
- **IgG抗体**（図14-2）はヒト免疫グロブリンの約70～75％を占め，**血漿中に最も多い抗体**である．IgGは感染防御の中心となる抗体である．分子量が小さいため**胎盤を通過して胎児に移行し新生児を感染症から防御する**．
- **IgM抗体**はヒト免疫グロブリンの約10％を占める．**抗体が5つ結合した構造（5量体）をもつ**（☞図2-10）．感染微生物に対して最初に産生され，

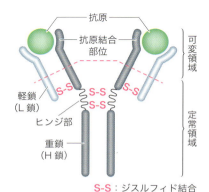

図14-2　IgG抗体の構造

抗体（免疫グロブリン）は，2本の重鎖と2本の軽鎖からなる．抗体の可変領域は抗原と特異的に結合する．

初期免疫をつかさどる免疫グロブリンである.

・**IgA 抗体**はヒト免疫グロブリンの 10〜15％を占める. **消化管の粘膜免疫の主役**であり, 消化管や呼吸器における免疫機構として機能している. 分泌型 IgA は 2 つの IgA が結合した構造をもつ. 唾液や母乳にも含まれる.

・**IgE 抗体**はヒト免疫グロブリンの 0.001％以下と**極微量しか存在しない**. 寄生虫に対する免疫反応に関与していると考えられるが, 寄生虫のまれな先進国においては, **気管支喘息やアレルギー発症に大きく関与している**.

・IgD 抗体はヒト免疫グロブリンの 1％以下である. その役割は不明である.

Ⓑ 免疫・アレルギー疾患の成因・病態・診断・治療

1 アレルギー反応（allergic reaction）

通常, 免疫応答はヒトの組織に傷害を与えることなく感染病原体を排除する. しかし, 適切な免疫応答が制御されないために, 通常は無害である環境中の抗原によって, ヒトの組織に対して不適切な免疫応答が生じることがある. これが**アレルギー**である.

アレルギーの原因となる物質を**アレルゲン（抗原）**といい, 身の回りには, 食物, 花粉, ダニなど多くのアレルゲンが存在する. このアレルゲンが体内に入ると異物とみなして排除しようとする免疫機能が働き, IgE 抗体がつくられる. この状態を**感作**という. いったん感作が成立した後に, 再度アレルゲンが体内に入ると, IgE 抗体が結合し, 肥満細胞からヒスタミンなどの化学伝達物質が放出され, アレルギー症状を引き起こす.

アレルギーは, 免疫応答の種類や, 細胞や組織を傷害する機序によって以下の 4 つに分類されている.

ａ 即時型アレルギー（Ⅰ型）

免疫グロブリン **IgE** が肥満細胞の **IgE 受容体**に結合し, そこに抗原が結合すると, 細胞が**ヒスタミン**などの生理活性物質を放出する. これにより, 血管拡張や血管透過性亢進などが起こり, 浮腫, 痒みなどの症状が現れる. 10 分程度で生じるため, 即時型アレルギーと呼ばれる. 代表的な疾患としては, **蕁麻疹, 食物アレルギー, 花粉症, アレルギー性鼻炎, 気管支喘息, アトピー性皮膚炎, アナフィラキシーショック**があげられる.

ｂ 抗体依存型アレルギー（Ⅱ型）

免疫グロブリン IgG などが抗原を有する自己の細胞に結合し, それを認識した白血球が**細胞や組織を破壊する反応**である. 代表的な疾患としては**自己免疫性溶血性貧血, 特発性血小板減少性紫斑病**があげられる.

c 免疫複合体依存性アレルギー（Ⅲ型）

抗原とIgG抗体などが互いに結合した**免疫複合体**が形成され，この免疫複合体が血流に乗り，**腎臓**などの組織に沈着して，炎症や組織傷害を引き起こす反応である．代表的な疾患としては溶連菌感染後糸球体腎炎がある．

d T細胞依存性アレルギー（Ⅳ型）

抗原と特異的に反応する感作されたT細胞によって組織傷害が起こる．抗原と反応した感作T細胞からマクロファージを活性化するインターフェロンγが遊離し組織傷害を起こす．代表的な疾患や反応としては**接触性皮膚炎**，**ツベルクリン反応**，移植免疫，腫瘍免疫などがあげられる．

e 抗受容体型アレルギー（Ⅴ型）

抗原を有する自己の細胞の受容体に対する免疫グロブリンIgGが産生され，その抗体がホルモンなどのリガンドと同様に受容体を刺激することで，細胞から物質が分泌され続けるために起こる反応である．基本的な機序はⅡ型アレルギーと同じである．代表的な疾患としては甲状腺機能亢進症を引き起こすバセドウ（Basedow）病などがあげられる．

上述したⅠ，Ⅱ，Ⅲ，Ⅴ型アレルギーは，抗体が働く体液性免疫による反応であるのに対し，Ⅳ型アレルギーはリンパ球が主として働く細胞性免疫による反応である．

 コラム 腫瘍免疫

がん細胞はその増殖や転移を抑制できる特異的な獲得免疫の応答を誘導する．特にCD8陽性細胞傷害性T細胞による反応である．多くのがん細胞はT細胞やマクロファージに囲まれていて，活性化リンパ球やマクロファージは腫瘍の所属リンパ節に存在する．しかしながら，免疫応答は腫瘍の進展を防げないことが多い．その理由として多くのがん細胞は多様な方法で免疫細胞の働きを抑制しているためである．

現在，免疫チェックポイント阻害薬やCAR-T療法などの治療により抗腫瘍T細胞を活性化してがん細胞を効果的に傷害する方法が開発され，効果が上がりつつある．

---

2 アレルギー疾患 (allergic disease)

アレルギー疾患はほとんどの場合，非微生物性の環境中のたんぱく質抗原に対する免疫応答によって引き起こされる．ヘルパーT細胞の働きによってB細胞が活性化され成熟して形質細胞となりIgEが産生され，肥満細胞へのIgE結合が生じる（感作）．**抗原が肥満細胞上のIgEに結合すると，ヒス**

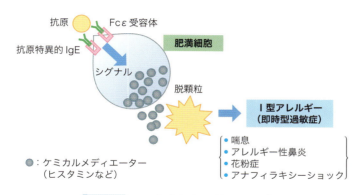

図14-3 IgEを介したⅠ型アレルギー

タミンなどのメディエーターが肥満細胞から分泌される（図14-3）.

　放出されたヒスタミンなどのメディエーターは血管や平滑筋などに作用して，皮膚の発疹，鼻閉，呼吸困難を伴う気管支攣縮，腹痛，下痢，ショックなどを引き起こす.

 コラム 自然免疫系によるアレルギー発症のメカニズム

　アレルギー発症のメカニズムとして，獲得免疫系以外の自然免疫の役割が知られるようになってきた．腸管上皮細胞などの傷害や活性化により放出されるサイトカインによって刺激された2型自然リンパ球（ILC2）と呼ばれる細胞が，アレルギー疾患を引き起こすことが明らかにされた．

❶ 食物アレルギー (food allergy) 頻出

　食物アレルギーとは，食物に含まれるたんぱく質に対する抗原特異的な免疫反応によって有害な症状が現れることである．食物アレルゲン*が体内に入る経路は，経口摂取だけではなく，経皮的，経気道，経粘膜経路などが考えられる．

* **食物アレルゲン**
食物アレルギーを引き起こす抗原のこと．食物アレルゲンの大部分は食物に含まれるたんぱく質である．

 コラム 突然発症したカキアレルギー

　22歳女性．幼少の頃からアトピー性皮膚炎がある．夕食に，めったに食べないカキフライを食べた10分後，急に痒みを伴う蕁麻疹，息苦しさ，腹痛が出現し，病院の救急外来を受診したところ，アナフィラキシーと診断された．その後の血液検査で，カキたんぱく質に対する著明なIgE高値を確認し，カキアレルギーの診断が確定した．この女性は，アルバイト先の厨房でカキを大量に剝いたことがあり，アトピー性皮膚炎で傷んでいる皮膚からの経皮感作が考えられた．

a 成因・病態

▶ 経口免疫寛容*の破綻が食物アレルギーの成因の1つと考えられている

　卵，牛乳，そば，えび，かに，小麦，落花生などの特定の食物の摂取で生じる即時型過敏反応である．食物アレルギーは**乳児期の有病率が最も高く**，特に鶏卵が原因となる．加齢とともに減少する．

　乳幼児から幼児期にかけては食物アレルギーの主要な原因として鶏卵と牛乳があげられる．青年期になるにつれて甲殻類が原因になることが増え，牛乳が減る．成人期以降では，「野菜」と「果物」がほぼ半数を占める．これは，野菜や果物が原因となる食物アレルギーには花粉症が関係しており，大人に花粉症のある人が多いためと考えられている．さらに最近，落花生や木の実による食物アレルギーが増加している．

> ＊**経口免疫寛容**
> 消化管の粘膜は恒常的に様々な抗原に曝露されているが，抗原のほとんどは食物や腸内細菌であり生体にとって有害ではない．このため，腸管免疫系は，こうした抗原に免疫応答をしない．これを経口免疫寛容と呼んでいる．

b 症状・検査所見・診断

▶ 血清中のIgE抗体の測定や食物経口負荷試験により診断

　肥満細胞から分泌されるヒスタミンなどの働きによって，瘙痒感，蕁麻疹，眼球や眼瞼結膜，口腔咽頭粘膜からの分泌の亢進，喉頭浮腫，消化管の蠕動運動亢進，活気の低下，不機嫌，循環血漿量低下による血圧低下，頻脈が出現する．

　アナフィラキシーとは，アレルゲンの侵入によって，複数の臓器にアレルギー症状が生じ，多くの組織に浮腫と，血管拡張，血液の血管外漏出に続く血圧低下（ショック）を生じる生命に危機を与える即時型過敏反応である．

　食物アレルギーの診断にあたっては，抗原特異的な血清中のIgE抗体測定や，**食物経口負荷試験**（oval food challenge, OFC）*が行われることがある（図14-4）．食物経口負荷試験はアナフィラキシーを引き起こす可能性があるので，**病院で行う**．

> ＊**食物経口負荷試験（OFC）**
> アレルギーが確定あるいは疑われている食品を摂取させ，症状の有無を確認する検査で，食物アレルギーの最も確実な診断法である．

c 治療

▶ 原因として特定された食物を除去

　食物アレルギーの管理は，耐性獲得までの期間の食事指導が中心である．症状発現回避のため原因と特定された食事（アレルゲン）除去を行う．

　アナフィラキシーショックに対しては，**アドレナリン**（**エピネフリン**，商品名はエピペン®）**注射**製剤が緊急補助治療薬として用いられる．アドレナリンは，交感神経に短時間に作用して，気管支平滑筋を弛緩させて呼吸を楽にする作用や，心臓の機能を増強して血圧を短時間に上昇させてショック症状を改善する作用がある．

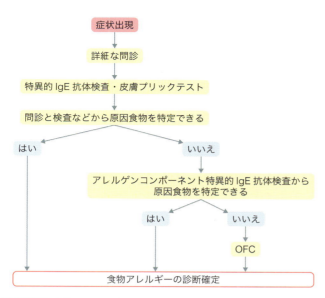

図14-4 食物アレルギー診断のフローチャート（即時型症状）
［食物アレルギーの診療の手引き 2023 検討委員会（編）：食物アレルギーの診療の手引き 2023, p.15, 2024 より許諾を得て転載］

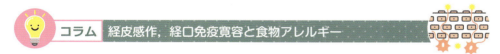

コラム　経皮感作，経口免疫寛容と食物アレルギー

　以前まで，食物アレルギーは消化管でアレルゲンが吸収され感作が成立する腸管感作が主体と考えられていた．ところが近年の研究結果から，経皮感作（皮膚の乾燥や湿疹，擦り傷，掻き傷などで角質が破壊され，そこからアレルゲンが侵入して感作が成立すること）により食物アレルギーは成立・進行し，逆に食物アレルゲンを症状なく食べて摂取を続けることにより経口免疫寛容（☞p.338）が誘導されることがわかった．そのため，以前いわれていた，食物アレルギー予防のために，① 離乳開始を遅らせる，② 妊娠中，アレルゲンになる食べ物を食べない，③ 3歳頃までアレルゲンになる食べ物を食べないといったことは，根拠がないことが明らかになった．

❷ 特殊型食物アレルギー　頻出

ⓐ 食物依存性運動誘発アナフィラキシー（food-dependent exercise-induced anaphylaxis）

　食物依存性運動誘発アナフィラキシーは，食物摂取後の運動負荷，たとえば，昼食後の体育活動などによってアナフィラキシー症状が誘発される疾患である．**食物依存性運動誘発アナフィラキシーの原因食物は小麦製品が多く**，その主要抗原は小麦に含まれるたんぱく質であるω5-グリアジンと高分子量（HMW）グルテニンである．

b 口腔アレルギー症候群（oral allergy syndrome）

口腔アレルギー症候群は果物，生野菜，豆類などを摂取したときに口腔粘膜に限局した不快感などが生じる即時型アレルギー症状である．代表的な原因アレルゲンとしてシラカバ花粉が知られている．食物を口腔内に摂取した際に花粉との**共通抗原**がアレルギー症状を引き起こす．

3 膠原病（collagen disease），**自己免疫疾患**（autoimmune disease）

自己に対する**免疫寛容の機序**が破綻して，自己の細胞に対するT細胞やB細胞応答が生じることを自己免疫と呼ぶ．自己免疫により生じる疾患を自己免疫疾患と呼ぶ．

❶ 橋本病（Hashimoto's disease）（慢性甲状腺炎（chronic thyroiditis））

a 成因・病態

橋本病（☞8章B-**2**❷）は，甲状腺成分に対する自己抗体が出現し，**甲状腺ホルモンを産生する甲状腺上皮が破壊されて甲状腺機能低下**を生じる疾患（Ⅱ型アレルギー）である．

b 症状・検査所見

甲状腺ホルモンは基礎代謝を制御しているため，甲状腺ホルモン量の低下により，**体重増加**，易疲労感，**便秘**，食欲低下，皮膚乾燥，月経不全，認知機能の低下をきたす．甲状腺刺激ホルモン（TSH）が上昇する．

c 治療

合成甲状腺ホルモン製剤を投与する．

❷ バセドウ病（Basedow's disease）

a 成因と病態

バセドウ病（☞8章B-**2**❶）は，甲状腺にある甲状腺刺激ホルモン（TSH）の受容体に対する自己抗体が出現するため，甲状腺ホルモンの分泌が増加して甲状腺機能亢進症を生じる疾患（Ⅴ型アレルギー）である．

b 症状・検査所見

動悸，体重減少，指の震え，暑がり，発汗，軟便などの症状が起こる．また眼球突出，骨粗鬆症を生じる．TSHが減少する．

c 治療

薬物療法などで甲状腺ホルモン合成を阻害する．

コラム　膠原病と自己免疫疾患

　膠原病とは，真皮・靱帯・腱・骨・軟骨などを構成するたんぱく質であるコラーゲンに，全身的に障害・炎症を生じる様々な疾患の総称である．関節リウマチ，強皮症などがあげられる．発症の一部には自己免疫的な働きが関与していると考えられている．一方，自己免疫疾患とは，異物を認識し排除するための役割をもつ免疫系が，自分自身の正常な細胞や組織に対してまで過剰に反応し，攻撃を加えてしまうことで症状をきたす疾患の総称である．バセドウ病，溶血性貧血などがあげられる．

❸ 強皮症（scleroderma） 頻出

a 成因・病態
　強皮症は，皮膚や内臓の硬化，血管障害を特徴とする自己免疫疾患（膠原病）である．

b 症状・検査所見
　レイノー症状（冷たいものに触れると手指が蒼白になる），皮膚硬化，肺線維症，腎障害，消化管全体の蠕動運動低下により，**食道の拡張と収縮能低下による嚥下障害，逆流性食道炎**などが出現する．自己抗体が出現する．

c 治療
　症状に合わせた栄養指導，保温，スキンケア，禁煙などの日常生活指導が重要である．確立された薬物療法はない．

❹ 関節リウマチ（rheumatoid arthritis, RA） 頻出

a 成因・病態
　関節リウマチ（☞11章 B-❹）は，手指，足趾，手関節，肩関節，膝関節，足関節などの関節が侵される炎症性疾患（膠原病）である．主に関節を包む滑膜が自己免疫的機序で傷害され，**滑膜炎**によって関節の痛みや腫れが起こり，次第に関節全体が破壊されて変形し，ついには関節破壊が生じる．

b 症状・検査所見
　関節の症状として，朝のこわばり，関節の腫脹，疼痛が出現する．自己抗体が出現する．

c 治療
　抗リウマチ薬，生物学的製剤が用いられる．

❺ シェーグレン症候群（Sjögren's syndrome） 頻出

a 成因・病態
涙腺，唾液腺などの自己免疫的な炎症により，涙，唾液などの分泌量が減少し，目や口腔などの乾燥を引き起こす疾患（膠原病）である．

b 症状・検査所見
唾液分泌低下によって**ドライマウス**を生じ，乾燥した食物が飲み込みにくくなる．また，う歯ができやすくなる．さらに，**ドライアイ**が出現する．

c 治療
ドライアイに対しては人工涙液点眼，ドライマウスに対しては，人工唾液などの投与を行う．

❻ 全身性エリテマトーデス（systemic lupus erythematosus, SLE） 頻出

a 成因・病態
全身性エリテマトーデス（SLE）は，様々な臓器に抗原抗体複合体が沈着して炎症が生じる自己免疫性疾患（膠原病）で，寛解と再燃を繰り返す．**日光などの紫外線曝露が誘因**になることが知られ，妊娠可能な**女性**に多い．

b 症状・検査所見
皮疹や関節炎，糸球体腎炎（**ループス腎炎**），溶血性貧血などを引き起こす．口腔内に潰瘍を形成することがある．顔に**蝶形紅斑**（☞図 2-2）が出現することがある．血球の減少や腎臓の異常，自己抗体（抗核抗体，抗 DNA 抗体など）が出現する．

c 治療
直射日光の回避と，抗炎症薬，免疫抑制薬を用いる．

❼ 急性糸球体腎炎（acute glomerulonephritis）

a 成因・病態
急性糸球体腎炎（☞7章 B-❶）は，急性腎炎症候群の中の代表的疾患であり，急性上気道炎を中心とする感染（主に A 群 β 溶連菌）の後に，10 日前後の潜伏期間を経て，抗原抗体複合体が腎臓に沈着，炎症を引き起こす疾患（Ⅲ型アレルギー）である．

b 症状・検査所見・診断
血尿，浮腫，高血圧が3主徴とされている．血尿は必発で，たんぱく尿や乏尿も伴う．発症初期に血中尿素窒素の上昇を伴うことがあるが，血清クレアチニンは正常範囲内であることが多い．

B. 免疫・アレルギー疾患の成因・病態・診断・治療　343

c 治　療

安静臥床と食事療法が治療の基本となる.

⑧ 1型糖尿病（type 1 diabetes mellitus）

a 成因・病態

1型糖尿病（☞4章C-**2**②）は，膵臓ランゲルハンス島にある抗原に結合するT細胞や抗体による炎症によって**膵臓ランゲルハンス島β細胞が破壊**されて，インスリン分泌が欠乏して発症する.90％以上のランゲルハンス島が破壊されると高血糖が出現する.

b 症状・検査所見

若年者において，短期間で急激に高血糖症状，多飲多尿，口渇，体重減少が出現する.血液中，尿中にケトン体を認め，アシドーシスを起こして意識障害になる場合がある.

c 治　療

インスリンの補充を行う.

⑨ 炎症性腸疾患（inflammatory bowel disease, IBD）

a 成因・病態

炎症性腸疾患（☞5章B-**5**）は腸粘膜に炎症や潰瘍を生じる慢性の疾患である.**クローン病**と**潰瘍性大腸炎**があり，いずれもT細胞の働きによって炎症が腸管壁の傷害を誘導する.

b 症状・検査所見

クローン病は慢性の非連続的な炎症と瘻孔を形成する腸管壁の破壊が特徴である.腹痛，発熱，下痢，体重減少を生じる.小腸障害による**吸収不良**や，**たんぱく漏出性胃腸症**を認める.潰瘍性大腸炎の病変は連続性で粘膜に限局しており，潰瘍形成が特徴である.**粘血便**，**下痢**を生じる.

c 治　療

クローン病に対しては，腸管の安静と食事性アレルゲン除去を目的とした栄養療法が行われる.薬物療法として，抗炎症薬，生物学的製剤が用いられる.潰瘍性大腸炎に対しては，抗炎症薬，生物学的製剤が用いられる.

4 免疫不全

❶ 後天性免疫不全症候群（エイズ）
（acquired immunodeficiency syndrome, AIDS）

a 成因・病態

後天性免疫不全症候群（AIDS）は，ヒト免疫不全ウイルス（human

immunodeficiency virus, HIV）が CD4 陽性 T 細胞に感染して破壊し，主に細胞性免疫不全を生じる．HIV 感染者との性行為，血液製剤，母子感染により感染する．

b 症状・検査所見

当初はインフルエンザ様の症状を示すが，無症状の期間が続いた後，数年の単位で **CD4 陽性 T 細胞が減少**し，後天性免疫不全症候群を生じる．**日和見感染**（ニューモシスチス肺炎，サイトメガロウイルス感染症など）や**悪性腫瘍**（カポジ肉腫，悪性リンパ腫など）が発生する．

c 治療

作用機序の異なる抗 HIV 薬を組み合わせる多剤併用療法が治療の中心である．HIV 治療薬の進歩によって，大部分の患者では進行を抑制することができるようになった．

練習問題　国試過去問をもとにした○×問題を解いてみよう!!

- **Q1** IgA は，単位重量あたりで，成乳（成熟乳）に比べ初乳に多く含まれる母乳成分である．
- **Q2** 血漿中に最も多く存在する抗体は，IgE である．
- **Q3** 抗体は，マクロファージにより産生される．
- **Q4** 消化管粘膜には，非特異的防御機構が認められる．
- **Q5** 自己免疫性溶血性貧血は，Ⅰ型アレルギーの機序で起こる．
- **Q6** 口腔アレルギー症候群は，食物アレルギーの特殊型である．
- **Q7** ツベルクリン反応は，Ⅲ型アレルギーの機序で起こる．
- **Q8** 食物アレルギーに対する食物経口負荷試験は，家庭で行う．
- **Q9** アナフィラキシーショックには，抗ヒスタミン薬が第 1 選択である．
- **Q10** 全身性エリテマトーデスは，男性に多い．
- **Q11** 橋本病では，血清総コレステロール値が低下する．
- **Q12** バセドウ病では，基礎代謝が亢進する．
- **Q13** 強皮症では，嚥下障害がみられる．
- **Q14** シェーグレン症候群では，唾液分泌が増加する．

15 感染症

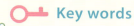

Key words

感染，感染症，病原体，院内感染，新興感染症，再興感染症，抗菌薬，麻疹，結核

この章で学ぶこと

- 感染症の原因となる病原体の種類を理解する．
- 病原体の感染経路について理解する．

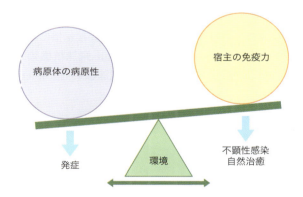
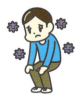
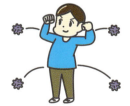

概略図　感染症の成立因子

A 感染症の成因・病態・診断・治療

1 病原体

感染（infection）とは，**病原体**（pathogen，病原微生物，pathogenic microorganism）が体内に侵入し，体内で増殖することである．感染を受ける生物を**宿主**（host）という．また感染によって引き起こされる疾病を**感染症**（infectious disease）という．感染症の原因となる病原体には，**細菌**（bacteria），**ウイルス**（virus），**真菌**（fungus），**寄生虫**（parasite）などが含まれる（表15-1）．

a 感染経路

病原体が体内に侵入する経路を**感染経路**（infection route, transmission）という（図15-1，表15-2）．病原体によってその感染経路は様々で，感染予防のためには病原体の感染経路を理解することが重要である．主な感染経路として，ヒト同士直接の接触による**接触感染**（contagious infection, 直接伝播，direct transmission）とそれ以外の間接伝播（indirect transmission）がある．接触感染のなかでも特に性行為によって感染する疾患を**性行為感染症**（sexually transmitted disease, STD）という．また，病原体が親から直接その子孫に感染することを**垂直感染**（vertical infection, 母子感染）といい，これには経胎盤感染，産道感染，経母乳感染などがある．間接伝播には，空間を共有することで感染する**空気感染**（airborne infection, **飛沫核感染**, droplet nuclei infection），咳やくしゃみを介して感染する**飛沫感染**（droplet

表15-1 主な病原体

分類		病原体
プリオン		プリオン*
ウイルス		インフルエンザウイルス，単純ヘルペスウイルス（HSV），サイトメガロウイルス（CMV），麻疹ウイルス，風疹ウイルス，肝炎ウイルス，ヒト免疫不全ウイルス（HIV），ムンプスウイルス，狂犬病ウイルス，日本脳炎ウイルス，ヒトパピローマウイルス（HPV）
細菌		黄色ブドウ球菌，溶血性レンサ球菌，腸球菌，チフス菌，大腸菌，サルモネラ，肺炎球菌，結核菌，レジオネラ菌，破傷風菌，ヘリコバクター・ピロリ，淋菌，梅毒トレポネーマ，ペスト菌，レプトスピラ，炭疽菌
	マイコプラズマ	肺炎マイコプラズマ
	クラミジア	肺炎クラミジア，トラコーマクラミジア，オウム病クラミジア
	リケッチア	発疹チフスリケッチア，ツツガムシ病リケッチア
真菌		白癬菌，カンジダ，アスペルギルス，クリプトコッカス，ニューモシスチス
寄生虫	原虫	赤痢アメーバ，マラリア原虫，腟トリコモナス，トキソプラズマ，サイクロスポラ，サルコシスティス，クリプトスポリジウム
	蠕虫	回虫，ぎょう虫，吸虫，条虫，アニサキス，クドア
節足動物		ヒゼンダニ

*プリオンは一般的に「生物」とはみなされないが，プリオンが伝播（感染）して疾患を生じることからここに含めた．

A．感染症の成因・病態・診断・治療　347

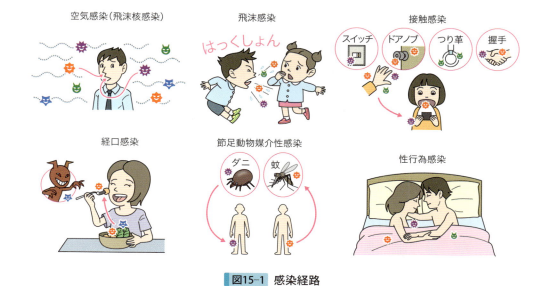

図15-1　感染経路

表15-2　病原体の感染経路

感染経路		主な病原体[*1]
空気感染（飛沫核感染）		結核菌，麻疹ウイルス，水痘帯状疱疹ウイルス
飛沫感染		インフルエンザウイルス，髄膜炎菌，マイコプラズマ，ムンプスウイルス，風疹ウイルス
経口感染（糞口感染，水系感染を含む）		赤痢菌，コレラ菌，腸チフス菌，ビブリオ菌，A型・E型肝炎ウイルス，ノロウイルス，プリオン
接触感染		黄色ブドウ球菌（MRSA含む），ヒゼンダニ
	性行為感染	トラコーマクラミジア，淋菌，梅毒トレポネーマ，B型肝炎ウイルス，ヒトパピローマウイルス，ヒト免疫不全ウイルス（HIV）
	垂直感染（母子感染）	ヒトT細胞白血病ウイルス（HTLV-1），ヒト免疫不全ウイルス（HIV），B型肝炎ウイルス，風疹ウイルス，梅毒トレポネーマ
経皮感染	節足動物媒介性感染[*2]	発疹チフスリケッチア（ダニ，シラミ），ツツガムシ病リケッチア（ダニ），ペスト菌（ノミ），マラリア原虫（蚊），日本脳炎ウイルス（蚊）
	創傷，動物の咬傷による感染	炭疽菌，破傷風菌，狂犬病ウイルス
	血液を介する感染	B型・C型肝炎ウイルス，ヒト免疫不全ウイルス

[*1] 主な病原微生物のみを示しており，各々の病原微生物がここに示していない複数の感染経路をもつことも少なくない．
[*2] 病原体名の後の括弧内は，病原体を媒介する節足動物を示す．

infection），もっぱら飲食物とともに病原体が取り込まれることで感染する**経口感染**（oral infection），経口感染の一部として糞便に汚染された飲食物の摂取により感染する糞口感染（fecal-oral infection），皮膚を貫いて感染する経皮感染（percutaneous infection），病原体を保持した節足動物からヒトに病原体が移行する節足動物媒介性感染（vector-borne infection）などがある．さらに移植や輸血などの医療行為によって感染する医原性感染（iatrogenic infection）などもある．

他分野への橋わたし
プリオン病
プリオンは核酸を含まない感染性のたんぱく質で，異常なたんぱく質の折りたたみ（ミスフォールディング）によるプリオンの蓄積がプリオン病の原因である．プリオン病にはウシ海綿状脳症（BSE）や，ヒトではクロイツフェルトヤコブ（Creutzfeldt-Jakob）病がある．〈関連科目：食品学〉

2 感染症の成立

病原体が宿主に侵入し感染が成立した後に発症に至るか否かは，病原体のもつ攻撃力（病原性，pathogenicity）と宿主側の守備力（免疫力，immunity）のバランスによって決まる（**概略図**参照）．たとえばヒトの腸内には多数の腸内細菌が生息するが，一般にこれらの病原性は低いために通常病気を起こすことはない．一方病原性の高い病原体は，宿主の免疫に打ち勝って感染症を引き起こす．さらに感染経路の有無などの様々な環境はこのバランスに影響する．

a 潜伏期

病原体が感染しても直ちに症状は現れず，発症するまでには一定の期間を要する．この期間を**潜伏期**（incubation period, latent phase）という．潜伏期の長さは感染症によって様々で，たとえばインフルエンザウイルスによって起こるインフルエンザでは2～3日ほどだが，ヒト免疫不全ウイルス（HIV）による後天性免疫不全症候群（acquired immunodeficiency syndrome, AIDS）では発症までに数年～10年といわれる．また，感染しても発症しないまま病原体が保持されたり自然治癒することがあり，これを**不顕性感染**（inapparent infection）という．特に病原体を保持しながらも症状のない感染者をキャリア（carrier）という．

b 感染症の診断

患者の身体症状から適切な検査を選択し，その結果をもとに感染症の診断が下される．一般的に感染症においては，病原体に対して体が炎症反応を起こすので，局所または全身の発熱や疼痛を生じる．末梢血においても白血球増多やC反応性たんぱく質（C-reactive protein, CRP）（☞2章C-**5** **p**）上昇などの炎症の徴候が現れる．

感染症の原因となる病原体の存在を証明することが確定診断の基本である．病原体の存在証明には，まず患者の患部から検体を採取する．呼吸器感染症の場合には喀痰，消化器感染症の場合には糞便や吐物，中枢神経の感染症の場合は脳脊髄液などを検体とする．検体に含まれる病原体を証明するには検体を直接観察する方法（染色後に顕微鏡を用いた鏡検）もあるが，直接観察で病原体を特定できるケースは限られる．検体から病原体を分離培養する培養法は，生きた病原体の存在の証明になるので診断的価値が高い．しかし，病原体には培養ができないものもあり，技術的には培養可能であっても実際の検体からの培養が困難であったり培養に時間がかかるために，臨床的に役に立たないこともある．

グラム（Gram）**染色**は簡便かつ迅速な細菌の染色方法であり，細菌の形態と染色性からその分類に用いられる．グラム染色で紫色に染色される菌はグラム陽性菌と呼ばれ，赤く染色される菌はグラム陰性菌と呼ばれる．これら2種類の菌ではその細胞壁の構造が異なり，そのために染色性に違いが生

表15-3 グラム染色による菌の分類

		形　状	
		球　菌	**桿　菌**
染色性	陽性	グラム陽性球菌 **ブドウ球菌**　　レンサ球菌　　双球菌	グラム陽性桿菌 （乳酸菌，枯草菌，破傷風菌，ボツリヌス菌）
	陰性	グラム陰性球菌 （淋菌，髄膜炎菌）	グラム陰性桿菌 （**大腸菌**，サルモネラ菌，緑膿菌，コレラ菌，カンピロバクター）

括弧内は菌種の例を示す.

じる．グラム染色された細菌を顕微鏡で観察することで，染色性（グラム染色陽性または陰性），菌体の形状（球菌，桿菌，らせん状菌），さらに菌体の配列（短連鎖状，長連鎖状，ブドウの房状など）を知ることができ，菌の特定に役立てられる（**表15-3**）.

　検体中に病原体の一部を検出することで存在を証明する方法には，大きく分けて病原体特異的遺伝子を検出する方法と，病原体特異的成分を検出する方法がある．前者においては，病原体はその病原性を発揮するためにそれぞれ独自の（特異的な）遺伝子（DNAまたはRNA）をもっているので，それを**ポリメラーゼ連鎖反応**（polymerase chain reaction, PCR）で増幅することで遺伝子の存在をもって病原体の存在を証明する．後者は検体中の病原体特有の抗原（たんぱく質など）や酵素活性などを検出する方法で，その例としてインフルエンザウイルスの迅速検査や，ヘリコバクター・ピロリ（ピロリ菌）がもつウレアーゼの活性を検出する尿素呼気試験があげられる.

　病原体の存在を証明することが困難である場合も少なくない．その場合に行われる方法の1つに，免疫学的検査法（☞2章C-**6**）がある．感染を受けると宿主に免疫反応が生じ，結果として病原体に特異的な抗体がつくられる．この血中の病原体特異抗体の増加は，感染症の原因病原体を強く示唆する．特にIgGと比較してIgMが単独に増加している場合は，初感染を示す所見となる．**ツベルクリン反応**は結核菌に対する細胞性免疫による反応をみる方法であり，抗原を皮内注射して48時間後に局所の発赤や硬結がみられた場合に陽性とする.

　主な病原体と疾患名を**表15-4**にまとめた．疾患名には医学的名称と一般の人が使う俗称がそれぞれ存在する場合があり，場面によって使い分ける必要がある．たとえば，診療録（カルテ）には「流行性耳下腺炎」と書くべきだが，患者やその家族には「おたふくかぜ」というほうが通じるだろう.

表15-4 主な病原体と疾患（食中毒・食品による感染症・寄生虫症を除く）

	病原体		分類	疾患名
ウイルス	SARS コロナウイルス		RNA ウイルス	重症急性呼吸器症候群（SARS）
	インフルエンザウイルス		RNA ウイルス	インフルエンザ
	麻疹ウイルス		RNA ウイルス	麻疹（はしか）
	風疹ウイルス		RNA ウイルス	風疹（三日はしか），先天性風疹症候群
	コクサッキーウイルス		RNA ウイルス	手足口病
	ヒト T 細胞白血病ウイルス（HTLV-1）		RNA ウイルス	成人 T 細胞白血病
	ヒト免疫不全ウイルス（HIV）		RNA ウイルス	後天性免疫不全症候群（エイズ，AIDS）
	ムンプスウイルス		RNA ウイルス	流行性耳下腺炎（おたふくかぜ）
	ノロウイルス		RNA ウイルス	急性ウイルス性胃腸炎
	水痘帯状疱疹ウイルス（VZV）		DNA ウイルス	水痘（みずぼうそう），帯状疱疹
	ヒトパピローマウイルス（HPV）		DNA ウイルス	尖圭コンジローマ，子宮頸がん
細菌	腸管出血性大腸菌（O157 を含む）		グラム陰性桿菌	腸管出血性大腸菌感染症
	レジオネラ属菌		グラム陰性桿菌	レジオネラ症（レジオネラ肺炎）
	淋菌		グラム陰性双球菌	淋病（尿道炎）
	梅毒トレポネーマ		グラム陰性らせん状菌	梅毒
	A 群β溶血性レンサ球菌		グラム陽性球菌	急性糸球体腎炎
	メチシリン耐性黄色ブドウ球菌（MRSA）		グラム陽性球菌	肺炎，敗血症（院内感染）
	ヘリコバクター・ピロリ		グラム陰性らせん状桿菌	胃炎，胃潰瘍，胃がん
	結核菌		抗酸菌	結核（再興感染）
	肺炎マイコプラズマ		グラム陰性球菌	マイコプラズマ肺炎
	偏性細胞内寄生性細菌	トラコーマクラミジア	グラム陰性偏性細胞内寄生性	性器クラミジア感染症，トラコーマ
		オウム病クラミジア	グラム陰性偏性細胞内寄生性	オウム病
		発疹チフスリケッチア	グラム陰性偏性細胞内寄生性	発疹チフス
		ツツガムシ病リケッチア	グラム陰性偏性細胞内寄生性	ツツガムシ病
真菌	ニューモシスチス		真菌	ニューモシスチス肺炎
	アスペルギルス		真菌	アスペルギルス症
	カンジダ		真菌	カンジダ症
	クリプトコッカス		真菌	クリプトコッカス症
寄生虫	マラリア原虫		原虫	マラリア
	トキソプラズマ		原虫	トキソプラズマ症
その他	ヒゼンダニ		節足動物	疥癬（かいせん）

コラム　ノロウイルスの感染症は食中毒？

　ノロウイルス（norovirus）は，口から侵入して激しい嘔吐や下痢を伴うウイルス性胃腸炎（viral gastroenteritis）を引き起こす．病院や学校，福祉施設などでの集団発生も散発する．公共の施設で集団発生した場合，感染の拡大を防ぐためには感染源を特定して感染経路を遮断する必要がある．

　ノロウイルスは経口感染するので，ウイルスに汚染された食物が原因である可能性がある．この場合は「食中毒（food poisoning）」として，ウイルスに汚染された食物を特定するとともに汚染の原因を明らかにする．食中毒の事例として，たとえば汚染された二枚貝（カキなど）の生食や加熱不十分が原因のことがある．または，もし調理員など関係者のなかにノロウイルスをもっている者がみつかれば，その人が汚染源だった可能性がある．仮に本人には症状がなくても，ウイルスを排出していることはありうるからだ．

　しかし感染経路は食べ物だけではない．発症した患者の吐瀉物や糞便の不適

他分野への橋わたし

食中毒
食中毒とは，飲食物を介して摂取された病原体やその毒素，有害な化学物質により，比較的急性に起こる胃腸炎症状（悪心・嘔吐，腹痛，下痢）などの健康被害の総称である．〈関連科目：食品学〉

切な処理（たとえば，素手による清掃や器具設備の不十分な消毒，手洗いの不徹底など）が原因で感染が拡大することも珍しくない．これはいわゆる院内感染（hospital-acquired infection）である．

このように施設内の集団感染には，食中毒の場合と院内感染の場合がある．病原体によって感染源と感染経路は様々なので，感染症の拡大を防ぐにはそれぞれの病原体の特徴をよく知っておく必要がある．

3 人獣共通感染症

病原体のなかにはヒトにのみ感染するものがある一方で，ほかの動物にも感染して直接または間接的にほかの動物からヒトに感染する病原体も存在する．後者のような病原体による感染症を**人獣共通感染症**（人畜共通感染症，zoonosis）という．これには，アニサキス症，オウム病，カンピロバクター感染症，狂犬病，クリプトスポリジウム症，ツツガムシ病，トキソプラズマ症，鳥インフルエンザ，日本紅斑熱，日本脳炎，ペストなどが含まれる．

4 性行為感染症

性行為感染症（性感染症，性病，sexually transmitted infections（STI），sexually transmitted diseases（STD），venereal diseases（VD））とは，性行為（腟性交，肛門性交，口腔性交を含む）によって感染する感染症である．性行為感染症は感染初期に無症状であることが多く，そのために感染が広がりやすい．

わが国における代表的な性行為感染症として，性器クラミジア感染症，性器ヘルペスウイルス感染症，淋菌感染症，尖圭コンジローマがあり，これら4疾患は感染症法において5類感染症に分類され，定点把握対象疾患となっている（図15-2）．2000年代初頭に多かった性器クラミジア感染症と淋菌感染症は現在でも多いが，2002年頃をピークに減少している．一方で，近年では梅毒（5類感染症，全数把握疾患）の増加が著しい．

コラム HPVワクチン（子宮頸がんワクチン）

いわゆる「子宮頸がんワクチン」は，ヒトパピローマウイルス（human papillomavirus, HPV）の感染を予防するためのワクチンである．HPV感染が子宮頸がんの原因となるので，子宮頸がんの予防という意味で子宮頸がんワクチンとも呼ばれる．

先進国を中心に諸外国ではHPVワクチンが10年以上も前から特に若い女性を対象として接種されている．その成果かどうかはわからないが，世界の主要な国では子宮頸がんが減少しているようだ．一方，わが国ではどうか．実は世界のなかでも奇特な状況になっている．

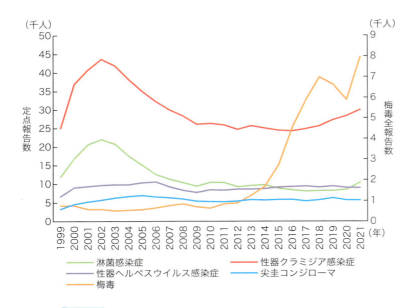

図15-2 わが国における性行為感染症報告数の年次推移

梅毒は全報告者数であるのに対し，他の4疾患は定点報告数（指定届出医療機関での患者数）であるため実際の患者数はさらに多い．
[厚生労働省：性感染症報告数を参考に著者作成]

　2013年，遅ればせながらわが国でもHPVワクチンの定期接種が開始された．定期接種の対象は，小学校6年生から高校1年生までの女子である．ところがこのワクチンを接種した後に様々な有害事象（ワクチンとの因果関係は不明なものを含む）の報告があり，厚生労働省は同年に定期接種は継続するものの積極的勧奨は中止した．その後HPVワクチンの副反応（ワクチンとの因果関係があるもの）についてはいくつかの調査が行われた．その結果，ワクチンの副反応だといわれる重篤な症状が本当にHPVワクチン接種と関連することを統計学的にも医学的にも証明できなかったことから，2021年に積極的勧奨が再開された．積極的勧奨しなかった期間の接種率は著しく低く，この間に接種対象者だったが接種を受けなかった人に対しては，キャッチアップ接種として2025年3月まで公費で接種を受けることができる．

　HPVワクチン接種との因果関係は明らかでないが，先進国では子宮頸がんの罹患率は減少しているといわれる一方で，わが国では近年その年齢調整罹患率と年齢調整死亡率が増加傾向にある．今後ワクチン接種率が上昇するとともに，諸外国同様にこれらが低下することを期待したい．

他分野への橋わたし

子宮に発生する悪性腫瘍のリスク因子

子宮の悪性腫瘍として，体部に発生する子宮体がんと頸部に発生する子宮頸がんがある．これらはどちらも子宮に発生するがんでありながら，リスク因子はまったく異なる．子宮頸がんはHPV感染が主なリスク因子であるのに対し，子宮体がんの主なリスク因子は女性ホルモン（エストロゲン）である（☞12章C-4 5）．〈関連科目：公衆衛生学〉

5 日和見感染と院内感染

　上述のとおり，病原体の曝露を受けても，感染が成立し発症するかどうかは病原体の病原性と宿主の免疫力とのバランスに依存する（**概略図**参照）．すなわち病原性の高い病原体は健常者にも感染して発症しうるが，病原性の

低い病原体は健常者で発症することは少ない．免疫力の低下した患者は**易感染宿主**（compromised host）といわれ，健常者には感染症を起こさないような病原性の低い病原体が感染する．これを**日和見感染**（opportunistic infection）という．後天性免疫不全症候群（**エイズ**, acquired immunodeficiency syndrome, **AIDS**）は**ヒト免疫不全ウイルス**（human immunodeficiency virus, **HIV**）がCD4陽性T細胞に感染し，この細胞がウイルスに破壊されて免疫力が低下することによって発症する（☞14章B-）．このときAIDS患者に起こる**ニューモシスチス肺炎**（真菌感染）や**カポジ肉腫**（ウイルス感染）などが日和見感染である．

院内感染（hospital-acquired infection, nosocomial infection）とは病院などの医療機関内で生じる感染であり，病院外での感染は**市中感染**（community-acquired infection）といわれる．院内感染の要因には，医療機関に様々な感染症を患っている患者がいること，一方でがんの末期のような易感染宿主がいること，さらに様々な医療行為が病原体を媒介する危険があることなどがあげられる．

院内感染の原因となる病原体は様々でインフルエンザウイルスなど市中感染するものも多数含まれるが，院内感染において特に問題となる病原体として黄色ブドウ球菌（MRSA，VRSAを含む），緑膿菌，バンコマイシン耐性腸球菌（VRE），セラチアなどがある．

6 新興感染症，再興感染症　〔頻出〕

新興感染症（emerging infectious disease）とは，最近新しく認知され，局地的あるいは国際的に公衆衛生上の問題となる感染症の総称である（**表15-5**）．一方，**再興感染症**（re-emerging infectious diseases）とは，すでに認知されていた感染症ではあるが過去に公衆衛生上の問題となるほどの流行はしなかったものや，いったんは下火になり近年再び猛威を振るい始めた感染症のことをいう．デング熱やコレラ，黄熱病などのように，限られた地域にのみ流行していた感染症が世界的に拡散・伝播した例や，A群溶血性レンサ球菌による劇症型溶連菌感染症のように，古典的な微生物が新たな病態を呈して出現した例があてはまる．さらに，薬剤耐性**結核**や薬剤耐性マラリアのような，遺伝子変異を伴った原因微生物による疾病の再興もある．

7 感染症各論

a インフルエンザ（influenza）

インフルエンザは，**インフルエンザウイルス**（influenza virus）を病原とする急性の呼吸器感染症である．同ウイルスは飛沫感染などで体内に侵入し，数日の潜伏期間の後に発症する．咽頭痛，喉頭痛，鼻汁，咳嗽などの症状を示す「**かぜ症候群**（cold syndrome）」の原因の1つではあるが，インフルエンザは重篤になりやすいという意味でその他のかぜ症候群とは区別される

> **他分野への橋わたし**
>
> **感染症法における取り扱い**
> 麻疹，風疹，梅毒などは5類感染症であり，全数報告対象である．診断した医師は7日以内に保健所に届け出なければならない．インフルエンザも5類感染症であるが，指定された機関による定点把握対象疾患である．
> 〈関連科目：公衆衛生学〉

表15-5 主な新興感染症と再興感染症

	新興感染症	再興感染症
ウイルス	重症急性呼吸器症候群（SARS） 新型コロナウイルス感染症（COVID-19） 鳥インフルエンザ ウエストナイル熱 エボラ出血熱 クリミア・コンゴ出血熱 後天性免疫不全症候群（AIDS） 重症熱性血小板減少症候群（SFTS） ニパウイルス感染症 マールブルグ病 ラッサ熱	狂犬病 デング熱 ジカ熱（ジカウイルス感染症） 黄熱病
細菌	腸管出血性大腸菌感染症 日本紅斑熱 バンコマイシン耐性黄色ブドウ球菌（VRSA）感染症	ペスト ジフテリア 結核 サルモネラ感染症 劇症型溶連菌感染症 コレラ
寄生虫	クリプトスポリジウム症	マラリア リーシュマニア症 エキノコックス症

ことが多い．毎年世界中で流行がみられ，わが国でも冬季を中心に流行して高齢者の死亡や乳幼児のインフルエンザ脳症などの合併症がみられる．毎年流行するインフルエンザの型が変わるため，その型を予測して毎年異なった**インフルエンザワクチン**がつくられている．治療は対症療法が基本であるが，**抗インフルエンザ薬**も使用される．

b 麻　疹（measles）

麻疹は「はしか」とも呼ばれ，**麻疹ウイルス**（measles virus）の感染によって起こる感染症である．麻疹ウイルスはヒトのみに感染し，発症したヒトからヒトへと感染する．**空気感染**（飛沫核感染），飛沫感染，接触感染と様々な感染経路を示し，その感染力は極めて強い．典型的な初感染の臨床経過としては10～12日間の潜伏期を経て発症し，カタル期（2～4日間），発疹期（3～5日間），回復期へと至る．麻疹肺炎は比較的多い合併症で麻疹脳炎とともに2大死亡原因といわれている．さらに罹患後数年の期間を経て発症する亜急性硬化性全脳炎（subacute sclerosing panencephalitis, SSPE）などの合併症もある．麻疹は発症後の治療として対症療法しかなく，先進国であっても死亡する可能性がある．有効な予防法は，ワクチン接種によって麻疹ウイルスに対する免疫を獲得することである．

c 風　疹（rubella）

風疹は**風疹ウイルス**（rubella virus）による感染症であり，発熱と発疹が主な症状である．いったん発症してしまった後には対症療法しかないものの，一般に予後良好である．しかし風疹ウイルスに免疫のない（感受性のある）

妊娠20週頃までの妊婦が感染すると風疹ウイルス感染が胎児にまで及び（垂直感染），先天異常を含む様々な症状を呈する**先天性風疹症候群**（congenital rubella syndrome, CRS）や流早産の原因となる．ワクチンによって感染を予防することができる．

 コラム　風疹の流行と風疹ワクチン

　2018年，大都市を中心に風疹が流行した．風疹は数年ごとに流行するが，近年の流行は規模が拡大する傾向にある．その要因として風疹ウイルスに免疫がない人が人口密集地域で感染して一気に拡大するためだと考えられている．

　風疹には特異的な治療法がないが，ワクチン接種により予防することができる．ところが，わが国においては風疹ウイルスのワクチンを接種していない人（特に男性）が多い．流行を防ぐためには集団のうち一定以上の人が免疫をもっている必要があるが（集団免疫），わが国ではこれが不十分なために流行してしまうのである．

　日本人のワクチン接種率が低い理由はいくつかあり，ワクチン接種のあり方（誰に，どのワクチンを，いつ接種するか，またその経済的補助）を定める行政の問題と，もう1つにワクチンの副反応（合併症）に対する一般市民の過剰な拒否反応があげられる．これらの理由で流行が生じているのは風疹だけではなく，たとえば2018年に沖縄などで発生した麻疹の集団感染も，背景には麻疹ウイルスに対する集団免疫の低下がある．ワクチンで予防できる感染症については，行政がもっと積極的にワクチン接種を推奨および支援すべきである．

d 結　核 （tuberculosis）

　結核は，**結核菌**（*Mycobacterium tuberculosis*）により引き起こされる感染症である．**空気感染**（飛沫核感染）するので主に呼吸器から侵入し肺結核を生じる．さらに肺から全身の臓器・器官に感染が広がり，様々な症状を呈する．ほかの細菌よりも化学療法が効きにくく，現在でも発展途上国を中心に死亡者が多い感染症である．わが国においては第二次世界大戦頃まで患者が多かったが，戦後は著しく減少した．ただしわが国の結核発症率は先進国のなかでは決して低いとはいえず，最近では再び集団感染がニュースとなるようになった（**再興感染症**）．現在，多剤耐性結核菌が蔓延することが懸念されている．

　わが国では小児の結核を予防するために，乳児に**BCGワクチン**を接種することになっている．BCGはウシ型結核菌の弱毒株であるが，これを接種することでヒトに感染する結核菌に対する免疫を得ることができる．**ツベルクリン反応**は，結核菌に対する免疫の有無を確認する方法である．これは，結核菌の菌体成分を皮内注射して48時間後に注射部位に発赤などの出現をもって陽性とする．ツベルクリン反応陽性は，結核菌に対する細胞性免疫をもっていることを示す．わが国では小児期にBCGを接種するので，ほとんどの人がツベルクリン反応陽性であるため，結核の診断には役立たない．し

かし米国では BCG を接種しないので，ツベルクリン反応を結核の診断に用いることができる．

e 梅　毒（syphilis）

　梅毒は，梅毒トレポネーマ（*Treponema pallidum*）による細菌性の性感染症である．梅毒トレポネーマはらせん状菌であり，その唯一の自然宿主はヒトである．梅毒は全身に多彩な臨床症状をきたし，適切な抗菌薬治療を受けなければ深刻な健康上の影響が起こりうる．また，母子感染により流産，死産，先天梅毒などを起こす．

　抗生物質（ペニシリン）の普及により第二次世界大戦後に梅毒の発生は激減した．しかし，2011 年頃から増加傾向となり，2019～2020 年にいったん減少したものの，2021 年以降再度増加に転じた（**図 15-2**）．近年の傾向として異性間性的接触による報告数の増加が認められているが，梅毒が増加している原因は明らかでない．

　臨床症状は病期に応じて異なる一方で，患者によって多様であり，無症候にもなりうる．

第 1 期：感染後数週間（3 週間程度）後，梅毒トレポネーマの侵入部位に初期硬結，硬性下疳（潰瘍）などが出現する．これらは無痛性の場合が多く，約 3～6 週間で自然に軽快する．

第 2 期：第 1 期の症状出現から 4～10 週間程度経過すると，梅毒トレポネーマが全身へ移行して多彩な症状が出現する．特徴的な症状としてバラ疹があり，手掌や手背，下腿，前腕，背部などを中心に無痛性の紅斑を呈する．これらも自然に軽快する．

第 3 期：感染後数年が経過すると，皮膚，粘膜，骨にゴム腫が形成される．

第 4 期：感染から 10 年以上が経過すると，大動脈瘤や大動脈弁逆流症などの心血管梅毒，脊髄癆や進行性麻痺などの晩期神経梅毒を呈し，致死的となることがある．

先天梅毒：梅毒に罹患した母体から胎盤を介して胎児に梅毒トレポネーマが感染する．早死産が多い．出生時は無症状でも生後数ヵ月以内に水疱性発疹などの皮膚症状に加え，全身性リンパ節腫脹，肝脾腫，骨軟骨炎などを呈する．さらに生後約 2 年以降にハッチンソン（Hutchinson）3 徴候（実質性角膜炎，内耳性難聴，ハッチンソン菌）などを呈する．

　梅毒トレポネーマの検査室での分離培養は不可能であり，顕微鏡によるらせん状菌の検出も容易でない．現在では PCR 法などの核酸診断の利用が試行されている．臨床的診断には，主に血清抗体価測定が一般に行われている．これには，感染後まず上昇するカルジオリピンに対する抗体価（VDRL，RPR）と，次いで上昇するトレポネーマに対する特異的抗体価（FTA-ABS，TPHA）がある．

　治療にはペニシリン系などの抗菌薬が有効である．治療効果判定は，症状経過を観察することに加え，抗カルジオリピン抗体と抗トレポネーマ抗体の同時測定を実施し，抗カルジオリピン抗体価の低下を確認する．

コラム　新型コロナウイルス感染症とmRNAワクチン

わが国では「新型コロナウイルス感染症」としてお馴染みの感染症は，世界では一般に「COVID-19」と呼ばれている．COVIDは"coronavirus disease"（コロナウイルス疾患）の略称で，19は最初にウイルスが発見された2019年を表している．COVID-19には，「新型」という意味は含まれない．

そもそもコロナウイルスは感冒（風邪）の原因ウイルスとして決して珍しいものではなく，遺伝子変異による多くの種類が存在する．そのなかには，2002年に発見された重症急性呼吸器症候群コロナウイルス（SARS-CoV）や2012年に発見された中東呼吸器症候群コロナウイルス（MERS-CoV）のような病原性の高い（致死率の高い）ものも今までに知られている．

2019年から始まった新型コロナウイルス感染症のパンデミック（世界的大流行）の原因ウイルスは，SARS-CoV-2と名づけられている．これまでに知られていなかった病原体による感染症（新興感染症）なので，確かに「新型」ではある．しかしSARS-CoV-2という名前からもわかるように，この感染症はこれまでのSARSやMERSと同じようにコロナウイルスの一種による感染症である．SARSやMERSには「新型」という名前がついていないのに，今回，わが国においてのみ「新型」と呼ばれることに筆者は違和感を覚える．将来，また新しいコロナウイルス感染症が大流行したとき，わが国では「新々型」と呼ばれるかもしれない．さらにその次は「新々々型」とでも名づけるのだろうか．さらにその次は…．

さて，新型コロナウイルス感染症の予防接種として，世界ではじめてmRNAワクチンが実用化された．従来ワクチンには，感染性のある病原体そのものを用いる生ワクチンと，感染性のない病原体またはその一部の抗原を用いた不活化ワクチンがあった．それに対してmRNAワクチンは病原体の遺伝子を含んではいるが，抗原そのものではなく，まして病原体ではない．宿主に接種されたmRNAは，宿主の細胞内で翻訳されて病原体のたんぱく質（抗原）となり，宿主の免疫はこれに対して応答する．mRNAワクチンの開発には技術的困難があったものの，いったん方法が確立されると従来のワクチンよりも短期間で新しいワクチンを開発できるというメリットがあり，新型コロナウイルス感染症のワクチンは発生からわずか2年以内に臨床応用されるようになった．mRNAワクチンの開発に貢献したカタリン・カリコ（Katalin Karikó）らは，2023年のノーベル医学生理学賞を受賞した．

8 化学療法（chemotherapy）（抗菌薬，抗生物質）

感染症の治療は，主に症状の緩和を目的にした**対症療法**（symptomatic treatment, supportive therapy）と病原体の死滅または排除を目的とした**原因療法**（根治療法，curative therapy）に分けられる．対症療法としては，発熱に対する解熱薬や疼痛を抑える鎮痛薬，咳嗽を抑える鎮咳薬，嘔吐を抑える制吐薬，下痢を抑える止痢薬などが使われる．原因療法としては，主に以下に述べる化学療法が行われる．

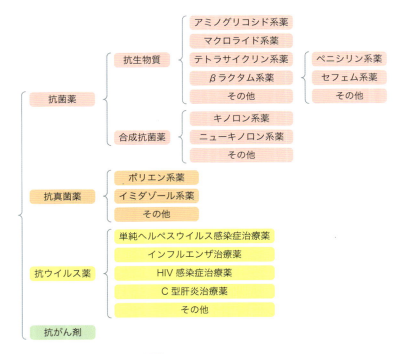

図15-3 主な化学療法剤の分類

　化学療法は，ある種の化学物質（**化学療法剤**，chemotherapeutic agent）の選択毒性を利用して疾患の原因となっている細胞または病原体の増殖を阻害し，体内から駆逐することを目的とする治療法である．悪性腫瘍を対象にした化学療法剤は一般に抗がん剤と呼ばれ，細菌感染症を対象にした化学療法剤を一般に**抗菌薬**（antibacterial drug）または**抗生物質**（antibiotics）という（図15-3）．ただし抗生物質は本来，ある種の生物が産生し，他の生物（主に細菌）の増殖や機能を阻害する物質を指す．一般に抗菌薬は細菌を標的にするものを指し，真菌に対する化学療法剤は**抗真菌薬**（antifungal agent）といわれる．また近年，ウイルスの増殖を抑える**抗ウイルス薬**（antiviral drug）が続々と開発され，それまでは対症療法しかなかったウイルス感染症に対しても化学療法が行えるようになった．

　感染症に対する化学療法は，主に病原体に特異的な構造や代謝を標的にする．それによって宿主への影響を抑え，重篤な副作用を避けることができるからである．たとえば，アオカビの産生するペニシリンは，1928年に世界ではじめて発見され臨床応用された抗生物質である．ペニシリンはその構造にβラクタム環をもついわゆるβラクタム系薬である．βラクタム系薬は細菌の細胞壁を構成するペプチドグリカンの合成を阻害し，細菌の増殖を抑制する．ヒトの細胞にはペプチドグリカンがないので，βラクタム系薬は細菌への特異性が高い．

　現在，多数の化学療法剤があり，抗菌薬だけでも多くの種類が存在する．これは，菌によってそれぞれの薬剤に対する感受性が異なるので，原因菌の

感受性によって有効な抗菌薬を選択するためである．

⑨ 薬剤耐性 （drug resistance）

薬剤耐性は化学療法剤に対する病原体の抵抗性を意味し，結果として病原体に対して化学療法剤は無効または効果が不十分となる．薬剤耐性となった菌を**薬剤耐性菌**（**耐性菌**，drug-resistant bacteria）といい，もともと化学療法剤の有効であった（感受性の）病原体が抵抗性（耐性）を獲得（感受性喪失）して複数の薬剤に抵抗性を示す**多剤耐性菌**（multidrug-resistant bacteria）が特に臨床で問題となっている．薬剤耐性菌感染症の治療には，有効な化学療法剤が限られる．

耐性菌の出現の原因には，医療における化学療法剤の乱用がある．化学療法剤の乱用は，偶然に生じた遺伝子の変化（遺伝子の獲得または変異）によってその薬剤に耐性となった菌を選択的に増殖させてしまう．俗に風邪といわれる感冒は主にウイルス感染であるので抗菌薬は無効であり，安易に抗菌薬が投与されるべきでない．また，一部の抗インフルエンザ薬は，すでに耐性ウイルスの出現により治療に使えなくなっている．無用または無効な化学療法を避け，適切な薬剤を適切な量と期間だけ投与されることが，薬剤耐性菌や耐性ウイルスを生まないために必要である．

代表的な耐性菌として，**メチシリン耐性黄色ブドウ球菌**（methicillin-resistant *Staphylococcus aureus*, MRSA），バンコマイシン耐性黄色ブドウ球菌（vancomycin-resistant *Staphylococcus aureus*, VRSA），**バンコマイシン耐性腸球菌**（vancomycin-resistant *Enterococcus*, VRE），ペニシリン耐性肺炎球菌，多剤耐性緑膿菌，多剤耐性結核菌などがある．これらは院内感染の原因菌としてもあげられる．

練習問題

国試過去問をもとにした〇×問題を解いてみよう！！

- **Q1** 宿主は，感染症の原因となる微生物である．
- **Q2** 潜伏期は，症状が改善した後でも病原体が残存している期間である．
- **Q3** 不顕性感染とは，感染しても症状が現れない感染をいう．
- **Q4** ポリメラーゼ連鎖反応（PCR法）は，病原体由来のDNAを検出する．
- **Q5** 耐性菌とは，薬物に対して感受性をもつ細菌である．
- **Q6** 大腸菌は，グラム陽性菌である．
- **Q7** 黄色ブドウ球菌は，グラム陰性球菌である．
- **Q8** 重症急性呼吸器症候群（SARS）の病原体は，真菌である．
- **Q9** ツツガムシ病は，日和見感染症である．
- **Q10** 梅毒の病原体は，真菌である．
- **Q11** 発疹チフスの病原体は，クラミジアである．
- **Q12** 手足口病の病原体は，リケッチアである．
- **Q13** 淋病の病原体は，マイコプラズマである．
- **Q14** 水痘の病原体は，ウイルスである．
- **Q15** マイコプラズマは，肺炎の原因になる．
- **Q16** クリプトコッカスは，細菌性肺炎の原因となる．
- **Q17** ニューモシスチス肺炎は，ウイルス感染症である．
- **Q18** ヒトパピローマウイルスの感染は，子宮頸がんの発生要因である．
- **Q19** 麻疹の感染経路は，経口感染である．
- **Q20** 風疹は，胎児に垂直感染する．
- **Q21** 結核は，空気感染である．
- **Q22** コレラは，水系感染である．
- **Q23** メチシリン耐性黄色ブドウ球菌（MRSA）は，院内感染の原因となる．
- **Q24** 院内肺炎は，日和見感染であることが多い．
- **Q25** 結核は，新興感染症である．

参考図書

- 医療情報科学研究所（編）：イメカラ（イメージするカラダのしくみ）肝胆膵，メディックメディア，東京，2016
- 医療情報科学研究所（編）：病気がみえる vol.1 消化器，第6版，メディックメディア，東京，2020
- 医療情報科学研究所（編）：病気がみえる vol.10 産科，第4版，メディックメディア，東京，2018
- 医療情報科学研究所（編）：がんがみえる，メディックメディア，東京，2022
- 南学正臣（編）：内科学書，第9版，中山書店，東京，2019
- 国立がん研究センターがん対策情報センター［https://ganjoho.jp］
- 北川昌伸（監）：標準病理学，第7版，医学書院，東京，2023
- 鈴木利光ほか（監訳）：ルービン病理学改訂版−臨床医学への基盤，西村書店，東京，2017
- 日本小児アレルギー学会食物アレルギー委員会：食物アレルギー診療ガイドライン2021，海老澤元宏ほか（監），協和企画，東京，2021
- 日本神経学会，日本頭痛学会，日本神経治療学会（監）：頭痛の診療ガイドライン2021，医学書院，東京，2021
- 日本糖尿病学会（編）：糖尿病診療ガイドライン2024，南江堂，東京，2024
- 豊國伸哉，高橋雅英（監訳）：ロビンス基礎病理学，原書10版，丸善出版，東京，2018
- 木崎昌弘（編）：血液内科グリーンノート，第2版，中外医学社，東京，2021
- 鈴木隆浩ほか（編）：専門医のための血液病学，医学書院，東京，2022
- 福井次矢，黒川 清（監訳）：ハリソン内科学，第5版，メディカル・サイエンス・インターナショナル，東京，2017
- 有岡宏子ほか（監訳）：ベイツ診察法，第3版，メディカル・サイエンス・インターナショナル，東京，2022
- 福井次矢，奈良信雄（編）：内科診断学，第3版，医学書院，東京，2016
- 松村理司（監訳）：Dr.ウィリス ベッドサイド診断，医学書院，東京，2008
- 日本高血圧学会高血圧治療ガイドライン作成委員会（編）：高血圧治療ガイドライン2019，ライフサイエンス出版，東京，2019

362　練習問題解答

練習問題解答

第1章　加齢・疾患に伴う変化

Q1　×（心筋，神経細胞はほとんど再生しない）．

Q2　×（高齢期では消化管粘膜の分泌・吸収機能が低下する）．

Q3　×（加齢に伴い，ネフロンが減少するため，糸球体ろ過量も減少する）．

Q4　×（体細胞のテロメアは細胞分裂に伴い短縮する．ヒトではテロメアの伸長を行う酵素（テロメラーゼ）は，生殖細胞やがん細胞など特殊な細胞でしか働かない）．

Q5　○（高齢期には，骨密度が低下する）．

Q6　×（飲水中枢の機能低下により，口渇感を感じにくくなっている．このため，高齢者は脱水を起こしやすい）．

Q7　×（加齢に伴う萎縮は生理的萎縮と呼ばれる．廃用性萎縮とは，組織・器官を使わないことで起こる萎縮である）．

Q8　×（炎症の徴候には発赤，腫脹，疼痛，発熱，機能障害があるが，肥大は含まれない）．

Q9　×（肉芽腫は，特殊な組織像を示す慢性炎症であり，腫瘍ではない）．

Q10　×（上皮性の悪性腫瘍はがん腫と呼ばれる．肉腫は非上皮性の悪性腫瘍である）．

Q11　×（急性炎症では，ヒスタミンなどの炎症メディエーターの作用により，炎症を起こしている場所の血管透過性が亢進する）．

Q12　×（慢性炎症でみられる浸潤細胞は，主にマクロファージとリンパ球である）．

Q13　○（浸潤性増殖を示す腫瘍を病理学的には悪性腫瘍としている）．

Q14　×（良性腫瘍は，悪性腫瘍に比べて細胞の分化度が高い）．

Q15　×（脳死判定は，脳全体が不可逆的に機能を停止しているかどうかで判定し，心停止は判定項目に含まれない）．

Q16　○（脳死判定では，脳幹の呼吸中枢の機能停止を確認するため，人工呼吸器をはずし，自発呼吸が停止していることを確認する）．

第2章　疾患診断の概要

Q1　×（体温は，測定する部位で異なる．直腸温＞口腔温＞腋窩温の順である）．

Q2　×（チアノーゼは，酸素を結合していない還元ヘモグロビンが増加した場合にみられる）．

Q3　×（吐血は，消化管からの出血である．呼吸器からの出血は喀血という）．

Q4　×（タール便は，上部消化管からの出血である．肛門に近い部位からの出血ほど赤みが強い）．

Q5　○（黄疸はビリルビン値の上昇による）．

Q6　×（ショックとは，重要臓器の血流が維持できなくなった状態であり，血圧は低下している）．

Q7　×（血漿膠質浸透圧は血管内に水分を引く力である．低下すると浮腫が生じる）．

Q8　×（ナトリウムに比べ水が多く喪失したため高張となった脱水を高張性脱水という．血漿浸透圧は上昇している）．

Q9　○（自己免疫性疾患では，自己抗体がしばしば出現する．抗核抗体は膠原病などでみられる代表的な自己抗体である）．

Q10　×（JCS は意識レベルの指標である）．

Q11　×（CT 検査は放射線を使用している）．

Q12　×（腹部超音波検査は，放射線を使用していない．被曝のおそれはなく，胎児に対して影響しない）．

Q13　○（CRP は炎症を反映しており，臨床で広く使用される）．

Q14　×（ALT は肝臓に多いため，肝特異性が高い．心臓疾患に特異的ではない）．

Q15　×（スパイロメトリーは，肺の換気能を測定する検査である）．

Q16　×（体脂肪は電気抵抗が大きく電流が流れにくい性質を，BIA は利用している）．

第3章　疾患治療の概要

Q1　○（原因療法は，症状や疾患の原因を取り除くことを目的とした治療である．C 型慢性肝炎の原因である，C 型肝炎ウイルスに対する抗ウイルス療法は，原因療法といえる）．

Q2　○（解熱を目的とした解熱鎮痛薬の投与は対症療法といえる）．

Q3　×（血液透析は，専用機械に血液を通し，血液中の老廃物や不要な水分を除去し，血液を浄化する方法である．腹膜を用いるのは，腹膜透析である）．

Q4　×（自己血輸血では，保存していた自分の血液を輸血するので，GVHD は起こらない）．

Q5　○（化学療法の代表的な副作用として，悪心・嘔吐，食欲不振，骨髄抑制，脱毛などがある）．

Q6　○（胃がん治療の際，病変をすべて除去することを目的として胃全摘をすることは，胃がんの原因と発

症部位を取り除くことであり，根治療法である）．

Q7 ×（細胞外液は体の全水分量の 3 分の 1 を占める）．
Q8 ○（正しい）．
Q9 ×（緩和ケアは生命を脅かす疾患に直面する患者とその家族に対して行うもので，生活の質を改善するアプローチである）．
Q10 ×（周術期とは手術前から術後に至る期間の総称であり，その期間の患者管理を周術期管理という）．
Q11 ×（骨髄移植は臓器移植に含まれる）．

第 4 章　栄養障害と代謝疾患

Q1 ×（高度肥満は，BMI 35 kg/m² 以上をいう）．
Q2 ×（内臓脂肪型肥満の判定は，CT 検査などを行い，内臓脂肪面積 100 cm² 以上の場合をいう）．
Q3 ×（メタボリックシンドロームの診断には，脂質としては中性脂肪と HDL-C を用いる．肥満者では，中性脂肪が高値で，HDL-C が低値になりやすい）．
Q4 ×（肥満では，インスリン感受性は低下する（インスリン抵抗性）．脂肪細胞から，インスリンの効きを抑制するサイトカインが多く分泌されるため）．
Q5 ×（GLP-1（グルカゴン様ペプチド-1）は，インクレチンという消化管ホルモンの 1 つであり，糖代謝に関係する．小腸の L 細胞から分泌される）．
Q6 ×（アドレナリンは，脂肪分解を促進する．アドレナリンは，インスリン拮抗ホルモンの 1 つであり，血糖値を上昇させる）．
Q7 ×（VLCD は，600 kcal/日という非常に低いエネルギーで，ビタミン，ミネラルが欠乏しやすい）．
Q8 ×（SGLT2 阻害薬は，腎臓の近位尿細管で糖の再吸収を抑制する，糖尿病治療薬である）．
Q9 ○（肝臓のグリコーゲンは，分解されて血糖値の維持に利用される．筋肉のグリコーゲンは血糖値の維持に利用されない）．
Q10 ×（筋肉では，糖新生は行われない．腎臓では肝臓に比べて，少量だが糖新生が行われる）．
Q11 ○（インクレチンは，小腸から分泌され食後の血糖値が高いときにインスリン分泌を促進する）．
Q12 ×（尿中微量アルブミンの出現で診断されるのは，早期糖尿病性腎症である）．
Q13 ×（糖尿病ケトアシドーシス発症時は，インスリンが非常に欠乏しており，脱水なども起こっている．そのため，インスリン治療と輸液を行う）．
Q14 ×（1 型糖尿病の治療にはインスリン注射が不可欠であり，また経口血糖降下薬は無効である）．
Q15 ×（フェニルケトン尿症は，フェニルアラニンの蓄積が精神発達障害などの症状を生じさせるものである．よって，治療はフェニルアラニンの摂取を制限

する）．

Q16 ×（芳香族アミノ酸ではなく，バリン，ロイシン，イソロイシンなどの分枝鎖アミノ酸の代謝異常である）．
Q17 ○（ホモシスチン尿症は，メチオニンの代謝産物であるホモシステインの蓄積が知的障害やけいれんを生じさせるものである．よって治療はメチオニンの摂取を制限することで正しい）．
Q18 ×（糖原病 I 型は，グリコーゲンがグルコース 6-リン酸を経てグルコースに分解されることができなくなることから，低血糖が生じるものである）．
Q19 ×（ガラクトース血症（I 型）は，乳糖の分解によって生じたガラクトースの代謝酵素の障害が哺乳不良，低血糖などの症状を生じさせるものである．よって治療は乳糖（ラクトース）を除去する）．

第 5 章　消化器系

Q1 ×（食道は，蠕動運動により食べ物を胃に運ぶ）．
Q2 ○（胆汁酸は，回腸の末端で吸収される）．
Q3 ○（コレシストキニンは，胆嚢を収縮，オッディ（Oddi）括約筋を弛緩させ胆汁の排出を促進し，膵リパーゼを含む膵液の分泌を促進する）．
Q4 ×（消化酵素を多く含む膵液は，膵管を通じて消化管に分泌される外分泌である）．
Q5 ×（白血球（顆粒球）除去療法は，重症潰瘍性大腸炎に有効なケースがある．器質的病変のない過敏性腸症候群には用いない）．
Q6 ×（麻痺性イレウスでは，腸管蠕動運動は消失する．腸管蠕動運動の亢進がみられるのは，機械性イレウスである）．
Q7 ×（イレウスでは，経腸栄養法は禁忌であり，経静脈栄養法を選択する）．
Q8 ○（C 型肝炎ウイルスは RNA ウイルスである．B 型肝炎ウイルスは DNA ウイルスである）．
Q9 ×（E 型肝炎ウイルスは鹿，猪，豚の食肉の不完全な加熱により経口的に感染する．血液感染は B 型・C 型肝炎ウイルスの感染様式である）．
Q10 ○（肝硬変患者における高アンモニア血症による肝性脳症にはラクツロースやリファキシミンを投与する．さらに分枝鎖アミノ酸を投与しフィッシャー比を高くする）．
Q11 ×（肝硬変では肝機能の低下に伴い，凝固因子の産生が低下し，出血傾向を認めるようになる．そのためプロトロンビン時間は延長する）．
Q12 ×（非アルコール性脂肪肝炎（NASH）では，炎症が起こったのちに肝線維化を生じる．そのため肝硬変に陥り，肝臓がんが発生するリスクがある）．
Q13 ×（非代償期肝硬変では，門脈圧亢進症を合併する．

そのため脾腫，食道・胃静脈瘤などが生じる．脾腫が起こると脾機能亢進状態となるため，汎血球減少，特に血小板数が減少する）．

Q14 × （急性膵炎では，膵臓の自己消化によって血清リパーゼ値や血清アミラーゼ値は上昇する）．

Q15 ○ （慢性膵炎では，膵ランゲルハンス島の荒廃が進み，インスリン分泌が低下するため糖尿病を合併する）．

Q16 × （慢性膵炎は，代償期では腹部疼痛の増強を認めるが，非代償期になると腹部疼痛は減弱する）．

Q17 × （肝臓切除術は肝臓がんで行われ，背景肝は肝硬変であることが多い．肝臓を切除後は肝再生が起こり，肝臓がもとの体積に戻ろうとする．肝臓切除術後は積極的に分枝鎖アミノ酸を摂取し，フィッシャー比を高める必要がある）．

Q18 × （肝臓がんの治療では，根治的治療として外科治療が選択肢にあげられる．背景肝としての肝硬変の肝予備能状態が大切である．予備能がわるい場合は内科的治療（ラジオ波焼灼療法，経皮的エタノール局注療法，肝動脈化学塞栓療法など）を選択する）．

第6章 循環器系

Q1 × （肺動脈を流れる血液は，酸素飽和度が低い静脈血である）．

Q2 ○ （心拍出量は，成人で安静時に約5 L/分であり，これは循環血液量とほぼ等しい）．

Q3 × （運動をしたときなど心臓への流入血液量が増えると，フランク・スターリングの法則により，心収縮力は増加する）．

Q4 × （副交感神経刺激で，心拍数が減少するので，心拍出量は低下する）．

Q5 × （動脈血圧＝心拍出量×末梢血管抵抗なので，両者の積である）．

Q6 × （血圧が上昇すると，レニンの分泌が低下する）．

Q7 × （狭心症では，心筋壊死は生じない．心筋梗塞では，該当部位の心筋への血流が完全，あるいはほぼ完全に消失するので，心筋壊死が生じる）．

Q8 ○ （心筋梗塞では，障害された心筋の壊死部位が原因となって心室細動が起こる）．

Q9 ○ （下肢の静脈閉塞は，できた血栓が剥がれて血流に乗り肺動脈に運ばれて肺塞栓を引き起こす）．

Q10 × （肺うっ血が生じるのは，右心不全ではなく，左心不全である）．

Q11 ○ （うっ血性心不全では，血漿BNP（脳性ナトリウム利尿ペプチド）濃度が上昇するが，血漿ANP（心房性ナトリウム利尿ペプチド）濃度も上昇する）．

Q12 ○ （うっ血性心不全において，悪液質を伴う患者の

予後は不良である）．

Q13 × （甲状腺機能亢進症では，心拍数が増し，心拍出量も増加するという高拍出性心不全を呈する）．

Q14 × （腎血管性高血圧では，腎臓への血流量が低下するので，レニン分泌が増加する）．

Q15 × （アンジオテンシンⅡ受容体拮抗薬はカリウムの尿中排泄を抑制するが，腎不全患者には血中のカリウム濃度が上昇しやすいので使用するべきではない）．

Q16 × （TIAは，脳梗塞の前駆症状である）．

Q17 ○ （心房細動では，左心房内に血栓ができ，これが剥がれて脳動脈を閉塞し，脳梗塞（心原性脳塞栓）を引き起こす）．

第7章 腎・尿路系

Q1 × （糸球体毛細血管の基底膜はフィルターの働きをして，細胞や分子量が1〜2万以上のたんぱく質は含まれず，正常な状態では，赤血球などの血球やIgGなどのたんぱく質は糸球体・基底膜を通過しない）．

Q2 ○ （腎臓は，心拍出量（約5 L/分）の20〜25％の血流を受けているので，成人の腎血流量は約900〜1,200 mL/分である．正常ヘマトクリットを45％（0.45）とすると，腎血漿流量は
0.55×（900〜1,200）mL/分＝500〜700 mL/分
と計算できる）．

Q3 × （糸球体ろ過量は正常では90 mL/分以上．糸球体でろ過された原尿は，若い男性では180 L/日（125 mL/分）にもなる．原尿はボーマン嚢の内腔から近位尿細管に入り，最終的に尿になるのは原尿の約1％（約1〜2 L/日）である）．

Q4 ○ （腎動脈は枝分かれし，小葉間動脈は皮質に達し，輸入細動脈となり，糸球体を経て輸出細動脈となり，尿細管周囲毛細血管になり，腎静脈となっていく．つまり，糸球体は毛細血管のかたまりであるが，流れる血液は動脈血である）．

Q5 × （尿比重は，1.015〜1.025であり，糖尿病や脱水では濃縮尿，尿崩症・腎不全では希釈尿を呈する）．

Q6 × （血漿浸透圧は275〜295 mOsm/Lと狭い範囲で，浸透圧受容体・脳下垂体後葉・バソプレシン・腎臓の作用により調節されている．一方，尿の浸透圧は飲水量によって大きく変化し，100〜1,300 mOsm/Lの範囲で変動する）．

Q7 ○ （急性腎不全は，急激な糸球体ろ過量の低下，窒素老廃物の貯留，細胞外液や電解質・酸塩基ホメオスタシスの破綻を特徴とする症候群である．その原因から，腎前性，腎性，腎後性の3つに分類される．腎前性急性腎不全では，循環血液量の減少，心拍出量の低下などによって，腎血流量が著しく低下し，

腎機能を維持できない状態である．腎性急性腎不全は，腎実質の器質的な異常によって糸球体ろ過量が低下した状態で，ほとんどが急性尿細管壊死である．腎後性急性腎不全は，尿路の閉塞や狭窄によって尿がうっ滞した状態で水腎症を呈する．ショック状態では，腎前性と腎性の機序によって急性腎不全を起こしうる）．

Q8 ×（腹膜透析では，1日に数回，1回に1.5〜2.0 Lの腹膜透析液を腹腔に入れ，6時間ほど貯留し，廃液を繰り返し行う必要があり，老廃物の除去能率は，血液透析の1回あたり3〜5時間を週に2〜3回行った場合と比べて低い．ただし，中分子量以上の老廃物の除去には優れている）．

Q9 ○（糖尿病性腎症の病期分類をよく確認すること．慢性腎臓病のステージ分類とは基準が異なる点に注意する．糖尿病では主にアルブミン尿の程度で分類されており，慢性腎臓病ではeGFRとたんぱく尿で分類されている）．

Q10 ×（ネフローゼ症候群の診断基準は，①尿たんぱく1日3.5 g以上が持続，②血清アルブミン3 g/dL以下（血清総たんぱく6 g/dL以下），③高LDL-コレステロール血症，④浮腫を用い，①②が必須項目である．よって，脂質異常症は必須ではない）．

Q11 ×（慢性腎不全では，糸球体ろ過量の低下に伴い，尿へのリンの排泄が低下し，高リン血症を呈する．また，ビタミンDの活性化が障害され，腸管からのカルシウム吸収が低下し，低カルシウム血症を呈する．カルシウム濃度低下と活性型ビタミンD₃低下によって，副甲状腺から副甲状腺ホルモンが分泌される）．

Q12 ×（レニンは，腎血流量が低下し糸球体の輸入細動脈の圧が低下すると，糸球体周辺（傍糸球体装置）から分泌される）．

Q13 ×（アンジオテンシンⅡは副腎皮質に作用し，アルドステロン分泌を促進させ，遠位尿細管でのナトリウム再吸収とカリウム排泄を促進する）．

Q14 ×（バソプレシンは抗利尿ホルモンとも呼ばれ，脳下垂体から血漿浸透圧の上昇に反応して分泌され，集合管での水の再吸収を促進し，尿量を減少させる．ナトリウムの再吸収には関係しない）．

Q15 ×（ビタミンDは肝臓・腎臓で水酸化され，活性型ビタミンD₃となる．活性型ビタミンD₃は腸管からのカルシウムとリン吸収を亢進させ，腎近位尿細管でのカルシウムとリンの再吸収を亢進し，骨から両者を動員する．その結果，血清カルシウム・リン濃度を上昇させる）．

Q16 ○（副甲状腺ホルモン（PTH）は，カルシウム濃度低下と活性型ビタミンD₃低下によって分泌される．PTHは，骨への作用（骨吸収促進）とビタミンD産生促進（腸に作用しリン吸収促進）で，血中リン濃度を上げる方向に作用するが，実際の血中リン濃度を決めるのは，腎臓でのリン再吸収の程度である．PTHにより，尿へのリン排泄が増加し，結果的にリン濃度は低下する）．

Q17 ×（カルシトニンは，甲状腺C細胞から分泌される．カルシウム濃度が上昇すると分泌され，骨吸収を抑制，骨形成を促進して，カルシウム・リン濃度を低下させる）．

Q18 ×（血液透析では，カリウムの摂取量は2,000 mg/日未満に制限されている．血液透析は，週に3回，1回あたり4時間，老廃物や電解質の除去を行う間欠的治療である．カリウム摂取量が多い場合，血清カリウムが高値となり，不整脈などで急死する危険性がある）．

Q19 ×（腹膜透析では，通常はカリウムの摂取制限はないが，高カリウム血症を認める場合は，血液透析同様に2,000 mg/日に制限する必要がある）．

Q20 ×（腎移植では，死体・生体にかかわらず，移植される腎臓は非自己であるため，移植に伴い拒絶反応が起こる．それを抑制するために，免疫抑制薬の投与は必須である）．

第8章　内分泌系

Q1 ×（先端巨大症では，成長ホルモン（GH）が高値を示す）．

Q2 ×（吸啜刺激は，プロラクチン分泌を増加させる）．

Q3 ×（バソプレシンは，腎臓の集合管に作用して，水の再吸収を促進する）．

Q4 ×（尿崩症では，バソプレシンの作用低下により，水の再吸収障害が起こるため，低張多尿を認める）．

Q5 ×（抗利尿ホルモン不適合分泌症候群（SIADH）では，バソプレシンの分泌過剰により，水の再吸収が亢進して低ナトリウム血症をきたす）．

Q6 ×（バセドウ病（甲状腺機能亢進症）では，血清コレステロール値は低下する）．

Q7 ×（バセドウ病では，頻脈を認める）．

Q8 ○（バセドウ病は，甲状腺刺激ホルモン（TSH）受容体抗体が陽性となる自己免疫疾患である）．

Q9 ×（バセドウ病では，甲状腺ホルモンが高値となり，ネガティブ・フィードバックで血清甲状腺刺激ホルモン（TSH）値は低値を示す）．

Q10 ○（原発性甲状腺機能低下症では，甲状腺ホルモンの分泌が低下しているため，甲状腺刺激ホルモン（TSH）値は高値を示す）．

Q11 × （原発性甲状腺機能低下症では，血清総コレステ
ロールは高値を示す）.

Q12 ○ （甲状腺ホルモンは，胎児期から乳児期の神経発
達に必須である）.

Q13 ○ （副甲状腺機能亢進症では，高カルシウム血症，
低リン血症を認める）.

Q14 × （原発性アルドステロン症では，フィードバック
により血漿レニン活性は低値を示す）.

Q15 × （原発性アルドステロン症では，高血圧，低カリ
ウム血症をきたす）.

Q16 ○ （クッシング症候群では，中心性肥満，満月様顔
貌，水牛様肩などのクッシング徴候を認める）.

Q17 × （クッシング症候群では，コルチゾールの分泌過
剰で糖新生が亢進し，高血糖を認める）.

Q18 ○ （クッシング症候群では，骨粗鬆症を合併しやす
い）.

Q19 ○ （褐色細胞腫では，カテコールアミンの分泌過剰
により交感神経系が活性化し，高血圧を呈する）.

Q20 × （アジソン病では，コルチゾール低値を示す）.

第9章　神経・精神系

Q1 × （脳を覆う膜は，脳に密着する軟膜，その上にくも
膜，その上に硬膜の順で，硬膜の外側には頭蓋骨
がある．なお，くも膜下出血は軟膜とくも膜の間に
出血を起こす）.

Q2 × （中枢神経は大脳側から，大脳−間脳−中脳−橋−延
髄−脊髄の順で，この系列とは別に小脳が橋の背側に
ある．橋と脊髄の間にあるのは延髄である）.

Q3 × （交感神経は，心臓，血管などの循環器の平滑筋
を収縮させ，心拍数も血圧も上げる．皮膚の血管は
収縮し，手足は冷たくなる）.

Q4 × （交感神経の活性化により，消化器の平滑筋は弛
緩し機能は低下する）.

Q5 × （副交感神経は，交感神経に拮抗する働きをもつ．
消化器系の働きは副交感神経により高まり，消化液
（唾液，胃液，膵液）の分泌は高まる）.

Q6 ○ （副交感神経は，中枢神経を脳神経として出て臓
器に至り，第X脳神経の迷走神経は代表的な副交感
神経系の脳神経である）.

Q7 × （迷走神経は，副交感神経系の脳神経で，副交感
神経の活性化は消化器系の機能を高める．胃の働き
も活性化する）.

Q8 × （中枢神経とは，脳（大脳，間脳，中脳，橋，延
髄，小脳）と脊髄をいう．それ以外の運動神経，感
覚神経，自律神経は末梢神経である）.

Q9 × （脳神経は12対である．31対は脊髄神経で，頸
髄8対，胸髄12対，腰髄5対，仙髄5対，馬尾1対

からなる）.

Q10 × （第IX脳神経の舌咽神経と，第XII脳神経の舌下神
経には，「舌」の字がある．舌咽神経は顔面神経とと
もに味覚の伝達に関与する．舌下神経は舌筋を支配
している運動性の神経である）.

Q11 × （アルツハイマー病，すなわちアルツハイマー型
認知症では，見当識（今がいつで，自分は誰で，ど
こにいるのか）も障害される）.

Q12 ○ （アルツハイマー病では脳室の拡大など，大脳皮
質の萎縮を示す画像所見がみられ，特に海馬周辺に
強い．しかし，認知症・軽度認知障害の症状がなく
ても脳萎縮がみられることは高頻度であり，臨床症
状がないと認知症ではない）.

Q13 × （脳血管性認知症には，小さな脳梗塞や脳血流の
低下などの血管障害が背景にあり，血管障害のイベ
ントのたびに階段状に病状が進行する．それに対し，
アルツハイマー病は徐々に連続的に進行する）.

Q14 ○ （感情失禁は，脳卒中後遺症など脳の血管障害で
みられやすい症状で，病因に共通性のある脳血管性
認知症でもしばしばみられる．また，症状の波が大
きく，できることできないことに差がある，「まだら
認知症」も脳血管性認知症に特徴的である）.

Q15 ○ （パーキンソン病では，黒質ドーパミン産生細胞
が変性し，ドーパミンが欠乏する）.

Q16 ○ （黒質のドーパミンは，円滑な運動の遂行に必要
であり，スムーズな嚥下反射も障害される）.

Q17 × （筋萎縮性側索硬化症では，脊髄より上位と下位
の両方の運動ニューロンが選択的に障害され，知能
や感覚器系は影響を受けない）.

Q18 × （ウェルニッケ脳症は，ビタミンB_1欠乏によって
起こる．同じくビタミンB_1欠乏症である脚気を合併
する例もある）.

Q19 × （女子が男子の約10倍多い．神経性大食症も女子
のほうが男子より多い）.

Q20 × （長期間エネルギー不足が続いている患者で，急
に多量のエネルギーを投与した場合，増加した循環
血漿量に対する心筋の不適応，電解質異常，ビタミ
ンB_1欠乏が起こる．これをリフィーディング症候群
という．低リン血症は死因になる）.

Q21 × （アルコールには，精神依存と身体依存がある．
身体依存を生じると，手指の震えや発汗などの離脱
症状（禁断症状）が出現する）.

第10章　呼吸器系

Q1 × （COPDは，喫煙率と相関して男性に多い病気で
ある）.

Q2 × （COPDは，長期間の喫煙に伴い発症する病気の

ため，高齢になるほど患者数が増加する）．

Q3 ○（COPD は，たばこの煙などの有害物質の吸入で起こる．日本人の COPD のほとんどが喫煙が原因で発症する．禁煙が治療と進行の予防に最も重要である）．

Q4 ×（COPD は，主にエネルギー消費量の増加とエネルギー摂取量の低下により体重が減少する．気流閉塞が高度なほどやせている）．

Q5 ×（COPD における軽度の体重減少は脂肪量の減少が主であり，中等度以上の体重減少は筋たんぱく質量の減少を伴うため除脂肪体重は減少する．COPD では，除脂肪体重は体重よりも鋭敏に予後を反映する）．

Q6 ×（COPD では，安静にしていても呼吸するのが大変でエネルギーを要するため，安静時エネルギー消費量は増加する．このためやせてくる）．

Q7 ×（COPD は閉塞性換気障害を起こす疾患であり，進行すると PaO₂ は低下する．呼吸不全状態では酸素投与が必要となる．在宅酸素療法のよい適応疾患である）．

Q8 ×（COPD は閉塞性換気障害を起こす疾患であり，換気障害が高度な例では PaCO₂ は上昇する．一般に換気障害ではⅡ型呼吸不全のパターンとなる．PaCO₂ の上昇が著しい場合は換気補助療法が行われる）．

Q9 ×（慢性閉塞性肺疾患（COPD）の閉塞とは閉塞性換気障害の意味である．拘束性換気障害は拘束されて肺の動きがわるいときにみられる．肺線維症は肺が固くなって肺の伸展性がわるくなるため拘束性換気障害となる）．

Q10 ×（COPD は閉塞性換気障害を起こす疾患であり，閉塞性換気障害では1秒率は低下し 70％未満となる．対標準1秒量を用いて病期分類をする）．

Q11 ○（COPD のやせは，筋たんぱく質量の減少を伴うマラスムス型のたんぱく・エネルギー栄養障害である．たんぱく栄養障害では BCAA が低下するため，フィッシャー比は低下する．フィッシャー比の低下は肝硬変などの肝機能障害でもみられる）．

Q12 ×（気管支喘息は気道の慢性炎症により，可逆性の気道狭窄を生じる疾患であり，増悪時には気道が閉塞して閉塞性換気障害を起こす）．

Q13 ×（気管支喘息の増悪時には，気道平滑筋の収縮などで，気道が狭窄し気流制限を起こす）．

Q14 ○（アドレナリンは交感神経を興奮させるホルモンである．交感神経の興奮により，血管平滑筋は収縮し，気管支平滑筋は弛緩し気管支は拡張する．気管支喘息の増悪時に，β₂刺激薬の吸入が効果なく重症

で緊急を要するときにアドレナリンを皮下注射することがある）．

Q15 ×（交感神経の興奮により，気管支平滑筋は弛緩し気管支は拡張する．気管支喘息の増悪時は気管支平滑筋が収縮して気道狭窄するため，交感神経を刺激する β₂刺激薬の吸入を行う）．

Q16 ×（ツベルクリン反応は，結核の検査である．結核菌から精製した抗原を皮内に注射して，48時後に接種部位の発赤や硬結の大きさで判定し，陽性の場合，結核感染の可能性があるが，BCG 接種でも陽性になる．ツベルクリン反応は，遅延型のⅣ型アレルギー反応である．現在は，血液中のインターフェロンγを検出する方法で代用されることが多い）．

Q17 ×（肺炎球菌は，市中肺炎の原因菌として最も多い菌であるが，非定型肺炎の原因菌ではない．非定型肺炎の原因菌は，肺炎マイコプラズマ，クラミジア，レジオネラなどの非定型病原体である）．

Q18 ×（市中肺炎は基礎疾患のない，あるいは軽微な人に起こる肺炎で，病院外で発症する肺炎をいう．入院後 48 時間以降に発症した肺炎は，院内肺炎という）．

Q19 ×（誤嚥性肺炎は，肺の下肺野背側に好発する．誤嚥性肺炎は老衰や脳血管障害，認知症などの寝たきり状態の人に多い．寝たきり状態の人はベッド上で仰臥位〜起座位の体位になっている時間が長く，誤嚥物は重力にしたがって移動するため，誤嚥性肺炎は，下肺野背側に認められることが多い．また，誤嚥性肺炎は左肺よりも右肺に多くなる傾向がある．右主気管支は左主気管支に比べて径が太く分岐角度が急のため，誤嚥物は左肺より右肺に入りやすい）．

Q20 ×（肺がんは，男性に多い．肺がんは，喫煙者に多く発生するがんである．喫煙率は女性よりも男性のほうが高いため，肺がんの発生は女性より男性のほうが多くなる．特に，扁平上皮がんや小細胞がんは喫煙との関連が強く，女性よりも男性のほうが圧倒的に多い．

第 11 章　運動器（筋・骨格）系

Q1 ○（骨の主な有機質成分は，Ⅰ型コラーゲンである）．

Q2 ×（骨芽細胞は骨形成，破骨細胞は骨吸収に関与する）．

Q3 ×（カルシウム濃度が上昇すると，副甲状腺ホルモン（PTH）の分泌は低下する．カルシトニンの分泌は増加する）．

Q4 ○（正しい）．

Q5 ×（遅筋線維（赤筋）は，速筋線維（白筋）よりミオグロビンやミトコンドリアが多い）．

Q6 × （骨軟化症およびくる病は，骨の石灰化障害が原因である）.

Q7 × （骨粗鬆症では，やせがリスク因子である．一方，変形性膝関節症では，肥満がリスク因子である）.

Q8 ○ （糖尿病患者では，比較的骨密度が高くても骨折を起こすことがある）.

Q9 ○ （正しい）.

Q10 × （骨型アルカリホスファターゼ（BAP）は，骨形成マーカーである）.

Q11 ○ （骨粗鬆症では，脊椎圧迫骨折により身長低下をきたす）.

Q12 ○ （ステロイド薬の長期投与は主に骨形成を抑制し，ステロイド性骨粗鬆症を誘発する）.

Q13 × （ビスホスホネート薬は，骨吸収を抑制する）.

Q14 ○ （腰椎または大腿骨近位部で評価する）.

Q15 ○ （成人期のビタミン D 欠乏は骨軟化症を起こす）.

Q16 × （肥満が，変形性関節症のリスク因子になる）.

Q17 × （フレイル（フレイルティ）の予防には，十分な栄養摂取と運動が重要である）.

Q18 ○ （正しい）.

Q19 ○ （サルコペニアの予防には，十分なたんぱく質摂取が必要である）.

Q20 ○ （正しい）.

第 12 章　生殖器系

Q1 × （卵管膨大部で受精した後，受精卵は卵割を行いながら，卵管を移動して子宮内腔に達し着床する）.

Q2 × （プロゲステロンには，平滑筋を弛緩させる作用がある．妊娠中，胎盤がプロゲステロンの主な産生場所となる．プロゲステロンは子宮平滑筋を弛緩して子宮収縮を抑制する．子宮以外の平滑筋にも作用し，血管平滑筋を弛緩させて血管を拡張し，消化管の平滑筋を弛緩して消化管運動を低下させる）.

Q3 × （妊娠中，母体の体重は増加し，胎児へ血液を供給するために，母体の循環血液量は増加する）.

Q4 × （インスリン感受性とはインスリンの効きやすさのことである．妊娠すると胎盤から分泌される hPL の抗インスリン作用により，母体ではインスリン感受性が低下し，インスリンが効きにくい状態になる）.

Q5 × （妊娠糖尿病は，妊娠中にはじめて発見または発症した糖代謝異常のうち，糖尿病には至っていない糖代謝異常である．妊娠中に診断された明らかな糖尿病および糖尿病合併妊娠は，妊娠糖尿病には含めない）.

Q6 × （ほとんどの経口血糖降下薬は胎児への安全性が確立されておらず，胎盤通過性もあるため，妊娠したら内服を中止する）.

Q7 × （重症 HDP は，①収縮期血圧が 160 mmHg 以上，または，拡張期血圧が 110 mmHg 以上，② PE・SPE に，母体の臓器障害または子宮胎盤機能不全を認める．①，②のいずれかである．浮腫の有無で重症分類は行わない）.

Q8 × （アンジオテンシン変換酵素阻害薬やアンジオテンシンⅡ受容体拮抗薬は，ヒトでの妊娠中期以降の使用で胎児毒性が確認されているため，妊娠中の使用は禁忌である）.

Q9 × （エストロゲンには破骨細胞を抑制する作用がある．エストロゲンが欠乏すると，骨吸収が亢進し骨量が減少する）.

Q10 × （更年期になると卵巣機能が低下し，卵巣からのエストロゲンの分泌が著減する．そのため，エストロゲンによるネガティブフィードバックが働かず，下垂体からの FSH と LH の分泌量は増加する）.

Q11 × （ヒトパピローマウイルス（HPV）ワクチンは，子宮頸がんの予防に用いる）.

Q12 ○ （閉経後，卵巣からエストロゲンは産生されなくなるが，副腎皮質で産生されたアンドロゲンが，脂肪組織に多く存在するアロマターゼという酵素によりエストロゲンに変換される．したがって，閉経後の肥満は，乳がんのリスク因子である）.

Q13 ○ （患者の QOL 向上のため，がんの診断初期から行う）.

Q14 ○ （下垂体前葉から出る卵胞刺激ホルモン（FSH）は，精巣のセルトリ細胞に働き，精子産生を促進する）.

Q15 × （精巣（睾丸）で作られた精子は精巣上体（副睾丸）に集められ精管を通過し，尿道に放出される．精子は尿道へ至る過程で精嚢と前立腺からの分泌液と合流し，いわゆる精液がつくられる．精嚢は，膀胱の底部後方に左右 1 対あり，射精管に開口しており，精嚢液を分泌する）.

Q16 × （精巣のセルトリ細胞は，精子形成細胞を保持・保護する．テストステロンはライディッヒ細胞から分泌される）.

Q17 × （1 倍体が正しい．生殖細胞以外の細胞は 2 倍体（染色体が 2n）である．生殖細胞である卵子と精子は受精して 2 倍体となる必要があるため，減数分裂の過程でその染色体数は半分（n）の 1 倍体となる）.

Q18 × （前立腺は，精液の成分となる前立腺液を分泌する外分泌組織である．前立腺がんの多くは，精巣および副腎から分泌される男性ホルモンの影響を受けて増殖している．前立腺がんのホルモン療法は，男性ホルモンの分泌や働きを抑えることによって，前立腺がん細胞の増殖を抑制しようとする治療法で，

これは内分泌療法とも呼ばれるので混同しないよう注意が必要).

Q19 ×（男女の性は、受精のときに決まる。ヒトの染色体は23対46本で、そのうちの22対はたんぱく質合成などの情報をもつ常染色体で、残りの1対は男女の性別の情報をもつ性染色体である。男性の性染色体はXY、女性の性染色体はXXで、卵子や精子は、染色体の数が半分に減る減数分裂をする。男性の生殖細胞である精子はX精子（$n=22+X$）とY精子（$n=22+Y$）になり、女性の生殖細胞である卵子はすべてX卵子（$n=22+X$）になる。受精の際に、X精子と結びついた卵子は、性染色体がXXとなり、受精卵の性はY染色体がないので女性になる。一方、Y精子と結びついた卵子は、性染色体がXYとなり、受精卵の性はY染色体があるので男性になる。受精によって決定された性染色体にYが存在する場合、SRY（性決定遺伝子）により、未分化生殖腺から精巣がつくられると考えられている).

第13章　血液・凝固系

Q1 ×（鉄欠乏性貧血は、血清鉄値が低下しただけでは診断できず、鉄と結合していないトランスフェリンの鉄結合能である不飽和鉄結合能（UIBC）と血清鉄の和である総鉄結合能（TIBC）が上昇することが重要となる).

Q2 ○（鉄欠乏性貧血は、鉄欠乏に対しての生理的反応としてトランスフェリン産生が亢進するため、鉄と結合していないトランスフェリンの鉄結合能である不飽和鉄結合能（UIBC）が上昇する).

Q3 ○（鉄欠乏性貧血は、体内の貯蔵鉄を反映する血清フェリチン値の低下が特徴的で、貧血の治療のときの指標にもなる).

Q4 ○（巨赤芽球性貧血の原因の1つとしてビタミンB_{12}の欠乏があり、特に内因子の欠乏によることが多い).

Q5 ○（内因子は胃から分泌され、ビタミンB_{12}と結合し、吸収される。胃切除にて、内因子が分泌されないと、巨赤芽球性貧血となる).

Q6 ×（再生不良性貧血は、骨髄中の造血幹細胞が減少することによって、汎血球減少をきたす).

Q7 ×（葉酸欠乏は、巨赤芽球性貧血の原因の1つであり、再生不良性貧血は、造血幹細胞の減少で起こる).

Q8 ×（悪性貧血は、悪性腫瘍に関連する貧血ではなく、内因子に対する自己抗体の出現によりビタミンB_{12}の吸収不全となったもので、内因子の作用は減弱する).

Q9 ×（悪性貧血は、内因子に対する自己抗体の出現によりビタミンB_{12}の吸収不全となる。エリスロポエチン産生低下によって起こるのは、腎性貧血である).

Q10 ×（溶血性貧血では、溶血後に遊離したヘモグロビンとハプトグロビンが結合し、ハプトグロビンが消費され、血中濃度が低値となる).

Q11 ×（腎性貧血は、慢性腎不全により腎臓で産生される赤血球造血因子であるエリスロポエチンの産生が低下する).

Q12 ○（ビタミンKは、凝固因子のなかで、第Ⅱ、Ⅶ、Ⅸ、Ⅹ因子の産生に必須である。母乳にはビタミンKが少なく、新生児には頭蓋内出血のリスクがあるため、出生後にビタミンKの投与を行う).

Q13 ×（特発性血小板減少性紫斑病（ITP）は、血小板に対する自己抗体によって、血小板が破壊され減少する疾患であり、ビタミンKは関連しない).

Q14 ×（特発性血小板減少性紫斑病（ITP）は、血小板が破壊され減少する疾患であり、造血能は低下しておらず、骨髄の低形成はみられない。骨髄の低形成がみられるのは、再生不良性貧血である).

Q15 ×（血友病は、凝固因子の第Ⅷ因子あるいは第Ⅸ因子の欠損あるいは異常による遺伝性出血性疾患であり、第Ⅷ因子あるいは第Ⅸ因子の影響は、内因系を反映する活性化部分トロンボプラスチン時間は延長するが、外因系を反映するプロトロンビン時間は延長しない).

Q16 ×（血友病は、凝固因子の第Ⅷ因子あるいは第Ⅸ因子の欠損あるいは異常による遺伝性出血性疾患であり、ビタミンK欠乏とは関連しない).

Q17 ○（播種性血管内凝固症候群（DIC）では、凝固カスケードでフィブリンが産生され、微小血栓ができる。フィブリンを溶解する線溶系も活性化され、プラスミンがフィブリンを溶解すると、フィブリン分解産物（FDP）となり、血中に増えて、DICの診断に用いられる).

Q18 ×（多発性骨髄腫は、骨髄内の腫瘍が骨内を浸潤し、骨内のカルシウムが血中に溶け出すため、高カルシウム血症となる).

Q19 ○（急性白血病では、骨髄での白血病細胞が増殖し、正常造血を抑制するため、血小板産生を低下させるため、出血傾向がみられる).

Q20 ×（成人T細胞白血病（ATL）は、ヒトT細胞白血病ウイルス1型（HTLV-1）の感染によって発症する。ヒト免疫不全ウイルス（HIV）は、後天性免疫不全症候群（AIDS）の原因である。ウイルスの標的は、いずれもCD4陽性T細胞であるが、ATLでは腫瘍化し、AIDSではCD4陽性T細胞は減少する).

第14章　免疫・アレルギー

Q1 ○（初乳とは、分娩後3～5日間に出る黄色を帯びた

濃厚な乳をいう．初乳にはラクトースは少ないが，IgA や，ビタミン A が特に多い．IgA は主に消化管免疫に働き，乳児に対する受動免疫をもたらす）．

Q2　×（抗体のうち，IgG が最も血漿中に多く存在し，また，分子量が小さいため，胎盤を通じて胎児に受動免疫を生じさせる．ワクチン接種による免疫は能動免疫である）．

Q3　×（抗体は，体液性免疫を構成する成熟 B 細胞や形質細胞によって産生・分泌される）．

Q4　○（非特異的防御機構とは自然免疫の特徴である．抗体やヘルパーT 細胞は特異的防御機構である獲得免疫に所属する）．

Q5　×（Ⅱ型アレルギー反応は，主に IgG が自己組織を傷害する反応で，抗体が赤血球を破壊する自己免疫溶血性貧血が代表的な疾患である．Ⅰ型アレルギー反応は，肥満細胞上の IgE に結合した抗原からヒスタミンが遊離して即時型アレルギー反応を生じる）．

Q6　○（口腔アレルギーは，花粉との交叉抗原を有する果物や野菜で生じる）．

Q7　×（Ⅲ型は主に IgG などの抗原抗体複合体が組織に沈着して炎症を生じる．溶連菌感染症後の急性糸球体腎炎が代表的な疾患である．Ⅳ型は，抗体ではなくリンパ球が組織に傷害を与える．接触性皮膚炎やツベルクリン反応などがⅣ型アレルギーである）．

Q8　×（食物経口負荷試験は，アレルギーの原因食物を確定する診断法であるが，アナフィラキシーショックを起こすことがあるため専門医がいる病院で行われている）．

Q9　×（IgE が関与する即時型アレルギー反応であるアナフィラキシーショックに対しては，直ちにアドレナリン（エピネフリン）の筋肉注射を行い，気道の平滑筋を弛緩させて気道を広げて呼吸を楽にする．また，心臓を刺激して血圧を上昇させる）．

Q10　×（日光などの紫外線曝露が誘因になることが知られ，妊娠可能な女性に多い．特徴的な蝶形紅斑が顔面に認められることがある）．

Q11　×（橋本病は，自己免疫反応によって甲状腺ホルモンをつくっている甲状腺上皮が破壊され，甲状腺ホルモンの分泌が減少し，皮膚の乾燥や徐脈がみられる．代謝が低下し，血清総コレステロール値は上昇する）．

Q12　○（甲状腺機能亢進症を引き起こすバセドウ病では，甲状腺ホルモンが交感神経を刺激して頻脈になる．基礎代謝が亢進するため体重が減少する）．

Q13　○（強皮症は自己抗体などの働きによって内臓や皮膚の硬化，血管障害をきたす疾患である．嚥下障害や食道の蠕動運動低下，皮膚のレイノー現象が出現

する）．

Q14　×（シェーグレン症候群は涙腺や唾液腺に炎症を起こし，ドライアイやドライマウスを生じる疾患である．唾液が減少して飲み込みが不自由になることがある）．

第 15 章　感染症

Q1　×（感染症の原因となる微生物を，病原体（病原微生物）という．一方，宿主とは感染される生物を指す）．

Q2　×（感染から発症までの期間を潜伏期という）．

Q3　○（感染しても発症せずに自然治癒することを不顕性感染という）．

Q4　○（PCR は特定の DNA を試験管内で増幅する手法であり，増幅の有無で病原体由来の DNA の有無を判定することで，感染症の診断に用いられる）．

Q5　×（抗菌薬に対して「感受性がある」とは，抗菌薬によって細菌の増殖が阻害されることを指す．逆に抗菌薬が効かないことを「耐性がある」という）．

Q6　○（大腸菌は，グラム陰性桿菌である）．

Q7　×（黄色ブドウ球菌は，グラム陽性球菌である）．

Q8　×（SARS の病原体は，SARS コロナウイルスである）．

Q9　×（日和見感染とは，正常の宿主に対しては病原性を発揮しない病原体が抵抗力の低下した宿主に感染することである．ツツガムシ病は，健者が感染しても発症する）．

Q10　×（梅毒の病原体は，細菌（梅毒トレポネーマ）である）．

Q11　×（発疹チフスの病原体は，リケッチア（発疹チフスリケッチア）である）．

Q12　×（手足口病では，その名のとおり手と足と口に発疹ができる．その病原体は，ウイルス（コクサッキーウイルス）である）．

Q13　×（淋病の病原体は，細菌（淋菌）である）．

Q14　○（水痘の病原体は，ウイルス（水痘帯状疱疹ウイルス）である）．

Q15　○（マイコプラズマは，マイコプラズマ肺炎を起こす）．

Q16　×（クリプトコックスが原因となるクリプトコッカス症では肺炎が起こるが，クリプトコックスは真菌であって細菌ではない）．

Q17　×（ニューモシスチス肺炎の原因となるニューモシスチスは，真菌であってウイルスではない）．

Q18　○（ヒトパピローマウイルス（HPV）ワクチンによる感染予防が，子宮頸がんの予防にもなる）．

Q19　×（麻疹は，空気感染する）．

Q20 ○（風疹ウイルスは，胎児に感染して先天性風疹症候群を起こす）.

Q21 ○（結核は空気感染するので，密室で集団感染することがある）.

Q22 ○（コレラは，コレラ菌に汚染された水を飲むことが原因である）.

Q23 ○（MRSA のような薬剤耐性菌は，医療従事者を介して入院患者に感染することが多い）.

Q24 ○（医療機関のなかで発生する感染を院内感染という．院内で発症する肺炎は宿主の免疫力が低下していることが一因となるので，日和見感染であることが多い）.

Q25 ×（かつて流行していた結核は，再興感染症である）.

索　引

和文索引

あ

亜鉛　84
亜急性硬化性全脳炎　354
アキレス腱肥厚　101
悪液質　79, 170
悪性腫瘍　14, 344
悪性新生物　15
悪性中皮腫　262
悪性貧血　316
アクチンフィラメント　267
アジソン病　222
アシドーシス　51
アスピリン喘息　259
アセチルコリン　226, 228
圧受容器　153
圧排性発育　14
アデノシン三リン酸　60
アテローム血栓性脳梗塞　175
アテローム性動脈硬化　157
アドバンス・ケア・プランニング　72
アトピー素因　258
アドレナリン　218, 221
アナフィラキシー　338
アナフィラキシーショック　27
アポたんぱく質　97
アポトーシス　7
アポトーシス小体　7
アミラーゼ　45
アミロイドβたんぱく　230
アルカリホスファターゼ　271
アルコール　106
アルコール依存症　240
アルコール性肝障害　241
アルコール性脂肪肝　140
アルツハイマー型認知症　229
アルツハイマー病　228, 231
アルドステロン　218
アルブミン　43, 189
アレルギー　335
アレルゲン　335
アンジオテンシノーゲン　183
アンジオテンシンⅡ　183
アンジオテンシンⅡ受容体拮抗薬　288
アンジオテンシン変換酵素　183
アンジオテンシン変換酵素阻害薬　288
安静時振戦　232

い

異化亢進　80
易感染宿主　353
異型狭心症　163
異型性　14
医原性感染　347
移行領域　300
胃酸分泌抑制薬　120
意識　25
意識障害　27
意識レベル　24
萎縮　5
胃切除後症候群　131
イソロイシン　108
1型糖尿病　96, 343
1秒率　51, 250
1秒量　51
一過性脳虚血発作　176
一酸化窒素　303
逸脱酵素　42
遺伝子治療　58
医療・介護関連肺炎　260
医療面接　22
胃瘻　72
胃瘻造設　261
インクレチン　76, 95
インスリン　76
インスリン拮抗ホルモン　94
インスリン抵抗性　80, 87, 92, 289
インスリン分泌　78
インスリン様成長因子-Ⅰ　210
院内感染　353
院内肺炎　260
インフォームド・コンセント　64, 71
インフルエンザ　353
インフルエンザウイルス　353

う

ウイルス　346
ウェルニッケ脳症　241, 291
ウォルフ管　284
運動強度　60
運動負荷心電図検査　162
運動麻痺　32
運動誘発喘息　259
運動療法　57, 58, 60

え

エイズ　343, 353
栄養療法　57, 58
腋窩温　25
壊死　7

エストロゲン　282, 283, 284, 291, 295, 299
エストロゲン依存性　298
エストロゲン依存性疾患　292, 293
エゼチミブ　103
壊疽　91
エリスロポエチン　183, 319
遠位尿細管　181
嚥下　35
嚥下機能　78
嚥下困難　35
嚥下障害　35, 59, 235
炎症　8
　──の4徴候　8
炎症性サイトカイン　12, 170
炎症性腸疾患　343
炎症メディエーター　9
塩分管理　173

お

黄色腫　101
黄体　283, 284
黄体期　283, 284
黄体形成ホルモン　283, 295
黄疸　31, 44, 136
嘔吐　34
嘔吐中枢　35
横紋筋融解症　103
悪心　34
オルリスタット　90

か

外陰　282
外呼吸　247
外生殖器　282
改訂長谷川式簡易知能評価スケール　229
カイロミクロン　99
化学受容器　248
化学受容器引き金帯　35
化学療法　357, 358
化学療法剤　358
核酸アナログ製剤　137
獲得免疫　332, 333
角膜輪　101
過形成　6
加重型妊娠高血圧腎症　287, 288
下垂体　283
ガス交換　247
ガスリー法　107
化生　8
仮性肥大　6
家族性高コレステロール血症　101
家族歴　23

索　引　373

片麻痺　32
喀血　31
褐色細胞腫　221
活性型ビタミン D 製剤　270
活性化部分トロンボプラスチン時間　41，311
活性酸素種　2
滑膜　267，273
カテコールアミン　154，218，221，236
カテーテルアブレーション　167
下部食道括約筋　116
カヘキシア　79
カポジ肉腫　353
仮面高血圧　159
仮面様顔貌　232
ガラクトース　111
ガラクトース 1-リン酸　111
ガラクトース血症　111
カルシトニン　184
がん　15
がん悪液質　80
がん遺伝子　16
肝炎ウイルスマーカー　136
がん化　16
換気障害　248
緩下剤　126
がん原遺伝子　16
還元ヘモグロビン　30
管腔内消化　118
肝硬変　38，135
がん個別化医療　263
感作　335
幹細胞　69
肝細胞がん　145
間質性肺炎　259
がん腫　15
肝腫大　110
感情失禁　229
がん性胸膜炎　262
肝生検　141
肝性脳症　138
関節　267
間接ビリルビン　44，310
関節リウマチ　273，341
感染　346
感染経路　346
感染症　346
感染性ショック　27
冠動脈 CT　162
肝動脈化学塞栓療法　145
冠動脈バイパス術　162
がん抑制遺伝子　16
乾酪壊死　11
管理目標値　100
冠攣縮性狭心症　163
緩和医療　70

緩和ケア　70

ギアチェンジ　82
既往歴　22
飢餓　76，77，291
気管支鏡検査　262
気管支喘息　256
起座呼吸　24
器質的便秘　125
気腫性病変　252
寄生虫　346
気道　246
気道病変　252
キニン　10
機能性便秘　125
機能的イレウス　127
救急医療　70
救急救命治療　70
丘疹　31
急性炎症　9
急性肝炎　135
急性期たんぱく質　12，47
急性期反応　12
急性骨髄性白血病　323
急性糸球体腎炎　188，342
急性心筋梗塞　164
急性腎障害　190
急性膵炎　142
急性糖尿病性失調　93
急性リンパ性白血病　323
吸着療法　66，67
吸啜刺激　210
強化インスリン療法　290
凝固因子　66
凝固壊死　7
経腸栄養療法　124
強皮症　341
胸膜　246
局所麻酔　63
虚血　155
虚血性心疾患　161
拒絶反応　68
筋萎縮性側索硬化症　234
近位尿細管　181
禁忌　57
筋固縮　232
筋層内筋腫　292
緊張型頭痛　32
筋電図　50

空気感染　346，355
空胞変性　6
クスマウル大呼吸　24
口すぼめ呼吸　253
クッシング症候群　219，268

クッシング病　211，219
くも膜下出血　176
グラム染色　49，261，348
クリグラー・ナジャー症候群　45
グリコアルブミン　93
グリコーゲン　76，77，109
クリティカルケア　70
グルクロン酸抱合　44
グルコース　46
グルコース-6-ホスファターゼ　110
グルコース 6-リン酸　110
グルタミン酸　226
くる病　271
クレアチニン　46，187
クレアチニンクリアランス　187
クレアチンキナーゼ　45，216
クレチン症　215
クワシオルコル　79

経管栄養　261
経口感染　347
経口免疫寛容　338，339
形質細胞　333
軽度認知障害　228
経皮感作　339
経皮的エタノール局注療法　145
経皮的冠動脈インターベンション　162
経皮的酸素飽和度　249
傾眠　28
けいれん　28
下血　37
血圧　24，153
血液浄化　58
血液透析　58，66，199
結核　355
結核菌　355
血管透過性の亢進　9
血球減少　317
月経　283
月経期　283
月経周期　283
血算　40
血漿　310
血漿交換　66，67
血漿膠質浸透圧　30
血小板　310
血小板活性化因子　10
血清　312
血清セルロプラスミン　112
血清たんぱく分画　43
血清補体価　188
血清リン　80
結節　31
血痰　31
血中 BNP 値　172

血中エストラジオール　295
血中尿素窒素　46
血中脳性ナトリウム利尿ペプチド値　172
血糖　76
血尿　187
ケトアシドーシス　289
ケトン体　76，78，291
ケモカイン　10
下痢　36
原因療法　56，357
原因療法薬　62
現症　23
減数分裂　286
原尿　182
原発性アルドステロン症　218
原発性肺がん　261
原発性副甲状腺機能亢進症　217
現病歴　22

抗 CCP 抗体　48，273
抗 GAD 抗体　96
抗 RANKL 抗体　270
抗 TNF-α 抗体製剤　124
抗 TSH 受容体抗体　214
抗ウイルス薬　358
好塩基球　332
構音障害　235
高カイロミクロン血症　102
抗核抗体　48
高カリウム血症　194
高カルシウム血症　217
高カロリー輸液　72
抗菌薬　358
高血圧　218，287
高血圧合併妊娠　287，288
膠原病　340
交叉性麻痺　32
交差適合試験　66
好酸球　332
抗シトルリン化ペプチド抗体　48，273
恒常性　65
甲状腺がん　216
甲状腺機能亢進症　213
甲状腺機能低下症　215
甲状腺刺激ホルモン　213
甲状腺ホルモン　213
抗真菌薬　358
高浸透圧高血糖症候群　93
抗ストレプトキナーゼ　188
抗ストレプトリジンO抗体　188
硬性下痢　356
合成二糖類　139
抗生物質　358
拘束性換気障害　51，250

酵素補充療法　112
抗体　333
叩打痛　198
好中球　332
高張性脱水　29
後天性免疫不全症候群　343，353
高度肥満　88
高尿酸血症　104
更年期　295
更年期障害　295
高比重リポたんぱく質　99
絞扼性イレウス　127
抗利尿ホルモン　182
抗利尿ホルモン不適合分泌症候群　212
高リン血症　218
誤嚥性肺炎　260
呼吸　24
呼吸性アシドーシス　51，255
呼吸性アルカローシス　51
呼吸中枢　24，248
呼吸不全　248
黒質　232
ゴーシェ病　112
骨芽細胞　266
骨吸収　268
骨吸収マーカー　269
骨吸収抑制薬　270
骨形成　268
骨形成マーカー　269
骨髄検査　41，323
骨粗鬆症　268
骨代謝マーカー　269
ゴットロン丘疹　31，32
骨軟化症　271
骨密度　270
ゴナドトロピン放出ホルモン　283
5年生存率　59
コーヒー残渣様吐物　37
孤立性結節影　262
コリンエステラーゼ　44
コルサコフ症候群　241
コルチゾール　218，219
コルヒチン　106
コレステリルエステル転送たんぱく　76，99
コレステロール　47，97，207
コレステロール結石　141
昏睡　28
根治療法　56
昏迷　28

再栄養症候群　78
細菌　346
細菌性肺炎　259
再興感染症　353，355

細小血管障害　91
再生　8
再生医療　69，70
最大酸素摂取量　60
在宅医療　70
在宅酸素療法　256
サイトカイン　76
細胞外液　65
細胞障害性抗がん剤　297，300
細胞内液　65
細胞老化　2
サイロキシン　213
さじ状爪　314
サブタイプ分類　299
サプリメント　84
サルコイドーシス　11
サルコペニア　275
サルコペニア肥満　276
酸塩基平衡　65
酸素解離曲線　249
酸素摂取量　60
酸素飽和度　249
産道　282
残尿測定　301

シェーグレン症候群　342
自覚的運動強度　60
子癇　287
磁気共鳴画像検査　53
色素結石　141
子宮　282
子宮筋腫　292
子宮頸がん　296
子宮頸がんワクチン　351
子宮頸部　282
糸球体　180
子宮体がん　298
子宮体部　282
糸球体ろ過　182
糸球体ろ過能　46
糸球体ろ過量　42，93
子宮動脈塞栓術　293
子宮内膜　283，284
子宮内膜がん　298
子宮内膜症　293
刺激性下剤　127
刺激伝導系　152
自己血糖測定　93，290
自己血輸血　66
自己抗体　48
自己複製能　70
自己免疫疾患　340
自己誘発性嘔吐　239
脂質　76
脂質異常症　76，97
四肢麻痺　32

索　引　375

視床下部　283
シスタチオニンβ合成酵素　109
姿勢反射障害　232
自然免疫　332
市中感染　353
市中肺炎　260
シックデイ　94
実質性肺炎　259
死の3徴候　17
自閉症スペクトラム障害　236
脂肪細胞　86
脂肪分解　77
脂肪変性　6
社会歴　23
若年性パーキンソン病　232
充血　155
集合管　186
周術期患者　64
縦隔　246
終末期医療　71
宿主　346
手指振戦　214
手術療法　63，68，90
樹状細胞　333
受精　282
受精卵　286
主訴　22
腫瘍　13
受容体　206
腫瘍マーカー　15，145
小球性貧血　313
小細胞がん　263
脂溶性ビタミン　76
漿膜下筋腫　292
静脈血　150
少量頻回食　110
除菌療法　122
食事療法　88
食道アカラシア　116
食道裂孔ヘルニア　120
植物状態　19
食物アレルギー　337，339
食物経口負荷試験　338
食欲不振　35
ショック　24，27
ジルベール症候群　45
心移植　173
腎移植　203
腎盂　186
心エコー検査　172
新型コロナウイルス感染症　357
腎機能検査　187
真菌　346
神経原性萎縮　5
神経原性ショック　27
神経原線維変化　230
神経障害　91

神経伝導検査　50
心原性ショック　27
心原性脳塞栓症　175
腎硬化症　197
新興感染症　353
人工臓器　68
腎後性急性腎不全　190
深昏睡　18
心室細動　167
心室頻拍　167
侵襲　79，80
人獣共通感染症　351
浸潤　14
腎症　91
腎小体　181
腎性急性腎不全　190
腎生検　189
新生児マススクリーニング　107
腎性貧血　183
腎前性急性腎不全　190
心臓カテーテル検査　162，172
心臓死　17
心臓リハビリテーション　162
身体診察　23
心電図　50
腎杯　186
心肺蘇生　72
心拍出量　153
深部静脈血栓症　292
心不全　170，194
心房細動　166
心理療法　58

推算GFR　42
水腫変性　6
錐体外路疾患　232
錐体路　227
垂直感染　346
膵頭十二指腸切除術　147
膵頭部がん　146
水分管理　173
睡眠時無呼吸症候群　39
水溶性ビタミン　82
スタチン系薬　103
頭痛　32
ステロイド性骨粗鬆症　269
ステロイドホルモン　207
ステロイド薬　258
スパイロメータ　250
スパイロメトリー　51，250
スフィンゴミエリン　112
スポーツ貧血　313
スルホニル尿素薬　95

せ

生活習慣病　60

性感染症　351
正球性貧血　313
性決定遺伝子　284
性行為感染症　346，351
精子　286
脆弱性骨折　269
性周期　283
正常圧水頭症　228
生殖　282，286
生殖細胞　286
精神発達障害　108，109
精神療法　58
生体移植　67
生体電気インピーダンス法　52，276
成長ホルモン　209
性病　351
成分栄養剤　124
性欲　302
生理的萎縮　5
セカンドメッセンジャー　207
赤血球　310
接触感染　346
摂食障害　59
節足動物媒介性感染　347
絶対的適応　57
セマグルチド　90
セルトリ細胞　284
セロトニン　226
線維化　4
潜血検査　40
全身倦怠感　26
全身性エリテマトーデス　342
全身麻酔　64
選択的エストロゲン受容体モジュレーター　270
選択的セロトニン再取り込み阻害薬　238
先端巨大症　209
前庭神経炎　29
先天性風疹症候群　355
先天梅毒　356
全脳死　17
潜伏期　348
喘鳴　253
前立腺がん　304
前立腺生検　304
前立腺特異抗原　15，304
前立腺肥大症　300
臓器移植　67

造血幹細胞　312
創傷　12
創傷治癒　12
増殖期　283
相対的適応　57
総たんぱく質　43

376　索　　引

側索　227
組織幹細胞　69
組織プラスミノーゲンアクチベータ
　　170
尊厳死　71

第Ⅷ因子　322
第Ⅸ因子　322
ダイアライザー　200
体温　24, 25
体温調節中枢　25
体外衝撃波砕石術　199
大球性貧血　313
大血管障害　91
体細胞変異　2
胎児　282
代謝性アシドーシス　51, 194, 291
代謝性アルカローシス　51, 291
体重減少　26
対症療法　56, 357
対症療法薬　62
耐性菌　359
代替医療　71
胎盤　286
タウたんぱく　230
ダグラス窩　293
多剤耐性菌　359
多段階発がん　17
立ち上がりテスト　277
脱水　29
多尿　187
多能性幹細胞　69
ターミナルケア　71
ターミネーション　288
多量元素　84
樽状胸郭　253
タール便　37
単純性イレウス　127
短腸症候群　124
タンデムマス法　107
胆嚢炎　142
たんぱく尿　187, 287
ダンピング症候群　132
単麻痺　33

チアゾリジン薬　95
チアノーゼ　30
チェーン・ストークス呼吸　24
腟　282
着床　282, 286
中鎖脂肪酸　102
中心性肥満　220
中枢性チアノーゼ　30
中性脂肪　47, 97
中毒性巨大結腸症　125

超音波検査　52
蝶形紅斑　31, 32
腸上皮化生　8
超低エネルギー食　89
超低比重リポたんぱく質　98
腸内細菌叢　119
直接型抗ウイルス薬　137
直接ビリルビン　44
直腸診　301
治療用特殊ミルク　108, 110
チール・ネールゼン染色　49
チロシン　107, 207
チロシン欠乏　108

対麻痺　33
痛風　46
痛風結節　105
痛風発作　104
2ステップテスト　277
ツベルクリン反応　349, 355
つわり　291

低アルブミン血症　80
低栄養　79
低カリウム血症　218
低カルシウム血症　218
低血糖　94, 110, 111
低体温症　25
低張性脱水　29
低銅食療法　112
低ナトリウム血症　213
低比重リポたんぱく質　98
低容量性ショック　27
低リン血症　217
テタニー　218
デーデルライン桿菌　282
テトラヒドロビオプリテン　107
デブリドマン　13
デュビン・ジョンソン症候群　45
テロメア　2, 3
テロメラーゼ　2
転移　14
転移性肝がん　145
転移性肺がん　261
電解質　84
電気的除細動　168

銅　112
糖原性アミノ酸　77
糖質コルチコイド　219
同種造血幹細胞移植　324
糖新生　77, 78
透析　199
透析アミロイドーシス　201

透析膜　200
糖代謝異常　289
等張性脱水　29
糖尿病　60
糖尿病性ケトアシドーシス　93
糖尿病性腎症　195
糖尿病性腎臓病　195
糖尿病性網膜症　94
動脈血　150
動脈血ガス分析　51, 248
動脈血酸素分圧　248
動脈血二酸化炭素分圧　248
動脈硬化　76
吐血　37
ドーパミン　226, 232
塗抹検鏡検査　49
ドライバー遺伝子　263
トリヨードサイロニン　213
努力性肺活量　51

内呼吸　247
内視鏡的逆行性胆管膵管造影　142
内生殖器　282
内臓脂肪蓄積　85
内分泌療法　305
75g経口ブドウ糖負荷試験　289, 290

肉芽腫　11
肉芽組織　10
肉腫　15
二次性高尿酸血症　104
二次性糖尿病　90, 97
二次性肥満　87
二次性副甲状腺機能亢進症　194
二重エネルギーX線吸収測定法　88, 270, 276
日常生活動作　274, 276
ニボー像　128
乳化　133
乳がん　299
乳酸　77
乳酸脱水素酵素　44
乳糖　111
乳糖除去　111
乳糖除去ミルク　111
ニューモシスチス肺炎　353
尿管　186
尿禁制　301
尿細管周囲毛細血管　180
尿酸　46, 104
尿失禁　187
尿素　183
尿素窒素　187
尿沈渣　40
尿閉　187

索　引　377

尿崩症　211
尿流測定　301
尿路結石症　198
妊娠　286
妊娠悪阻　291
妊娠高血圧　287，288
妊娠高血圧症候群　160，286，288
妊娠高血圧腎症　287，288
妊娠後骨粗鬆症　278
妊娠たんぱく尿　287
妊娠糖尿病　288
妊娠の終結　288
認知症　228

ネガティブフィードバック　208
ネフローゼ症候群　188
ネフロン　181
粘膜下筋腫　292
粘膜下層剝離術　129
粘膜切除術　129

脳血管障害　228
脳血管性認知症　229
脳梗塞　175
脳死　17，227
脳死判定　18
脳出血　174
脳性ナトリウム利尿ペプチド　42
脳脊髄液　47
脳卒中　173
脳波検査　50
ノルアドレナリン　218，221，226，227
ノルメタネフリン　221
ノロウイルス　350

肺　246
　──の過膨張　254
肺炎　259
肺がん　261
肺気腫　251
肺気量　247
肺気量分画　247
肺水腫　194
胚性幹細胞　69
肺性心　252
肺塞栓症　169
バイタルサイン　23
梅毒　356
梅毒トレポネーマ　356
肺胞　246
廃用性萎縮　5
排卵期　283，284
パーキンソン症候群　232

白衣高血圧　159
白体　283，284
バクテリアルトランスロケーション　144
白内障　5
破骨細胞　266
橋本病　215，340
播種　14
播種性血管内凝固症候群　156，287
バセドウ病　213，340
％肺活量　250
パーソナリティ障害　236
バソプレシン　182，211
白血球　310
発生母地　13
発熱　25
ハプトグロビン　319
バラ疹　356
バリン　108
パルスオキシメータ　249
バレット食道　120
バンコマイシン耐性腸球菌　359
ハンター舌炎　316

ひ

非アルコール性脂肪肝炎　140
非アルコール性脂肪性肝疾患　140
ビグアナイド薬　95
ピークフロー　258
ピークフローメータ　258
非小細胞がん　263
微小変化型ネフローゼ症候群　189
非侵襲的陽圧換気療法　256
ヒスタミン　10
ビスホスホネート製剤　270
肥大　6
ビタミン B_1　291
ビタミン B_6　109
ビタミン B_{12}　41，315
ビタミン D　184，271
ビタミン過剰症　83
ビタミン欠乏症　83
必須アミノ酸　108
非定型肺炎　259
ヒト T 細胞白血病ウイルス 1 型　327
ヒト絨毛性ゴナドトロピン　291
ヒト胎盤性ラクトゲン　288
ヒトパピローマウイルス　296
ヒト免疫不全ウイルス　353
ヒドロキシアパタイト　266
被囊性腹膜硬化症　202
非抱合型ビリルビン　44
飛沫核感染　346
飛沫感染　346
肥満細胞　335
肥満症　86
病原性　348

病原体　346
標準治療　297
日和見感染　344，353
ピリドキシン　109
微量アルブミン尿　93
微量元素　84
ビリルビン　44
ピルビン酸　77
頻尿　187
頻脈　214

ふ

フィブラート系薬　103
フィブリン分解産物　322
フィラデルフィア染色体　325
風疹　354，355
風疹ウイルス　354
風疹ワクチン　355
風船様変化　141
フェニルアラニン　107，108
フェニルアラニン水酸化酵素　107
フェリチン　314
フォーミュラ食　89
フォン・ギルケ病　110
負荷心筋シンチグラム　162
不均衡症候群　200
腹腔鏡下胆囊摘出術　142
副甲状腺機能亢進症　268
副甲状腺機能低下症　218
副甲状腺ホルモン　4，217，266
複雑性イレウス　127
副腎髄質　218
副腎皮質　218
副腎皮質機能低下症　222
副腎皮質刺激ホルモン　211
副腎皮質ステロイド薬　189
腹水　38，138
腹痛　33
腹膜炎　202
腹膜透析　58，66，67，199
不顕性感染　348
浮腫　29
物理療法　58
不定愁訴　296
不飽和鉄結合能　314
不眠症　38
プラダー・ウィリー症候群　88
ブラッドアクセス　200
プランマー・ヴィンソン症候群　78
フリードワルドの式　100
プリン体　46，104
フレイル　274
プレバイオティクス　119
プロゲステロン　282，283，284，291
プロスタグランジン　10
プロトロンビン時間　41，42，311
プロトンポンプ阻害薬　121

プロバイオティクス　119
フローラ　119
プロラクチノーマ　210
プロラクチン　210
プロラクチン産生下垂体腺腫　210
分化度　13
糞口感染　347
分枝鎖アミノ酸　82，108，139
分子標的治療薬　263，297，300
分泌期　283
分娩　286

平均赤血球ヘモグロビン濃度　312
平均赤血球ヘモグロビン量　312
平均赤血球容積　312
閉経後骨粗鬆症　295
閉塞性換気障害　51，250
ベーチェット病　119
ペプチドホルモン　206
ヘモグロビン　310
ペラグラ　78
ヘリオトロープ疹　31，32
ヘリコバクター・ピロリ　121，320
辺縁領域　300
変形性関節症　272
片頭痛　32
変性　6
便潜血反応　132
便秘　36，125
扁平上皮化生　8
ヘンレループ　181

膀胱　186
抱合型ビリルビン　44
膀胱機能検査　301
放射線治療　68
放射線療法　58
膨張性発育　14
乏尿　187
胞胚　286
補充療法薬　62
補助循環　173
ホスピス　70
保存療法　56
勃起　303
勃起障害　303
発疹　31
ボーマン嚢　180
ホメオスタシス　65，332
ホモシスチン尿症　109
ホモシステイン　109
ポリメラーゼ連鎖反応　349
ホルター心電図　162
ボールマン分類　131
ホルモン　206

ホルモン補充療法　295
ホルモン療法薬　299，300

膜消化　118
マクロファージ　333
麻疹　354
麻疹ウイルス　354
マジンドール　90
麻酔　63
マススクリーニング検査　107
まだら認知症　229
末梢性チアノーゼ　30
マラスムス　79，80
満月様顔貌　220
慢性炎症　9，10
慢性肝炎　135
慢性気管支炎　251
慢性甲状腺炎　215
慢性硬膜下血腫　228
慢性腎臓病　191
慢性腎不全　193
慢性膵炎　143
慢性閉塞性肺疾患　251
マンモグラフィ　299

ミオグロビン　267
ミオシンフィラメント　267
ミセル化　133
ミネラル　85
脈拍　24
ミュラー管　284

ムコ多糖　112
ムコ多糖症　112
無酸素運動　60
無尿　186

メサンギウム細胞　180
メタネフリン　221
メタボリックシンドローム　87
メチシリン耐性黄色ブドウ球菌　359
メトトレキサート　273
メトホルミン　95
メニエール病　29
メープルシロップ尿症　108
めまい　29
免疫グロブリン　48，333
免疫チェックポイント阻害薬　263，300
免疫抑制薬　68
免疫療法　58

網赤血球　311
網膜症　91
問診　22
門脈　133
門脈圧亢進症　137

薬剤感受性検査　49
薬剤耐性　359
薬剤耐性菌　359
薬物療法　58，61，68

融解壊死　7
有害事象　58，63
有酸素運動　60
輸液　64
輸血　66
輸出細動脈　180
輸入細動脈　180

溶血　318
葉酸　41
溶連菌　188
ヨード制限　217
予防薬　63

ライディッヒ細胞　284
ラ音　260
ラクナ梗塞　175，228，230
ラジオ波焼灼療法　145
らせん動脈　287
卵管　282
ラングハンス型巨細胞　11
卵子　282，283，286
卵巣　282，293
卵巣周期　283，284
卵巣チョコレート囊胞　294
卵胞　283，284
卵胞期　283，284
卵胞刺激ホルモン　283，295

り

リウマチ因子　48
理学療法　58
リパーゼ　46
リハビリテーション　69
リビングウィル　72
リフィーディング症候群　78
リポたんぱく質　97
リポフスチン　3
良性腫瘍　14
良性発作性頭位性めまい　29

リン　271
リン酸カルシウム　266
リンパ管　99

類上皮細胞　11
ルゴール塗布法　129

レジスタンス運動　60
レニン　183
レニン-アンジオテンシン-アルドステロン系　154
レビー小体型認知症　229, 230
レボドパ　234

ろ
ロイコトリエン　10
ロイシン　108
老視　5
老人斑　230
ロコモ　25, 277
ロコモティブシンドローム　277
ローター型高ビリルビン血症　45

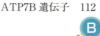

α-グルコシダーゼ阻害薬　95
α シヌクレイン　232
α フェトプロテイン　15
β 酸化　78
γ-GT（γ-glutamyltransferase）　44
γ-アミノ酪酸　226
γ-グルタミルトランスフェラーゼ　44

A 群 β 溶血性レンサ球菌　188
ACO（asthma and COPD overlap）　254
ACP　72
ACTH（adrenocorticotropic hormone）　211
ADH　182
ADL（activity of daily living）　274, 276
AED（automated external defibrillator）　72
AIDS（acquired immunodeficiency syndrome）　343, 353
AKI（acute kidney injury）　190
ALS（amyotrophic lateral sclerosis）　234
ALT（alanine aminotransferase）　43
Alzheimer 病　228
APC　16
APTT（activated partial thromboplastin time）　41, 311
ASK　188
ASO　188
AST（aspartate aminotransferase）　43
ATP　60
ATP7B 遺伝子　112

B
BCG ワクチン　355
Behçet 病　119
BH4　107, 108
BIA（bioelectrical impedance analysis）　52, 276
BMI（body mass index）　88
BNP（brain natriuretic peptide）　42
Borrmann 分類　131
Bowman 囊　180
BPSD（behavioral and psychological symptoms of dementia）　229, 231
BUN（blood urea nitrogen）　46, 187

C 反応性たんぱく質　12, 47, 348
CETP（cholesteryl ester transfer protein）　76
CH（chronic hypertension）　287, 288
ChE（cholinesterase）　44
Cheyne-Stokes 呼吸　24
CK（creatine kinase）　45, 216
CKD（chronic kidney disease）　191
CO₂ ナルコーシス　255
COPD（chronic obstructive pulmonary disease）　251
COVID-19　357
CPK　165
CPK-MB　165
Cr　46, 187
Crigler-Najjar 症候群　45
CRP（C-reactive protein）　12, 47, 348
CT 検査　53
CTZ（chemoreceptor trigger zone）　35
Cushing 症候群　219, 268

DAA　137
DASC-21　229
DIC（disseminated intravascular coagulation）　156, 287
DPP-4（dipeptidyl peptidase-4）阻害薬　96
DSM（Diagnostic and Statistical Manual of Mental Disorders）　236
Dubin-Johnson 症候群　45
DVT（deep vein thrombosis）　292
DXA（dual-energy X-ray absorptiometry）法　88, 270, 276

E
E₂（estradiol）　295
ED（erectile dysfunction）　303
eGFR　42
EPO（erythropoietin）　183, 319
ERCP　142
ES 細胞　69
ESWL　199

FITT　61
Friedewald の式　100
FSH（follicle-stimulating hormone）　283, 295

G6-P　110

GA（glycoalbumin） 93
GABA　226
Gaucher 病　112
GDM（gestational diabetes mellitus）
　288
GFR（glomerular filtration rate）
　42，93
GFR 推算式　192
GH（growth hormone） 209
GH（gestational hypertension） 287，
　288
Gilbert 症候群　45
GLP-1（glucagon-like peptide-1）受
　容体作動薬　96
GnRH（gonadotropin-releasing
　hormone） 283，285
Gottron 丘疹　31，32
Gram 染色　49，261，348

H

Hb　310
HbA1c（hemoglobin A1c）　92
hCG（human chorionic
　gonadotropin）　291
HDL（high density lipoprotein） 99
HDP（hypertensive disorders of
　pregnancy）　286
HDS-R（Hasegawa's dementia scale
　revised）　229
HELLP 症候群　287
Henle ループ　181
HIV（human immunodeficiency
　virus）　353
hPL（human placental lactogen）
　288
HPV（human papillomavirus） 296
HPV ワクチン　297
HRT（hormone replacement
　therapy）　295
HTLV-1　327
IBD　343

I

ICD（International Statistical
　Classification of Diseases and
　Related Health Problems） 236
IgA 抗体　335
IgA 腎症　197
IgE 抗体　256，332，335
IGF-Ⅰ　210
IgG 抗体　334
IgM 抗体　334
iPS 細胞　69

J

JCS（Japan Coma Scale）　28

K

Korsakoff 症候群　241
Kussmaul 大呼吸　24

L

L-ドーパ　234
Langhans 型巨細胞　11
LDH（lactate dehydrogenase）　44
LDL（low density lipoprotein） 98
LDL-C　88
LDL アフェレーシス　67
LDL 吸着療法　67
LES（lower esophageal sphincter）
　116
Leydig 細胞　284
LH（luteinizing hormone） 283，295
LH サージ　283
LHRH　285
LOH（late-onset hypogonadism）症
　候群　302

M

MCI（mild cognitive impairment）
　228
MCT（medium chain triglyceride）
　102
Ménière 病　29
MIBG 心筋シンチグラフィ　233
MMSE（mini-mental state
　examination）　229
MRI（magnetic resonance imaging）
　53
MRSA（methicillin-resistant
　Staphylococcus aureus）　359

N

NAFLD　140
NASH　140
NBI（narrow band imaging）内視鏡
　129
NK 細胞　333
NO　303
non-HDL-C　100
NPPV（noninvasive positive
　pressure ventilation）　256
NYHA（New York Heart
　Association）心機能分類　172

O

OGTT（oral glucose tolerance test）
　290

P

p53　16
PaCO₂　248
PAF（platelet-activating factor） 10
PAH　107
PaO₂　248
PCI　162，165
PCR（polymerase chain reaction）
　349
PD　147
PDCA サイクル　57
PE（preeclampsia） 287，288
PEIT　145
PEM（protein energy malnutrition）
　79，80
PET（positron emission
　tomography）　263
Plummer-Vinson 症候群　78
PPI　121
Prader-Willi 症候群　88
PSA（prostate-specific antigen） 15，
　304
PSA 検査　304
PT（prothrombin time） 41，42，
　311
PTH（parathyroid hormone） 4，
　184，217

R

RIFLE 分類　190
ROS（reactive oxygen species） 2
Rotor 型高ビリルビン血症　45
RPE（ratings of perceived excertion）
　60

S

SARS-CoV-2　357
SERM　270
Sertoli 細胞　284
SGLT2（sodium glucose
　cotransporter 2）阻害薬　96
SIADH（syndrome of inappropriate
　antidiuretic hormone secretion）
　212
SLE（systemic lupus erythematosus）
　342
SMBG（self-monitoring of blood
　glucose）　290
SOD1　235
SPE（superimposed preeclampsia）
　287，288
SpO₂　249
SRY（sex-determining region Y）
　284
SSPE（subacute sclerosing
　panencephalitis）　354
SSRI　238

T

TNM 分類　263
TRAb　214

TSH（thyroid-stimulating horm...
213
t-PA　170

U

UAE（uterine artery ...tion）
293
unopposed estro...
...e diet）　89

VLCD（ve...

VLDL（very low density lipoprotein）
98
von Gierke 病　110
VRE（vancomycin-resistant
Enterococcus）　359

W

Wernicke 脳症　241，291

X

X 線検査　52

Y

YAM（young adult mean）　270

Z

Ziehl-Neelsen 染色　49

健康・栄養科学シリーズ

臨床医学(改訂第2版)―人体の構造と機能及び疾病の成り立ち

2019年11月1日　第1版第1刷発行	監修者 国立研究開発法人
2024年1月20日　第1版第4刷発行	医薬基盤・健康・栄養研究所
2024年11月25日　改訂第2版発行	編集者 羽生大記，河手久弥
	発行者 小立健太
	発行所 株式会社 南 江 堂
	〒113-8410 東京都文京区本郷三丁目42番6号
	☎(出版)03-3811-7236　(営業)03-3811-7239
	ホームページ https://www.nankodo.co.jp/
	印刷・製本　シナノ書籍印刷
	組版　明昌堂

Clinical Medicine
Ⓒ Daiki Habu, Hisaya Kawate, 2024

定価は表紙に表示してあります．
落丁・乱丁の場合はお取り替えいたします．
ご意見・お問い合わせはホームページまでお寄せください．

Printed and Bound in Japan
ISBN 978-4-524-20663-6

本書の無断複製を禁じます．

JCOPY 〈出版者著作権管理機構 委託出版物〉

本書の無断複製は，著作権法上での例外を除き禁じられています．複製される場合は，そのつど事前に，
出版者著作権管理機構（TEL 03-5244-5088，FAX 03-5244-5089，e-mail: info@jcopy.or.jp）の
許諾を得てください．

本書の複製（複写，スキャン，デジタルデータ化等）を無許諾で行う行為は，著作権法上での限られた例外
（「私的使用のための複製」等）を除き禁じられています．大学，病院，企業等の内部において，業務上使
用する目的で上記の行為を行うことは私的使用には該当せず違法です．また私的使用であっても，代行業
者等の第三者に依頼して上記の行為を行うことは違法です．